科学出版社"十四五"普通高等教育本科规划教材

中西医结合骨伤科学

主 编 童培建 林燕萍

U0230331

科学出版社
北 京

内 容 简 介

　　本教材为科学出版社"十四五"普通高等教育本科规划教材之一。全书内容共分九章。第一至四章概述了骨伤科学的中西医基础理论和诊疗特点；第五章概述了创伤的评估和急救技术；第六章概述了上肢骨折、下肢骨折、躯干骨折的常见类型及中西医综合诊治方案；第七章概述了上、下肢关节脱位的常见类型及中西医综合诊治方案；第八章分颈胸部、腰部、肩部、肘部、腕部、手部、髋部和大腿、膝部、足踝部九个部位概述了急慢性筋伤的中西医综合诊治方案；第九章概述了髓系骨病、骨关节感染、风湿免疫性关节炎、骨肿瘤等常见骨病类型及中西医综合诊治方案。本书参考了国内外较为成熟的研究进展和临床指南，紧密结合临床，具有科学性、先进性和实用性。

　　本书主要供全国高等中西医院校中医学、中医骨伤科学、中西医结合临床医学等专业的本科生使用，也可供中西医临床医生参考阅读。

图书在版编目（**CIP**）数据

中西医结合骨伤科学 / 童培建，林燕萍主编. —北京：科学出版社，
2023.8
科学出版社"十四五"普通高等教育本科规划教材
ISBN　978-7-03-076249-8

Ⅰ.①中… 　Ⅱ.①童… ②林… 　Ⅲ.①骨损伤－中西医结合疗法－高等
学校－教材　Ⅳ.①R683.05

中国国家版本馆 CIP 数据核字（2023）第 161812 号

责任编辑：刘　亚 / 责任校对：刘　芳
责任印制：徐晓晨 / 封面设计：蓝正设计

科学出版社 出版
北京东黄城根北街 16 号
邮政编码：100717
http://www.sciencep.com

北京中科印刷有限公司 印刷
科学出版社发行　各地新华书店经销

*

2023 年 8 月第 一 版　开本：787×1092　1/16
2023 年 8 月第一次印刷　印张：20 1/2
字数：551 000

定价：**88.00** 元
（如有印装质量问题，我社负责调换）

编　委　会

前　言

党的二十大报告将"健康中国"作为我国2035年发展总体目标的一个重要方面，提出"把保障人民健康放在优先发展的战略位置，完善人民健康促进政策"。保障骨骼筋肉健康是积极应对人口老龄化，让人人享有健康美好生活的重要方面。

中西医结合骨伤科学是一门研究中西医结合防治骨关节及其周围筋肉损伤与疾病的学科，是高等院校中医学、中医骨伤科学专业的核心主干课程之一。遵循《普通高等学校本科专业类教学质量国家标准》规定的课程体系，教材突出"三基"（基本理论、基本知识、基本技能），体现"五性"（思想性、科学性、先进性、启发性、适用性）和"三特定"（特定的对象、特定的要求、特定的限制）。力求知识点明确，学生好学，教师好教，并根据中西医结合骨伤科学的临床实际进行编写。全书内容共分九章。第一至四章概述了骨伤科学的中西医基础理论和诊疗特点；第五章概述了创伤的评估和急救技术；第六章概述了骨折的常见类型及中西医综合诊治方案；第七章概述了关节脱位的常见类型及中西医综合诊治方案；第八章分颈胸部、腰部、肩部、肘部、腕部、手部、髋部和大腿、膝部、足踝部九个部位概述了急慢性筋伤的中西医综合诊治方案；第九章概述了髓系骨病、骨关节感染、风湿免疫性关节炎、骨肿瘤等常见骨病类型及中西医综合诊治方案。

本教材编写分工：第一章绪论由张曾亮、童培建执笔，第二章损伤的分类和病因病机由田向东执笔，第三章骨伤病的检查和诊断由李西海、林燕萍执笔，第四章中西医结合治疗由马勇执笔，第五章创伤急救由于冬冬、赵长伟执笔，第六章骨折由王卫国、宋寒冰、宋颖军执笔，第七章脱位由何承建、曾建春执笔，第八章筋伤由刘爱峰、袁普卫、王轩执笔，第九章骨病由杜文喜、童培建、钟滢、余洋、陈祁青、牛素生执笔。

本教材参考了国内外较为成熟的研究进展和临床指南，紧密结合临床。本书主要供全国高等中西医院校中医学、中医骨伤科学、中西医结合临床医学等专业的本科生使用，也可作为临床医师及研究生入学考试的参考书。

本教材编委来自全国各地十余所高等医学院校，他们有坚实的理论基础和丰富的临床经验，为教材的编写付出了辛勤劳动。教材编写工作得到科学出版社及参编院校的各级领导的大力支持，谨在此向他们表示衷心的感谢。本教材由主编负责，各编委分工编写，由主编统稿完成。由于编写时间仓促，编者水平有限，教材内容恐有疏漏，恳请各院校师生和广大读者在使用中提出批评和宝贵的意见或建议，以便再版时修正提高。

编　者

2023 年 1 月

目　录

第一章 绪 论

第一节 中西医结合骨伤科学发展简史

中西医结合骨伤科学是中西医结合医学的重要组成部分，是综合运用中西医药学的理论与方法，以及中西医药学互相交叉渗透产生的新理论、新技术与新方法，研究人体运动系统疾病的预防、诊断、治疗和康复的一门临床医学学科。

一、中医骨伤科学的历史沿革

中医骨伤科学属于"疡医"范畴，又称"接骨、伤科、跌伤病、折疡"等。其学术理论体系起源于中华民族长期与骨伤科疾病作斗争的实践活动，并从实践中不断积累、总结经验，逐步将其发展为一门成熟的学科。

在旧石器时代，已学会了制作砭刀、骨针、石镰、箴石等工具，正如《山海经·东山经》所言"高氏之山，其上多玉，其下多箴石"。西周、春秋时期，祖国医学开始有了具体的分科。《周礼·天官》记有"疡医，掌肿疡、溃疡、金疡、折疡之祝药劀杀之齐，凡疗疡，以五毒攻之，以五气养之，以五药疗之，以五味节之"，其中折疡和金疡就是指骨折和创伤，而疡医就是指外科医生，周代疡医可以用"祝、劀、杀"等疗法治疗外科疾患。战国、秦汉时期，出现"诸子蜂起，百家争鸣"的局面，进一步促进了医学的发展，中医骨伤科学的基础理论亦初步形成。马王堆汉墓出土的医学帛书记载了战国时期包括手术、练功及方药等诊治骨折、创伤及骨病的丰富经验，其中对破伤风（"痉"）的描述为全世界最早的记录。《黄帝内经》全面系统地阐述了人体的解剖、生理、病理、病机、诊断、治疗等基础理论，其中《灵枢·骨度》对人体头颅、躯干、四肢各部骨骼的长短、大小标记出测量的尺寸。东汉名医华佗发明了麻沸散，用于剖腹术、刮骨术，还创立了"五禽戏"用于筋骨疾病的康复。

晋代葛洪所著《肘后备急方》，最早记载了下颌关节脱位手法整复方法；还记载了竹片夹板固定骨折、烧灼止血、桑白皮线缝合创伤肠断裂等开放创口处理原则。从南北朝起开始，朝廷开始兴办医学教育，设有"太医署"研学机构，太医署内有专治创伤骨折的"折伤医"。南齐龚庆宣所著《刘涓子鬼遗方》记载了创口感染、骨关节化脓性疾病的治法，提出了骨肿瘤的诊断和预后。

隋唐时期，设置"太医署"。隋代巢元方所著《诸病源候论》，详细论述了复杂骨折的处理，书中记载了用丝线结扎血管，详细论述了金疮化脓的病因病理，提出清创要早、要彻底，缝合要分层，包扎要正确，为后世清创缝合术奠定了理论基础。唐代王焘所著《外台秘要》指出损伤"有两种，一者外损，一者内伤"，最早将伤科疾病分为外损与内伤两大类。唐代蔺道人著的《仙授理伤续断秘方》，是我国现存最早的一部伤科专著，提出了骨折整复固定方法和处理开放性骨折需要注意的规则，形成了麻醉、清创、整复、固定、练功、按摩及内外用药等一系列治疗方法。

宋代设翰林医官院掌管医政，设太医局实施医学教育，太医局学生分为九科，其中含金疮、折伤、疮肿内容，骨伤科学的内容已基本确立。金代设太医院，基本继承了宋代的医学建制。元代卫生管理制度相当完善，政府重视医学教育，将医学扩大为十三科，并把正骨从金疮肿中分化出来。宋代赵佶编的《圣济总录》，将骨伤科疾病分载于"金疮门、伤折门、打扑损伤门"。元代危亦林著的《世医得效方》，对骨折、脱位的整复和固定技术有所创新，在世界上最早应用"悬吊复位法"治疗脊柱骨折。接骨、金镞在明代成为独立专科，到明隆庆年间，又将接骨改名为正骨科，职责范围是治疗骨折、关节脱位和内伤、外损。明代薛己著的《正体类要》，强调突出八纲、脏腑、气血辨证论治，用药主张以补气血、补肝肾为主，行气活血为次，记载治伤验案之多为骨伤科医案之最，总结出正体十八大法。明代陈实功著的《外科正宗》对肢体坏死主张使用截肢术，对久不愈的伤口主张去死骨。清代吴谦等编纂的《医宗金鉴·正骨心法要旨》总结了"摸、接、端、提、按、摩、推、拿"八种整骨手法，以攀索叠砖法、腰部垫枕法整复腰椎骨折脱位，以及竹帘、杉篱、腰柱、通木、抱膝圈等各种外固定器材的使用方法。

二、西医骨科学的历史沿革

西方医学以古希腊医学为基础，融合了古巴比伦王国、古罗马和古埃及的医学而产生，但西医骨科学分化形成独立学科的历史不过 250 多年。

公元前 4 世纪，古希腊希波克拉底和他的弟子著《希波克拉底文集》，记录了四肢骨折的手法复位局部外固定治疗、肩关节脱位施行手牵足蹬复位法、下颌关节脱位整复法、牵引白床等运用机械力辅助处理骨折脱位。12 世纪罗杰提到了骨折后常伴有骨擦音。13 世纪，西医开始用外敷药和木制夹板治疗骨折，并迅速在欧洲传播发展。17 世纪克罗普顿·哈弗斯描述了骨组织的结构，并以其名字命名为"哈弗斯管"。18 世纪，法国学者提出的"广泛固定，绝对休息"指导思想在骨折治疗中占主导地位，并得到很好的继承与发扬，不仅出版了第一本骨科书，还成立了第一所骨科医院，标志着骨科学的独立。英国外科及解剖学家约翰·亨特用动物实验证明了长管骨的成长发育。19 世纪骨生理学研究有了重大进展，学者们对如骨折愈合过程中骨痂的生成及滑膜功能等有了新的认识。19 世纪末，随着 X 线检查的临床运用，骨折的诊断、整复、手术固定及术后观察水平有了极大提高，使骨科学得到长足发展。20 世纪早期，学者们开始转向手术治疗骨折以实现解剖复位和坚强固定。由于术后感染、骨折延迟愈合或不愈合等并发症的产生，学者们从内固定器械及手术方式上进行改进，并产生了最初的骨折治疗 AO 原则。两次世界大战使急救组织和创伤治疗水平迅速提升，抗生素的应用降低了骨关节感染的发生率，而维生素降低了佝偻病和维生素 C 缺乏症的发生率。

近半个世纪以来，分子生物学、细胞生物学、干细胞与再生医学、纳米技术、3D 打印技术、微观生物力学技术、医用电子学、影像学、核医学、医用金属及高分子材料等学科的发展，使西医骨科学蓬勃发展进入一个新时代。对于创伤骨折的固定，AO 学派经过多年的经验总结，由"坚强内固定"上升到"生物学固定"。显微外科由断指、断肢再植的成功，发展到近年的双前臂移植手术。更广谱、更高效的抗生素被应用于骨关节感染的控制。人工关节置换技术的发展标志着关节外科进入了置换时代，其中以髋、膝关节置换技术最为成熟。在脊柱外科技术方面，越来越多的内固定器材或内镜系统进入临床并取得良好的效果。随着光纤技术的发展和小型手术器械的改进，关节镜的应用范围已经延伸到髋、踝、肩、肘、腕及颞下颌关节。由于"新辅助化疗"方案的成功应用，骨肿瘤和软组织肿瘤的治疗由截肢为主过渡到局部切除保肢手术。可吸收生物内固定材料减轻或消除了金属内固定应力遮挡及二次取出内固定手术的风险。随着组织工程学的快速发展，骨与软骨缺损修复有了新的思路和方法。

三、中西医结合骨伤科学的历史沿革

西方骨科自明代开始传入我国，最初教会将人体解剖学、药物学等医著翻译成中文并公开发行。

鸦片战争后中国逐渐沦为半殖民地半封建社会，中医受到歧视，骨伤科也面临危机。在此期间，伤科著作甚少，以前处于萌芽状态的骨折切开复位内固定等技术不仅没有发展，而且基本上失传。西方医学大量输入中国，中西医思想在文化碰撞中汇通。19世纪末一些开明中医骨伤科医师开始注重吸收西医知识，尤其是关于骨骼、肌肉、韧带等解剖知识，并将其运用到中医手法治疗中。19世纪末20世纪初，形成了以唐容川为代表的，主张"中体西用、衷中参西"的"中西医汇通派"。继而到20世纪20年代，兴起了中西医结合研究。

从20世纪50年代开始，我国学者对中医骨伤科和西医骨科的临床进行了深入探讨，取长补短，融会贯通，在骨折治疗方面取得了突破性的成就。1958年，我国著名骨伤科专家方先之、尚天裕等虚心学习著名中医苏绍三的正骨经验，博采各地中医骨伤科之长，运用现代科学知识和方法，开创了动与静的治疗观，总结出新的正骨八大手法，研制成功新的夹板外固定器材，同时配合中药内服，外治及传统的练功方法，形成一套中西医结合治疗骨折的新疗法。他们合力编著的《中西医结合治疗骨折》一书，根据对立统一关系提出了以内因为主导的动静结合（固定与活动相结合）、筋骨并重（骨与软组织并重，骨折愈合与功能恢复同时并进）、内外兼治（局部治疗与整体治疗兼顾）、医患合作（医疗措施与患者的主观能动性密切配合）的骨折治疗新原则，骨折的治疗范围不断扩大，疗效也进一步提高，使骨折治疗提高到一个新水平，在国内外产生重大影响，被国际骨科界称为"CO学派"（Chinese Osteosynthesis）。1962年召开的第一次中西医结合骨伤科学术座谈会，总结了新中国成立以来中西医结合骨伤科学所取得的重大成果，是我国医学史上具有十分重要意义的一次会议。1963年，方先之教授在意大利罗马举行的第20届世界外科学术会议上宣读了"中西医结合治疗前臂双骨折"的论文，引起了国际骨科学术界的广泛重视。1966年，方先之、尚天裕等撰写了《中西医结合治疗骨折》，并先后被翻译成多国文字向世界传播，为中西医结合骨伤科学事业的成功奠定了基础。20世纪70年代以后，中西医结合骨伤科学逐步形成了一套有中国特色的治疗骨折、骨病与软组织损伤的新疗法。20世纪90年代以来，交叉学科的发展和新技术的应用，中西医结合骨伤科学的基础研究与临床实践取得了飞速发展，治疗骨延迟愈合、骨质疏松症、腰椎退行性疾病、骨坏死、骨髓炎及骨关节炎的中药新药和中医新技术不断涌现，在颈肩臂痛、腰腿痛、骨关节粘连性疾病、脊柱疾病的诊治中均取得了长足的进步，产生了良好的经济效益与社会效益。

21世纪以来，随着科技的发展与经验的积累，中西医结合骨伤科学微创诊断与治疗技术取得了不断进步，微创技术作为一种新兴技术，已成为骨伤科学领域治疗的重要技术之一。微创技术作为有创手术和无创手术发展的桥梁，将会促进骨科技术跃上一个新的台阶，并朝着利用先进的微创工具或操纵机器人向极微创或无创治疗的目标不断前进。3D打印技术在骨伤科学的临床应用，使患者康复得更快、更好，后遗症更少。随着社会科技的飞速发展，骨伤科学将会有更多的、突破性的进展。

第二节　中西医结合骨伤科学诊疗理念和研究范畴

一、中西医结合骨伤科学的诊疗理念

中西医结合骨伤科学诊疗的科学性，体现在整体理念、动态理念、微创理念等。

（一）整体理念

治疗骨伤科疾病应从整体出发，不仅要注意调整人体内环境的理化动态平衡（阴阳平衡），还要调整心理与生理的整体系统的心身稳定状态（形神合一），更要注意调整人与自然环境的适应稳定状态（天人相应），以便进行身体病变和心理障碍的综合治疗。

中西医结合骨伤科学研究的主要对象是筋骨损伤与疾病，治疗原则是"筋骨并重"，从而维持筋骨中和状态。人体的损伤有外伤与内伤之分，外伤主要是局部皮肉筋骨的损伤，但人体受外力影响而遭受的局部损伤，每能导致脏腑、经络气血的功能紊乱，因而一系列症状随之而来。外伤与内损、局部与整体之间是相互作用、相互影响的。

在损伤的治疗过程中，均应从整体理念加以分析，既要重视局部皮肉筋骨的外伤，又要对外伤引起的气血、津液、脏腑、经络功能的病理生理变化加以综合分析，正确认识损伤的本质和病理的因果关系。在治疗上，应从整体出发，做到局部与整体并重，内损与外伤兼顾，施行"内外兼治"。中西医结合骨伤科学在长期的实践中，形成了包括手法、手术、固定、练功、内外用药等"内外兼治"的治疗方法。

人体生命活动主要是脏腑功能的反映，脏腑功能活动的物质基础是气血、津液。脏腑各有不同的生理功能，通过经络联系全身的皮肉、筋骨等组织，构成复杂的生命活动，它们之间保持互相依存、互相制约的关系，以维持着人体阴阳平衡。因此，在骨伤科疾病的治疗上，不能只顾及局部而忽视全身情况，应特别注意调整人体内环境的理化动态平衡（阴阳平衡），只有这样才有可能保证局部治疗的顺利进行。

在骨伤科疾病的诊治过程中要特别强调"医患合作"（医疗措施须通过患者的主观能动性才能发挥），因为任何医疗措施都必须通过患者机体的内在因素和主观能动性发挥作用。在一定的条件下，患者的精神状态和主观能动性对疾病的发生、发展起关键作用，患者才是治疗中的主力。要治病，首先要治人，人是物质的，也是精神的，有意识，能思维，富感情，善适应，是最自动化的有机整体。在与疾病作斗争中，必须突出人的因素，帮助患者正确认识伤病，充分发挥人的主观能动作用，使患者心身维持一个稳定状态（形神合一）。

（二）动态理念

恢复肢体功能是骨伤科医师的目标，现代骨科的奠基人之一 Robert Jones 早在 1921 年就曾说过"功能是矫形外科医生的目标"。我国著名的中西医结合骨伤科学专家尚天裕教授也说"功能是骨折治疗的生命"。因此，骨伤科医师应力争完全恢复患者伤肢功能，但鉴于创伤本身的严重性、广泛性和复杂性，也必须考虑到在不能完全复原的情况下，应首先考虑保证患者主要功能的恢复。对于有较严重的功能障碍或伤残者，应采取一切可行的康复手段使其功能得到最大程度恢复，或用器具固定予以补偿、人工关节替代、人工智能促使其功能获得满意的恢复。从恢复肢体功能的要求出发，骨伤科学领域已有所扩大，需要多学科的介入和集体协同，已超越了单纯治伤的概念。

"动静结合"治疗原则，科学揭示了固定与活动的对立统一关系。治疗骨折时，"动静结合"中"动"是绝对的，也是治疗的最终目的，"动则通"，能促进气血流通，濡养关节，避免关节粘连，有利于关节功能的恢复。微动有利于骨折的愈合。"静"是相对的，有利于软组织及关节在静止状态下得到修复，有利于关节功能的恢复。因此，在选择固定方式、固定器材和固定方法时，应考虑有利于动静结合。

（三）微创理念

微创理念、微创技术已愈来愈引起医学界的重视，其意义已绝非仅仅是小切口才是微创，它涉及诊断、治疗及康复过程中应注重解剖结构、生理机能、心理创伤与形态审美等各个方面，无创和微创可以理解为不要伤上加伤，或用尽可能小的损伤的诊疗方法，使伤者解剖结构和生理机能得到恢复，尽可能地保持形态的完善，不增加患者心理上的创伤，并力争达到满意的治疗效果。

骨伤科疾病的治疗有手术治疗和非手术治疗，其适应证，应根据具体情况，如设备条件、技术能力和个人经验辨证论治。对骨折的治疗，主张能闭合复位的就不要切开复位，非要切开复位不可的应尽量做到少剥离骨膜，注意减轻对软组织的损伤，能有效固定即可。手术不论做得如何精细，总会给患者造成一定程度的侵袭或损伤，把闭合性骨折变成开放性，会影响骨折局部血运和自身修复能力，带来骨折不愈合等并发症。

　　微创理念还不仅仅限于手术操作和手术技术，手法治疗和其他非手术疗法也同样存在无创、微创与有创的区别，如骨折粗暴的手法复位，甚至是在无麻醉下猛力整复，不仅给患者增加无谓的痛苦，而且很有可能造成筋的损害。提倡在无痛下施行轻柔娴熟的手法整复，对难以整复的骨折还可以合用一些其他微创治疗。总之，在选择治疗方法时应权衡利弊，兴利除弊，尽可能做到无创或微创。以腔镜技术为代表的微创手术的兴起，虽属狭义上的微创技术，但其赋予微创理念新的生命力，使过去认为非做不可的某些手术，采用微创手术治疗获得了满意的效果。随着影像学的进步，不仅使众多的骨折可在 X 线监视下达到满意复位，而且从古人金针拨骨发展到现今的撬拨复位，使得一些用手法复位难以获得成功的骨折，通过较小的侵入性损伤的撬拨复位法可获得满意复位，有的还可以同时闭合穿针内固定。

　　树立微创理念，在保证良好治疗效果的前提下，患者付出尽量小的代价；要像强化无菌理念一样强化微创理念，在日常诊疗工作中无处不在，选择任何形式的诊疗措施都不能忽略微创理念。微创理念坚持以人为本，以筋骨中和为理论指导，面对各种复杂的疾病，选择最佳诊疗方案。

二、中西医结合骨伤科学的研究范畴

　　中西医结合骨伤科学是以人体运动系统疾病的防治为研究范畴。运动系统疾病依致病因素的不同，分为筋骨损伤与疾病两大类。损伤是指因外力所致的运动系统损伤性疾患，筋骨疾病则包括非外力因素引发的运动系统其他相关病证。

　　按西医人体组织系统分类，运动系统包括骨骼与软组织两大部分。中医对骨有较全面的描述，但是对骨的命名不如西医完整、准确；至于软组织，西医广泛涉及皮肤、皮下组织、筋膜、肌肉、韧带、肌腱、关节囊、关节软骨和神经、血管等，中医则统称其为"筋"。随着中、西医理论的相互交叉渗透，特别是中西医结合骨伤科学的发展，对运动系统损伤与疾病的认识渐趋一致。

　　中西医结合研究关键在于中西医结合点的研究。中医骨伤科学与西医骨伤科学因其在研究对象上的相容性，可望在中西医结合领域率先做出开创性贡献。中西医结合骨伤科学发展的任务，是在认识到现代医药学飞速发展的情况下，彻底更新理念，开拓思路，在继承发扬传统中医伤科整体观念和临床经验优势的基础上，借鉴西医骨科发展的成功经验，不断结合现代科技理论和方法，使中、西医两种理论不断渗透，综合优势，融会贯通，创立中国独特的新医药学，使之成为一门统一认识、趋向完善的学科。

第二章　损伤的分类和病因病机

第一节　损伤的分类

1. 按照损伤的部位分类

按损伤部位分类的不同，损伤可分为外伤和内伤。外伤是指皮、肉、筋、骨、脉的损伤，外伤又分为骨折、脱位与筋伤。内伤是指脏腑损伤及损伤所引起的气血、经络、脏腑功能紊乱而出现的各种损伤内证。如《正体类要》所述"肢体损于外，则气血伤于内，营卫有所不贯，脏腑由之不和"，说明了局部与整体的关系是相互作用、相互影响。人体内外是一个有机的整体，皮肉裹于外，筋骨续于内。从外伤来讲，皮肉受损，亦会累及筋骨；反之，筋伤骨损，亦会伤及皮肉。从内伤来讲，经络为气血运行的通道，经络内属于脏腑，外络于肢节，如《素问·调经论》"五脏之道，皆出于经隧"，说明无论是伤气血或伤脏腑，均可导致经络阻滞；反之，经络损伤亦可内传脏腑，经络运行阻滞必然会引起气血、脏腑功能失调。肢体虽然受损于外，必然会由外及内伤及气血，导致脏腑功能失和，出现各种的内证，因此，外伤与内伤的关系密切。

2. 按照损伤的性质分类

按损伤的发生过程和外力作用性质，损伤可分为急性损伤、慢性劳损。急性损伤是指由于急骤的暴力所引起的损伤；慢性劳损是指由于劳逸失度或体位不正而外力又经年累月作用于人体所致的病证。急性损伤若未得到及时的处理也有可能转化为慢性损伤。

3. 按照受伤的时间分类

按受伤时间损伤可分为新伤、陈伤。新伤主要是指2～3周以内的损伤；陈伤又称宿伤，是指新伤失治，日久不愈，或愈后又因某些诱因，隔一定时间在原受伤部位复发者。

4. 按照受伤部位的破损情况分类

按受伤部位的皮肤或黏膜是否破损，损伤可分为闭合性和开放性损伤。闭合性损伤是受钝性暴力损伤而外部无创口者；开放性损伤是指由于锐器、火器或钝性暴力等作用使皮肤黏膜破损，而有创口流血，深部组织与外界环境沟通者。皮肉是人体的外壁与屏障，皮肤完整，则伤处不会污染，外邪不易入侵。皮肤破损，外邪从伤口入侵，容易发生感染，故变证多端。

5. 按照受伤的程度分类

按照受伤的程度分类，损伤可分为轻伤和重伤。受伤的严重程度取决于致伤因素的性质、强度、作用时间的长短、受伤的部位及面积的大小、深度等。轻伤一般临床症状较轻微，对生命安全无威胁；重伤一般临床症状比较严重，对生命安全构成威胁，救治重伤患者的首要原则是抢救生命，在保证患者生命安全后，再进行其他方面的救治。

6. 按照伤者的职业特点分类

按伤者的职业特点，损伤可分为生活损伤、职业损伤、交通损伤、运动损伤等。如日常生活或工作中电脑、智能手机、电视等电子产品的长时间使用，以及流水线工人、程序员等职业长期久坐低头工作导致腰腿痛、颈肩痛等疾病的年轻化，而且发病率逐年上升；交通及其他事故导致的意外损伤；竞技体育、日常体育锻炼与健身等活动导致运动损伤或创伤的发生。

7. 按照致伤因素的理化性质分类

按致伤因素的性质种类，损伤可分为物理性损伤、化学性损伤和生物性损伤等，如外力、高热、冷冻、电击导致的物理性损伤；化学液体烧灼等导致的化学性损伤；以及微生物病原感染或动物、昆虫对机体造成伤害导致的生物性损伤。

第二节　损伤的病因

损伤是人体受到各种创伤性因素引起的皮肉、筋骨、脏腑等结构功能的损害及其带来的局部和全身性反应。损伤既包括急性创伤疾患，也包括慢性劳损所导致的病症。从《黄帝内经》病因内容来看，外感六淫、内伤七情、饮食劳逸、房室不节、跌扑损伤、痰浊凝滞或瘀血阻滞等致病因素都是损伤的病因，其中堕坠、举重、邪气恶血与筋骨损伤关系密切。至汉代张仲景著《金匮要略·脏腑经络先后病脉证》提出："千般疢难，不越三条。一者，经络受邪，入脏腑，为内所因也；二者，四肢九窍，血脉相传，壅塞不通，为外皮肤所中也；三者，房室、金刃、虫兽所伤。以此详之，病由都尽。"《外台秘要》又将损伤分为外损和内伤两类。以后又有医家把损伤的病因列为不内外因。宋代陈无择著《三因极一病证方论》明确提出了"三因学说"，将病因分为外感致病因素、内伤致病因素和其他致病因素三大类。同时，三因之间是相互关联的，"如欲救疗，就中寻其类例，别其三因，或内外兼并，淫情交错，推其深浅，断其所因为病源，然后配合诸证，随因施药，药石针艾，无施不可"，一方面指出了损伤的病因不同于七情内因和六淫外因，而属于不内外因；另一方面，又提出了不内外因仍属于外因和内因的范畴，相互兼并、交错在一起，故历代多数医家认为损伤的病因是内因和外因。了解损伤的病因，有利于正确地判断与评估筋骨损伤的性质和程度，对指导筋骨损伤的治疗有重要意义。

一、外因

损伤的外因指引起人体损伤的外部因素，包括外力伤害、外感六淫与邪毒感染等。

（一）外力伤害

按外力作用的性质，损伤分为急性损伤和慢性劳损。急性损伤中有直接暴力、间接暴力和肌肉强烈收缩。急性损伤早期可快速伤及皮肉筋骨，损伤脉络，累及气血，以血瘀气滞最多见，但也有气闭、气脱、血虚、血脱等。随着急性损伤病情的变化，可逐步导致脏腑、经络的受累和其他多种变证。慢性劳损则是由于长时间劳作或姿势不正确，肢体某部位之筋骨受到持续或反复多次的牵拉、摩擦等，经外力积累而引起筋骨的慢性损伤。慢性损伤早期多为筋伤的局部表现，而后可造成骨甚至脏腑的多种变化，在其他多种病因侵袭下可形成多种兼证。

（1）直接暴力　所致的损伤发生在外力直接作用的部位，如创伤、挫伤、骨折、脱位等。直接暴力造成的骨折，骨折发生在外力直接作用的部位，其局部软组织常被暴力碾挫致伤，骨折多为横行或粉碎性骨折。直接暴力所致的筋伤多为钝性挫伤，但暴力严重时可造成严重的挫裂伤，形成开放性损伤甚至毁损伤、挫灭伤。直接暴力造成的脱位多并发筋伤断裂和骨端骨折。

（2）间接暴力　所致的损伤都发生在远离外力作用的部位，依据间接暴力的不同性质可分为传达暴力、扭转暴力和杠杆暴力，不同的暴力形式会引起不同的损伤。如传达暴力、扭转暴力可引起相应部位的骨折、脱位。如高处坠落，臀部先着地，身体下坠的冲击力与地面向上对脊柱的反作用力形成的挤压伤即可在胸腰椎造成压缩性骨折，或伴有严重的脱位及脊髓损伤。四肢某部位遭受撞击、扭挫等暴力后通过杠杆或螺旋力作用而将暴力向其他处传导，使远离接触暴力处的骨质薄弱部位发生骨折，或者关节发生脱位。

（3）肌肉强烈收缩　在损伤中由于机体的防御反应或在劳作中用力过猛，可导致肌肉强烈收缩而产生较大的牵拉力，如投掷运动时肌肉强烈收缩可发生肱骨下 1/3 段螺旋形骨折。跌扑跪倒时，股四头肌强烈收缩可以引起髌骨骨折；前臂屈肌群牵拉导致肱骨内上髁骨折；腓骨短肌、第 3 腓骨肌牵拉可引起第 5 跖骨基底骨折等。

（4）持续劳损　因过度劳作或姿势不正确，易发筋骨失和，引起筋骨损伤与疾病。《素问·宣明五气》曰"久视伤血、久卧伤气、久坐伤肉、久立伤骨、久行伤筋，是谓五劳所伤"，如长途跋涉或远距离的持续跑步可发生第 2、3 跖骨骨折，或腓骨中下 1/3 骨折，称为"疲劳性骨折"。

（二）外感六淫

外感六淫对损伤疾病有一定影响。人体四肢关节遭受外伤后，气血、筋骨、脏腑、经络受损，尤其年老体虚者，六淫之邪常乘虚而入。风、寒、暑、湿、燥、火六气变化太过、不及或不应时，人体的正气不能及时适应，可引起筋骨、关节疾患，导致关节或肢体疼痛、活动不利。如《素问·气穴论》"肉之大会为谷，肉之小会为豀……积寒留舍，荣卫不居，卷肉缩筋，肋肘不得伸，内为骨痹，外为不仁"，说明外邪侵袭人体，肌肉、筋脉、骨骼、营卫不和，卫外和荣养的功能降低，使得外表筋肉麻木不仁，在内成为骨痹，表现为筋肉蜷缩，臂肘等关节运动受限。可以看出，外邪侵犯人体后可以损伤正常的筋骨功能，从而影响人体运动能力，表现出筋骨麻木、疼痛等疾患。《诸病源候论·腰背病诸候》指出："夫劳伤之人，肾气虚损，而肾主腰脚，其经贯肾络脊，风邪乘虚卒入肾经，故卒然而患腰痛。"《仙授理伤续断秘方》曰："损后中风，手足痿痹，不能举动，筋骨偏纵，挛缩不伸。"说明各种损伤可因风寒湿邪乘虚侵袭，经络阻塞，气机不得宣通，引起肌肉挛缩或松弛无力，而致关节活动不利、肢体功能障碍。感受风寒湿邪还可致落枕等疾患，如清代钱秀昌所著《伤科补要》记载"感冒风寒，以患失颈头不能转"。

（三）邪毒感染

外伤后再感染邪毒，或邪毒从伤口乘虚而入，郁而化热，热盛肉腐，附骨成脓，脓毒不泄，蚀筋破骨，则可导致全身或局部感染，出现各种变证。如开放性骨折处理不及时或者处理不当可引起化脓性骨髓炎。

二、内因

急性损伤的主要因素是外因侵袭，超越人体调节承受程度产生，而慢性损伤中内因是主要因素。损伤内因指受人体内部因素变化影响而致损伤，有相应的各种内在因素和对应的发病规律。《素问·评热病论》指出"邪之所凑，其气必虚"；《灵枢·百病始生》指出"风雨寒热，不得虚，邪不能独伤人"，"此必因虚邪之风，与其身形，两虚相得，乃客其形"，说明外感病因只有在机体虚弱的情况下，才能伤害人体。因此中医骨伤科重视外力损伤等外因作用的同时，也十分重视内因在发病学上的重要作用。损伤的内因包括年龄、体质、先天因素、解剖结构、病理因素、职业工种、七情内伤等。

1. 年龄

不同的年龄，疾病的好发部位和发生率也不一样，如跌倒时臀部着地，相同外力作用，老年人更容易引起股骨颈骨折或股骨转子间骨折，青少年则较少发生。小儿因骨骼柔嫩，尚未坚实，所以容易折断，但小儿的骨骼骨膜较厚而富有韧性，骨折时多见不完全骨折。骨骺损伤多发生于生长发育、骨骺尚未愈合的少年。青壮年筋骨劲强，同样的外力不一定会发生骨折；多因剧烈运动或强大外力，导致韧带损伤、骨折或脱位等损伤。老年人气虚血衰，少动而好静，则劳损和退行性改变导致关节、筋膜、肌肉疼痛或活动功能障碍的疾病较为多见，因此骨关节退行性变的发病率较高。

2. 体质

体质的强弱与损伤的发生有密切的关系。体质具有类型差别，与骨病有关，如《素问·经脉别论》在论述病因时指出"当是之时，勇者气行则已，怯者则著而为病也"。体质具有时相性，不同年龄阶段体质特点不同，发病情况不同，如年轻力壮，气血旺盛，肾精充实，筋骨坚强者则不易发生损伤；年老体衰，气血虚弱，肝肾亏损，骨质疏松者则易发生损伤，如日常生活弯腰负重较大或者坐车时遭遇急刹车，甚至是严重咳嗽或喷嚏等都很容易导致高龄老人的脊柱压缩性骨折。体质影响疾病的易罹患性，如《伤科补要》曰"下颏者，即牙车相交之骨也，若脱，则饮食言语不便，由肾虚所致"，说明颞颌关节脱位的原因虽为骤然张口过大所致，但也往往与肾气亏损而致面部筋肉松弛等有关，所以常见于老人。明代薛己所著《正体类要·正体主治大法》曰"若骨骱接而复脱，肝肾虚也"，说明肝肾虚损是习惯性脱位的病理因素之一。

3. 先天因素

损伤的发生与先天禀赋也有密切关系，正如《灵枢·寿夭刚柔》所说"人之生也，有刚有柔，有弱有强"，先天禀赋不同，可以形成个体差异。先天禀赋不足或后天失养、气血虚弱、肝气虚损者，体质较弱，举动无力，稍过劳累，即感筋骨酸痛，易发劳损，如遗传性疾病脆骨病，骨骼脆性较大，很容易发生骨折；先天充盛，又善摄养，经常参加体育锻炼者，气血充沛，体力健壮，则不易损伤，即使遇有损伤，一般恢复也较快。

4. 解剖结构

损伤与其局部解剖结构有一定关系。传达暴力作用于某一骨骼时，通常是在密质骨与松质骨交界处发生骨折，例如，桡骨下端骨折是因桡骨下端是由松质骨构成的，在桡骨下端2~3cm处是松质骨与密质骨交界处，从力学上来看是一个薄弱点，所以跌倒时若手掌着地，则由于躯干向下的重力与地面向上的反作用力交集于此处，即可造成此处的骨折。锁骨骨折多发生在无韧带肌肉保护的锁骨两个弯曲的交界处。

5. 病理因素

损伤的发生还与组织的病变关系密切，内分泌代谢障碍可影响骨的成分。骨组织的疾患，如骨肿瘤、骨结核、骨髓炎、骨坏死均可破坏骨组织，导致局部结构破坏。如骨质疏松患者骨量流失、骨微结构破坏导致骨脆性增加，极易发生骨折等损伤。

6. 职业工种

损伤的发生与职业工种有一定关系，如手部损伤较多发生在缺乏必要的防护设备下工作的机械工人、编织工人和手工艺制作者，如扳机指、腕管综合征等；网球运动员易患网球肘；慢性腰部劳损多发于经常弯腰负重操作的工人、长期长时间坐位工作的制衣工、流水线作业人员、办公室工作人员等；运动员及舞蹈、杂技、武打演员容易发生各种运动损伤；长期伏案、使用电脑和智能手机的人，长时间低头工作或操作容易患颈椎病等。

7. 七情内伤

七情是指怒、喜、忧、思、悲、恐、惊等七种正常的情志活动，是人的精神意识对外界事物的反应。七情与人体脏腑功能活动有密切的关系，分属于五脏，以怒、喜、思、悲、恐为代表，称为五志。在骨伤科疾病中，七情的变化有着重要的作用。在一些慢性骨关节疾病中，如果情志不畅、忧思抑郁，则耗气伤血，可加重病情，延缓疾病的康复进程。七情致郁，或为气不周流而郁滞，或为升降失常而逆乱。七情不舒，气机郁结，气滞而血瘀，气郁而聚湿生痰，化火伤阴。或在形躯，或在脏腑，变病多端。七情损伤，使脏腑气机紊乱，血行失常，阴阳失调。不同的情志变化，其气机逆乱的表现也不尽相同。怒则气上，喜则气缓，悲则气消，思则气结，恐则气下，惊则气乱。如性格开朗，意志坚强，则有利于疾病的康复。因此中医骨伤科学历来重视精神的调养。

不同的外因，可以引起不同的损伤，但受内因的影响，在同一外因情况下，损伤的种类、性质和程度都可有所不同。所以，损伤的发生，外因虽然是重要的，但亦不能忽视内在因素。必须正确处理外因和内因的对立统一关系，通过分析疾病的症状、体征来推理病因，从而提供治疗的根据，即"辨证求因"、"审因论治"。

第三节　损伤的病机

"皮、肉、筋、骨、脉"称为"五体",是构成人体四肢躯干的五种基本组织,在内包纳五脏六腑,在外形成人体的肢体躯壳。《素问·五脏生成》曰:"心之合脉也,其荣色也,其主肾也;肺之合皮也,其荣毛也,其主心也;肝之合筋也,其荣爪也,其主肺也;脾之合肉也,其荣唇也,其主肝也;肾之合骨也,其荣发也,其主脾也。"人体是由脏腑、经络、筋骨、皮肉、气血、津液等共同组成的一个有机整体,人体生命活动正常灵活,功能健全旺盛,反映出脏腑的正常功能,脏腑功能活动的物质基础是气血、津液。脏腑各有不同的生理功能,通过经络联系全身的皮肉筋骨,从而保持着相对平衡、互相联系、互相依存、互相制约。因此,骨伤科疾病的发生和发展,与脏腑经络、皮肉筋骨、气血津液等密切相关。

人体的损伤,虽有外伤和内损之分,从表面上看,外伤疾患主要是局部皮肉筋骨的损伤而引起气血瘀滞,经络阻塞,津液亏损,或瘀血邪毒由表入里,而导致脏腑失和。内损则多是由于脏腑失和,由里达表引起经络、气血、津液病变,引发筋骨失和。人体的皮肉筋骨在遭受外力损伤时,可进而影响体内环境,引起气血、营卫、脏腑等一系列的功能紊乱,外伤与内损、局部与整体之间是相互作用、相互影响的。

《诸病源候论》曰:"夫金疮始伤之时,半伤其筋,荣卫不通,其疮虽愈合,后仍令痹不仁也。"表明皮肉筋骨在骨伤科疾病整体治疗的重要性。因此,在外伤的辨证论治中,应从整体观念出发,既要辨治局部皮肉筋骨的外伤,又要对外伤引起的脏腑、经络、气血、津液功能的病理生理变化加以综合分析,正确认识损伤的本质和病理生理现象的因果关系。

一、皮肉筋骨病机

(一)皮肉筋骨的生理功能

皮肉为人体之外壁,内充卫气,人之卫外者全赖卫气。肺主气,达于三焦,外循肌肉,充于皮毛,如室之有壁、屋之有墙,故《灵枢·经脉》曰"肉为墙"。《素问·痿论》曰"脾主身之肌肉",《灵枢·决气》曰"谷入气满,淖泽注于骨,骨属屈伸,泄泽补益脑髓,皮肤润泽,是谓液",肉与脾相应,肌肉赖脾胃运化的水谷精微滋养。脾气健运,肌肉壮实,人体运动机能完善。

筋是筋络、筋膜、肌腱、韧带、肌肉、关节囊、关节软骨等组织的总称。筋的主要功用是连属关节,络缀形体,主司关节运动。《灵枢·经脉》曰"筋为刚",《素问·五藏生成》曰"诸筋骨皆属于节",说明人体的筋都附着于骨上,大筋联络关节,小筋附于骨外。《素问·六节藏象论》曰"肝者,罢极之本……其充在筋",《素问·痿论》曰"肝主身之筋膜",指出肝具有滋养和调节筋功能活动的生理功能,肝与筋密切相关,筋之功能皆赖于肝。《杂病源流犀烛·筋骨皮肉毛发病源流》曰"筋也者,所以束节络骨,绊肉绷皮,为一身之关纽,利全体之运动者也,其主则属于肝","所以屈伸行动,皆筋为之",说明筋病多影响肢体的活动。

骨属于奇恒之腑。《灵枢·经脉》曰"骨为干",《素问·痿论》曰"肾主身之骨髓";《医经精义·中卷》曰"骨内有髓、骨者髓所生……肾藏精,精生髓,故骨者,肾之所合也;髓者,肾精所生,精足则髓足,髓在骨内,髓足则骨强",《素问·脉要精微论》曰"骨者髓之府,不能久立,行则振掉,骨将惫矣",指出骨的作用,不但为立身之主干,还纳藏精髓,与肾气有密切关系,"肾、骨、髓"三者有着密切的关系,肾藏精、精生髓、髓养骨,合骨者肾也,故肾气的充盈程度决定骨的生长与壮健;反之,骨受损伤,可累及肾,两者互为影响。《素问·生气通天论》曰"因而强力,肾气乃伤,高骨乃坏"。肢体运动虽有赖于筋骨中和,但筋骨离不开气血的温煦濡养,气血化生,濡养充足,则筋劲骨强;而且筋骨又是肝肾的外合,肝血充盈,肾精充足,则筋劲骨强。因此,肝肾精气的盛衰与筋骨功能的关系密切。

（二）损伤与皮肉筋骨的关系

皮肉筋骨的损伤,在骨伤科疾病中最为多见,一般分为伤皮肉、伤筋、伤骨,三者相互区别但又互有联系。

1. 伤皮肉

伤病的发生,或破其皮肉,是犹壁之有穴、墙之有窦,无异门户洞开,易使外邪侵入;或气血瘀滞逆于肉理,则因营气不从,郁而化热,有如闭门留邪,以致瘀热为毒;亦可由皮肉失养,导致肢体痿弱或功能障碍。

皮肉受营卫气血濡养,营卫气血的生理、病理变化关系到皮肉的消长和病变。伤病之后,若肺气不固,脾虚不运,则卫外阳气不能熏泽皮毛,脾不能为胃运行津液,而致皮肉濡养缺乏,引起肢体痿弱或功能障碍的病候。损伤引起血脉受压,营卫运行滞涩,则筋肉得不到气血濡养,致肢体麻木不仁、挛缩畸形等缺血性肌挛缩的表现。局部皮肉组织受邪毒感染,营卫运行机能受阻,气血凝滞,则郁热化火,酿而成脓,遂出现局部红、肿、热、痛等症状。若皮肉破损引起破伤风,导致肝风内动而出现张口困难、牙关紧闭、角弓反张、强直性阵发性抽搐等症状。

2. 伤筋

《杂病源流犀烛·筋骨皮肉毛发病源流》曰"筋也者,所以束节络骨,绊肉绷皮,为一身之关纽,利全体之运动者也,其主则属于肝。故曰,筋者,肝之合。按人身之筋,到处皆有,纵横无算。而又有为诸筋之主者曰宗筋","筋之总聚处,则在于膝";《灵枢》曰"诸筋者,皆属于节","所以屈伸行动,皆筋为之",说明筋束,主司运动,筋伤则影响肢体的活动。一般来说,筋急则拘挛,筋弛则萎弱不用。凡跌打损伤,筋首当其冲,凡扭伤、挫伤后,可致筋肉损伤,局部肿痛、青紫、关节屈伸不利。骨折时,由于筋附着于骨的周围,筋亦会受伤,可有肌肉、筋膜损伤,甚至神经、血管的损伤。脱位时,关节四周筋膜多有破损、韧带损伤。所以,在治疗骨折、脱位时都应考虑筋伤的因素。慢性劳损,亦会伤筋,引起筋骨失和,如"久行伤筋","形苦志乐,病生于筋"。因此,筋伤是临床的常见病、多发病,如筋急、筋缓、筋缩、筋挛、筋痿、筋结、筋惕等,其证候表现、病理变化复杂多端。

3. 伤骨

伤骨多因直接暴力或间接暴力所引起,包括骨折、脱位。骨折后出现肿胀、疼痛、活动功能障碍,也可因骨折位置的改变出现畸形、骨擦音、异常活动;因脱位,使其正常解剖结构与关系异常,出现弹性固定情况。"筋骨并重"为骨伤科的重要理念,《圣济总录·诸风门》曰"机关纵缓,筋脉不收,故四肢不用也",《难经》曰"四伤于筋,五伤于骨",指出损骨能伤筋,伤筋亦能损骨,筋骨的损伤必然累及气血伤于内,因脉络受损,气滞血瘀,为肿为痛。《灵枢·本藏》指出"是故血和则经脉流行,营复阴阳,筋骨劲强,关节清利矣。"所以,治疗伤骨时,应行气消瘀。

明代杨继洲所著《针灸大成》曰"百病所起,皆始于荣卫,然后淫于皮肉筋脉骨"。肌肉不坚,则骨节无力保护;筋肉萎废,则骨骼失于濡养;肌骨失衡,肌萎筋缩,则关节不利,磨损疼痛。伤筋损骨,引发筋骨失和,如唐代孙思邈著《备急千金要方》曰"肾应骨,骨与肾合","肝应筋,筋与肝合",说明筋骨与肝肾关系密切,伤后应注意调补肝肾,充分发挥精生骨髓的作用,从而维持筋骨中和。

二、气血津液病机

(一)气血病机

1. 气血的生理功能

气血运行于全身,周流不息,外而充养皮肉筋骨,内则灌溉五脏六腑,维持着人体正常的生命活动。

气是构成人体的最基本物质,也是维持人体生命活动的最基本物质。"气"一方面来源于与生俱来的肾之精气;另一方面来源于从肺吸入的清新之气和由脾胃所化生的"水谷精气"。前者为先天之气,后者乃后天之气,这两种气相互结合而形成的"真气",成为人体生命活动的原动力,也可以说是维持人体生命活动最基本的力量。气机的升、降、出、入四种运动产生气化,表现为气对一切生理活动的推动作用,温养形体的温煦作用,对外邪侵入的防御作用,血和津液的化生、输布、转化的气化作用,以及防止血、津液流失的固摄作用。总之,气在全身的流通,无处不到,上升下降,维持着人体动态平衡。

血由从脾胃运化而来的水谷精气变化而成。《灵枢·决气》曰"中焦受气取汁,变化而赤,是谓血",前人称"血主濡之",血形成之后,循行于脉中,依靠气的推动而周流于全身,对各个脏腑、组织、器官有营养作用。《素问·五藏生成》曰"肝受血而能视,足受血而能步,掌受血而能握,指受血而能摄",说明皮肉、筋骨、脏腑都需要血液营养,才能发挥各自生理功能。

气血的关系十分密切。气推动血沿着经脉而循行全身,以营养五脏、六腑、四肢、百骸。两者相互依附,周流不息。《素问·阴阳应象大论》阐述了气血之间的关系,"阴在内,阳之守也;阳在外,阴之使也"。清代唐宗海所著《血证论·吐血》则概括为"气为血之帅,血随之而运行;血为气之守,气得之而静谧"。血的循行,靠气的推动,气行则血行,气滞则血瘀;反之,血溢于外,成为瘀血,气亦必随之而滞。大量出血,必然导致气血同时衰竭,称为气随血脱。清代陈士铎著《洞天奥旨》曰"气血旺则外邪不能感,气血衰而内正不能拒"。气血的盛衰与伤病的发生、发展有一定关系,对伤病的过程、预后也有影响。气血充足者,抵抗力强,病程短,易恢复;气血虚弱者,抵抗力弱,病程长,恢复难。

2. 损伤与气血的关系

两者关系十分密切。当人体受到外力伤害后,常导致气血运行紊乱而产生一系列的病理改变。人体一切伤病的发生、发展无不与气血有关。肢体损伤诸症,多伤及气血。伤气则气滞,伤血则血凝。气滞能使血凝,血凝能阻气行,以致病变而为血瘀。滞于肌表则为青紫肿痛,阻于营卫则郁而生热,积于胸胁则为痞满胀闷,结于脏腑则为癥瘕积聚。

(1)伤气 一般表现为气滞、气虚、气闭、气脱、气逆等证。因用力过度、跌仆闪挫或撞击胸部等因素,导致人体气机运行失常,脏腑发生病变,出现气的功能失常及相应的病理现象。

1)气滞:当人体某一部位、某一脏腑受伤或发生病变,不能使气运行流通于全身,气的流通发生障碍而出现"气滞"的病理现象。《素问·阴阳应象大论》曰"气伤痛,形伤肿",气本无形,郁滞则气聚,聚则似有形而实无质,气机不通之处,即伤病所在,常出现胀闷疼痛。如气滞发生于胸胁,则出现胸胁胀痛,呼吸、咳嗽时均可牵掣作痛等。损伤气滞的特点为外无肿形,痛无定处,自觉疼痛范围较广,体表无明确压痛点。气滞在骨科中多见于胸胁屏伤或挫伤。

2)气虚:是全身或某一脏腑、器官、组织出现功能不足和衰退的病理现象,在骨伤科疾病中某些慢性损伤患者、严重损伤后期、体质虚弱和老年患者等均可见到。其主要证候是伤痛绵绵不休、精神疲倦、语声低微、少气乏力、自汗、脉细软无力等。

3)气闭:常为损伤严重而骤然导致气血错乱,气为血壅,气闭不宣。其主要证候为出现一时性的晕厥、不省人事、窒息、烦躁妄动、四肢抽搐或昏睡困顿等。《医宗金鉴·正骨心法要旨》描述"或昏迷目闭，身软而不能起，声气短少，语言不出，心中忙乱，睡卧喘促，饮食少进"，常见于严重损伤的患者。

4）气脱：严重损伤可造成本元不固而出现气脱，是气虚最严重的表现。损伤引起大出血，可造成气随血脱。气脱者多突然昏迷或醒后又昏迷，表现呼吸浅促、面色苍白、四肢厥冷、二便失禁、脉微弱等证候，常发生于开放性损伤失血过多、头部外伤等严重伤患。

5）气逆：损伤而致内伤脾胃，可造成肝胃气机不降而反上逆，出现嗳气频频、作呕欲吐或呕吐等症。

（2）伤血　由于跌打、挤压、挫撞及各种机械冲击等伤及血脉，以致出血，或瘀血停积。损伤后血的功能失常可出现各种病理现象，主要有血瘀、血虚、血热和血脱。《医宗金鉴·正骨心法要旨》曰"跌打损伤之证，专从血论，须先辨或有瘀血停积，或为亡血过多"，"皮不破而内损者，多有瘀血；破肉伤困，每致亡血过多"，如蓄血可引起瘀血泛注，瘀血攻心（气血错乱、瘀迷心窍），亡血可引起血脱晕厥（气随血脱、血随气亡）。

1）血瘀：由于局部损伤出血及各种内脏和组织发生病变所形成。在骨伤科疾病中的血瘀多由于局部损伤出血所致。血有形，形伤肿，瘀血阻滞，经脉不通，不通则痛，故血瘀出现局部肿胀、疼痛。疼痛性质如针刺刀割，痛点固定不移，是血瘀最突出的一个症状，血瘀还可在伤处出现肿胀青紫，同时由于瘀血不去，可使血不循经，反复出血不止。全身症状表现为面色晦暗、唇舌青紫、脉细或涩等证候。在骨伤科疾病中，气滞血瘀常常同时并见，《素问·阴阳应象大论》指出"气伤痛，形伤肿。故先痛而后肿者，气伤形也；先肿而后痛者，形伤气也"。临床上多见气血两伤，肿痛并见，唯有所偏胜，或伤气偏重，或伤血偏重，以及先痛后肿，或先肿后痛等不同情况。

2）血虚：是体内血液不足所发生的病变，内因为心脾造血功能不佳，生血不足，外因主要是失血过多。在骨伤科疾病中，由于失血过多，新血一时未及补充；或因瘀血不去，新血不生；或因筋骨严重损伤，累及肝肾，肝血肾精不充，都能导致血虚。血虚证候表现为面色不华或萎黄、头晕、目眩、心悸、手足发麻、心烦失眠、爪甲色淡、唇舌淡白、脉细无力。在骨伤科疾病中还可表现为局部损伤之处久延不愈，甚至血虚筋挛、皮肤干燥、头发枯焦，或关节缺少血液滋养而僵硬、活动不利。血虚患者，往往由于全身功能衰退，同时可出现气虚证候。气血俱虚则在骨伤科疾病中表现为损伤局部愈合缓慢，功能长期不能恢复等。

3）血热：是指脏腑火热炽盛，热迫血分所表现的证候。多由外感火热之邪，饮酒过度，过食辛辣，恼怒伤肝，房室过度等因素引起。损伤后积瘀化热或肝火炽盛、血分有热均可引起血热。血热主要临床表现：咳血、吐血、尿血、衄血，兼见心烦，口干不欲饮，身热入夜尤甚，舌红绛，脉数。妇女可见月经先期，量多。《正体类要·正体主治大法》曰"若患处或诸窍出血者，肝火炽盛，血热错经而妄行也"，若血热妄行，则可见出血不止等。伤后血热可见发热、口渴、心烦、舌红绛、脉数等证候，严重者可出现高热昏迷。积瘀化热，邪毒感染，尚可致局部血肉腐败，酝酿液化成脓。

4）血脱：在创伤严重失血时，往往会出现四肢厥冷、大汗淋漓、烦躁不安，甚至晕厥等虚脱症状。血虽以气为帅，但气的宁谧温煦需血的濡养。失血过多时，气浮越于外而耗散、脱亡，出现气随血脱、血脱气散的虚脱证候。血脱者，色白，夭然不泽，其脉空虚，此其候也。无血，故色白。无血润肤，故不泽。脉中无血，故空虚。以为不足，虚之状也。

在骨伤科疾病中，气血有着密不可分的关系。《素问·阴阳应象大论》曰"气伤痛，形伤肿。故先痛而后肿者，气伤形也；先肿而后痛者，形伤气也"，李中梓认为"气喜宣通，气伤则壅闭不通，故痛；形为质象，形伤则稽留而不化，故肿。气本无形，故郁滞则气聚，聚则似有形而实无质，气机不通之处，即伤病所在之处，必出现胀闷疼痛"，说明肿与痛分别是血、气损伤的病理反应，气无形，损伤气机之后不能通畅运行，瘀滞而引起疼痛。形伤肿即指瘀血造成肿胀而言，血有形，形伤肿；瘀血留滞，局部出现肿胀。清代沈金鳌所著《杂病源流犀烛》曰"跌扑闪挫，卒然身受。由外及内，气血俱伤病也"，指出气血损伤往往同时存在，伤后肿痛并见。《杂病源流犀烛》曰"忽然闪挫，必气为之震。震则激，激则壅，壅则气之周流一身者，忽因所壅而聚在一处……气凝在何处，则血亦凝在何处矣"。肢体损伤诸症，多伤及气血。伤气则气滞，伤血则血凝。气滞能使血凝，血凝能阻气行，而为血瘀。滞于肌表则为青紫肿痛，阻于营卫则郁而生热，积于胸胁则为痞满胀闷，结于脏腑则为癥瘕积聚。《难经·第二十二难》指出"气留而不行者，为气先病也，血壅而不濡者，为血后病也"。气无形，血有形。气为血帅，血随气行。气先伤及于血，或血先伤及于气。先痛而后肿为气伤形，先肿而后痛为形伤气。气血两伤，多肿痛并见。进而说明：先痛后肿，是因气机损伤而致血脉不能流通，而导致肢体肿胀；先肿后痛者，是伤血而导致气机的阻碍。两者又有一定因果关系。明代著名医家马莳认为："然其为肿为痛，复有相因之机，先有痛而后发肿者，盖以气先受伤而形亦受伤，谓之气伤形也；先有肿而后痛者，盖以形先受伤，而气亦受伤，谓之气伤形也。形非气不充，气非形不生，形气相为依附，而病之相因者又如此。"

因此，在骨伤科疾病中气与血之间有着不可分的关系，临床上每多气血两伤，肿痛并见，但又有所偏胜，或偏重伤气，或偏重伤血，以及先痛后肿，或先肿后痛等不同情况，气血损伤互为因果。故在治疗上常须气血同治，理气活血同时并进。同时，也要对损伤病机行深入分析，明辨气血偏重，方能抓住主要矛盾，有的放矢。

（二）津液病机

1. 津液的生理功能

津液是人体内一切正常水液的总称，主要是指体液而言。清而稀薄者为津，浊而浓稠者为液。"津"多布散于肌表，渗透润泽皮肉、筋骨之间，有温养充润的作用，所以《灵枢·五癃津液别》曰"以温肌肉，充皮肤，为其津"，汗液、尿液均为津液所化生。津血互生，血液得津液的不断补充，才能在周身环流不息，故《灵枢·痈疽》曰"津液和调，变化而赤为血"。液流注、浸润于关节、脑髓之间，以滑利关节，濡养脑髓和骨髓，同时也有润泽肌肤的功能。津和液都是体内正常的水液，两者之间可以互相转化，故并称津液，有充盈空窍，滑利关节，润泽皮肤、肌肉、筋膜、软骨，濡养脑髓和骨髓的作用。

2. 损伤与津液的关系

损伤而致血瘀时，由于积瘀生热，热邪灼伤津液，可使津液出现一时性消耗过多，而使滋润作用不能很好地发挥，出现口渴、咽燥、大便干结、小便短少、舌苔黄而干燥等症。由于重伤久病，常严重耗伤阴液，除了可见较重的伤津证候外，还可见全身情况差、舌色红绛而干燥、舌体瘦瘪、舌苔光剥、口干而不欲饮等症。津液与气有密切的关系，损伤而致津液亏损时，气亦随之受损。津液大量丢失，甚至可导致"气随液脱"；而气虚不能固摄，又可致津液损伤。

损伤后如果有关脏腑的气机失调，必然会影响"三焦气化"，妨碍津液的正常运行而导致病变。人体水液代谢调节，虽然是肺、脾、肾、三焦等脏器的共同职能，但主要起作用的还是肾。这是因为三焦气化生于肾气，脾阳根源于肾阳，膀胱的排尿功能依赖于肾的气化之故。肾气虚衰时可见小溲清长或水液潴留的表现，如局部或下肢浮肿，当水液潴留在关节时，可积聚为肿胀。

损伤导致津液失常会出现神志异常。《灵枢·本神》曰"两精相搏谓之神"，《灵枢·平人绝谷》曰"神者，水谷之精气也"，《素问·六节藏象论》曰"味有所藏，以养五气，气和而生。津液相成，神乃自生"。气的化生源于精，精的化生赖于气，精气生而津液成则表现为神；若精气伤，津液损，则失神，临床表现为危候。如机体因创伤、失血引起休克时，便会出现反应迟钝、表情淡漠、精神恍惚、烦躁不安或不省人事等神态异常，并有肢体出汗、皮肤湿润、尿量减少等征象。

（三）脏腑经络病机

1. 脏腑、经络的生理功能

脏腑是化生气血，通调经络，营养皮肉筋骨，主持人体生命活动的主要器官。脏与腑的功能各有不同。《素问·五藏别论》曰"五脏者，藏精气而不泻也"，"六腑者，传化物而不藏"。脏的功能是化生和储藏精气，腑的功能是腐熟水谷、传化糟粕、排泄水液。

经络是运行全身气血，联络脏腑肢节，沟通上下内外，调节体内各部分功能活动的通路，包括十二经脉、奇经八脉、十五别络，以及经别、经筋等。每一经脉都连接着内在的脏或腑，同时脏腑又存在相互表里的关系，所以在疾病的发生和传变上亦可以由于经络的联系而相互影响。

人体是一个统一的整体，体表与内脏、内部脏腑之间有着密切的联系，不同的体表组织由不同的内脏分别主宰。脏腑发生病变，必然会通过它的有关经络反映在体表；而位于体表、组织的病变，同样可以影响其所属的脏腑出现功能紊乱。"肝主筋"，"肾主骨"，"脾主肌肉"，肝藏血主筋，肝血充盈，筋得所养，活动自如；肝血不足，筋的功能就会发生障碍。肾主骨，藏精气，精生骨髓，骨髓充实，则骨骼坚强；脾主肌肉，人体的肌肉依赖脾胃化生气血以资濡养，均说明了人体内脏与筋骨气血的相互联系。

2. 损伤与脏腑、经络的关系

脏腑病机是探讨疾病发生发展过程中，脏腑功能活动失调的病理变化机制。外伤后势必造成脏腑生理功能紊乱，并出现一系列的病理变化。

（1）肝、肾 《素问·宣明五气》提出五脏随其不同的功能而各有所主，损伤与肝、肾的关系密切。

肝主筋。《素问·五藏生成》曰"肝之合筋也，其荣爪也"，《素问·六节藏象论》曰"其华在爪，其充在筋"，说明肝主筋，主司运动。《素问·上古天真论》曰"丈夫……七八肝气衰，筋不能动，天癸竭，精少，肾脏衰，形体皆极"，指出增龄衰老是引起筋功能异常的关键因素。肝血充盈，以荣筋骨，则筋骨中和，从而维持骨关节的结构功能。肝血不足，血不荣筋，出现手足拘挛、肢体麻木、屈伸不利等。

肝藏血。《灵枢·本神》曰"肝藏血"，《素问·五藏生成》曰"故人卧，血归于肝……足受血而能步，掌受血而能握，指受血而能摄"，是指肝脏具有储藏血液和调节血量的功能。凡跌打损伤之症，而恶血留内时，则不分何经，皆以肝为主，因肝主藏血，故败血凝滞体内，从其所属，必归于肝。如跌扑受挫进伤的疼痛多发生在胸胁少腹处，正是因为肝在胁下，肝经起于大趾，循少腹，布两胁。

肾主骨，精生髓。《灵枢·本神》曰"肾藏精"，《素问·宣明五气》曰"肾主骨"，《素问·六节藏象论》曰"肾者……其充在骨"，《素问·阴阳应象大论》曰"肾生骨髓，在体为骨"，都说明肾主骨生髓，骨是支持人体的支架。

肾藏精，精生髓，髓养骨。所以骨的生长、发育、修复，均须依赖肾脏精气所提供的营养和推动。临床上，肾的精气不足导致小儿骨软无力、囟门迟闭及某些骨骼发育畸形；肾精不足，骨髓空虚，可致腿足痿弱而行动不便，或骨质脆弱，骨质疏松，易于骨折。《诸病源候论·腰痛不得俯仰候》曰"肾主腰脚"，"劳损于肾，动伤经络，又为风冷所侵，血气搏击，故腰痛也"。明代李中梓著《医宗必读》曰"有寒有湿，有风热，有挫闪，有瘀血，有滞气，有积痰皆标也，肾虚其本也"。所以肾虚者易患腰部扭闪和劳损等症，而出现腰背酸痛、腰脊活动受限等症状。又如骨折损伤必内动于肾，因肾生精髓，故骨折后如肾生养精髓不足，则无以养骨，难以愈合。故在治疗时，必须用补肾续骨之法，常配合入肾经的药物。筋骨相连，发生骨折时常伤及筋，筋伤则内动于肝，肝血不充，无以荣筋，筋失滋养而影响修复。肝血肾精不足，还可以影响骨折的愈合，所以在补肾同时须养肝、壮筋，常配合入肝经的药物。

（2）脾、胃 胃为仓廪，主消化吸收。《素问·灵兰秘典论》曰"脾胃者，仓廪之官，五味出焉"，说明胃主受纳、脾主运化，为气血生化之源，运化是指把水谷化为精微，并将精微物质传输至全身的生理功能。

脾主肌肉四肢。《素问·痿论》曰"脾主身之肌肉"，《灵枢·本神》曰"脾气虚则四肢不用"。肌肉依靠脾胃所运化的水谷精微营养，营养充足则肌肉壮实，四肢活动有力，即使受伤也容易痊愈；反之，若肌肉瘦削，四肢疲惫，软弱无力，则伤后不易恢复。此外，脾还具有统摄血液防止溢出脉外的功能。它对损伤后的修复起着重要作用。所以损伤之后要注意调理脾胃的功能。胃气强，则五脏俱盛。脾胃运化功能正常，则消化吸收功能旺盛，水谷精微得以生气化血，气血充足，输布全身，损伤也容易恢复。如果脾胃运化失常，则化源不足，无以滋养脏腑筋骨。胃气弱则五脏俱衰，必然影响气血的生化和筋骨损伤的修复。所以有"胃气一败，百药难施"的说法。这正是脾主肌肉，主四肢，四肢皆禀气于胃的道理。

（3）心、肺　心主血，肺主气。气血的周流不息，输布全身，还有赖于心肺功能的健全。心肺调和，则气血得以正常循环输布，才能发挥煦濡的作用，而筋骨损伤与疾病才能得到痊愈。肺主一身之气，如果肺的功能受损，不但会影响呼吸功能，而且也会影响气的生成，从而导致全身性的气虚，出现体倦无力、气短、自汗等症状。《素问·痿论》曰"心主身之血脉"，主要是指心气有推动血液循环的功能。血液的正常运行，不仅需要心气的推动，而且赖于血液的充养，气为血之帅，而又依附于血。因此损伤后出血过多，血液不足而心血虚损时，心气也会随之不足，出现心悸、胸闷、眩晕等症。

（4）经络　经脉内联脏腑，外络肢节，布满全身，是营卫气血循行的通路。《灵枢·本藏》曰"经脉者，所以行血气而营阴阳，濡筋骨，利关节者也"，指出经络有运行气血、营运阴阳、濡养筋骨、滑利关节的作用。所以经络一旦受伤就会使营卫气血的通路受到阻滞。经络的病候主要有两方面，一是脏腑的损伤病变可以累及经络，经络损伤病变又可内传脏腑而出现症状；二是经络运行阻滞，会影响它循行所过组织器官的功能，出现相应部位的证候。正如《杂病源流犀烛·跌仆闪挫源流》曰"损伤之患，必由外侵内，而经络脏腑并与俱伤"，"其治之法，亦必于脏腑经络间求之"。因此，在治疗骨伤科疾病时，应根据气血、经络、筋骨、脏腑等灵活辨证，制定个性化的诊疗方案。

第三章　骨伤病的检查和诊断

第一节　损伤的症状与体征

人体遭受外力作用发生损伤后，由于皮肉、筋骨、经络、脏腑的病理变化，会出现一系列症状与体征。这些症状和体征对于损伤的诊断及了解其发展过程与预后有重要价值。临床上，筋骨损伤一般包括骨折、脱位与筋伤。

一、骨折的临床表现

骨的连续性或完整性遭到破坏称为骨折。一般骨折只引起局部症状，严重的骨折和多发性骨折可引起全身反应。

（一）骨折的局部表现

（1）疼痛　骨折后，由于骨断筋伤，脉络受损，气血凝滞，阻塞经络，不通则痛，故常出现不同程度的疼痛。在移动患肢时疼痛加剧，经妥善固定患肢后，疼痛可以减轻并渐至消失。

（2）肿胀　骨折后，由于骨膜、骨髓和周围软组织损伤，血管破裂、渗出，局部可出现肿胀。2～4 天内水肿达到高峰，可见局部皮肤发亮，甚至出现张力水疱。骨折部的淤血溢到皮下，可见皮肤瘀斑。

（3）功能障碍　骨折使骨骼丧失支撑作用，伴随肌肉失去附着能力，损伤肌腱、神经、血管，出现肌肉反射性痉挛、剧烈疼痛、功能障碍等症状。青枝骨折、不完全骨折和嵌入式骨折，因为骨的连续性部分存在，功能障碍程度较轻，完全骨折和移位较大的骨折功能障碍程度较重。

（二）骨折的全身症状

（1）休克　是严重性骨折或并发重要脏器损伤的常见现象，特别是骨盆骨折、股骨骨折和多发性骨折，其出血量大者可达 1000ml 以上（图 3-1-1）。患者可出现面色苍白、肢体厥冷、出冷汗、口渴、尿量减少、血压下降、脉搏细微或消失、烦躁或神情淡漠等表现。

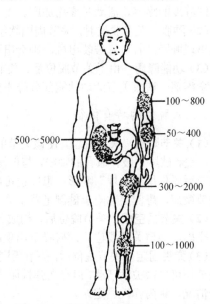

图 3-1-1　各部位骨折的失血量（ml）

（2）发热　骨折后一般体温正常，出血量较大的骨折如骨盆骨折、股骨骨折，瘀血停聚，积瘀化热，以低热为主，常伴有口渴、口苦、心烦、便秘、尿赤、烦躁不安等表现，1 周后，体温可降至正常；当开放性骨折出现高热时，应排除感染的可能。

（三）骨折的特有体征

（1）畸形 骨折端的移位，可以使患肢外形发生改变，主要表现为短缩、成角、畸形，常因暴力作用、肌肉牵拉、肢体重量或搬运不当等因素造成。

（2）异常活动 正常情况下肢体不能活动的部位，由于骨折发生后，其连续性和完整性丧失，可出现异常活动，常见于骨干部无嵌插的完全性骨折，又称为假关节活动。

（3）骨擦音或骨擦感 即骨折断端互相摩擦、碰撞所发出的声音或感觉。可在搬运骨折患者或局部检查时察觉到。

具有以上三个骨折体征之一者，即可诊断为骨折。但骨折的异常活动、骨擦音或骨擦感在初次检查时应予以注意，避免反复多次，以免加重损伤。骨折端若有明显移位而无骨擦音或骨擦感，可能有软组织嵌入。裂缝骨折和嵌插骨折，可不出现上述三个典型骨折特有的体征，需进一步影像学检查，以明确诊断。

X 线检查对骨折的诊断与治疗指导具有重要价值。骨折 X 线检查一般应该包括邻近一个关节在内的正侧位片，必要时需拍摄特殊位置，如掌骨和距骨拍正位和斜位，跟骨拍侧位和轴位，腕舟骨拍正位和蝶位，脊椎小关节和颈椎齿状突拍斜位。X 线检查应与临床检查相结合，若临床特征明确，而 X 线检查显示阴性，以临床表现为主，或做进一步检查，以明确诊断。

二、脱位的临床表现

脱位是指构成关节的骨端关节面脱离正常位置，引起关节功能障碍。

（一）脱位的局部表现

（1）疼痛 关节脱位时，关节囊和关节周围的软组织往往有撕裂性损伤，致局部气滞血瘀而出现不同程度的疼痛，活动时疼痛加剧。

（2）肿胀 关节脱位时，关节周围软组织损伤，组织液渗出，充满关节囊内外，继发组织水肿，因而出现肿胀。若血管破裂出血，则会出现血肿、皮下瘀斑，甚至张力水疱。

（3）功能障碍 由于关节脱位后，关节面失去正常对合关系，或关节周围肌肉损伤致反射性肌肉痉挛疼痛，造成关节活动功能部分障碍或完全丧失。

（二）脱位的特有体征

（1）关节畸形 关节脱位，使该关节的骨端关节面脱离了正常位置，关节周围的骨性标志位置发生改变，破坏了肢体原有的轴线，与健侧对比不对称引发畸形，如肩关节脱位后呈"方肩"畸形、肘关节后脱位呈"靴样"畸形；患肢也可出现畸形，如髋关节后脱位，患肢明显内旋、内收，髋、膝关节微屈，患侧足贴附于健侧足背上。

（2）关节盂空虚 关节脱位后，构成关节的一侧骨端部分或完全脱离关节盂，造成原关节处凹陷、空虚，如肩关节脱位后，肩峰下出现凹陷。

（3）弹性固定 关节脱位后，关节周围的肌肉痉挛收缩，可将脱位后的骨端保持在特殊位置上，该关节还可轻微被动活动，但存在弹性阻力，当去除外力后，脱位的关节又回复到原来的特殊位置。这种情况，称为弹性固定。

根据病史、一般症状和特有体征，关节脱位不难诊断，但为了明确诊断，应常规行 X 线检查，了解脱位的方向、程度、是否合并骨折。

三、筋伤的临床表现

筋伤是指人体的肌肉、关节周围组织等损伤，也称为软组织损伤。一般急性筋伤发病突然，多有较明显的外伤史，临床症状也较典型，诊断较容易，但需要注意是否有骨折、脱位并发症。慢性筋伤致病因素多种多样，亦需注意鉴别诊断。

（一）筋伤的局部表现

（1）疼痛 肢体受到外来暴力撞击、强力扭转或牵拉压迫等，首先引起局部疼痛。急性筋伤疼痛较剧烈，多为绞痛、钝痛、刺痛，慢性筋伤疼痛较缓和，多为胀痛、酸痛，或与活动牵拉有关。神经挫伤后有麻木感或电灼样放射性剧痛。肌肉、神经或血管损伤一般在受伤后立即出现持续性疼痛，而肌腱、筋膜、软骨等损伤常在突然发作后缓解一段时间，然后疼痛又逐渐加重。

（2）肿胀 筋伤均有不同程度的局部肿胀，其程度多与外力的大小、损伤的程度有关。外力小，损伤程度轻，局部肿胀也轻；外力大则反之。

（3）功能障碍 筋伤后的肢体由于疼痛和肿胀，大多会出现不同程度的功能障碍。检查关节的运动和活动范围及肌力，对于损伤部位的诊断具有重要意义。有无超过正常运动范围的活动，有助于鉴别肌肉、肌腱或韧带等撕裂伤、断裂伤。

（二）筋伤的特有体征

畸形：筋伤出现的畸形与骨折畸形有明显区别。筋伤畸形多由肌肉、韧带断裂收缩引起。如肌肉、韧带断裂后可出现收缩性隆凸，断裂缺损处有空虚凹陷畸形。

第二节　骨病的症状与体征

骨病是骨伤疾病中最常见的疾病，常见有代谢性骨病、骨坏死、骨关节炎、骨关节感染、骨肿瘤等。骨病不仅产生局部病损与功能障碍，而且可能影响整个机体的形态与功能，因此，骨病也可出现一系列局部与全身的症状和体征。

一、骨病的局部表现

（1）疼痛 行痹，游走性关节疼痛；寒痹，疼痛较剧，痛有定处，得热痛减，遇寒痛增；着痹，关节酸痛、重着，痛有定处；热痹，灼痛，得冷稍舒，痛不可触。骨痈疽，发病时疼痛彻骨，痛如锥刺，脓溃后疼痛减轻；骨痨，初起时患处仅酸痛隐隐，继而疼痛加重，尤其夜间或活动时较明显；颈椎病，出现颈肩疼痛或上肢放射性疼痛；腰椎间盘突出症，出现腰腿疼痛或下肢放射性疼痛；骨质疏松症，常在登楼、改变体位或震动时疼痛加重；恶性骨肿瘤，后期呈持续性剧痛、抽痛或跳痛，夜间加重。

（2）肿胀 骨痈疽，局部红肿；骨痨，局部肿而不红；痹证，常见关节部位肿胀，如类风湿关节炎常见四肢小关节呈"梭形"肿胀。

（3）功能障碍 骨病常引起肢体功能障碍，骨关节疾病往往主动或被动运动有障碍；神经系统疾病可引起肌肉瘫痪，不能主动运动，而被动运动尚可。

二、骨病的全身症状

先天性骨关节畸形、良性骨肿瘤、骨关节退行性疾病等，肢体局部可以形成不同的形态改变，全身症状表现各异。骨痈疽发病时可出现寒战高热、周身不适等症状；成脓期常表现为高热、出汗、烦躁不安、口渴、脉数、舌红、苔黄腻等全身症状；脓肿溃破后体温逐渐下降，全身症状减轻。骨痨发病时表现为骨蒸潮热、盗汗、口燥咽干、舌红少苔或无苔、脉沉细数等阴虚火旺的症状；后期呈面白神疲、倦怠无力、舌淡苔白、脉濡细等气血两虚的症状。痹证可兼有发热、恶风、口渴、烦闷不安等全身症状。痿证常出现面色无华、纳差、乏力、肉痿肢软、苔薄白或少苔、脉细等全身症状。恶性骨肿瘤晚期可出现精神萎靡、面容憔悴、食欲不振、消瘦、贫血等恶病质症状。

三、骨病的特有体征

（1）**畸形**　脊柱结核后期常发生后凸或侧弯畸形，类风湿关节炎可出现腕关节尺偏畸形、手指鹅颈畸形及扣眼畸形等，强直性脊柱炎可引起圆背畸形，先天性肢体缺如、并指、多指、巨指、马蹄足。

（2）**肌肉萎缩**　小儿麻痹后遗症出现受累肢体肌肉萎缩，多发性神经炎表现为两侧手足下垂与肌肉萎缩，进行性肌萎缩症出现四肢对称近端肌萎缩。

（3）**筋肉挛缩**　前臂缺血性肌挛缩呈爪形手，掌腱膜挛缩发生屈指挛缩畸形，髂胫束挛缩症呈屈髋、外展、外旋挛缩畸形。

（4）**肿块**　骨肿瘤形成的肿块固定不移，质地较硬，良性骨肿瘤肿块一般表面光滑，而恶性骨肿瘤肿块则凹凸不平。

（5）**疮口与窦道**　骨痈疽的局部脓肿破溃后，疮口流脓，初多稠厚，渐转稀薄，有时夹杂小块死骨排出，疮口周围皮肤红肿；慢性附骨疽反复发作者，有时可出现数个窦道，疮口凹陷，皮色暗红，边缘常有少量肉芽组织形成。骨痨的寒性脓肿可沿软组织间隙向下流注，出现在远离病灶处；寒性脓肿破溃后，开始时可流出大量稀脓，如豆腐花样腐败物，之后则流出稀薄脓水，或夹有碎小死骨，易形成窦道，日久不愈，疮口凹陷、苍白，周围皮色紫暗。

（6）**关节摩擦音**　是关节活动时产生的异常声响，常见于膝骨关节炎，在关节主动活动时有关节摩擦音，挤压髌骨时有摩擦感，屈伸膝关节时更加明显。

（7）**肢体麻木**　主要由于神经根受累，出现支配区感觉过敏或减退，多见于神经根型颈椎病、腰椎间盘突出症等。

（8）**晨僵**　早晨起床时关节僵硬，不能活动，经过一段时间后，才逐渐消失，如类风湿关节炎、骨关节炎等。

第三节　四　诊

中西医结合骨伤科学的诊断，通过望、闻、问、切四诊合参，在收集临床症状与体征的基础上，结合实验室与影像学检查等，根据损伤和疾病的病因、部位、程度、性质进行分类与辨证分析，联系脏腑、气血、经络、皮肉筋骨等理论，综合分析，得出诊断。在辨证诊断时，既要有整体观念，重视全面的检查，又要注意结合筋骨局部病损特点，进行细致的局部检查，全面掌握病情，做出正确疾病诊断。

一、望诊

望诊是必不可少的步骤，除观察患者的全身情况、神色、形态、舌象外，对损伤局部及其邻近部位应特别注意察看。《伤科补要·跌打损伤内治证》明确指出"凡视重伤，先解开衣服，遍观伤之轻重"，以初步确定损伤的部位、性质和轻重。除了需要认真察看局部及其邻近部位外，对全身的神色、姿态、舌象等方面的全面观察也不可遗漏。

1. 正常步态

正常的跨步距离基本相等。在跨步中骨盆两侧保持相平。

2. 非正常步态

（1）**抗痛性步态** 患足刚落地，即迅速转为健足起步，以减少患肢承重，减轻疼痛。

（2）**短肢性步态** 患侧下肢短缩超过3cm，骨盆及躯干发生倾斜。患者以患侧足尖着地或屈曲健侧膝关节行走。

（3）**强直性步态** 一侧髋关节在伸直位强直时，患者需转动整个骨盆，使患侧下肢向前迈步。双侧髋关节强直时，除转动骨盆外，患者依靠膝、踝关节迈小步。膝关节在伸直位强直，走路时健侧足跟抬高或患侧骨盆升高，患肢向外绕一弧形前进。

（4）**剪刀式步态** 见于大脑性痉挛性瘫痪，步行时两腿前后交叉前进。

（5）**摇摆步态** 见于先天性髋关节脱位或臀中肌麻痹，患侧负重时，躯干向患侧倾斜。双侧臀中肌麻痹或髋关节脱位时，躯干交替向左右倾斜，又称鸭步［图3-3-1（1）］。

（6）**臀大肌麻痹步态** 以手扶持患侧臀部并挺腰，使身体稍向后倾行走［图3-3-1（3）］。

（7）**股四头肌瘫痪步态** 行走时用手压住患侧大腿前下方，以稳定膝关节［图3-3-1（2），图3-3-2］。

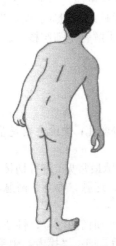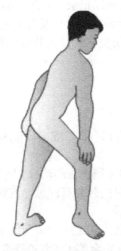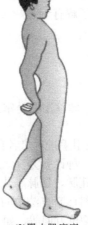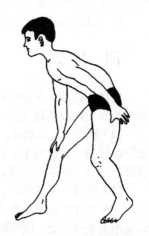

(1)先天性髋关节脱位　(2)股四头肌瘫痪(右侧)　(3)臀大肌瘫痪

图3-3-1　非正常步态　　　　　图3-3-2　股四头肌瘫痪步态

二、闻诊

闻诊是通过听声音和嗅气味来诊察疾病的方法。人体的各种声音和气味，都是在脏腑的生理活动和病理变化过程中产生的，所以通过鉴别声音和气味的变化可以为疾病的诊断提供依据。《素问·脉要精微论》中就以声音、语言、呼吸等来判断疾病过程中的正邪盛衰状态。在骨伤科临床，还可以借助听诊器等现代仪器以提高闻诊水平。

（1）**闻气味** 主要是闻局部泌物的气味，包括引流物、渗出液、呕吐物、伤口、二便及其他分泌物的气味。若局部可闻及血腥味，多见于开放性创口；若创口散有腐肉气味，多见于细菌感染和局部坏死；若创口周边发黑，臭味特殊，有气逆出者，多考虑气性坏疽。

（2）**听声音** 包括听骨擦音、入臼声、骨的传导音、关节弹响声与摩擦音、肌腱周围摩擦音、皮下气肿摩擦音以及小儿啼哭声等。

三、问诊

问诊是疾病诊断过程中的一个重要环节，在四诊中占有重要地位，历代医家都非常重视问诊。《素问·征四失论》曰："诊病不问其始，忧患饮食之失节，起居之过度，或伤于毒，不先言此，卒持寸口，何病能中？"明代张景岳则认为问诊是"诊治之要领，临证之首务"。问诊时应首先抓住主要矛盾，为判定病位、掌握病性及辨证治疗提供可靠的依据。问诊除收集患者的年龄、性别、职业等一般情况，以及中医"十问歌"的内容外，还要问以下几个方面。

1）患者的主要症状、发生及持续时间。

2）患者发病的经过、原因、时间，受伤时体位、暴力性质、作用方式、力量大小和方向、作用部位，受伤姿势，病情变化的急缓，伤后诊治情况等。

3）患处情况：包括疼痛的性质、部位、范围、程度、有无反射痛等；肿胀、畸形发生的时间与变化情况；有无肢体功能障碍，发生功能障碍的时间与程度等。若是新鲜创口，则应了解创口形成的时间、出血、污染情况及诊疗经过，是否注射破伤风抗毒血清等；若是感染破溃形成创口，则应了解创口形成时间、分泌物情况及诊治经过。

4）过去史：应自出生起详细追询，按发病的年月顺序记录。对过去的疾病可能与目前的损伤有关的内容，应记录主要的病情经过，当时诊断、治疗的情况，以及有无并发症或后遗症。如对先天性斜颈、新生儿臂丛神经损伤要了解有无难产或产伤史，对骨关节结核要了解有无肺结核史。

5）家族史及个人生活史。

四、切诊

切诊包括脉诊和摸诊两个方面。脉诊主要是掌握内部气血、虚实、寒热等变化；摸诊主要是鉴别外伤轻重深浅和性质的不同。

（1）脉诊　又称切脉，是指医生用手指对患者身体某些部位的动脉（桡动脉最常见）进行切按，依据血脉搏动的特点来了解病情的一种诊察方法。常见的脉象有浮脉、沉脉、迟脉、数脉、滑脉、涩脉、弦脉、濡脉、洪脉、细脉、芤脉、结脉、代脉等。

（2）摸诊　又称触诊，是骨伤科诊断方法中的重要方法之一，可帮助了解损伤的部位、性质、程度，有无骨折脱位及骨折脱位的移位方向等，如《医宗金鉴·正骨心法要旨》曰："摸者，用手细细摸其所伤之处，或骨断、骨碎、骨歪、骨软、骨硬、筋强、筋柔、筋歪、筋正、筋断、筋走……以及表里虚实，并所患之新旧也。"触诊的主要内容有触痛处、触畸形、触肤温、触肿块、触异常活动、触弹性固定感，其常用手法主要有触摸法、挤压法、叩击法、旋转法、屈伸法、摇晃法。在临床触诊时，应将患侧、健侧进行对比。

第四节　骨关节检查法

一、骨关节的各种测量法

（一）角度测量

1. 常见的记录方法

（1）中立位 0°法　以每个关节的中立位为 0°计算。此法为国际上通用的方法。例如，肘关完全伸直时定为 0°，完全屈曲时为 140°。

（2）**邻肢夹角法** 以两个相邻肢段所构成的夹角计算。例如，肘关节完全伸直时定为 180°，屈曲时为 40°，则关节活动范围为 0°～140°。

2. 人体各关节功能活动范围

关节的功能活动范围是指各关节从中立位运动到各方位最大角度的范围。

（1）**脊柱关节**

1）颈部：先置于中立位，颈部活动度为前屈 35°～45°，后伸 35°～45°，左右侧屈各 45°，左右旋转各 60°～80°（图 3-4-1）。

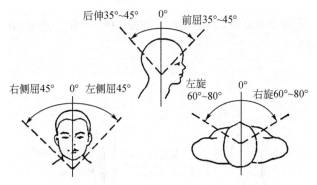

图 3-4-1 颈椎活动范围

2）腰部：采取直立、腰伸直自然体位，其活动度为前屈 90°，后伸 30°，左右侧屈各 30°，左右旋转各 30°（图 3-4-2）。

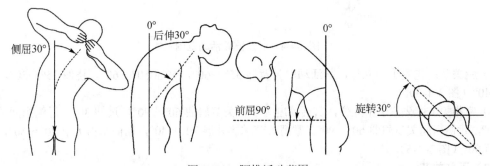

图 3-4-2 腰椎活动范围

（2）**上肢关节**

1）肩关节：先置于中立位，其活动度为前屈 70°～90°，后伸 40°，外展 80°～90°，内收 20°～40°，内旋 45°～70°，外旋 45°～60°，上举 180°（图 3-4-3）。

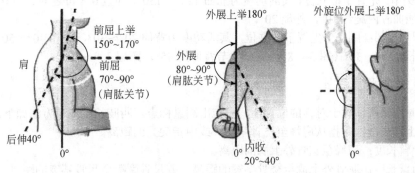

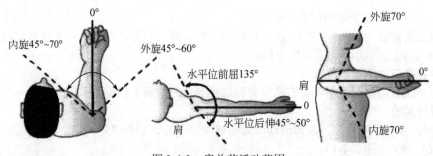

图 3-4-3　肩关节活动范围

2）肘关节及前臂：先置于中立位，其活动度为屈曲 135°～150°，过伸 10°，前臂旋前 80°～90°，旋后 80°～90°（图 3-4-4）。

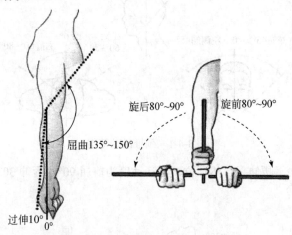

图 3-4-4　肘及前臂活动范围

3）腕关节：先置于中立位，其活动度为背伸 35°～60°，掌屈 50°～60°，桡偏 25°～30°，尺偏 30°～40°（图 3-4-5）。

4）掌指关节：先置于中立位，其活动度为掌指关节屈曲 60°～90°，过伸 30°，近侧指间关节屈曲 120°，远侧指间关节屈曲 60°～90°。掌拇关节掌侧外展 30°～40°，屈曲掌拇关节 20°～50°，屈指间关节 90°（图 3-4-5）。

（3）下肢关节

1）髋关节：先置于中立位，其关节活动度为屈曲 130°～140°（仰卧位屈膝屈髋），后伸 10°～15°（俯卧位后伸），外展 30°～45°，内收 20°～30°，内旋 30°～40°（屈膝 90°位），外旋 40°～50°（屈膝 90°位）（图 3-4-6）。

2）膝关节：先置于中立位，其活动度为屈曲 120°～150°，伸直 0°（可过伸 5°～10°）（图 3-4-7），当膝关节屈曲时内旋约 10°，外旋 20°。

3）踝、足部：踝关节先置于中立位，其活动度为背伸 20°～30°，跖屈 40°～50°；跟距关节内翻 30°，外翻 30°～35°（图 3-4-8）。跖趾关节背伸约 45°，跖屈 30°～40°。

（二）肢体长度测量

测量时应将肢体置于对称的位置上，先定出测量标志。四肢长度测量方法如下。

（1）上肢长度　是指从肩峰至桡骨茎突（或中指尖）的距离。

1）上臂长度：肩峰至肱骨外上髁的距离。

2）前臂长度：肱骨外上髁至桡骨茎突的距离，或尺骨鹰嘴至尺骨茎突的距离。

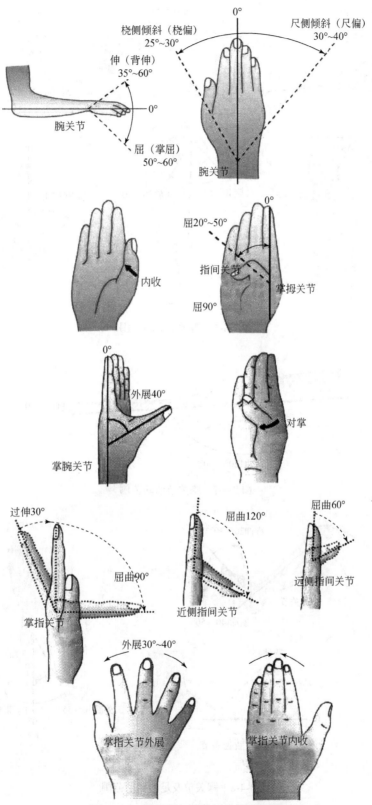

图 3-4-5　腕关节与手的活动范围检查

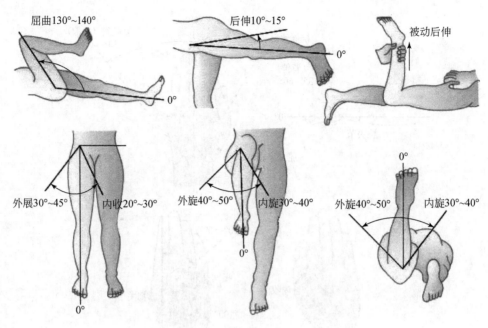

图 3-4-6　髋关节活动范围

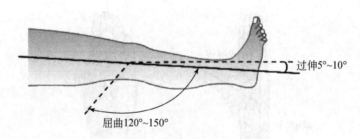

图 3-4-7　膝关节活动范围

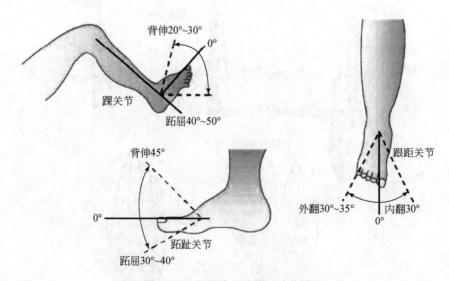

图 3-4-8　踝关节及足的活动范围

（2）**下肢长度** 是指髂前上棘至内踝下缘的距离，或脐至内踝下缘（骨盆骨折或髋部病变时用）的距离。

1）大腿长度：髂前上棘至膝关节内缘的距离。

2）小腿长度：膝关节内缘至内踝下缘的距离，或腓骨小头顶点至外踝下缘的距离。

（三）周径测量

两肢体取相应的同一水平测量，测量肿胀时取最肿处，测量肌萎缩时取肌腹部。例如，大腿周径测量通常取髌上 10～15cm 处；测量小腿周径取小腿最粗处。通过肢体周径的测量，以了解其肿胀程度或有无肌肉萎缩等。

二、骨关节检查法

（一）特殊检查

1. 颈部特殊检查

（1）**前屈旋颈试验** 又称 Fenz 征。患者端坐位，先令患者头颈部前屈，再左右旋转活动。若颈椎处出现疼痛即为阳性，提示颈椎退行性变性。

（2）**椎间孔挤压试验** 又称 Spurling 征。患者端坐位，头转向患侧并略屈曲，检查者双手手指互相嵌夹相扣，以手掌面下压患者头顶。当出现肢体放射性疼痛或麻木感时，即为阳性，提示有神经性损害，常见于神经根型颈椎病（图 3-4-9）。

（3）**椎间孔分离试验** 又称引颈试验。患者端坐位，检查者双手分别托住患者下颌和枕部，同时向上牵引。若患者原有颈部及上肢疼痛减轻即为阳性，提示神经根型颈椎病。

（4）**臂丛神经牵拉试验** 又称 Eaten 征。患者端坐位，检查者立于患者被检查侧，一手握住患者患侧腕部，另一手放在患侧头部，双手向相反方向牵引。此时臂丛神经受牵拉，若患肢出现疼痛并向上肢放射即为阳性，提示颈椎病（图 3-4-10）。

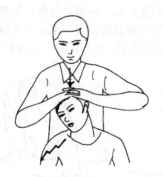

图 3-4-9 椎间孔挤压试验

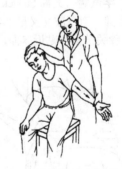

图 3-4-10 臂丛神经牵拉试验

2. 腰骶部特殊检查

（1）**髋关节屈曲挛缩试验** 又称 Thomas 征。患者仰卧，大腿伸直，则腰部前凸；屈曲健侧髋关节，迫使脊椎代偿性前凸消失，患侧大腿被迫抬起，不能接触床面时为阳性。常见于腰椎疾病和髋关节疾病等。

（2）**直腿抬高及加强试验** 又称 Lasegue 征及足背伸试验。患者仰卧位，双下肢伸直靠拢，检查者一手握患者踝部，一手扶膝保持下肢伸直，逐渐抬高患者下肢，正常者可以抬高 70°～90°而无任何不适感觉，如不能达到此高度，同时下肢出现沿着坐骨神经干上疼痛，则为阳性，并记录其抬高度数。检查者将患者下肢直腿抬高到产生疼痛的高度，并向下放 5°～10°；检查者一手固定此下肢保持膝伸直，另一手持患者足背伸，疼痛加重者为阳性，该试验用于鉴别是坐骨神经受压引起的疼痛还是下肢肌肉引起的疼痛（图3-4-11）。

（3）**拾物实验**　患者取坐位，将一物置于地面，嘱患者拾起，观察其姿势，如直立弯腰则为正常，若患者屈髋、屈膝，腰部挺直，一手扶膝，一手拾物则为阳性，提示患者脊柱病变。

（4）**屈髋伸膝试验**　又称 Laseque 征。患者仰卧位，双腿靠拢，屈髋屈膝，于屈髋位伸膝时，出现患肢疼痛或痉挛即为阳性，提示腰椎间盘突出症。

（5）**股神经牵拉试验**　患者俯卧位，检查者将患肢小腿上提，使髋关节处于过伸位，大腿前方出现放射痛即为阳性，提示股神经受压，多为腰3、4神经根受刺激。

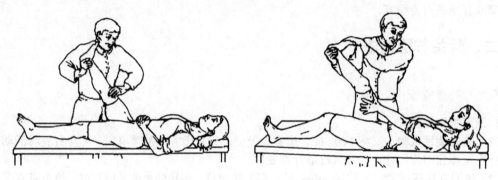

图 3-4-11　直腿抬高及加强试验

（6）**骨盆回旋摇摆试验**　患者仰卧，双手抱膝，极度屈髋屈膝。检查者一手扶膝，一手托臀，使臀部离开床面，腰部极度屈曲，摇摆膝部，腰痛者则为阳性，多见于腰部软组织劳损或腰椎结核。

3. 骨盆部特殊检查

（1）**骨盆挤压及分离试验**　患者仰卧位，检查者双手将两侧髂嵴用力向外下方挤压，称骨盆分离试验；反之，双手将两髂骨翼向中心相对挤压，称为骨盆挤压试验；能诱发疼痛者为阳性，提示骨盆环骨折（图3-4-12）。

（2）**"4"字试验**　又称 Patrick 征。患者仰卧位，患侧屈髋屈膝，外展、外旋，把患侧足部置于对侧膝关节上部，双下肢交叉呈"4"字形，检查者一手固定对侧骨盆，另一手向下压患侧的膝关节内侧。若患侧膝关节不能贴近床面，或骶髂关节处出现疼痛即为阳性，提示骶髂关节病变（图3-4-13）。

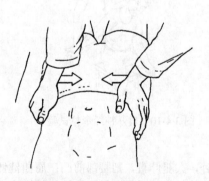

图 3-4-12　骨盆挤压试验

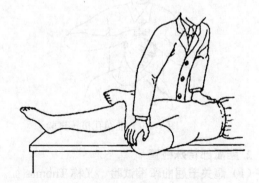

图 3-4-13　"4"字试验

（3）**床边试验**　又称 Gaenslen 征。患者仰卧位，检查者将其移至检查床边，一侧臀部放在床外，该侧大腿可垂下为宜，检查者按压此腿向地面加压，同时对侧大腿屈髋屈膝，尽量靠近腹壁。若骶髂关节发生疼痛，即为阳性，提示骶髂关节病变（图3-4-14）。

4. 肩部特殊检查

（1）**搭肩试验**　又称 Dugas 试验。检查时先嘱患者屈肘，将手搭于对侧肩上，若手能搭到对侧肩部，且肘部能贴近胸壁为正常；若手能搭到对侧肩部，肘部不能靠近胸壁，或肘部能靠近胸壁，手不能搭到对侧肩部，均属阳性，提示肩关节脱位。

（2）**直尺试验**　又称 Hamilton 征。检查者用直尺贴于患者上臂外侧，一端贴紧肱骨外上髁，另一端能与肩峰接触即为阳性，提示肩关节脱位。

（3）**疼痛弧试验**　又称肩关节外展上举试验。嘱患者肩外展或被动外展其上肢，当外展到 60°～

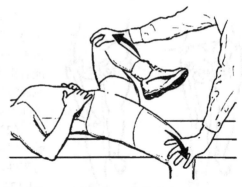

图 3-4-14　床边试验

120°时，肩部出现疼痛即为阳性，提示冈上肌肌腱炎。

（4）**冈上肌腱断裂试验**　嘱患者肩外展，当外展 30°～60°时可以看到患侧三角肌明显收缩，但不能外展举起上肢；若被动外展患肢越过 60°，则患者又能主动举起上肢。30°～60°范围内主动外展障碍为阳性征，提示冈上肌肌腱断裂。

5. 肘部特殊检查

（1）**肘后三角检查**　正常时，将肘关节屈曲 90°，检查肱骨外上髁、内上髁和尺骨鹰嘴三点连线构成的等腰三角形（肘后三角），当肘关节伸直时三点在一条直线上。若三点关系变化，提示可能存在尺骨鹰嘴骨折或肘关节后脱位。

（2）**肱二头肌抗阻力试验**　检查时患者肘部屈肘 90°，前臂旋前位被动屈腕，然后抗阻力外旋并伸腕，此时肱骨外上髁处出现疼痛则为阳性，表明有肱骨外上髁炎；反之，前臂旋后位被动伸腕，抗阻力内旋屈腕出现肱骨内上髁疼痛为阳性，表明有肱骨内上髁炎。

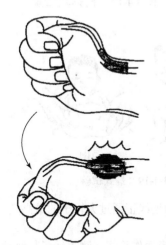

图 3-4-15　握拳尺偏试验

（3）**腕伸肌腱紧张试验**　又称 Mills 征。患者伸直患侧肘关节，前臂旋前，检查者将患侧腕关节屈曲，若患者肱骨外上髁区疼痛即为阳性，提示肱骨外上髁炎。

（4）**肘关节外展内收试验**　患者肘关节伸直位，检查者一手握住肘关节上方，另一手握住前臂外展或内收前臂，若肘关节被动外展内收，出现异常侧方运动，提示侧副韧带撕裂、外上髁骨折、内上髁骨折或桡骨头骨折。

6. 腕部、手部的特殊检查

（1）**握拳尺偏试验**　又称 Finkelstein 试验。用于诊断桡骨茎突狭窄性腱鞘炎。检查时嘱患者屈肘 90°，前臂中立位握拳，并将拇指握在掌心中，检查者一手握住前臂远端，另一手握住患者手部，患者腕关节向尺侧偏斜用力，若桡骨茎突部出现剧烈疼痛为阳性（图 3-4-15）。

（2）**腕三角软骨挤压试验**　检查时嘱患者屈肘 90°，掌心向下，检查者一手握住患者前臂远端，另一手握住手掌部，使患手被动向尺侧偏斜，然后伸屈腕关节，挤压和研磨腕关节尺侧，如疼痛即为阳性，提示三角纤维软骨有损伤。

（3）**指浅屈肌试验**　检查者将被检查处的手指固定于伸直位，然后嘱患者屈曲需检查手指的近端指间关节，若不能屈曲，表明该肌腱有断裂或缺如。

（4）**指深屈肌试验**　检查时将患者掌指关节和近端指间关节固定在伸直位，然后让患者屈曲远端指间关节，若不能屈曲，表明该肌腱可能有断裂或该肌肉的神经支配发生障碍。

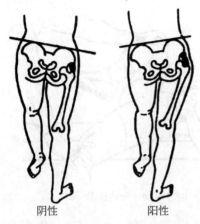

图 3-4-16　髋关节承重机能试验

7. 髋部特殊检查

（1）**髋关节承重机能试验**　又称特伦德伦堡（Trendelenburg）试验。裸露臀部，两下肢交替持重和抬高，注意骨盆的动作，抬腿侧骨盆不上升反下降，为阳性（图 3-4-16）。轻度时只能看出上身摇摆。阳性者提示：持重侧不稳定，臀中肌、臀小肌麻痹和松弛，如小儿麻痹后遗症或高度髋内翻；骨盆与股骨之间的支持性不稳，如先天性不稳（先天性髋关节脱位）。

（2）**下肢短缩试验**　又称膝高低征，Allis 征。患者仰卧，屈髋屈膝，两足平行置于床面，比较两膝高度，不等高为阳性。提示较低一侧股骨或胫骨短缩，或髋关节后脱位（图 3-4-17）。

（3）**望远镜试验**　又称 Dupuytren 征。患者仰卧，检查者一手握膝，一手固定骨盆，上下推动股骨干，若有抽动即为阳性，提示小儿先天性髋关节脱位。

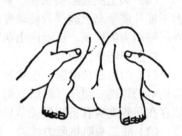

图 3-4-17　下肢短缩试验

（4）**髂胫束试验**　又称 Ober 征。患者健侧卧位，健侧屈髋屈膝。检查者一手固定骨盆，一手握踝，屈患髋膝达 90°后，外展大腿并伸直患膝，大腿不能自然下落，并可于大腿外侧触及条索样物；或患侧主动内收，足尖不能触及床面，则为阳性，提示髂胫束挛缩（图 3-4-18）。

（5）**蛙式试验**　又称 Ortolani 征。小儿仰卧，双髋外展，两腿分开，患侧膝关节不能接触床面即为阳性，提示小儿先天性髋关节脱位（图 3-4-19）。

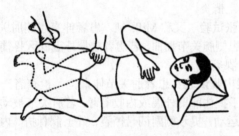

图 3-4-18　髂胫束试验

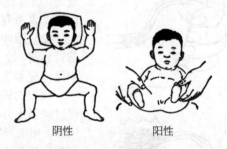

阴性　　　　　阳性

图 3-4-19　蛙式试验

（6）**髂坐线**　又称 Nelaton 线。患者仰卧，髂前上棘到坐骨结节的连线正通过大转子的最高点。否则为阳性，提示髋关节脱位或股骨颈骨折（图 3-4-20）。

（7）**髂股三角**　又称 Bryant 三角。患者仰卧位，自髂前上棘向床面作垂线，测大转子与此垂线的最短距离，比较两侧这一距离，正常时应相等。连接大转子与髂前上棘，构成直角三角形（图 3-4-20）。

（8）**大转子髂前上棘连线**　又称 Shoemaker 线。左右大转子的顶点与同侧的髂前上棘作连线，其延长线相交于腹正中线上。若患侧大转子上移，则两线交于中线旁的健侧（图 3-4-21）。

8. 膝部特殊检查

（1）**髌骨摩擦试验**　又称 Soto-Hall sign 试验。患者仰卧位，伸膝，检查者一手按压髌骨，使其在股骨髁关节面上下活动，出现摩擦音或疼痛者为阳性，见于髌骨软化症。

（2）**回旋挤压试验**　又称 McMurray 试验。患者仰卧位，检查者一手拇指及其余四指分别按住膝内外间隙，一手握住足跟部，极度屈膝。在伸屈膝过程中，当小腿内收、外旋时有弹响或合并疼痛，说明内侧半月板有病变；当小腿外展、内旋时有弹响或合并疼痛，说明外侧半月板有病变（图3-4-22）。

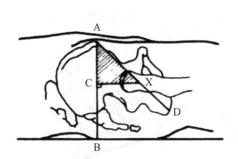

图 3-4-20　髂坐连线与髂股三角

A. 髂前上棘；D. 坐骨结节；X. 股骨大转子；
AB 线垂直于床面；CX 线垂直于 AB 线

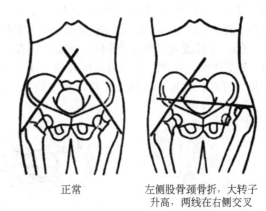

正常　　　　　左侧股骨颈骨折，大转子
升高，两线在右侧交叉

图 3-4-21　大转子髂前上棘连线

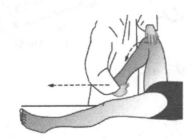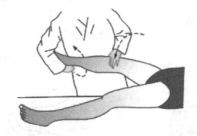

图 3-4-22　回旋挤压试验

（3）**半月板研磨试验**　又称 Apley 试验，膝关节旋转提拉试验和旋转挤压试验。患者俯卧位，膝关节屈曲 90°，助手固定患者大腿部，检查者握住患肢足部，向下压足，使膝关节面靠紧，然后做小腿旋转动作。如有疼痛，提示有半月板破裂或关节软骨损伤（图3-4-23）。

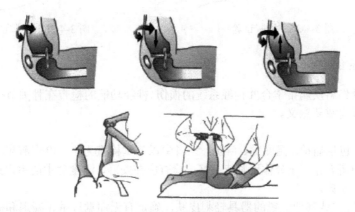

图 3-4-23　半月板研磨试验

（4）**膝内外翻应力试验**　患者仰卧位，膝关节伸直，如检查内侧副韧带，检查者一手置患者膝外侧推膝部向内，另一手拉小腿外展（图3-4-24），这时产生松动感和内侧疼痛，即为阳性，表明膝内侧副韧带损伤或撕裂。反之，检查外侧副韧带有无损伤或断裂。

（5）抽屉试验 患者仰卧位，双膝屈曲 90°，固定踝部，检查者双手握住胫骨上端，双手握住小腿近端用力前后推拉（图3-4-25）。若胫骨前移，提示前交叉韧带断裂；若胫骨后移，提示后交叉韧带断裂。膝关节屈曲30°时，膝部肌肉更松弛，阳性率更高。

（6）浮髌试验 患者仰卧位，伸膝，检查者一手压在髌上囊部，向下挤压使积液局限于关节腔。然后用另一手拇、中指固定髌骨内外缘，示指按压髌骨，若感觉髌骨有漂浮感，重压时下沉，松指时浮起，此即浮髌试验阳性，提示膝关节腔内有积液（图3-4-26）。

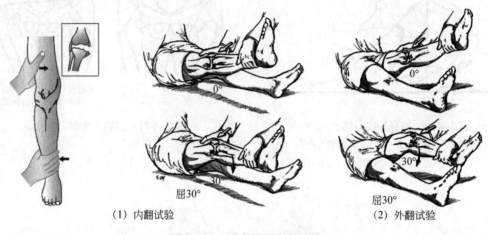

（1）内翻试验　　　　　　（2）外翻试验

图 3-4-24　膝内外翻应力试验

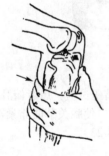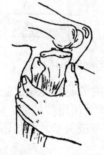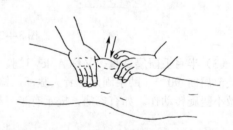

图 3-4-25　抽屉试验　　　　　　图 3-4-26　浮髌试验

（二）神经系统检查

中西医结合骨伤科疾病常常合并神经系统的损伤。神经功能的检查在骨关节疾病的诊断、治疗、疗效观察等方面具有重要意义。

1. 感觉检查

（1）浅感觉 包括痛觉、温度觉、触觉，三者中以痛觉检查为主。检查前应与患者沟通检查内容与目的以取得患者合作，充分体现临床关怀，检查应在安静、温度适中的室内进行，患者意识清晰，检查部位充分暴露。

1）痛觉：用针尖或其他尖锐的器具轻刺皮肤，确定有无痛觉过敏、减退和痛觉消失。检查时应自上而下，从一侧至另一侧，从无痛觉区移向正常区，不应遗漏空白区。疼痛分级可参照"十分法"或"Denis测定法"。

2）温度觉：包括温觉和冷觉，以内盛冷水（5～10℃）和热水（40～50℃）的两试管或水瓶，分别接触患者皮肤，询问患者对冷热的感觉情况。

3）触觉：用棉签轻触患者皮肤或黏膜，自躯干到四肢上端逐次向下，询问患者感觉情况。

（2）深感觉（本体感觉） 包括位置觉和振动觉，两者以检查位置觉为主。

1）位置觉：嘱患者闭目，检查者轻轻捏住患者手指或足趾的两侧，做屈伸运动，然后让患者回答被捏住的指或趾的名称及被扳动的方向。

2）振动觉：将振动的音叉柄端置于患者骨凸或骨面上，询问患者有无振动及持续时间。

（3）感觉检查的临床意义

1）神经干损伤：受损伤的神经感觉分布区浅、深感觉均有障碍。常伴有该神经支配的肌肉瘫痪、萎缩和自主神经功能障碍。

2）神经丛损伤：该神经丛分布区的浅、深感觉均受影响，感觉减弱或消失，常伴有疼痛。感觉障碍的分布范围较神经干损伤型的要大，包括受损神经丛在各神经干内感觉纤维所支配的皮肤区域。

3）神经根损伤：浅、深感觉均受影响，其范围与脊髓神经节段分布相一致，并伴有损伤部位的疼痛，称"根性疼痛"。

4）半侧脊髓损伤：损伤节段以下同侧运动障碍及深感觉障碍，对侧痛觉、温度觉障碍，双侧触觉往往不受影响，称为半侧脊髓损伤综合征。

5）脊髓横断性损伤：损伤节段以下浅、深感觉均受影响。

2. 反射检查

反射检查有助于判断神经系统损害的部位和性质。检查时必须两侧对比，一侧反射的增强、减弱或消失，是神经系统损害的重要体征。若两侧反射为对称性的减弱、增强或消失，其诊断意义不大。

（1）深反射 是刺激肌腱、骨膜和关节内的本体感受器所引起的反射。其减弱或消失表示反射弧的抑制或中断。反射弧未中断时，如上运动神经元损害，可因中枢的抑制释放而反射增强，亦可因超限制而反射消失。一般常用下列方法表示反射程度：消失（－）、减退（＋）、正常（＋＋）、增强（＋＋＋）、亢进甚至阵挛（＋＋＋＋）。

1）肱二头肌肌腱反射：患者前臂旋前，肘关节屈曲90°位，医生将拇指置于肱二头肌肌腱上，以叩诊锤叩击拇指，引起肱二头肌收缩、肘关节屈曲活动。反射弧通过肌皮神经，神经节段为颈5～6。

2）肱三头肌肌腱反射：患者前臂旋前，肘关节屈曲90°位，叩击尺骨鹰嘴上方肱三头肌肌腱，引起肱三头肌收缩、肘关节呈伸直运动。反射弧通过桡神经，神经节段为颈6～7。

3）桡骨膜反射：患者肘关节半屈曲，叩击桡骨茎突，引起前臂屈曲、旋前动作。反射弧通过肌皮神经、正中神经、桡神经，神经节段为颈5～8。

4）膝腱反射：膝关节半屈曲，叩击髌韧带，引起膝关节伸直运动。反射弧通过股神经，神经节段为腰2～4。

5）跟腱反射：叩击跟腱，引起踝关节跖屈，反射弧通过坐骨神经，神经节段为腰1～2。

（2）浅反射 是刺激体表感受器所引起的反射。其减弱或消失表示反射弧的抑制或中断。反射弧未中断时，如上运动神经元损害，可因浅反射的皮层反射通路受损，亦表现为反射减弱或消失。一般的记录方法为：消失（－）、迟钝（＋）、活跃（＋＋）、亢进（＋＋＋）。

1）腹壁反射：患者仰卧，放松腹壁肌肉，以钝器分别划腹壁两侧上、中、下部，引起该部的腹壁收缩。上腹壁反射神经节段为胸7～8，中腹壁为胸9～10，下腹壁为胸11～12。

2）提睾反射：以钝器划患者大腿内侧皮肤，引起提睾肌收缩，睾丸上提。神经节段为腰1～2。

3）肛门反射：以钝器划患者肛门周围皮肤，引起肛门外括约肌收缩。神经节段为骶4～5。

（3）病理反射 是中枢神经损害时才出现的异常反射，正常人不能引出，阳性征一般表示上运动神经元损害。常检查的病理反射有：

1）霍夫曼（Hoffmann）征：医生用左手托起患者一手，用右示指、中指夹住患者中指，并用拇指轻弹中指指甲，引起患者其余手指屈曲动作，为阳性征。

2）巴宾斯基（Babinski）征：用钝器轻划患者足底外侧，自足跟向踇趾基部方向，引出踇趾背伸、其余四趾呈扇形分开，为阳性征。

3）查多克（Chaddock）征：用钝器从患者外踝沿足背外侧向前划，阳性表现同巴宾斯基征。

4）奥本海姆（Oppenheim）征：用拇、示指沿患者胫骨前缘由上向下推移，阳性时踇趾背伸。

5）戈登（Gordon）征：用力捏压腓肠肌，阳性时踇趾背伸。

6）髌阵挛：嘱患者膝关节伸直，医生右手拇、示指夹住髌骨，将髌骨急速向下推动数次，引起髌骨有规律的跳动。

7）踝阵挛：用力使踝关节突然背伸，然后放松，引起踝关节连续交替的背屈反应。

（三）肌力检查

（1）肌容积　观察肌肉有无萎缩及肥大，测量肢体周径，判断肌肉营养状况。

（2）肌张力　指静息状态下肌肉紧张度。检查方法是嘱患者肌肉放松，用手触摸肌肉硬度，并测定其被动运动时的阻力及关节运动幅度。亦可叩击肌腱听声音，声音高者肌张力高，声音低者肌张力低。

（3）肌力　指肌肉主动收缩的力量。

肌力评级标准目前通用的是 Code 六级分法：0 级：肌力完全消失，无活动。Ⅰ级：肌肉能收缩，关节不活动。Ⅱ级：肌肉能收缩，关节稍有活动，但不能对抗肢体重力。Ⅲ级：能对抗肢体重力使关节活动，但不能抗拒外来阻力。Ⅳ级：能对抗外来阻力使关节活动，但肌力较弱。Ⅴ级：肌力正常。

肌力检查法在关节主动运动时施加阻力与之对抗，测量其肌力，并进行双侧对比。

第五节　影像学检查

（一）X 线检查

X 线检查是中西医结合骨伤科临床检查、诊断疾病的重要手段之一，为其临床提供重要的依据。常规 X 线检查在中西医结合骨伤科疾病中的应用最为广泛，且具有快速、简便的特点。X 线检查，不仅可以了解骨关节伤病的部位、范围、性质、程度及与周围软组织的关系，为治疗提供可靠的参考，还可在治疗过程中指导骨折、脱位的手法整复、牵引、固定，并观察治疗效果、病变的发展以及预后的判断等。此外，还可利用 X 线检查观察骨骼生长发育的情况，以及观察某些营养和代谢性疾病对骨骼的影响。

（1）骨质疏松　指以单位体积内骨量低于正常为特征的骨骼疾患。X 线表现为松质骨骨小梁变细且数目减少，间隙增宽；骨皮质变薄，骨髓腔增宽，骨密度降低。在脊椎，椎体内结构呈纵行条纹，重则椎体变扁或上下缘内凹。

（2）骨质软化　指单位体积骨组织内矿物质含量减少，骨代谢过程中矿化不足。X 线表现与骨质疏松有许多相似之处，另外骨小梁边界模糊不清，呈所谓的"绒毛状"，承重的骨因受重力影响而变形。

（3）骨质增生硬化　指单位体积内骨盐增多，也就是骨的形成增多。X 线表现为骨质密度增高、骨小梁粗密、骨皮质变厚、髓腔变窄甚至消失。

（4）骨质破坏　原有骨组织被炎症、肿瘤、肉芽组织取代而消失，称之为骨质破坏。X 线表现为早期局部骨密度降低，以后破坏范围扩大，产生形态不定的骨质缺损，其间骨结构消失，该范围可广泛或局限，边缘可清楚或模糊，破坏区周围骨质的密度可以正常、增高或降低。可区别良、恶性肿瘤及急性骨髓炎。

（5）骨质坏死　是指局部骨质丧失新陈代谢能力，坏死骨成为死骨。X 线表现为早期可无异常，中后期可见骨质局限性密度增高，多见于慢性化脓性骨髓炎、骨缺血性坏死。

（6）骨膜反应 骨膜受到某些因素刺激后，骨膜内层的成骨细胞活动增加，久之形成骨膜新生骨称为骨膜反应。X线表现类型较多，有平行型、花边型、垂直型等骨膜反应，此征象常见于炎症、肿瘤及外伤等，提示骨质有破坏或损伤。

（7）骨内或软骨内钙化 X线表现为局限性颗粒状、斑片状或无结构的致密阴影，可大可小。

（8）骨骼变形 局部病变或全身性病变均可引起骨骼变形，X线表现为骨的增大或缩小，增长或缩短，可累及一骨、多骨或全身骨骼。常见疾病有骨肿瘤、垂体功能亢进、骨软化症、骨纤维异常增殖等。

（9）关节肿胀 常见于炎症、外伤等。X线表现为关节周围软组织肿胀、密度增高，难以区别病变的结构；大量关节积液时可见关节间隙增宽等征象。

（10）关节破坏 关节内软骨破坏时，X线表现为不同程度的关节间隙狭窄，或在累及区域出现关节面模糊、毛糙、缺损，重者可见关节半脱位和变形。

（11）关节强直 分为骨性和纤维性两种，前者X线表现为关节间隙明显变窄或消失，并有骨小梁贯通关节面，常见于急性化脓性关节炎；后者X线表现为关节间隙不同程度变窄，且无骨小梁贯穿，常见于关节结核。

（12）关节脱位 指组成关节骨端的正常相对应关系的改变或距离增宽。依据脱位程度可分为完全脱位和半脱位，依据脱位原因可分为外伤性、病理性及先天性。微动关节脱位，称为分离。

（二）计算机断层扫描

计算机断层扫描（computed tomography，CT）能够从躯干的横断面观察脊柱、骨盆、四肢骨关节较为复杂的解剖部位与病变，还有一定的软组织分辨能力，且不受骨骼重叠及内脏覆盖影响，目前已经成为临床疾病诊断的重要手段。CT检查可发现椎体、椎管侧隐窝、小关节突、骨盆、长管骨髓腔等处的微小改变；也可直接观察到椎管内腔情况，对腰椎间盘突出症、腰椎椎管狭窄症等疾病能做出更为确切的诊断。对原发性骨肿瘤，CT检查可显示定位、测定病变范围，确定肿瘤和重要脏器之间的关系。但CT检查也有其缺点和局限性，要注意掌握其适应证。

（三）磁共振成像

磁共振成像（magnetic resonance imaging，MRI）在医学诊断中的应用，是继CT检查后在放射学领域中的又一重大成就。MRI检查在中西医结合骨伤科疾病中对软组织损伤、脊柱及关节病变的诊断效果较好，能很好地显示肌肉和脂肪组织结构，对肌肉和肌腱的断裂、血肿、肿胀等能清晰地显现，并能显示病变部位、形态和范围等。MRI检查可以早期发现脊髓组织的病理改变。但MRI检查亦有其局限性，不能完全代替X线检查及其他成像技术。

（四）放射性核素显像

放射性核素显像是利用趋骨性放射性核素及其标记化合物注入机体后，由扫描仪或γ照相仪探测，使骨关节在体外显影成像，以观察病变的诊断技术。放射性核素显像在骨关节疾病早期诊断上具有重要价值，其最主要的优点是对发现骨、关节病变有很高的灵敏性，能在X线检查或酶试验出现异常前，早期显示病变的存在。骨关节显像的假阴性率比较低。放射性核素显像既能显示骨关节的形态，又能反映出局部骨关节的代谢和血供状况，定出病变部位，早期发现骨关节疾病，对于各种骨肿瘤，尤其是骨转移瘤，具有早期诊断价值。

（五）肌电图检查

记录和分析肌肉生物电的方法，称为肌电图检查。其用特制的皮肤电极或针电极，将肌肉的动作电位引出，经过肌电仪的放大器、阴极示波器等装置，并以图像形式显示出来。根据不同的波形变化，对动作电位的时限、波幅、波形和频率等参数进行分析，结合被检查者主动放松、小力收缩及最大力收缩三个时相的表现，可协助判断神经肌肉的功能状态，以供临床诊断参考。

（六）造影检查

造影检查是选用不同的造影剂注入关节腔内，以便对关节内软骨表面、滑膜、韧带或半月板等组织进行检查，达到辅助诊断的目的。椎管造影适用于椎管内肿瘤、椎间盘突出、神经根管及椎管狭窄等病变。

（七）关节镜检查

关节镜检查是对关节内部使用关节内窥镜进行检查的一种诊疗方法。目前主要用于肩、肘、腕、髋、膝、踝关节等的诊治。关节镜的用途，除可直视关节腔内部结构的损伤和病变外，也可用专用的活检钳采取组织标本送活检。此外，尚可进行某些治疗，如关节腔冲洗、电灼、切断粘连、松解滑膜皱襞、搔刮关节软骨面、摘除关节内游离体、切除损伤的半月板和修复前交叉韧带等。关节镜检查的主要并发症有关节软骨损伤、关节血肿、皮下水肿及感染等。因此，施行关节镜检查应在手术室内按无菌手术原则要求，严格按照操作规程进行检查或施行关节内手术。

第六节　关节穿刺术

关节穿刺术是在无菌技术操作下，以空针刺入关节腔，达到吸出关节内容物、注入药物或造影对比剂等目的的一项医疗技术。

一、关节穿刺方法及入路

（一）肩关节

（1）后侧穿刺　上臂轻度外展、内旋，在肩胛冈外端，紧贴肩峰下缘垂直穿刺。

（2）前侧穿刺　上臂轻度外旋、外展，肘关节屈曲位，在肱骨小结节与肩胛喙突间连线的中点穿刺，针尖斜向后、内侧穿入（图3-6-1）。肩关节或附近滑液囊有化脓性炎症时，不宜采用前侧穿刺。

（二）肘关节

（1）后侧穿刺　肘关节屈曲90°，于尺骨鹰嘴尖端，经肱三头肌肌腱穿刺，或在尺骨鹰嘴与肱骨外上髁之间，针尖向前、向下穿刺进入关节腔。

（2）桡侧穿刺　肘关节轻度屈曲，

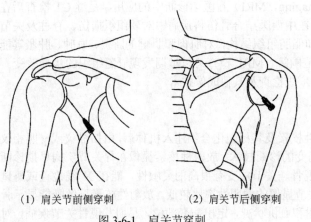

(1) 肩关节前侧穿刺　　　(2) 肩关节后侧穿刺

图 3-6-1　肩关节穿刺

贴桡骨头上部在桡骨头与肱骨小头之间垂直穿刺。

（三）腕关节

（1）桡背侧穿刺　腕关节取轻度掌屈及尺偏位，于拇长伸肌腱与示指固有伸肌腱之间或从桡骨茎突远端鼻烟窝处垂直穿入（图 3-6-2）。

（2）尺侧旁穿刺　腕关节取轻度掌屈及桡偏位，在尺骨茎突尖端，尺侧腕伸肌腱与指总伸肌腱之间垂直穿入。

（四）髋 关 节

（1）外侧穿刺　取侧卧位，于股骨大粗隆前下方，针尖向上向内，与下肢成 45°方向，贴骨骼穿入 5～10cm。

（2）后侧穿刺　取半俯卧位，腹壁与手术台面成 45°，于股骨大粗隆中点与髂后上棘连线的中外 1/3 交界处垂直穿入。

（3）前侧穿刺　取仰卧位，自腹股沟韧带的中点向下和向外侧 2.5cm 处，即股动脉稍外侧处垂直穿入直达股骨头处，再退出 2～3mm。

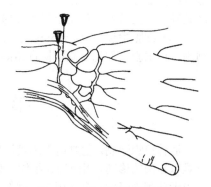

图 3-6-2　腕关节桡背侧穿刺

（五）膝 关 节

髌周穿刺：膝关节伸直，于髌骨外上、外下、内上、内下方，距髌骨边缘约 1cm 处，针尖与额面平行，斜向髌骨与股骨关节面的间隙穿刺（图 3-6-3）。

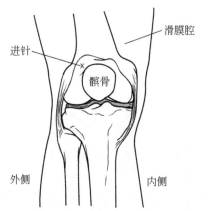
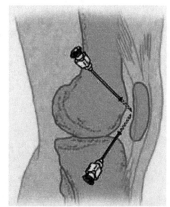

图 3-6-3　膝关节穿刺

（六）踝 关 节

（1）前外侧穿刺　患足取轻度下垂及内收位，在外踝前方，趾伸肌腱与外踝间，斜向内后方穿刺。

（2）前内侧穿刺　患足取轻度下垂及外翻位，于内踝前方，高于内踝尖端约 1 横指处紧贴胫骨前肌腱内侧与内踝之间，斜向外后方进针（图 3-6-4）。

（3）后外侧穿刺　踝关节轻度背屈，紧贴外踝后侧，在高于外踝尖端 2 横指处，斜向前内方穿刺。

二、关节液的检查

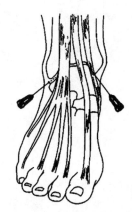

图 3-6-4　踝关节穿刺

（1）肉眼观察　正常关节液无色透明。如为血性关节液，表示关节受损严重；内含脂肪滴，提示关节内骨折。急性化脓性关节炎，穿刺液初呈淡黄色，进而转成浆液纤维蛋白性，黏稠度增加，甚者为脓性。慢性损伤性滑膜炎和滑囊炎，关节液多为淡黄色并黏稠；冷脓肿者，关节液中可见蛋花汤样薄片。

（2）细胞检查　取 2～5ml 关节液，加肝素抗凝，按血液细胞计数操作方法，检查关节液中红细胞、白细胞，偏光显微镜检查结晶体并分类。

第七节　活体组织穿刺

活体组织穿刺，主要用于感染性疾病、肿瘤的分类和诊断。这类疾病单纯依靠临床检查和影像学难以正确的诊断，因而活体组织穿刺是骨肿瘤诊断的必要途径。活体组织穿刺是利用粗套管针穿取患者病变骨组织，有费用低、创伤小、恢复快等优点。此外，四肢骨干的骨质较硬，穿刺不易获得组织团块。软骨肉瘤易于形成种植病灶，且穿刺物难以与软骨瘤进行鉴别，因此有一定局限性。

第四章　中西医结合治疗

中西医结合治疗骨伤科疾病的方法主要有药物、手法、固定、功能锻炼等，根据病情酌情应用，必要时可配合手术、针刀、微创等综合疗法。治疗时，在整体观念、病证结合理论指导下，遵循筋骨并重、动静结合、内外兼治、医患合作的原则。既注重把握患者的整体状况，又重点关注受伤局部的状态；既注重对肢体形态的修复，更强调对肢体功能的康复。采用内外合用、中西并用的方法，以达筋骨中和、气血之和，从而恢复阴平阳秘。

第一节　手法治疗

手法在骨伤科疾病的治疗中占重要地位，广泛应用于骨折、脱位和筋伤的治疗。手法是指术者直接用手作用于患者体表特定的部位或穴位上并施以各种不同动作，以调节人体的生理、病理状态，从而达到治疗疾病目的的一种方法。《黄帝内经》曰"按之则热气至，热气至则痛止矣"，已记载推拿、按摩治疗手法。《医宗金鉴·正骨心法要旨》曰"夫手法者，谓以两手安置所伤之筋骨，使仍复于旧也"，将手法归纳为"摸、接、端、提、按、摩、推、拿"八法，按其功用可分为正骨手法和理筋手法。

一、手法治疗的作用

（1）**舒筋活络，消肿止痛**　筋骨损伤后由于血离经脉，经络受阻，气血流通不畅，从而出现局部肿胀、疼痛。手法可以促进受伤局部的血液循环，促进静脉回流和淋巴回流，加速局部瘀血吸收，改善局部组织代谢，理顺筋络，并可提高局部组织的痛阈，使气血通畅，从而起到舒筋活络，消肿止痛的作用。

（2）**整复错位，调整骨缝**　肌肉、肌腱、韧带受外界的暴力作用，可造成撕裂或引起肌腱滑脱，使所伤之筋骨离开原来正常的位置。采用手法治疗可使损伤的软组织纤维抚顺理直，错缝的关节和软骨板回纳到正常位置，从而促进筋腱、关节功能的恢复。《医宗金鉴·正骨心法要旨》曰："跌扑闪失，以致骨缝错开，以手法推之，使还归旧处也。"

（3）**解除痉挛，放松肌肉**　筋骨损伤后的疼痛可以反射性地引起局部软组织痉挛，痉挛的组织可能刺激神经，加重痉挛，形成恶性循环，同时痉挛日久形成不同程度的粘连、纤维化或瘢痕化而加重原有损伤。手法的镇静作用能解除痉挛，放松肌肉，打破和终止疼痛与肌肉、筋脉痉挛的恶性循环，从而为恢复肢体的功能活动创造良好的条件。

（4）**松解粘连，滑利关节**　筋骨损伤后期，软组织常形成不同程度的粘连、纤维化或瘢痕化。舒筋手法通过直接作用于损伤部位，加强损伤组织的血液循环，促进损伤组织的修复，同时被动运动手法，通过松解粘连，滑利关节，改善局部营养供应，促进新陈代谢，从而使变性粘连的组织逐渐得到改善，使关节功能逐步恢复正常。

（5）**散寒除痹，调和气血**　肢体损伤日久或慢性劳损，多致气血虚弱，正气不足，而风寒湿邪易侵袭肢体，以致经络不通，气血不和，造成损痹同病，如《素问·痹论》曰："风寒湿三气杂至，合而为痹。其风气盛者为行痹，寒气盛者为痛痹，湿气盛者为著痹也。"通过理筋手法可舒筋通络、通利关节及血脉以达除痹痛之功，进而促使肢体功能恢复。

二、手法治疗的适应证与禁忌证

手法治疗的应用范围相当广泛，对手法的适应证与禁忌证的选择不必过于绝对化，关键在于掌握手法的使用原则，只要采取谨慎态度，掌握正确的操作方法，根据病情择其所宜，手法治疗对于患者是安全无害的。

（一）适应证

1）一切无皮肤破损而筋没有完全断裂的急慢性筋伤患者。
2）骨折错位、关节脱位的患者。
3）急性筋伤后或因治疗不当而引起关节僵直的患者。
4）骨折、脱位后期关节僵直及筋脉肌肉萎缩的患者。
5）因骨关节病引起的肢体疼痛，关节活动不利的患者。

（二）禁忌证

1）诊断尚未明确的急性脊柱损伤伴有脊髓症状的患者。
2）急性软组织损伤局部肿胀严重的患者早期禁用手法。
3）可疑或已明确诊断有骨关节恶性肿瘤、关节结核、严重的骨质疏松患者。
4）有严重心、脑、肺疾患或有精神病疾患，又不能和医者合作的患者。
5）凝血机制障碍与血管脆性增加，有出血倾向的血液病患者。
6）手法部位有严重皮肤损伤或传染性皮肤病的患者。
7）妊娠 3 个月左右的孕妇。
8）肌腱、韧带等大部分或完全断裂者。

三、常用手法

骨伤科手法可分为正骨手法与理筋手法。

（一）正骨手法

（1）拔伸   用于克服肌肉拮抗力，矫正患肢的重叠移位，恢复肢体骨骼的长度。按照"欲合先离，离而复合"的原则，开始拔伸时，肢体先保持在原来的位置，沿肢体的纵轴由远近骨折端作对抗牵引，再按照整复步骤改变肢体的方向，持续牵引（图 4-1-1）。牵引力的大小以患者肌肉强度为依据，要轻重适宜，持续稳妥。
（2）旋转   用于矫正骨折断端的旋转畸形。将远骨折端连同与之形成一个整体的关节远端肢体共同旋向骨折近端所指向的方向，矫正旋转畸形（图 4-1-2）。
（3）屈伸   用于矫正骨折断端的成角畸形。术者一手固定关节的近端，另一手握住远端沿关节的冠状轴摆动肢体，以整复骨折脱位（图 4-1-3）。
（4）提按   用于前后位（即上下侧或掌背侧）移位的骨折畸形。术者两手拇指按突出的骨折一端向下，两手四指提下陷的骨折另一端向上，使其骨折复位（图 4-1-4）。

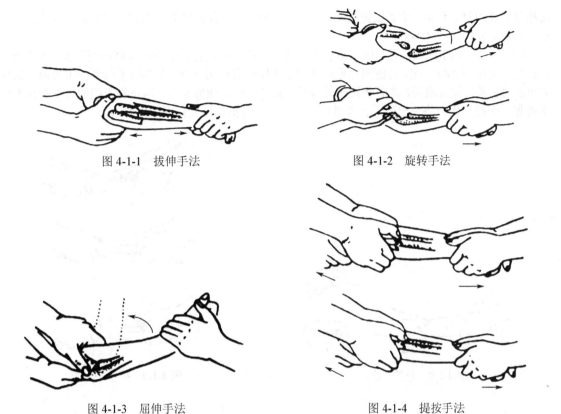

图 4-1-1　拔伸手法　　　　　　　　　　图 4-1-2　旋转手法

图 4-1-3　屈伸手法　　　　　　　　　　图 4-1-4　提按手法

（5）**端挤**　用于矫正内外侧（即左右侧）移位的骨折畸形。术者一手固定骨折近端，另一手握住骨折远端，用四指向术者方向用力谓之端，拇指反向用力谓之挤，将向外突出的骨折端向内挤迫，迫使骨折复位（图 4-1-5）。提按端挤手法操作时手指用力要适当，方向要正确，部位要对准，着力点要稳固。

（6）**摇摆**　用于横断、锯齿型骨折的畸形矫正。当骨折重叠、旋转及成角畸形矫正后，横断、锯齿型骨折的断端可能仍有间隙，为了使骨折端紧密接触，增加稳定性，术者可用两手固定骨折，由助手在维持牵引下轻轻摇摆骨折远端，待骨擦音减小或消失，则说明骨折断端已紧密吻合（图 4-1-6）。

（7）**触碰**　又称叩击手法，作用等同于摇摆手法，用于使复位的骨折部嵌插紧密。术者一手固定骨折的夹板，另一手轻轻叩击骨折远端，使骨折断端嵌插紧密，复位更加稳定（图 4-1-7）。

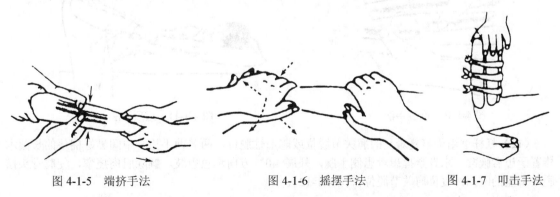

图 4-1-5　端挤手法　　　　　图 4-1-6　摇摆手法　　　　　图 4-1-7　叩击手法

（8）**分骨**　用于矫正两并列骨（尺桡骨、胫腓骨、掌骨、跖骨）骨折因骨间膜或骨间肌的牵拉而相互靠拢的侧方移位。术者用拇指及示、中、环指由骨折部的掌背侧对向夹挤两骨间隙,使骨折端分开进而复位(图4-1-8)。

(9)折顶 用于肌肉发达,单靠牵引力不能完全矫正重叠移位的横断或锯齿型骨折。术者两手拇指抵于突出的骨折一端,其他四指重叠环抱于下陷的骨折另一端,在牵引下两拇指用力向下挤压突出的骨折端,加大成角,当骨折远端骨皮质已经相顶时,骤然反折,四指将下陷的骨折端猛力向上提起,而拇指用力将突出的骨折端继续向下压,使骨折移位复位(图4-1-9)。

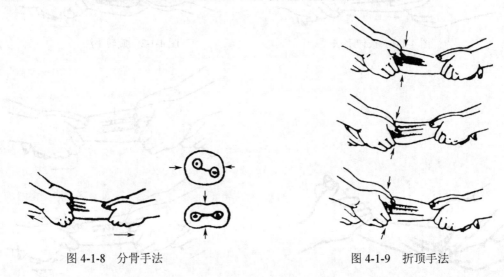

图4-1-8　分骨手法　　　　　　　　图4-1-9　折顶手法

(10)回旋 用于背向移位的斜行、螺旋形骨折或有软组织嵌入的骨折。有软组织嵌入的横断骨折,须加重牵引,使两骨折段分离,使被嵌夹的软组织松解出来,再根据骨折的移位方向反向旋转骨折远端,复位骨折端的移位(图4-1-10)。

(11)蹬顶 用于单人操作复位肩、肘关节脱位及髋关节前脱位。以肩关节脱位为例,患者仰卧于床上,术者站于患侧,一只脚蹬于患者腋下,双手紧握患肢腕部反向牵拉,持续牵引5分钟以缓解肌肉痉挛,使关节完全拉开后外旋内收患肢,同时蹬踏足足跟向外顶住肱骨头,即可复位(图4-1-11)。

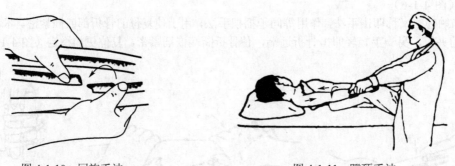

图4-1-10　回旋手法　　　　　　　　图4-1-11　蹬顶手法

(12)杠杆 用于整复难复的肩关节脱位或陈旧性脱位。两名助手抬一中间裹好棉垫的长圆木棒置于患者腋窝,术者紧握患者患侧手腕,外展40°方向牵拉患肢,解除肌肉痉挛,使肱骨头摆脱关节盂的阻挡,复位肩关节脱位(图4-1-12)。

（二）理筋手法

（1）**按摩法**　一般在理筋手法开始和结束时应用，用于全身各个部位，以胸腹胁肋处损伤较为常用。根据手法轻重分为轻度按摩和深度按摩两种。轻度按摩是指用单手或双手的手掌或指腹放在患处，轻柔缓慢地用力做圆形或来回直线形的抚摩手法。深部按摩法是指术者用单手或双手，用手指、掌根及全掌施行推摩理筋手法（图 4-1-13），也可双手重叠在一起操作，深部组织按摩还可以采用拇指推法和捋顺法。

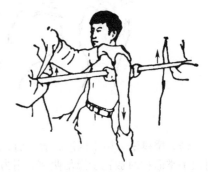

图 4-1-12　杠杆手法

（2）**揉擦法**　可分为揉法和擦法，用于腰背肢体各部位损伤、慢性劳损、风湿痹痛。揉法即用拇指或手掌在皮肤上做轻轻回旋揉动的一种手法，揉动时手指或手掌一般不移开接触的皮肤；擦法是用手掌、大小鱼际、掌根或手指在皮肤上摩擦的一种手法（图 4-1-14）。

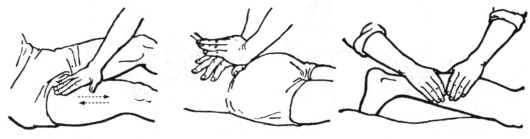

图 4-1-13　按摩法　　　　　　　　　　　图 4-1-14　揉擦法

（3）**擦法**　用于陈伤及慢性劳损，颈肩、腰背、四肢等肌肉丰厚部位的筋骨酸痛、麻木不仁以及肢体瘫痪。术者用手部的小鱼际尺侧缘及第 3、4、5 掌指关节的背侧，按于体表，沉肩、屈肘，手呈半握拳状，手腕放松，利用腕力和前臂的前后旋转，顺肌肉走行方向反复滚动，压力均匀，动作协调而有节律（图 4-1-15）。

（4）**打击法**　用于胸背部屏伤（岔气），腰背部、大腿及臀部肌肉丰厚区域的陈旧性损伤而兼有风寒湿证者。术者用手掌拍打或用拳捶击患处，头部可用指尖及指间关节叩打（图 4-1-16）。

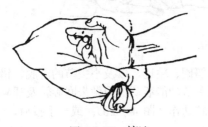
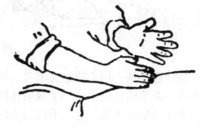

图 4-1-15　擦法　　　　　　　　　　　图 4-1-16　打击法

（5）**拿捏法**　用于急慢性筋伤而致痉挛或粘连者。术者用拇指与其他四指相对成钳形，一紧一松地用力拿捏或挤捏肌肉、韧带等软组织。

（6）**点压法**　用于胸腹部内伤、腰背部劳损、截瘫、神经损伤、四肢损伤及损伤疾患伴有内证者。术者用中指一指或用拇、示、中指三指或五指捏在一起呈梅花状，根据经络循行路线，选择适当穴位进行点穴按压（图 4-1-17）。

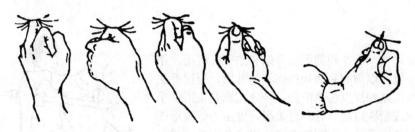

图 4-1-17　点压法

（7）**搓抖法**　用于四肢、肩、肘、膝关节部位的损伤，也可用于腰背、胁肋部的筋伤。搓法即用双手掌面相对放置于患部两侧，用力快速地搓揉，并同时做上下或前后往返移动的手法；抖法是术者双手握住患肢远端，稍微用力做连续、小幅度、快速的上下抖动，使关节有松动的手法（图4-1-18）。

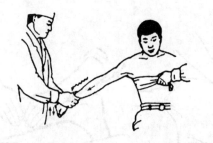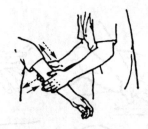

图 4-1-18　搓抖法

（8）**屈伸法**　用于肩、肘、髋、膝、踝等关节伤后所致的关节功能障碍。术者一手握肢体的远端，一手固定关节部位，然后缓慢、均匀、持续有力地做被动屈伸或外展、内收活动，在屈伸关节时，要稍微结合拔伸或按压（图4-1-19）。

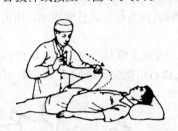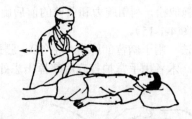

图 4-1-19　屈伸法

（9）**旋转摇晃法**　用于四肢关节及颈椎、腰椎部的僵硬、粘连，以及小关节的滑脱、错位等。术者一手握住关节的近端，另一手握肢体的远端。根据关节功能活动范围做来回旋转及摇晃动作；或助手一手托住患者下颌，另一手按扶头后，术者做旋转动作（图4-1-20）；或一手扳肩，一手扶臀，向相反方向用力使腰部发生旋转。

（10）**腰部背伸法**　用于急性腰扭伤、腰椎间盘突出症及稳定性腰椎压缩骨折。患者立位，术者略屈膝，背部与患者背部紧贴，用腰骶部抵住患者腰部，双肘与患者双肘屈曲反扣，将患者背起，使其双足离地，同时以臀部着力晃动牵引患者腰部，或是患者取俯卧位，术者一手扳住患者的腿，一手推按腰部，迅速向后拉腿而达到使腰部过伸的目的（图4-1-21）。

（11）**拔伸牵引法**　用于肢体关节扭伤、挛缩及小关节错位等。术者和助手分别握住患肢远端和近端，对抗用力牵引（图4-1-22）。

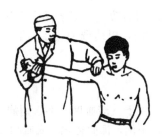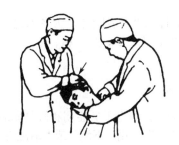

图 4-1-20　旋转摇晃法

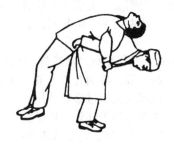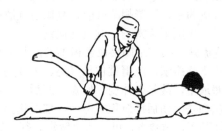

图 4-1-21　腰部背伸法

（12）按压踩跷法　属于强刺激手法，常与揉法结合使用，用于麻木、酸痛、腰肌劳损及腰椎间盘突出症等。术者握拳，拇指伸直，用指端或指腹按压，或用单掌或双掌掌根着力，或用屈肘时突出的鹰嘴部分按压，前倾身体，用上半身的体重加强按压患肢腰背部，或患者俯卧于床上，术者双手撑于特制的木架上，用双足踏于患者腰背部，患者躯体下需垫软枕，并嘱患者做深呼吸配合，随着踏跳的起落，张口一呼一吸，切忌屏气（图 4-1-23）。

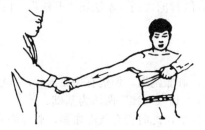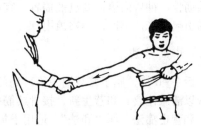

图 4-1-22　拔伸牵引法　　　　图 4-1-23　按压踩跷法

第二节　药物治疗

　　药物是治疗筋骨损伤与疾病的重要方法之一。人体是一个统一的整体，其正常的生命活动依赖于气血、营卫、脏腑、经络的维持，故筋骨失和，亦可累及内在气血、营卫、脏腑、经络功能，如《正体类要·序》曰"肢体损于外，则气血伤于内，营卫有所不贯，脏腑由之不和"。因此，应根据局部与整体兼顾、外伤与内损并重的原则，运用八纲、气血、脏腑、经络及卫气营血的辨证方法，进行选方用药。药物治疗可分为内治法和外治法。

一、内治法

　　根据损伤的发展过程，治疗通常分为初、中、后三期，依据损伤"专从血论"、"恶血必归于肝"、

"肝主筋，肾主骨"、"客者除之，劳者温之，结者散之，留者攻之，燥者濡之"等理论，临床应用可以归纳为下、消、清、开、和、续、补、舒等内治方法，以达调和气血、生新续损、强筋壮骨的目的。

（一）初期治法

损伤后 2 周内，相当于炎症期和修复期的第一阶段，由于气滞血瘀，不通则痛，需消肿止痛，以活血化瘀为主，即采用"下法"或"消法"；若瘀血日久不消，郁而化热，或血动妄行，可用"清法"；瘀血攻心或气厥，则用"开法"。

（1）活血化瘀法 由于气滞血瘀，壅阻经脉，局部肿痛明显，无里热实证者，治宜行气活血、化瘀止痛，以行气为主，用柴胡疏肝散、复原通气散；以活血为主，用复元活血汤、活血止痛汤；行气与活血并重，用膈下逐瘀汤、顺气活血汤。

（2）攻下逐瘀法 损伤早期瘀血蓄积不散，大便不通，腹胀拒按，舌苔黄，脉洪大而数的阳明腑实证，采用攻下逐瘀法，应用桃仁承气汤、大成汤、鸡鸣散、黎洞丸等方剂。本法属"下法"，药多峻猛而苦寒通下，故年老体弱、妊娠、产后、月经期间及失血过多者慎用。

（3）清热凉血法 伤后瘀血积久不消，郁而化热，热毒蕴结于筋骨，症见损伤局部红肿热痛，发热口渴，舌红苔黄，脉数者，可用清热解毒方剂，如五味消毒饮、黄连解毒汤；瘀血化热，或创伤感染，邪毒入侵，火毒内攻，或迫血妄行，吐衄发斑，舌红绛，苔黄，脉弦紧数者，可用清营汤、犀角地黄汤；若为湿热之邪侵袭筋骨，症见红、热、肿痛，肢体重着，功能障碍者，应清热除湿凉血，方用二妙汤、加味二妙散等。本法属"清法"，药性寒凉，故身体素虚、脏腑虚寒、肠胃虚滑及妇女分娩后有热证者慎用。

（4）开窍活血法 当损伤后气血逆乱、瘀血攻心、神昏窍闭，出现神志昏迷时，属闭证者治宜开窍活血、镇心安神，用羚角钩藤汤、镇肝熄风汤；属脱证者治宜固脱，用苏合香丸、复苏汤；若热毒蕴结筋骨，神昏谵语，高热抽搐者，宜用紫雪丹合清营凉血汤。本法属"开法"，开窍药走窜性强，易引起流产、早产，孕妇慎用。

（二）中期治法

损伤后 3~6 周，属于修复期中段，局部疼痛减轻，肿胀消退，但仍有瘀血未尽，疼痛减而未止，仍应以活血化瘀、和营生新、接骨续筋为主，故以"和"、"续"两法为基础。

（1）和营止痛法 属"和法"，适用于损伤早期治疗后，此时仍有气滞血凝，肿痛尚未尽除，而继续攻下又恐伤正气，方用和营止痛汤、橘术四物汤、定痛和血汤、和营通气散等。

（2）接骨续筋 属"续法"，适用于损伤中期，骨正筋柔，虽接而未坚，瘀血不去，新血不生，筋骨不相续接，故治应接骨续筋，佐以活血化瘀，方如续骨活血汤、新伤续断汤、补肾壮筋汤。

（三）后期治法

损伤 7~8 周后，局部瘀肿已消，筋骨仍未坚实，功能尚未完全恢复，应以补气养血、补益肝肾、健脾益胃为主，即"补法"；而筋脉拘挛，风寒湿邪侵袭，屈伸不利者则以舒筋活络为用，即"舒法"。

（1）补气养血法 筋骨损伤多内伤气血且久卧病榻，气血虚弱而不畅，筋骨失养而痿软，症见面色苍白、唇舌爪甲色淡无华、乏力倦怠，甚则头晕目眩、心悸怔忡、手足发麻、肢体疲软、脉细等，故选用补气养血治法，补益气血，濡养筋脉关节骨骼，用四君子汤、四物汤、八珍汤或当归补血汤。

（2）补益肝肾法 肝主筋，肾主骨，筋骨损伤，肝肾易受累，故本法凡筋骨损伤治疗后期，年老体弱，筋骨痿软，损伤愈合迟缓者均可使用，属肝肾阴虚者多伴见形体消瘦、头晕耳鸣、潮热颧红、五心烦热、腰酸、失眠多梦、舌红少苔、脉多细数，可用六味地黄丸、左归丸等；属肾阳虚者多见面色苍白、形寒肢冷、小便频数余沥不尽、舌淡苔白、脉沉细等，宜用肾气丸、右归丸等。

（3）健脾益胃法　脾胃为后天之本，脾主运化，胃司受纳，脾胃功能正常则气血充盛，四肢百骸得以滋养，筋骨关节活动灵利，筋骨损伤，耗伤正气，久病卧床，脾胃气虚，运化失职，四肢疲乏无力，肌肉萎缩，故应健脾益胃，助气血化生，促进筋骨损伤修复，常用补中益气汤、参苓白术散、归脾汤等。

（4）舒筋活络法　具有行气活血、舒经通络作用，适用于损伤中期，气血未畅，筋膜粘连，或兼风湿，筋络挛缩、强直，关节屈伸不利者，用舒筋活血汤；伤后风寒之邪侵袭，寒凝经络，症见肢体冷痛，四肢拘挛，得温痛减，舌淡苔白，脉沉迟者，治以温经散寒，舒筋活络，如当归四逆汤、麻桂温经汤；湿邪阻遏筋脉，筋骨酸麻胀痛，肢体沉重，遇阴雨天症状加重者，应除湿通络，用羌活胜湿汤、薏苡仁汤等；腰痛甚者可用独活寄生汤；肢节痹痛者用蠲痹汤；陈伤不愈者宜用大活络丹加减。

对上述的分期治疗原则，必须灵活变通，对待特殊病例须辨证论治，不可单纯拘泥于规则或损伤分期。

二、外治法

外治法系指将药物制成一定剂型，使药物通过皮肤或损伤部位渗透进入体内发挥作用而达到治疗目的的一种方法。《理瀹骈文》曰："外治之理，即内治之理；外治之药，即内治之药，所异者法耳。"筋骨损伤与疾病外治用药种类很多，功效也不尽相同，可分为消肿祛瘀、舒筋活血、温经通络、散寒祛湿等，用法也各有差异，临床常用的有敷贴药、熏洗湿敷药、搽擦药与热熨药。

1. 敷贴药

敷贴药是将药物制剂直接敷贴于损伤局部，使药力发挥作用，常用的有药膏、膏药、药散三种。

（1）药膏　又称敷药或者软膏，将药物细粉用蜂蜜、饴糖、水、酒、药汁、凡士林等调成糊状摊涂于纱布或油纸上，敷于患处。根据功效不同又可分为活血化瘀、消肿止痛类，如消瘀止痛膏、双柏油膏等；接骨续筋类，如接骨续筋膏；清热解毒类，如四黄膏；活血舒筋类，如舒筋活络膏；温经通络，祛风除湿类，如温经通络膏；生肌长肉类，如生肌膏等。

（2）膏药　古称薄贴，是中医外科特有的一种药物剂型，《肘后救卒方》中有关于膏药制法的记载，现代伤科临床中应用较为普遍，是由药物细粉与黄丹、蜂蜡、香油等基质炼制而成，临用前烘热烊化后摊于皮纸或布上贴于患处。如具有消肿止痛、通经活络作用的生肌玉红膏、狗皮膏、万灵膏等。

（3）药散　又称掺药或丹药，将药物的极细粉直接掺于伤口或加在敷药上。如具有止血收口作用的花蕊散，具有祛腐拔毒作用的七三丹，具有生肌长肉作用的生肌八宝散，具温经散寒作用的丁桂散等。

2. 熏洗湿敷药

熏洗是把药物置于锅中加水煮沸，先用热气熏蒸患处，待水温稍减，再用药水浸洗患处的方法。早在《仙授理伤续断秘方》就有本法记载，古称"淋拓"、"淋洗"，具有疏通筋络、疏导腠理、理气行血、活血止痛等功效，适用于关节强直拘挛、酸痛麻木或损伤兼夹风湿者，如海桐皮汤、散瘀和伤汤等；湿敷，古称"溻渍"、"洗伤"，多用于创伤，现临床上把药物制成水溶液，供伤口湿敷洗涤用，如金银花、野菊花等煎水，2%～20%黄柏溶液以及蒲公英等鲜药煎汁等。

3. 搽擦药

搽擦药法始见于《素问·血气形志》，其曰"经络不通，病生于不仁，治之以按摩醪药"。醪药是配合按摩而涂搽的药酒，搽擦药可直接涂搽于伤处，多用活血舒筋的药物配制成酊剂或油剂，在施行理筋手法时配合推擦等手法使用，具有舒筋活络、调理气血、促进关节功能恢复的作用，如正骨水、万花油等。

4. 热熨药

热熨药是一种以物理热疗促进药物吸收的方法，使用时将药物加热后用布包裹，热熨患处，用于不易外洗的部位，具有温经散寒除湿、行气活血止痛的作用，如坎离砂、熨药，以及将粗盐、黄砂、吴茱萸等炒热装入布袋中热熨治疗患处。

第三节   固定方法

固定方法是利用一定器具加固损伤部位，维持整复后的良好位置，防止骨折、脱位再移位，是促进损伤组织正常愈合及修复的一种重要方法。

一、外固定

外固定指损伤后用于体外的一种固定方法，包括绷带固定、夹板固定、石膏固定、牵引固定、支架固定及外固定器固定等。

（一）绷带固定

绷带固定是治疗筋伤的常用固定方法，包括普通绷带固定和弹力绷带固定。

（1）普通绷带固定   多用于韧带扭伤，其方法是用普通的绷带在损伤部位缠绕包扎固定，根据损伤部位、损伤性质及损伤机制的不同，缠绕包扎的方法也不同。如踝关节内侧韧带损伤多由外翻损伤造成，固定应选取内翻位固定，用绷带从内向外先在踝上缠绕几圈作为固定支点，然后通过足背外侧从足底绕过，再从内踝向上缠绕到踝上，如"8"字缠绕6～10圈；外侧韧带损伤的固定正好相反。

（2）弹力绷带固定   多用于关节损伤后引起的松动和损伤后血肿的压迫止血。如下尺桡关节损伤分离时，可在复位后用弹力绷带在下尺桡关节部位缠绕6～10圈固定。对于筋伤后局部或关节内血肿过大或渗出液体过多者，可在无菌操作下抽出瘀血或渗出液，然后用弹力绷带加压包扎固定，可防止血肿再次形成，有利于止血和组织修复。但应注意用弹力绷带固定关节或血管密集部位时，缠绕不宜太紧，以免影响肢体血液循环。

（二）夹板固定

夹板固定是利用杉树皮、柳木条、竹板、木板、纸板等材料根据肢体的形态加以塑形，制成适用于各个部位的夹板，并用绷带扎缚，以固定垫配合保持复位后位置的固定方法。

1. 适应证

1）四肢闭合性骨干骨折经手法治疗成功者，如前臂骨折。

2）四肢开放性骨折，创面小或经处理伤口闭合者。

3）陈旧性四肢骨折运用手法治疗者。

2. 禁忌证

1）较严重的开放性骨折。

2）难以整复的关节内骨折。

3）难以固定的骨折，如髌骨骨折、股骨颈骨折、骨盆骨折等。

4）肿胀严重伴水疱者。

5）伤肢远端脉搏微弱，末梢血循环较差，或伴有动、静脉损伤者。

3. 压垫

压垫是用柔软有弹性的棉花、纱布、棉纸等安放在夹板与皮肤之间，利用压垫所产生的压力或杠杆力,配合夹板作用于骨折部,旨在维持骨折断端复位后在良好位置。固定垫的形态、厚薄、大小应根据骨折的部位、类型、移位情况而定。其形状必须与肢体外形相吻合,以维持压力平衡。压垫的放置必须精准,否则会起相反作用,比如加大骨折端移位。

常用的压垫有以下几种(图4-3-1)。

1)平垫:适用于肢体平坦部位,多用于四肢骨干骨折,如股骨干骨折。

2)塔形垫:适用于肢体关节凹陷处,如肘关节、踝关节。

3)梯形垫:适用于肢体具斜坡处,如肘后关节、踝关节。

4)高低垫:适用于锁骨骨折或复位后固定不稳定的尺桡骨骨折。

5)抱骨垫:适用于髌骨及尺骨鹰嘴骨折。

6)葫芦垫:适用于桡骨头骨折或脱位。

7)横垫:适用于桡骨远端骨折。

8)合骨垫:适用于下尺桡关节分离。

9)分骨垫:适用于尺桡骨骨折、掌骨骨折、跖骨骨折及胫腓骨骨折。

10)大头垫:适用于肱骨外科颈骨折。

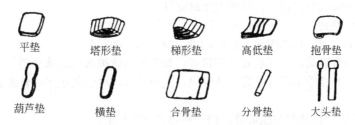

图4-3-1 常用压垫

4. 操作步骤

1)根据骨折的部位、类型及患者肢体情况,选择合适的夹板(通常使用4~5块夹板固定)。

2)骨干骨折大多数用不超关节固定,夹板长度接近骨折段肢体长度,以不妨碍关节活动为度。关节内或近关节处骨折选用超关节固定,夹板长度超过关节处2~3cm;夹板宽度相当于需固定肢体周径的4/5或5/6左右。

3)将所需用的固定器材准备齐全,伤肢经手法治疗完毕后放置好压垫,用棉垫包裹于伤处,将夹板置于外层,确保骨折线置于夹板中央,由助手扶持夹板,术者用扎带或绷带捆扎固定。

5. 注意事项

1)固定后稍抬高患肢,以利于肿胀消退。

2)密切观察伤肢的血运情况,特别是在固定后的2~4天应密切观察肢端皮肤颜色、温度、感觉及肿胀程度,预防发生缺血性坏死。

3)注意询问骨骼突出处有无疼痛感,防止发生压迫性溃疡。

4)注意经常调节扎带的松紧度。

5)定期进行X线检查,了解骨折是否发生再移位。

6)指导患者进行合理的功能锻炼,并将固定后的注意事项及练功方法向患者及其家属交代清楚,取得患者配合以保证良好的治疗效果。

(三)石膏固定

利用石膏绷带制成石膏托或直接缠绕制成管形石膏,用于各种骨折、筋伤整复治疗后或手术后的固定。由于石膏固定可根据肢体不同部位进行塑形固定,且石膏干涸后较牢固,整个肢体表面加压均匀,同时便于护理、方便更换,故石膏固定在临床上应用较为广泛。

1. 操作步骤

（1）**体位** 先将患肢置于功能位，如患者无法持久维持这一体位，则需使用相应支架辅助，或由助手扶持。

（2）**保护骨隆突部位** 在患肢骨隆突处放置棉花或棉垫。

（3）**制作石膏条** 用冷水浸透石膏绷带（石膏绷带干涸时间会随水温升高而缩短），用时略挤净石膏绷带中的水，用石膏托固定时在平整桌面上按所需长度和宽度往返折叠6～8层，抹平石膏绷带后将石膏托放置于患处，关节部避免石膏褶皱，外层再用绷带包扎肢体。

（4）**管形石膏的操作方法** 采用管形石膏固定时由肢体的近端向远端缠绕石膏绷带，术者两手配合，一手缠绕石膏绷带，一手平整石膏绷带，切勿拉紧绷带，注意避免包扎得过松或过紧，一般应缠绕8～12层，在关节处适当加厚，以增强固定作用，在石膏未干涸前勿用手指捏压，防止石膏内层压迫皮肤，最后用笔在石膏显著位置标记诊断及固定日期，有创面者应标明创面位置，以备开窗。

2. 注意事项

1）石膏未干前勿用手指捏压，挪动患者须用手掌托起石膏，防止石膏折断。

2）固定后稍抬高患肢，以利于肿胀消退。

3）密切观察伤肢的血运情况，预防发生肢端缺血。

4）注意询问骨骼突出处有无灼痛感，防止发生压迫性溃疡。

5）如因肿胀消退或肌肉萎缩使石膏松动者，应立即更换石膏。

6）注意保持石膏清洁，手术后及有伤口者，如发现石膏被血或脓液浸透，应及时处理。

7）注意冷暖，寒冷季节注意外露肢体保温。炎热季节，对包扎过多石膏患者，要注意降温，防止中暑。

8）指导患者进行合理的功能锻炼，积极同患者交流病情。

（四）牵引固定

牵引固定是通过牵引装置，利用悬垂之重量为牵引力，身体重量为反牵引力，达到缓解肌肉紧张和强烈收缩，整复骨折、脱位，预防和矫正软组织挛缩，以及术前组织松解和术后制动目的的一种治疗方法。根据牵引的方式可分为皮肤牵引、骨牵引及布托牵引。

（1）**皮肤牵引** 是指牵引力通过对皮肤的牵拉作用力最终到达患处，并使复位、固定骨折或脱位的技术。皮肤牵引使用胶布固定，牵引力与其他牵引方式相比相对较弱，只适用于骨折需持续牵引，但又不需强力牵引或无法行其他牵引者，如小儿股骨干骨折、小儿轻度关节挛缩症、老年股骨转子间骨折及肱骨髁上骨折肿胀严重或有水疱不能立刻复位者。但皮肤牵引易引起皮肤过敏或损伤，且不适用于肢体有血液循环障碍及骨折严重错位需要强力牵引矫正畸形者。

（2）**骨牵引** 利用钢针或牵引钳穿过骨质，使牵引力直接通过骨骼而抵达损伤部位，并起到复位、固定与休息的作用。此法牵引力较大，可有效克服肌肉紧张，纠正骨折重叠或关节脱位造成的畸形，适用于需更大牵引力的严重骨折、脱位，但因需穿透皮肤或骨质，易招致针眼处感染，穿针部位不当可引起关节囊或神经、血管损伤。儿童采用骨牵引有损伤骨骺的风险。牵引处有炎症、开放创伤污染严重、牵引局部骨骼病变、严重骨质疏松或牵引局部需要切开复位者并不适于使用骨牵引。

常用的骨牵引部位有尺骨鹰嘴突、指骨远端、股骨髁上、胫骨结节、胫骨下端及跟骨结节。穿针时防止针进入关节腔，切勿损伤血管、神经，对小儿勿损伤骨骺；尺骨鹰嘴牵引应在鹰嘴尖端远侧1.5横指，距尺骨嵴1cm处由内向外进针，防止损伤尺神经；股骨下端骨牵引应在髌骨上缘2cm或内收肌结节上2横指处由内向外进针；胫骨结节牵引应在胫骨结节后1横指处由外向内进针，以防损伤腓总神经；跟骨牵引应在内踝尖与跟骨连线中点由内向外进针，以防伤及胫后动脉。

（3）**布托牵引** 指用厚布或皮革按局部体形制成兜托，托住患部，再用牵引绳通过滑轮连接兜托和重量进行牵引。常用的布托牵引有枕颌牵引、骨盆悬吊牵引，枕颌牵引适用于颈椎骨折脱位移位不大、颈椎病或痉挛性斜颈；骨盆悬吊牵引适用于对位比较良好的耻骨骨折、髂骨翼骨折块向外移位、耻骨联合处分离、严重的骶髂关节分离等。

（五）支架固定

支架固定通过支架取代肢体活动的夹板固定、石膏固定，功能支架又可以在满意地稳定骨折的同时允许伤肢功能活动，对肢体活动限制范围相对较小，但在特殊情况下，精神不健全不能合作者或糖尿病伴有周围神经疾病者或有皮肤感觉损害者并不适于支架固定。

（六）外固定器固定

外固定器固定是使用特制的外固定器械，通过骨圆针或螺纹针穿入骨折远近两端骨干上，在皮外固定于外固定器上，利用物理调节使骨折两断端达到良好对位和固定的一种固定方法。此种固定方法适用于以下情况：开放性骨折伴软组织广泛损伤需修复神经、血管、皮肤者；需维持肢体长度，控制骨感染的二期植骨者；各种不稳定性新鲜骨折、软组织损伤、肿胀严重的骨折、多发性骨折者；关节融合、畸形矫正、下肢短缩需延长者及骨折畸形愈合、迟缓愈合或不愈合者。

二、内固定

内固定即切开复位内固定，是指骨折后直接通过手术切开患处皮肤、肌肉，整复错位，应用金属内固定物连接骨折两端进行固定的一种方法。内固定相对于其他固定方法具有一定优势，如可使骨折解剖复位，利于血管、神经损伤修复，减少后遗症发生的机会，减少患者卧床时间，常适用于骨折非手术疗法未达到满意疗效、开放性骨折、多段骨折或骨折合并神经、血管损伤者。但此法须手术切开整复，内固定物在愈合后多需二次手术取出，属于创伤性治疗，且技术条件要求较高，需严格掌握内固定的适应证，同时手术过程中需严格执行无菌操作。

临床选用的内固定物，必须能与人体组织相容，且是无磁性，要有一定的机械强度，不因长时间使用而发生疲劳性折断等。常用的不锈钢材料，有镍钼不锈钢、钴合金钢、钛合金钢、钴铬钼合金钢等，后两种材料性能较好。在选择内固定材料时还须注意：同一部位使用的螺钉和接骨板，必须由同一种成分的合金钢制成，否则会产生电位差而形成电解腐蚀；内固定物不宜临时折弯，否则将损坏金属内部结构，发生应力微电池而起电解腐蚀。手术者必须知道内固定物原材料的性能，手术过程中要保护内固定物，不要损伤其表面的光洁度和内部结构等。手术部位不同，所采用的内固定术式及内固定器材也不同。常用的内固定器材有钢板、螺钉、克氏针、斯氏针、髓内钉等。常用的内固定种类有钢丝内固定、螺钉内固定、钢板螺钉内固定、髓内钉内固定等。

第四节 手术治疗

手术治疗是指医生用医疗器械进行切除病变组织、修复损伤、改善功能和形态的有创性治疗。手术治疗需遵循的原则：非手术方法不能解决或解决不够好的，而手术可以解决的；手术需选择最有利于患者功能恢复和生命安全的方法；以最小的创伤为代价完成手术。根据患者具体情况，掌握手术的适应证和禁忌证，制订合适的手术方案。随着手术技术和器械、设备的发展，手术治疗已成为中西医结合治疗筋骨损伤与疾病的重要方法之一。

（一）骨科微创技术

骨科微创技术比传统手术创伤小，可达到与传统手术相同或更佳的疗效。开放手术治疗由于强调解剖复位、坚强内固定，客观上使内固定承受更大的应力，导致内固定失效的危险性较大。骨科微创手术治疗固然重要，但与非手术治疗并不矛盾，手法复位、小夹板或石膏固定保守治疗和微创手术治疗各有其适应证。选择个性化方案治疗，针对不同的病情与发病部位，采用创伤尽可能少的方法或技术，以患者能早期进行功能锻炼及早日康复为目的。目前常用的骨科微创技术包括锁定钢板固定技术、空心钉固定技术、髓内钉固定技术、经皮椎弓根钉固定技术、脊柱微创技术、经皮椎间孔内镜技术、关节镜技术等。

（二）植骨术

植骨术是利用患者自身的骨质或经过特殊处理的同种异体骨，移植于患者身体上指定部位的手术。主要适用于治疗骨折不连接、骨缺损或关节植骨融合等。

对于治疗骨折不连接者，植骨术一般与固定术同时进行。首先需进行植骨床的准备：清除骨折端间和植骨面上的软组织、瘢痕、软骨，并铲除最外层皮质骨，凿出粗糙面。如果骨折两端的髓腔已闭塞，需加以打通。然后在端面间及两端的骨面植入足够数量的松质骨条或颗粒。

（三）截骨术

截骨术是将肢体的骨折通过手术的方法截断，重新调整骨骼的位置、力线及固定，以达到改变力线、改变长度、矫正畸形等目的的手术。截骨术有楔形截骨术、旋转截骨术、移位截骨术、肢体延长术等。截骨术一般与内固定术配合，用于骨折畸形愈合或肢体先天畸形的矫正。

（四）人工关节置换术

人工关节置换术是用生物材料或非生物材料制成的关节假体，替代病变的关节结构，恢复关节功能的手术。目前，人工关节置换术是治疗关节强直、严重的骨关节炎、因外伤或肿瘤切除后形成关节骨端大块骨缺损等的一种有效方法。

第五节　功能锻炼

功能锻炼又称练功疗法，古称导引，即指导患者通过自身运动防治疾病、增进健康、促进肢体功能恢复的一种疗法。明代张介宾在《类经》注解中云"导引，谓摇筋骨，动肢节，以行气血也"，"病在肢节，故用此法"。后世医家不断实践总结，逐步将其发展为一种独特的治疗方法。

一、功能锻炼的作用

（1）活血化瘀、消肿定痛　由于损伤后瘀血凝滞、络道不通而导致肿胀、疼痛，功能锻炼有活血化瘀的作用，通则不痛，从而达到消肿定痛的目的。

（2）濡养患肢关节筋络　损伤后期及筋肌劳损，局部气血不充，筋失所养，酸痛麻木，锻炼后血行通畅，祛瘀生新，濡养筋络与关节。

（3）促进骨折快速愈合　功能锻炼既能改善气血之道不得宣通的状态，又有利于续骨。

（4）防止筋肉萎缩　功能锻炼可促进筋伤修复与愈合，从而减轻或防止筋肉萎缩。

（5）扶正祛邪　功能锻炼能扶正祛邪，调节机体功能，促使气血充盈，肝血肾精旺盛，筋骨劲强，关节滑利。

二、功能锻炼分类

（一）按照锻炼部位分类

（1）局部锻炼　指导患者进行伤肢主动活动，使功能尽快恢复，防止组织粘连、关节僵硬、肌肉萎缩。如肩关节受伤，练习耸肩、上肢前后摆动、握拳等。

（2）全身锻炼　指导患者进行全身锻炼，可使气血运行，脏腑功能尽快恢复。

（二）按有无辅助器械分类

（1）有器械锻炼　采用器械进行锻炼的目的，主要是加强伤肢力量，弥补徒手之不足，利用其杠杆作用或用健侧带动患侧。如肩关节练功可用滑车拉绳。

（2）无器械锻炼　不应用任何器械，依靠自身机体作练功活动，如太极拳、八段锦等。

三、功能锻炼注意事项

1）根据患者不同情况确定练功内容和运动强度，制订锻炼计划。根据伤病的病理特点，在医护人员指导下选择适宜各个时期的练功方法。

2）正确指导练功，是取得良好疗效的关键之一。上肢练功的主要目的是恢复手的功能，同时应注意保护各关节的灵活性；下肢练功的主要目的是恢复负重和行走功能，应注意保护各关节的稳定性。

3）功能锻炼不可急于求成，应严格掌握循序渐进的原则，防止加重损伤和出现偏差。

4）定期复查有助于调整练功内容和运动量，并及时修订锻炼计划。

四、全身各部位练功法

（一）颈部锻炼方法

（1）前屈后伸法　坐位或站立位，双足分开与肩等宽，吸气时头部后仰，使颈部充分后伸，呼气时颈部尽量前屈。

（2）左右侧屈法　吸气时头部向左侧屈，呼气时头部回归正中位，随后再如法做右侧动作。

（3）左右旋转法　吸气时，头颈向右后转，眼看右后方，呼气时回归中位；随后再如法做左侧动作。

（4）前伸后缩法　吸气时头部保持正中位，呼气时头部尽量向前伸，还原时深吸气，且头部稍用劲后缩。

（二）腰部锻炼方法

（1）前屈后伸法　站立位，两足分开与肩等宽，双下肢保持伸直，腰部前屈，手掌尽量着地；后仰时双下肢仍保持伸直位，腰部尽量过伸，上半身后仰。

（2）侧屈法　姿势同前，腰部向左或向右做充分侧屈活动，每次均应达到最大限度。

（3）旋转法　姿势同前，两肩外展，双手指交叉置于脑后，上半身向左或向右做转身活动，每次均应达到最大限度。

（4）回旋法　姿势同前，两腿伸直，上身正直，两手托护腰部，腰部向左或向右做大回旋运动。

（5）五点支撑法　仰卧位，先屈肘伸肩，后屈膝伸髋，同时收缩腰背肌，以两肘、两足和头枕部五点支撑，使身体背腰部离开床面，维持一定时间后恢复原位，反复多次（图4-5-1）。

（6）飞燕点水法　俯卧位，头转向一侧，两腿交替向后做过伸动作，然后两下肢同时向后做过伸动作；保持两腿不动，两上肢后伸，头颅抬起，使胸部离开床面，最后头胸和两下肢同时离开床面，仅腹部与床面接触（图4-5-2）。

（三）上肢锻炼方法

（1）前后摆臂法　站立，两足分开与肩同宽，弯腰，两上肢交替前后摆动，幅度由小至大。

（2）**肩臂回旋法**　站立，姿势同上，健手叉腰，患肢外展 90° 握拳，先向前做回旋旋转，再向后做回环旋转，速度由快到慢，幅度由小到大。

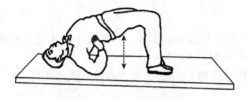

图 4-5-1　五点支撑法

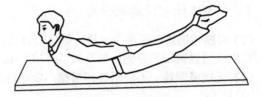

图 4-5-2　飞燕点水法

（3）**手指爬墙法**　面对或侧身向墙站立，用患侧手指沿墙徐徐向上爬行，使上肢高举到最大限度，然后沿墙下移回归原位。

（4）**推肘收肩法**　患者肘屈，腕部尽可能搭在健侧肩上，健手托住患肘，将患臂尽量收向健侧，然后回归原位。

（5）**手拉滑车法**　坐或站立于滑车下，两手持绳之两端。健手用力牵拉带动患肢来回拉动，幅度可逐渐增大（图 4-5-3）。

（6）**反掌上举法**　站立，两足分开与肩同宽，两手放在胸前，手指交叉，掌心向上，反掌向上抬举上肢，同时眼看手指，然后还原。

（7）**肘部屈伸法**　坐位，患肢上臂平放于台面，前臂旋后，握拳，健手握患肢前臂，并带动患肘做屈曲伸直锻炼。

（8）**抓空握拳法**　坐位或者立位，手指尽量张开，然后用力屈曲握拳，左右交替进行。

（9）**手捻双球法**　体位同上，患手握两个大小适中的钢球，使球在手中交替滚动，以练习手指的活动。

（四）下肢锻炼方法

（1）**举屈蹬空法**　仰卧位，将患肢直腿抬高 45° 时，屈髋、屈膝，然后用力伸直向外上方蹬出，反复多次。

（2）**半蹲转膝法**　两脚立正，足跟并拢，两膝微屈，两手扶膝部，使两膝做顺、逆时针方向回旋动作。

（3）**踝部屈伸法**　仰卧或坐位，足做背伸、跖屈活动，反复交替进行。

（4）**踝部旋转法**　体位同前，踝关节做顺、逆时针方向的旋转活动，反复交替进行。

（5）**蹬滚木棒法**　坐位，患足踏于圆棒上，做前后来回滚动圆棒的动作，反复多次（图 4-5-4）。

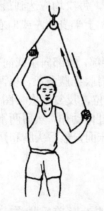

图 4-5-3　手拉滑车法

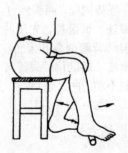

图 4-5-4　蹬滚木棒法

（6）**蹬车运动法**　坐于一特制的练功车上，做蹬车运动，模拟踏自行车。

第六节　其 他 疗 法

1. 针灸疗法

针灸疗法是在中医理论指导下，采用不同的针具刺激穴位，或使用以艾草为主要成分的药物燃烧产生的热能，通过一定的手法刺激人体特定的部位或腧穴，以防治疾病的方法。常用的针法包括毫针法、电针法、水针法及耳针法等，灸法包括直接灸、悬灸、雷火灸、隔姜灸等。

2. 针刀疗法

针刀疗法是以中医针刺疗法结合西医学的局部解剖、病理生理学，与现代外科手术和软组织外科松解理论相结合而形成的一种新的治疗方法。该法"以痛为腧"，用小针刀刺入患处，通过恢复人体局部的组织平衡状态，起到松解瘢痕、解除挛缩、疏通组织、改善循环、减张减压、消肿止痛等作用，用于治疗软组织粘连、挛缩、瘢痕引起的顽固性疼痛，骨关节炎，腱鞘炎，滑膜炎，肌肉、韧带钙化及创伤引起的病理性损伤后遗症等，但有发热症状、严重糖尿病、病变部位有感染及凝血功能障碍者禁用。

3. 封闭疗法

封闭疗法是通过局部注射药物，以达到抑制炎症渗出、改善局部营养状况、消肿止痛等目的的一种疗法。临床主要选取非甾体抗炎药（NSAID）、糖皮质激素、中药提取液等在压痛点、腱鞘内、椎管内、硬膜外及神经根等处进行注射治疗。本法的使用需严格执行无菌操作，防止感染发生，并且需对施术部位的解剖层次充分了解，药物剂量及使用频次需根据患者身体状况、合并症等确定。

4. 物理治疗

物理治疗是利用各种物理手段作用于机体，通过调节、加强或恢复各种生理功能，影响病理过程，从而达到加速创伤愈合、促进瘢痕软化与粘连吸收、镇痛及减轻伤后并发症和后遗症等治疗康复目的的手段。临床应用的物理疗法有火罐治疗、电疗法、超声疗法、光疗、激光疗法、磁疗法、蜡疗法等。物理治疗种类较多，在临床主要起辅助治疗作用，应根据患者的病情灵活选择。

第五章 创 伤 急 救

第一节 创伤程度的评估

创伤程度的评估是一种临床用以判断创伤的严重性、预测损伤后果以及评价医疗质量及数量的统一标准。目前，已建立多种评分标准，主要包括院前和院内创伤评分。

一、院前创伤评分

院前创伤评分是指在灾害现场或到达医院之前，急救人员或医生对患者伤情的严重程度作出简单的评价和分类。常以反映患者呼吸、循环和神志状态的生理指标为主要参数来判别患者伤情，指导复苏救治，决定是否转运和转运至哪一级医院或呼叫上级医疗机构给予支援。目前，常用的评分方法有下列四种。

（1）院前指数（PHI） 用收缩期血压、脉率、呼吸状态及神志等生理指标作为评分参数，每项又分为 3 个或 4 个级别，患者 4 项参数得分之和即为院前指数。

（2）创伤指数（TI） 按照大体解剖、创伤类型和创伤部位，结合肉眼观察的体征评分，是一种经验型的多因素综合评分。收集了 25 个参数，分别按 5 个组别以 1、3、5、6 四个数值记录来判断它的严重性。

（3）创伤记分（TS） 是从生理角度来评估创伤严重性的数字分级法。创伤记分为 A+B+C+D+E 积分的总和（A、B、C、D、E 分别为呼吸、呼吸幅度、收缩压、毛细血管充盈、格拉斯哥昏迷程度评分）。总分为 16 分。1 分为预后最坏，16 分为预后最好。

（4）CRAMS 评分 是一种以生理指标和创伤部位进行人为参数的院前创伤评分方法，本法针对患者的循环（circulation）、呼吸（respiration）、腹部（abdomen）、运动（motor）和语言（speech）5 个参数。

二、院内创伤评分

患者到达医院确立诊断后，根据其创伤诊断（即解剖指标）评定患者伤情的评分方案统称为院内创伤评分，其中以简明创伤分度（AIS）与创伤严重度评分（ISS）应用最广。

1. 简明创伤分度 是院内评分的一种方法，根据创伤类型及部位等将其分为轻、中、重、严重、危重、致死等 6 度创伤级别。

2. 创伤严重度评分 是院内评分的一种方法，是在简明创伤分度的基础上，将 3 个最严重损伤部位的分度编码平方数值相加所得的总和。

简明创伤分度与创伤严重度评分为解剖评分，需依据手术、尸解或影像学诊断，优点为有解剖学依据，但创伤早期和手术前常难以准确评分。因此，简明创伤分度与创伤严重度评分主要适用于院内评分，院前急救中不宜采用。

第二节　急救技术

急救技术包括保持呼吸道通畅、止血、包扎、固定、搬运与转送五大技术。

（一）保持呼吸道通畅

解开衣领，迅速清除伤员口、鼻、咽喉的异物、凝血块、痰液、呕吐物等，保持呼吸道通畅，采用人工呼吸的方法，如口对口人工呼吸法、口对鼻人工呼吸法、加压人工呼吸法。咽喉部阻塞而有呼吸困难者；各种原因所致的下呼吸道分泌物潴留；其他手术的前置手术，如施行下颌、口腔、咽、喉部大手术时；某些下呼吸道异物，可考虑施行气管切开术后加以取出。

（二）止血

（1）指压止血法　用手指压迫损伤出血动脉的近心侧以止血，常用于头面颈部、肩部、腋部、上臂、手部、腿部出血等。

（2）加压包扎止血法　用数层消毒纱布、干净毛巾或布块遮盖创口，再用绷带或三角巾加压包扎。

（3）止血带止血法　先在上止血带处，垫一层软的敷料、衣服、毛巾等，以免上止血带时伤及皮下神经，然后将止血带适当拉长，缠绕肢体两周，在外侧打结，塞在橡皮管下固定，靠止血带的弹性压迫血管止血。常用的止血带为充气止血带、橡皮止血带和布性止血带。此法常用于不能使用加压包扎法或应用加压包扎法无效者，用止血带控制四肢伤口出血，是最有效的临时止血方法。

止血带的使用注意事项：放置部位上肢为上臂上 1/3 处，下肢为大腿中部，上臂中、下 1/3 处放置止血带容易损伤桡神经，应视为禁区；松紧程度以出血停止、远端不能扪及动脉搏动为度；放置时间应尽可能缩短，一般不超过 1 小时，使用止血带的伤员应佩戴显著标记，尽快采取进一步的止血措施，及早撤去止血带，以免发生危险；阶段性放松必须放松止血带者，先用无菌干纱布填压伤口，然后放松止血带，观察是否继续出血，若放松止血带改用加压包扎后伤口继续出血，可重新上止血带，若长时间放置止血带肢体已坏死，则不再定时松放止血带。

（4）钳夹止血法　如有可能在伤口内用止血钳夹住出血的大血管断端，连同止血钳一起包扎在伤口内，迅速转送。切不可盲目钳夹以免损伤临近神经或组织，影响修复。

（5）血管结扎法　无修复条件而需长途运送者，可初步清创后结扎血管断端，缝合皮肤，不上止血带，迅速转送。可减少感染机会，防止出血和长时间使用止血带的不良后果。

（三）包扎

包扎的目的是保护创面、减少污染、压迫止血、固定创面敷料、固定骨折与关节、减轻疼痛、有利于搬运和转送。常用的包扎材料是绷带、三角巾等。常用的包扎方法有以下几种。

1. 绷带包扎法

绷带包扎法是最普遍的一种伤口包扎法，包括环形包扎法、螺旋形包扎法、螺旋反折包扎法、"8"字环形包扎法。绷带包扎的要求：三点一走行，三点即起点、止点、着力点，一走行即绷带走行方向。

（1）环形包扎法　环绕肢体数圈包扎，每圈需重叠，用于胸腹和四肢等处小伤口及固定敷料。

（2）螺旋形包扎法　先环绕肢体 3 圈，固定始端，再斜向上环绕，后圈压住前圈的 1/2~2/3。用于肢体周径变化不大的部位，如上臂和足部等。

（3）螺旋反折包扎法　先环绕肢体数圈以固定始端。再斜旋向上环绕，每圈反折 1 次，压住前圈的 1/2~2/3。此法用于肢体周径不等的部位，如小腿和前臂等。

（4）"8"字环形包扎法　先环绕肢体远端数圈以固定始端，再跨越关节一圈向上，一圈向下，每圈在中间和前圈交叉成"8"字形，此法用于关节部位的包扎。

2. 三角巾包扎法

三角巾包扎应用灵活，包扎面积大，效果好，操作快，适用于头面、胸腹、四肢等全身各部位。三角巾包扎使用要求：三角巾边要固定，角要拉紧，中心舒展，敷料贴体。

3. 多头带包扎法

多头带包扎法多用于头面部较小的创面和胸、腹部的包扎。操作时，先将多头带中心对准覆盖好敷料的伤口，然后将两边的各个头分别拉向对侧打结。

4. 急救包包扎法

急救包包扎法多用于头胸部开放性损伤。使用时拆开急救包，将包中备有的无菌敷料和压垫对准伤口盖住，再按三角巾包扎法将带系好。

（四）固定

现场救护中，对怀疑有骨折、脱位、肢体挤压伤和严重软组织损伤的患者必须做可靠的临时固定。其一是减轻患者伤处的疼痛，预防疼痛性休克的发生；同时限制骨折断端或脱位肢体再移位等，避免产生新的损伤和并发症。

固定的注意事项：①固定骨折前，应首先完成基础生命支持等救命措施。②对外露的骨折端不应送回伤口，对畸形的伤肢也不必复位。③固定范围应超过骨折端相邻的两个关节。④固定时动作轻，固定牢靠，松紧度要适宜，皮肤与夹板之间尤其骨突出处和空隙部位要垫适量的棉垫或衣服、毛巾等，以免局部受压引起皮肤坏死。⑤包扎时应将指（趾）端外露，以便观察血液循环情况。⑥外固定部位应便于随时拆开，以便迅速解除血液循环障碍。⑦凡疑有脊柱骨折、脊髓损伤者，必须固定后才能搬运，以免加重脊柱骨折的移位和脊髓损伤。

另外，固定器材最好为特制的夹板，否则应就地取材，如硬纸板、树枝、木棍、书本等均可使用。如现场无物可取，可将患者受伤的上肢固定于胸壁，下肢固定于对侧健肢。

（五）搬运与转送

伤员经止血、包扎、固定等初步处理后，应尽快搬运到相对安全的区域或转送到急救中心或医院进行进一步治疗。运送时要求平稳、舒适、迅速，搬动要轻柔。在搬运与转送过程中，应观察伤者生命体征，必要时予镇痛药或抗感染药物，积极预防疼痛性休克和感染的发生，但颅脑损伤和未确诊的胸、腹部损伤患者不宜使用镇痛药物。

应根据伤情选择适当的搬运方法和工具，对怀疑有脊柱骨折的患者，禁止一人拖肩一人抬腿搬动患者或一人背送患者的错误做法，以免引起或加重脊髓损伤，正确的搬运方式采用平卧式搬运法，如人员不够时，可采用滚动式搬运法。如有昏迷或气胸的伤员，必须采用平卧式搬运法。运时昏迷伤员采用半卧位或俯卧位，应保持呼吸道通畅，防止分泌物和舌根后坠堵住呼吸道。骨折患者未作临时固定者禁止运送。

第三节　周围血管损伤

四肢血管损伤无论平时或战时都较多见，常与四肢骨折脱位和神经损伤同时发生。四肢血管损伤常导致致命的大出血和肢体缺血性坏死或功能障碍。

一、病因病理

在血管损伤中，作用力不同，其血管损伤情况各异。根据损伤的原因和机制，血管损伤常见的病理类型有：血管断裂（血管壁完全断裂和部分断裂），血管痉挛，血管受压干与挫伤，假性动脉瘤和动静脉瘘。

（1）血管断裂

1）完全断裂：四肢主要血管完全性断裂，多有大出血，故常伴休克。

2）部分断裂：动脉收缩使裂口扩大，不能自行闭合，常发生大出血，少数可形成假性动脉瘤或动静脉瘘。

（2）血管痉挛 血管特别是动脉，当受到外界不同程度的刺激时，外膜中交感神经纤维过度兴奋，动脉壁平滑肌持续收缩导致痉挛。

（3）血管受压与挫伤 血管受挫伤后，可发生内膜和中层断裂分离，导致血管痉挛、血栓形成或致外伤性动脉瘤。局部因骨折、血肿、异物等压迫血管，严重时可完全阻塞血管，引起血栓形成，导致肢体坏死。

（4）假性动脉瘤 动脉部分破裂时，出血为局部张力受限，形成搏动性血肿。4～6周后因机化而形成包囊，囊内壁为新生血管内膜所覆盖，形成假性动脉瘤。

（5）动静脉瘘 因伴行的动、静脉同时部分受到损伤，管腔直接交通所形成。

二、临床表现与诊断

（一）症状体征

（1）出血、血肿、低血压和休克 伤口若出血急促，血色鲜红，呈搏动性喷射状，为动脉出血；若出血呈暗红色，流速缓慢，为静脉出血。出血多少与创伤部位、程度深浅有关。

（2）肢体远端血供障碍 患肢远端动脉搏动减弱或消失；远端皮肤因缺血或血供不足表现为苍白，皮温下降；毛细血管充盈时间延长；远端肢体疼痛；感觉障碍和运动障碍。

（3）静脉回流障碍 主要表现为在12～24小时内出现肢体严重水肿，皮肤发绀和温度下降。

（二）辅助检查

（1）介入血管造影术 当诊断和定位困难时，可通过介入血管造影术了解血管有无断裂、狭窄、缺损等损伤。

（2）其他 多普勒血流检测仪、彩色多普勒血流成像等。

（三）诊断

根据病史、症状体征、辅助检查，可以明确诊断。

三、辨证论治

周围血管损伤首先应及时止血、纠正休克、抢救生命，其次是伤口清创、处理血管损伤、恢复肢体循环、保全肢体、减少病残。

（1）急救止血 四肢血管伤大多可用加压包扎止血法，止血效果良好。紧急情况下，无消毒敷料和设备时，可用指压法。使用止血带止血法要注意记录时间，防治并发症。

（2）休克和多发性损伤的处理 首先止血和输血输液，补充血容量与抗休克，纠正脱水和电解质紊乱，同时迅速处理危及生命的内脏伤和多发性损伤。

（3）血管痉挛的处理 应注意预防血管痉挛，如用温热盐水湿纱布敷盖创面，减少创伤、寒冷、干燥及暴露的刺激，及时清除骨折及弹片压迫等。在没有伤口而疑有动脉痉挛者可试行盐酸普鲁卡因交感神经节阻滞；盐酸罂粟碱口服或肌内注射，此法往往效果不大，如无效应及早探查动脉。

（4）清创术　及时完善的清创术，是预防感染和成功地修复组织的基础。应争取 6～8 小时内尽快地做好清创术，去除污染、异物、失活及坏死组织，以防感染。

（5）血管损伤的修复　血管修复的成功与否，主要取决于处理是否认真、细致、正确。不论完全或大部分断裂、或挫伤后栓塞，均以切除损伤部分，进行对端吻合效果最好。对大静脉如髂外静脉、股静脉和腘静脉伤，条件允许时应在修复动脉的同时予以修复，以免血液回流不畅、肢体肿胀。如果仅血管壁部分损伤且创口不大，可行创口缝合或成形术。如动脉损伤缺损过多，可取健侧大隐静脉修复缺损。注意移植时必须将静脉倒置，以免静脉瓣阻塞血流。如用静脉移植修复静脉则不需将静脉倒置。

（6）中医治疗

1）寒滞经脉：治则温经散寒、化瘀通络，用当归四逆汤合桃红四物汤加减。

2）瘀阻经脉：治则活血化瘀、通络止痛，用桃红四物汤合圣愈汤加减。

3）经脉瘀热：治则清热化瘀，用四妙勇安汤合桃红四物汤加减。

4）湿热瘀阻：治则清热利湿、活血消肿，用五味消毒饮、四妙散加减。

第四节　周围神经损伤

周围神经是由运动、感觉和交感神经三种纤维组成的混合神经。周围神经由 12 对脑神经和 31 对脊神经组成。

一、病因病理

1. 损伤原因

（1）挤压伤　损伤程度与挤压力强度、时间及受压范围相关。轻者引起暂时性传导障碍，重者压断神经。如止血带缚扎过久、骨折后骨痂压迫。

（2）牵拉伤　神经弹性有限，超限牵拉可引起神经损伤。轻者可拉断神经干内神经束及血管，使神经干内出血、瘢痕化，重者可完全撕断神经干或从神经根部撕脱（如臂丛撕脱伤）。

（3）摩擦伤　神经绕过骨突、神经沟时或体内异常突起（如骨折后的骨痂增生）可引起慢性摩擦伤，表现为神经外膜增厚或神经变细，日久可致瘢痕形成。

（4）切割伤　如刀、玻璃等割伤，常导致手部神经、腕部指神经、正中神经或尺神经完全断裂或部分断裂。

（5）火器伤　如枪弹伤或弹片伤。

2. 损伤分类

（1）神经断裂　多见于完全性与不完全性断裂，前者表现为感觉与运动功能完全性丧失并发肌肉神经营养不良性改变，后者为不完全性丧失。

（2）轴索断裂　轴索断裂而鞘膜完好，但神经功能丧失，多见于挤压或牵拉损伤。

（3）神经失用　神经轴索和鞘膜完整，但神经传导功能障碍。

二、临床表现与诊断

（一）症状体征

周围神经损伤临床检查包括损伤部位、运动功能、感觉功能、反射等方面，神经干叩击试验（Tinel 征）对神经再生的进程有较大意义。当周围神经损伤后，往往患肢主动运动消失、感觉障碍、自主神经功能障碍（皮温降低、苍白、皮肤萎缩发亮变薄、汗腺停止分泌而干燥等）、Tinel 征阳性。

（1）畸形　是由于神经损伤，肌肉瘫痪而致，多发生在伤后数周或更长一段时间内。如桡神经损伤后出现的腕下垂。

（2）感觉障碍　损伤造成神经所支配的皮肤区域发生感觉障碍，由此可以判断是何种神经损伤。

（3）运动障碍　损伤后神经所支配的肌肉瘫痪，通过检查肌肉瘫痪的程度可判断神经损伤的程度。

（4）腱反射变化　神经受伤后，相关肌腱的反射即消失。如坐骨神经损伤后跟腱反射消失。

（5）自主神经功能障碍　周围神经损伤后所支配的皮肤出现营养障碍，如无汗、干燥，晚期皮肤发凉，失去皱纹等。

（6）神经本身变化　沿神经纤维走行区触诊和叩诊，了解神经本身的变化。

（二）辅助检查

神经肌电图检查有助于神经损伤部位的确定，为判断损伤程度，预后及观察神经再生提供依据。

（1）肌电图检查　肌肉收缩可引起肌肉电位的改变。神经断裂后，主动收缩肌肉的动作电位消失，2～4 周后出现去神经纤颤电位。神经再生后，去神经纤颤电位消失，而表现为主动运动电位。

（2）诱发电位检查　目前临床上常用的检查项目有感觉神经动作电位（SNAP）、肌肉动作电位（MAP）和躯体感觉诱发电位（SEP）等，其临床意义主要为神经损伤的诊断、评估神经再生和预后情况及指导神经损伤的治疗。

（三）诊断

根据病史、症状体征、辅助检查，可以明确诊断。

三、辨证论治

（1）妥善保护患肢　避免冻伤、烫伤与压伤及其他损伤等。

（2）复位解除骨折断端和关节头的压迫　凡因骨折脱位导致神经损伤，首先应整复骨折与脱位并加以固定，解除骨折断端和关节头对神经的压迫。

（3）外固定　神经损伤合并肢体全部肌肉瘫痪，应将患肢固定于功能位。

（4）手术疗法　分为伤后数小时内行一期修复手术，伤后 1～3 周行延迟一期手术及超过 1 个月行二期修复手术。根据不同的手术方法分为神经松解术、神经吻合术、神经移植术、神经转移术和神经植入术等。

（5）中医治疗

1）手法治疗和功能锻炼：有针对性地进行手法治疗和功能锻炼，保持肌张力，防治肌肉萎缩、肌纤维化、关节僵硬或关节萎缩及关节畸形等。手法由肢体近端到远端，反复捏揉数遍，强度以肌肉感觉酸胀为宜，可涂搽活血酒；瘫痪较重者用弹筋法和穴位推拿法。上肢取肩井、肩髃、曲池、尺泽、手三里、内关和合谷等穴，下肢取环跳、承扶、殷门、血海、足三里、阳陵泉、阴陵泉、承山、三阴交、解溪和丘墟等穴，强刺激以得气为度。最后，在患肢上来回搽揉 1～2 遍结束。功能锻炼着重练习患肢各关节各方向的运动，待肌力逐步恢复，可训练抗阻力活动。

2）药物治疗：损伤致气滞血瘀、筋脉失养。宜用活血化瘀、益气通络、促进神经生长、营养神经的药物。

3）针灸治疗：根据证候循经取穴，配以督脉相应穴位或沿神经干取穴，或兼取两者之长，用强刺激手法或电针。①正中神经损伤：取手厥阴心包经穴，如天泉、曲泽、郄门、间使、内关、大陵、劳宫和中冲等。②桡神经损伤：取手太阴肺经穴，如中府、侠白、鱼际和少商等。③尺神经损伤：取足少阳胆经穴和足阳明胃经穴，如阳陵泉、外丘、光明、足窍阴、足三里、丰隆、解溪、冲阳和内庭等。④胫神经损伤：取足太阳膀胱经穴和足太阴脾经穴，如委中、合阳、承筋、承山、阴陵泉、地机、三阴交、商丘、公孙等。

第五节 创伤性休克

创伤性休克是指机体遭受严重创伤的刺激和组织损害，通过血管-神经反射所引起的以微循环障碍为特征的急性循环功能不全，以及由此导致组织器官血流灌注不足、缺氧和内脏损害的综合征。其是由于各种强烈致病因素作用于机体，导致出血与体液渗出，使循环功能急剧减退，组织器官微循环灌流严重不足，引起重要生命器官机能损害与代谢严重障碍的全身危重病理过程。休克属中医"脱证"、"厥证"范畴。

一、病因病理

严重创伤后，凡能引起有效循环血容量不足及心排血量减少的各种因素都能引起创伤性休克。

（1）失血   创伤导致出血引起血流灌注不足。正常成人总血量为 4500～5000ml。引起休克的失血量因年龄、性别、健康状况和失血的速度而有所不同。

①失血量小于总血量的 15%，机体可通过神经体液的调节，代偿性地维持血压于正常范围。此时迅速有效地止血、输液或输血等，可防止休克的发生。②失血量达总血量的 25%，由于大量失血，有效循环血量减少，微循环灌注不足，全身组织发生代谢障碍，即轻度休克。③失血量达总血量的 35%，即中度休克。④失血量达总血量的 45%，即重度休克。

（2）神经内分泌功能紊乱   严重创伤和伴随发生的症状，如疼痛、恐惧、焦虑与寒冷等，都将刺激影响神经内分泌功能，导致反射性血管舒缩功能紊乱，加剧微循环障碍。微循环障碍还可致器官严重缺血缺氧，组织细胞变性坏死，引起器官功能不全，严重者可发生多脏器功能衰竭，使休克加重。

（3）组织破坏   严重的挤压伤可导致局部组织缺血和细胞坏死。当压力解除后，局部毛细血管破裂和通透性增高，致大量出血、血浆渗出和组织水肿，有效循环血量下降，局部组织缺血。组织水肿可影响局部血液循环，使细胞氧代谢障碍加重，加速组织细胞坏死的进程。组织细胞坏死后，释放出大量的酸性代谢产物和钾、磷等物质，引起酸碱平衡和电解质的紊乱。其中某些活性物质可破坏血管的通透性和舒缩功能，使血浆大量渗入组织间隙中，造成有效循环量进一步下降，导致休克的发生或加重休克的程度。

（4）细菌毒素作用   由于创伤后继发严重感染，细菌产生大量的内、外毒素，这些毒素进入血液循环，均可引起中毒反应。并通过血管舒缩中枢或内分泌系统，直接或间接地作用于周围血管，使周围血管阻力发生改变，小动脉和毛细血管循环障碍，有效循环血量减少，动脉压下降，导致中毒性休克产生。另外，毒素还可直接损害组织与增加毛细血管的通透性，造成血浆的丢失，使创伤性休克的程度加重。

休克病理过程可分为休克早期（微循环收缩期）、休克中期（微循环扩张期）和休克后期（微循环衰竭期）三个阶段。如休克不能及时纠正，常可产生弥散性血管内凝血现象，使微循环衰竭及内脏器官的继发性损害进一步加重。

二、临床表现与诊断

（一）症状体征

休克的临床表现与严重程度有关。

（1）**代偿期**　以液体丢失，容量血管收缩代偿为主要表现，如早期的皮肤或面色苍白，手足发凉，口渴，心动过速，精神紧张、焦虑，注意力不集中，烦躁，呼吸加快，尿量正常或减少等。血压可能正常甚至偏高。

（2）**失代偿期**　组织缺血进一步加重，可出现神志淡漠、反应迟钝甚至昏迷；口唇、黏膜发绀，四肢湿冷，脉搏细数，血压下降，脉压明显缩小，少尿、无尿，皮肤花斑等症状。此期可出现脏器功能障碍，如急性呼吸窘迫综合征及多器官功能障碍综合征。

（二）辨证分型

（1）**气脱**　创伤后突然神色改变，面色苍白，口唇发绀，汗出肢冷，胸闷气憋，呼吸微弱，舌质淡，脉虚细或结代无力。

（2）**亡血失津**　突然内外出血，如吐血、咯血、便血或外伤出血，或暴吐暴泻，均可使阴液亏耗，阳失所依，阴阳失衡，欲脱欲离。出现面色苍白，四肢厥冷，心悸，唇干，舌质淡白，脉细数无力或芤脉。

（3）**亡阳耗散**　耗伤肺肾，或肺脾肾久病不除，功能失司，或年迈体衰，过汗亡阳，致阳气耗散，神明失主而发为本证。出现四肢厥冷，汗出如珠，呼吸微弱，舌质淡润，脉细欲绝。

（4）**亡阴**　阴阳不相维系，欲脱欲离而出现烦躁，口渴唇燥，汗少而黏，呼吸气粗，舌质红干，脉虚细数无力。

（三）辅助检查

1. 实验室检查

（1）**血常规**　动态观察，尤其是红细胞计数、血细胞比容、血小板计数等。对判断失血程度、凝血情况及指导补充液体的种类和数量非常重要。

（2）**生化指标**　对肝肾功能进行评估，可发现钾、钠及其他电解质丢失情况，由于细胞损伤累及细胞膜，可出现高钾低钠血症。

（3）**凝血功能**　应对创伤性失血性休克患者凝血功能进行早期和连续性检测，有条件应用血栓弹力图进行更有效的监测。

（4）**血儿茶酚胺和乳酸浓度测定**　休克时血儿茶酚胺和乳酸浓度均可升高，指标越高，预后越不佳。

（5）**血气分析**　可反映机体通气、氧合及酸碱平衡状态，有助于评价呼吸和循环功能。

（6）**炎症因子**　炎症反应在创伤病理过程中发挥着重要作用，可能是部分创伤并发症如脓毒症、多器官功能障碍综合征（MODS）、高代谢、静脉血栓栓塞症形成等的诱因。肿瘤坏死因子-α（TNF-α）、白细胞介素-1（IL-1）、白细胞介素-6（IL-6）、C反应蛋白（CRP）等均是可反映创伤后炎症反应程度的敏感指标，有条件可监测。

2. 影像学检查

存在可疑出血或血流动力学不稳定（对容量复苏无反应），应尽量限制实施诊断性的影像学检查。创伤重点超声评估（focused assessment with sonography for trauma，FAST）是一种重要的检查方法，但其阴性并不能完全排除腹腔内和腹膜后出血。应在评估患者生命体征平稳的基础上进行必要部位甚至全身CT扫描。

3. 中心静脉压

中心静脉压是了解血容量最理想的方法。如中心静脉压在0.588kPa以下，表明为低血容量；如中心静脉压在0.588~1.176kPa，说明血容量已达正常，但如果血压仍低，仍可缓慢输液；如果中心静脉压达1.47kPa以上，说明血容量已过多，右心功能不良，应停止补充血容量，并密切注意心力衰竭、肺水肿的发生。

（四）诊断

根据病史、症状体征、辅助检查，可以明确诊断。

三、辨证论治

创伤性休克救治原则是抢救生命第一，保护功能第二，先重后轻，先急后缓。积极补充血容量与调整机体生理功能，纠正体液电解质和酸碱平衡的紊乱，防治创伤及其并发症。消除创伤的不利因素影响，弥补由于创伤所造成的机体代谢紊乱，调整机体的反应，动员机体的潜在功能以对抗休克。

（一）积极抢救生命

其救护的步骤是：止血、包扎、妥善固定，采用正确的搬运方法及时转送。同时应维护患者的呼吸道通畅，及时救治心搏与呼吸骤停及创伤昏迷等危、急、重症患者。及早建立静脉通路，积极补充与恢复血容量，防治低血容量性休克。早期吸氧。注意保温。

（二）消除病因

找出创伤性休克的原发病因，进行针对性的治疗。导致创伤性休克最主要的原因是活动性大出血及并发的神经、循环、内分泌和代谢等生理功能的紊乱，故首要任务是进行有效的止血，必要时使用止血带，若存在或怀疑存在活动性出血时，应尽快静脉使用止血剂如氨甲环酸。必要时在积极抗休克的同时准备手术探查止血或介入治疗。

（三）补充与恢复血容量

在止血的情况下补充与恢复血容量是治疗创伤性休克的根本措施。

（1）全血　创伤失血严重者，改善贫血和组织缺氧特别重要。全血具有携氧能力，为其他任何液体所不能代替。最好使用新鲜血，紧急时可动脉输入 300～600ml，以后再逐渐补足（必要时也可进行成分输血）。

（2）血浆　可提高有效循环量，维持胶体渗透压，如新鲜血浆、干冻血浆、羟乙基淀粉 40 均可选用。

（3）右旋糖酐　可提高血浆胶体渗透压。中分子右旋糖酐输入 12 小时后体内尚存 40%，为较理想的血液增量剂。低分子右旋糖酐排泄较快，4～6 小时内就失去增量作用，它能降低血液黏稠度，减少血管内阻力而改善循环，还能吸附于红细胞和血小板表面，防止凝集。一般用量以在 24 小时以内不超过 1000ml 为宜。

（4）葡萄糖和晶体液　葡萄糖能供给热量，但不能单独大量使用，在紧急情况下，可先用 50%的葡萄糖注射液 60～100ml 静脉注射，以暂时增强心肌收缩力和提高血压。晶体溶液供给电解质，如乳酸钠、复方氯化钠或生理盐水均可选用。补液速度和补液量应依据患者实际情况结合测定中心静脉压进行。

经过输血、输液等补充血容量之后，如休克情况未能改善，则应考虑是否存在潜在性活动性出血、代谢性酸中毒、细菌感染、心肺功能不全或弥散性血管内凝血等因素，并立即予以正确处理。

（四）药物治疗

1. 血管活性药物与正性肌力药的应用

血管活性药物的应用一般建立在液体复苏基础上，但对于危及生命的极度低血压（收缩压＜50mmHg），或经液体复苏后不能纠正的低血压，可在液体复苏的同时使用血管活性药物，以尽快提升平均动脉压至 60mmHg 并恢复全身血液灌注。

（1）血管扩张剂 主要作用为解除小血管痉挛，改善组织灌注与缺氧状况，使休克好转。临床上常用的血管扩张剂有三类：

1）α受体拮抗药：如酚妥拉明，一般用量 0.1～0.5mg/kg，加入 5%葡萄糖注射液或 0.9%氯化钠注射液 100～250ml 内静脉滴注。

2）β受体兴奋剂：如异丙肾上腺素，每次 0.1～0.2mg，加入 5%葡萄糖注射液或 0.9%氯化钠注射液 100～250ml 内缓慢静脉滴注，使心率控制在 120 次/分以下较为安全，以免引起心律失常。

3）抗胆碱能药物：①阿托品，每次皮下注射或静脉注射 0.5mg；②山莨菪碱，每次肌内注射 5～10mg，必要时 10～30 分钟 1 次，或静脉推注每次 5～20mg。

（2）血管收缩剂 具有收缩周围血管、增加外周阻力而升高血压的作用。如应用时间过长，则增加心脏负担，加重组织器官灌注不良与肾衰竭。只有在补足血容量、使用过血管扩张药、各种措施效果不显著时，或在紧急情况下，一时无全血也无代用品时，为保证心脑不缺氧，可短时间、小剂量使用，以维持血压在一定水平。常用的有去甲肾上腺素、间羟胺。

（3）正性肌力药物 包括兴奋α和β肾上腺素受体兼有强心功能的药物，如多巴胺和多巴酚丁胺等，其他还有强心苷如毛花苷 C（西地兰），可增强心肌收缩力，减慢心率。当在监测中心静脉压下，输液量已充分，但动脉压仍低，而其中心静脉压已达 1.47kPa 以上时，可经静脉注射西地兰，以快速洋地黄化（0.8mg/d），首次剂量 0.4mg 缓慢静脉注射，有效时可再给维持量。

2. 纠正电解质和酸碱度的紊乱

休克引起组织缺氧必然导致代谢性酸中毒，尤其在微循环障碍得到纠正后，存在于微循环中的无氧代谢产物进入到全身血液循环中，使酸中毒变得更为严重。而酸中毒可加重休克和阻碍其他治疗，故纠正电解质和酸碱度的紊乱是治疗休克的主要方法之一。对于严重创伤者可先静脉滴注 5%的碳酸氢钠 200ml。对已经进入休克状态者，应根据二氧化碳结合力测定结果，计算选用碳酸氢钠、乳酸钠、三羟甲基氨基甲烷等碱性缓冲液的种类和需要量。使用时先用所需总量的一半，以后再根据具体情况使用。纠正酸中毒应首选碳酸氢钠，乳酸钠与三羟甲基氨基甲烷的使用价值不及前者。严重酸中毒和有肝脏损害时不能用乳酸钠。

3. 治疗弥散性血管内凝血，改善微循环

对诊断明确的弥散性血管内凝血，可用肝素抗凝，一般 1.0mg/kg，6 小时 1 次，成人首次可用 10 000U（1mg 相当于 125U 左右）。有时还使用抗纤溶药如氨甲苯酸、氨基己酸，抗血小板黏附和聚集的阿司匹林、双嘧达莫和小分子右旋糖酐。

4. 炎症控制和其他药物的应用

（1）阻断炎症反应 需贯穿整个治疗过程，从而保护内皮细胞，降低血管通透性，改善微循环。故应尽早开始抗炎治疗。可选用糖皮质激素、乌司他丁等。

（2）其他类药物

1）钙通道阻断剂：如维拉帕米、硝苯地平等，均具有防止钙离子内流、保护细胞结构与功能的作用。

2）吗啡类拮抗剂：纳洛酮可改善组织血液灌流和防止细胞功能失常。

3）氧自由基清除剂：如超氧化物歧化酶（SOD），能减轻缺血再灌注损伤中氧自由基对组织的破坏作用。

4）调节体内前列腺素（PGS）：如输注前列环素（PGI_2）以改善微循环。

5）应用三磷酸腺苷-氯化镁（$ATP-MgCl_2$）疗法：具有增加细胞内能量、恢复细胞膜钠-钾泵的作用及防止细胞肿胀和恢复细胞功能的效果。

（五）中医治疗

（1）中药内治 气脱宜补气固脱，急用独参汤；血脱宜补血益气固脱，用当归补血汤或人参养荣汤加减；亡阴宜益气养阴，用生脉散合增液汤加减；亡阳宜温阳固脱，用参附汤加减。现中医急诊，常将独参汤、参附汤、四逆散、生脉散均制成注射剂用于抢救休克。

（2）针灸　以达调整阴阳，回阳固脱，行气通络止痛的目的。针刺常选用涌泉、足三里、人中为主穴，内关、太冲、百会为配穴，亦可用电针间歇性加强刺激。艾灸选择大敦、隐白、百会、神阙、气海、关元等穴。

第六节　筋膜间隔区综合征

筋膜间隔区综合征是指在肢体骨和筋膜形成的间隔区内，因各种原因造成组织压上升，致使血管受压，血液循环障碍，肌肉、神经组织严重供血不足，甚则出现缺血坏死，最终导致这些组织功能损害，由此而产生的一系列症候群。常见于前臂掌侧和小腿闭合性严重损伤。筋膜间隔区内组织进行性水肿、出血、肢体包扎过紧、严重局部压迫引起相应骨间膜室内压力增高、急性缺血，导致缺血性坏死、挛缩，致残率较高。

一、病因病理

筋膜间隔是由骨、骨间膜、肌间隔和深筋膜等组织结构组成，间隔区内部有肌肉、血管、神经等通过。任何情况下间隔区内部的容积减少（外部受压）或内容物增大（组织肿胀或血肿），导致筋膜间隔内组织压力急剧升高，肌肉、血管、神经等组织受到挤压。

肢体外部受压的原因很多，如挤压伤、包扎过紧等；肢体内部组织肿胀的原因也有很多，如血管损伤时出血造成的血肿、组织缺血后毛细血管通透性增加引起的肿胀、肌肉过度活动后发生的肿胀等。

二、临床表现与诊断

（一）症状体征

1. 局部症状
（1）疼痛　剧烈疼痛可视为该综合征最早而且可能是唯一的主诉。
（2）皮温升高　皮肤略红，皮温稍高。
（3）患肢远端脉搏和毛细血管充盈时间　发病时可在其远端摸清动脉的搏动，毛细血管充盈时间仍属正常。若任其发展，肌内压继续升高，远端脉搏也将逐渐微弱，肢体苍白或发绀，直至无脉。
（4）感觉异常　受累神经支配的区域出现感觉过敏或迟钝，晚期感觉消失。
（5）肌力变化　肌力初则减弱，进而功能逐渐消失。
上述表现可概括为 5P：painless（疼痛转无疼），paralysis（肌肉瘫痪），pallor（潮红转苍白或发绀），pulselessness（无脉），paresthesia（感觉异常）。
局部症状疼痛及活动障碍是主要症状。肢体损伤后一般均诉疼痛，但在筋膜间隔区综合征的早期，其疼痛是进行性的。疼痛不因肢体固定或其他处理而减轻，肌肉因缺血而疼痛加重，直至肌肉完全坏死之前疼痛持续加重而不缓解。由于该肌肉损伤肿胀，主动活动发生障碍。

2. 全身症状
发热、口渴、心烦、尿黄、脉搏增快；血压下降等，在已发生肌肉坏死的情况下才出现。筋膜间隔区综合征的发病一般均比较迅速，严重者大约 24 小时即可形成典型的症状和体征。

3. 体征

肿胀、压痛及肌肉被动牵拉痛是本病重要体征。肢体肿胀是筋膜间隔区综合征最早的体征之一，在前臂、小腿等处，由于有较坚韧的筋膜包绕，肿胀不甚严重，但皮肤肿胀明显，常起水疱。肌腹处明显压痛是筋膜间隙内肌肉缺血的重要体征。于肢体末端被动牵拉该肌，如前臂掌侧筋膜间隔区综合征时，被动牵拉伸直手指，则引起屈指肌的严重疼痛。

4. 分类

（1）濒临缺血性肌挛缩　为严重缺血的早期。经过积极处理及时恢复血液供应，可避免发生或少量发生肌肉坏死，不影响或较少影响患者肢体功能。

（2）缺血性肌挛缩　时间较短的完全缺血，或程度较重的不完全缺血，虽经过积极处理恢复血液供应后，仍有部分肌肉坏死，由纤维组织修复，形成瘢痕挛缩，出现特有的畸形如爪形手、爪形足等。

（3）严重的完全缺血组织坏疽　大量的肌肉坏死，无法修复。

（二）辨证分型

（1）瘀滞经络　损伤早期，血溢脉外，瘀积不散，阻滞经络，气血不能循行分布，受累部位筋肉失养，故患肢肿胀灼痛，压痛明显，屈伸无力，皮肤麻木，舌质青紫，脉紧涩。

（2）肝肾亏虚　损伤后期，病久耗气伤血，肝肾亏虚。肝主筋，肝不荣筋，筋肉拘挛萎缩；肾主骨，肾亏则骨髓失充，骨质疏松，关节僵硬，舌质淡，脉沉细。

（三）辅助检查

B超检查：可以了解患肢血液循环是否受阻。

（四）诊断

根据病史、症状体征、辅助检查，可以明确诊断。

三、辨证论治

1. 切开减压法

早期减压，使间隔区内组织压下降，静脉血液回流使动、静脉的压力差增大，有利于动脉的血运，并使小动脉开放，组织重新获得血流供应，从而消除缺血状态。

（1）切开位置　沿肢体纵轴方向做切口，深部筋膜切口应与皮肤切口一致或略大，以便充分暴露肌肉组织，上臂和前臂均在旁侧做切口，手部在背侧做切口，大腿应在外侧切开，小腿应在前外侧或后内侧切开。

（2）切口范围　应切开每一个受累的肌筋膜间隔区，否则达不到减压的目的。小腿切开减压时，可切除腓骨上 2/3，以便充分打开小腿 4 个筋膜间隔区。

（3）切开后处理及注意事项

1）尽量彻底清除坏死组织，消灭感染病灶。

2）切口创面可用凡士林纱布、生理盐水纱布或生肌药膏加珍珠粉换药。如切口不大，可待其自行愈合或行二期缝合，若创面较大，肉芽新鲜，可采用植皮术以促进愈合。

3）严格无菌操作，预防破伤风及气性坏疽。

4）切开后伤口不可行加压包扎，以防再度阻断血液循环。

5）注意观察伤口分泌物的颜色，并将分泌物送细菌培养，以便选用适当抗生素。

2. 对症治疗

给予抗感染、改善微循环、抗休克、预防肾功能不全等药物对症支持治疗。

3. 中医治疗

（1）药物治疗

1）瘀阻脉络型：治宜活血化瘀，疏通脉络。方用圣愈汤加减。

2）肝肾亏虚型：治宜补肝益肾，滋阴清热。方用虎潜丸加减。外治可选用八仙逍遥汤、舒筋活血洗方或旧伤洗剂，熏洗患肢。

（2）理筋手法　轻症筋膜间隔区综合征用理筋手法治疗效果较好，重症则疗效欠佳。步骤是先用摩、揉、捏等手法，由浅入深，反复施行 3～5 分钟，然后逐一揉、捏每个手指或足趾，并被动地做伸指（趾）动作，以患者略感疼痛为度，不宜用暴力强行被动伸指（趾）。继而推、摩、揉腕关节或踝关节，最后以双手揉搓前臂或小腿，以放松挛缩肌群。

（3）练功及牵引　上肢可用健手协助患手做伸指、伸腕、握拳动作，也可两手相交，掌心向下或向前做翻腕动作。下肢可练习伸趾、屈趾及踝关节背伸、跖屈活动。将患肢置于支架上牵引，亦有一定疗效。每次约半小时，如牵引过程中手指发麻或发紫，可放松休息片刻再继续牵引。筋膜间隔区综合征的后果是十分严重的，神经干及肌肉坏死致肢体畸形及神经麻痹，且修复困难。避免此种后果的唯一方法，就是早期诊断、早期治疗。如治疗及时且措施正确则筋膜间隙内的肌肉可免于坏死，神经功能不受损害，而能完全恢复。

第七节　挤压综合征

　　挤压综合征是指四肢或躯干肌肉丰富部位，遭受外界重物 1 小时以上长时间挤压，造成的肌肉组织的缺血坏死，出现以肢体肿胀、肌红蛋白尿、高血钾为特征的急性肾衰竭和创伤性休克等综合征。该病早期不易被认识，常延误诊断和治疗，为广泛性软组织挫伤的伤者晚发性死亡的常见原因，病死率较高。

一、病因病理

　　挤压综合征多发生于房屋倒塌、工程塌方、交通事故等意外伤害，战时或发生强烈地震等严重自然灾害时可成批出现。躯干或肢体严重受压，致肌肉缺血性坏死；肌红蛋白、钾离子、酸性代谢产物等大量进入血液循环，导致肾功能障碍。

1. 肌肉缺血坏死

　　挤压综合征的肌肉病理变化与筋膜间隔区综合征相似。持续的机械挤压力引起肌细胞和微血管损伤，低灌注导致肌细胞缺氧、水肿。如持续时间超过 2.5 小时，骨骼肌纤维便开始出现不可逆坏死。当压迫解除后，缺血肢体恢复血供，大量液体被扣留在骨筋膜室，从而引起肌肉发生缺血性水肿，肌内压上升，肌肉血液循环发生障碍，形成缺血-水肿恶性循环，最后使肌肉神经发生缺血性坏死。

2. 缺血再灌注损伤

　　由于组织缺氧引起细胞代谢异常、细胞膜完整性破坏，钾离子、乳酸、肌酸激酶及各种炎症介质和毒素被释放。压迫解除后，缺血肢体恢复血供，缺血-再灌注机制启动，造成细胞内钙超载，自由基、肌红细胞等大量释放。当肌红蛋白进入血液循环后，被肾小球滤过，在肾小管内形成管型，阻塞肾小管，导致近端肾小管上皮细胞损伤，严重时可致肾缺血性梗死。

　　以上病理生理变化最终会导致低血容量休克、以高血钾为代表的电解质紊乱、代谢性酸中毒和恶性心律失常等急性后果，以及急性肾衰竭、凝血功能障碍、成人呼吸窘迫综合征和脓毒症等远期并发症。

二、临床表现与诊断

（一）症状体征

1. 局部症状

受伤部位压力解除后，伤处疼痛与肿胀严重，皮下瘀血，皮肤有压痕，皮肤张力较高，受压处及周围皮肤有水疱。伤肢远端血液循环障碍，部分患者动脉搏动可以不减弱，毛细血管充盈时间正常，但肌肉组织等仍有缺血坏死的危险。伤肢肌肉与神经功能障碍，如主动与被动活动及牵拉时出现疼痛，应考虑为筋膜间隔区内肌群受累的表现。皮肤感觉异常。检查皮肤与黏膜有无破损、胸腹盆腔内器官有无损伤等并发症。

2. 全身症状

患者出现头晕，胸闷，腹胀等症状。严重者心悸，甚至发生面色苍白、四肢厥冷。

（1）休克 少数患者早期可能不出现休克，或者休克期短暂未被发现。大多数患者由于挤压伤强烈的神经刺激，组织广泛的破坏，血浆大量的渗出，而迅速产生休克，且不断加重。

（2）肌红蛋白血症与肌红蛋白尿 这是诊断挤压综合征的一个重要依据。患者伤肢解除压力后，24 小时内出现褐色尿或自述血尿，同时尿量减少，比重升高，应考虑是肌红蛋白尿。肌红蛋白在血与尿中的浓度，待伤肢减压后 4~12 小时达到高峰，以后逐渐下降，1~2 日后恢复正常。

（3）高钾血症 肌肉坏死，细胞内的钾离子大量进入循环，加之肾衰竭排钾困难，在少尿期，血钾每日上升 2mmol/L，甚者 24 小时内升高至致命水平。高血钾同时伴有高血磷、高血镁及低血钙，可以加重血钾对心肌抑制和毒性作用，应连续监测。少尿期患者常死于高钾血症。

（4）酸中毒及氮质血症 肌肉缺血坏死后，大量磷酸根、硫酸根等酸性物质释出，使体液 pH 降低，导致代谢性酸中毒。严重创伤后组织分解代谢旺盛，大量中间代谢产物集聚体内，非蛋白氮与尿素氮迅速升高，临床上可出现神志不清、呼吸深大、烦躁口渴、恶心等酸中毒与尿毒症等一系列表现。每日应记出入量，经常测尿比重，尿比重低于 1.018 者是诊断急性肾衰竭的主要指标。

（二）辨证分型

（1）瘀阻下焦 此型多见于发病初期。伤后患处血溢脉外，恶血内留，阻隔下焦，腹中满胀，尿少黄赤，大便不通，舌红有瘀斑，苔黄腻，脉弦紧数。

（2）水湿潴留 此型多见于肾衰竭少尿期。伤后患处气滞血瘀，气不行则津液不能敷布而为水湿。水湿潴留则小便不通，津不润肠则大便秘结，二便不通则腹胀满，津不上承故口干渴；湿困脾胃，中焦运化失常则苔厚腻，脉弦数或滑数。

（3）气阴两虚 此型多见于肾衰竭多尿期。患者长时间无尿或少尿，加之外伤、发热、纳差，致气阴两虚。肾气虚，固摄失司，故有尿多。尿多则进一步伤阴及气，而出现气短、乏力、盗汗、面色苍白、舌质红、无苔或少苔和脉虚细数等气阴两虚的一系列表现。

（4）气血不足 此型多见于肾衰竭恢复期。患者饮食与二便已基本正常，但肢体肌肉尚肿痛，面色苍白，全身乏力，舌质淡苔薄，脉细缓。

（三）辅助检查

1. 血尿常规检查

可提示有代谢性酸中毒、高钾血症、肌红蛋白血症、肌红蛋白尿与肾功能损害。休克纠正后，首次排尿颜色呈褐色或棕红色，为酸性，尿量少，比重高，内含红细胞、血与肌红蛋白、白蛋白、肌酸、肌酐和色素颗粒管型等。每日应记出入量，经常观测尿比重，尿比重低于 1.018 者，是诊断急性肾衰竭的主要指标之一。多尿期与恢复期尿比重仍低，尿常规可渐渐恢复正常。

2. 血红蛋白、红细胞计数与血细胞比容　可估计失血、血浆成分丢失、贫血或少尿期水潴留的程度。

3. 血小板与出凝血时间　可提示机体出凝血、纤溶机制的异常。

4. 谷草转氨酶（GOT）、肌磷酸激酶（CPK）测定　测定肌肉缺血坏死所释放的酶的含量，可了解肌肉坏死程度及其消长规律。CPK＞1 万 U/L，有特异性诊断价值。

5. 血钾、血镁、血肌红蛋白测定　可了解病情的严重程度。

（四）诊断

根据病史、症状体征、辅助检查，可以明确诊断。

三、辨证论治

挤压综合征是骨伤科的危、急、重症，应做到早期诊断，积极救治，早期切开减压与防治肾衰竭。院前早期诊断和急救是降低患者死亡率及器官功能障碍发生率的关键。凡重压超过 1 小时以上者，均应按挤压综合征处理，密切注意其变化，积极防治并发症。

1. 现场急救处理

1）医护人员迅速进入现场，尽早地解除重物对患者的压迫，避免或降低本病的发生。

2）患肢制动，减少坏死组织分解产物的吸收与减轻疼痛，强调活动的危险性。

3）患肢用凉水降温或裸露在凉爽的空气中。禁止按摩与热敷，防止组织缺氧进一步加重。

4）不要抬高患肢，避免降低其局部血压，影响血液循环。

5）患肢有开放性伤口和活动性出血者应止血包扎，但避免使用加压包扎法和止血带。

6）予以大剂量的补液，首选静脉通道，静脉途径不可行时可考虑选择口服、鼻饲、骨髓输液及皮下输液等。补液方案需要个性化定制，推荐大剂量的温热、等张、不含钾的晶体液。

7）在突发灾难事故中，肢体或躯干长时间受压者应特别注意，现场不能处理，应作出标记，及时运转。

2. 早期预防措施

受压超过 1 小时以上的伤员，5%碳酸氢钠溶液 150ml 静脉滴注（碱化尿液），补充血容量，防止休克（补充容量），伤肢早期切开减张避免肌肉缺血坏死持续加重，减少肌肉坏死释放的有害物质进入血液循环，也有利于伤肢的功能恢复。

3. 伤肢处理

（1）早期切开减压适应证　①有明显挤压伤史；②患肢明显肿胀，局部张力高，质硬，有运动和感觉障碍者；③尿肌红蛋白试验阳性（包括无血尿时隐血阳性）或肉眼见有茶褐色尿。切开可使筋膜间隔区内组织压下降，改善静脉回流，恢复动脉血供，防止或减轻挤压综合征的发生或加重。如肌肉已坏死，清除坏死组织，通过减张引流可防止坏死分解产物进入血液，减轻中毒症状。同时清除失去活力的组织，减少感染的发生或减轻感染程度。

（2）截肢适应证　①患肢肌肉已坏死，并见尿肌红蛋白试验阳性或早期肾衰竭的迹象；②全身中毒症状严重，经切开减压等处理仍不见症状缓解，已危及患者生命者；③患肢并发特异性感染，如气性坏疽等。由于截肢并不能降低其发病率和病死率，因而不应作为伤肢早期处理的常规措施。

4. 全身治疗

（1）补液治疗　早期大量补液是挤压综合征一切治疗的基础，目的是通过补偿淤积液体、改善微循环、稀释毒素及增加肾灌注来纠正休克，保护器官功能。在前 2 小时内液体复苏量和速度，成人推荐以 0.9%生理盐水 1～1.5L/h 快速滴注，儿童推荐 15～20ml/（kg·h）；随后成人液体复苏减少为 500ml/h，儿童减少为 10ml/（kg·h）；伤后 6 小时内液体复苏量达到 3～6L 的患者，应当进行再评估，避免容量负荷过重。需要注意的是，补液在解除压迫前就要开始；对于老人、儿童、慢性重度营养不良及有心力衰竭等基础疾病者，需控制补液速度及总量；监测电解质、细胞代谢、心电图、血流动力学等指标对指导补液有重要价值。

（2）**药物治疗**　抗感染、镇痛、营养支持、纠正电解质紊乱（主要是高钾血症、低钙血症）等对症处理。但需注意的是由于肾脏损伤的存在，肾毒性药物的使用应尤其谨慎，如非甾体抗炎药就绝对禁用。

（3）**血液净化治疗**　是挤压综合征院内救治的核心，如伤员出现严重高钾血症、急性肾衰竭和液体超负荷，血液透析治疗是挽救生命的主要措施。在血液透析出现之前，以挤压综合征为代表的创伤后急性肾衰竭患者的死亡率居高不下，达到84%～91%，而早期血液透析治疗可以显著降低此类患者的死亡率。因此，血液净化不只限于治疗，也可以起预防作用。血液净化的主要模式有血液透析、腹膜透析或连续性血液净化，需根据伤情个性化选择。

5. 中医治疗

（1）**瘀阻下焦**　治宜活血化瘀，通关开窍，清泄下焦。方用化瘀通淋汤，或桃仁四物汤加皂角通关散。

（2）**水湿潴留**　治宜化湿利水，益气生津，兼以活血化瘀。方用大黄白茅根汤加味。

（3）**气阴两虚**　治宜益气养阴。方用生脉散加减。

（4）**气血不足**　治宜益气养血，通络活络。方用八珍汤加减。

第八节　脂肪栓塞综合征

脂肪栓塞综合征是严重创伤骨折或骨科手术后，骨髓腔内游离脂肪滴进入血液循环，在肺血管床内形成栓塞，引起一系列呼吸及循环系统的改变。病变以肺部为主，表现为以呼吸困难、意识障碍、皮下及内脏淤血和进行性低氧血症为主要特征的一组综合征。

一、病因病理

脂肪栓塞综合征常发生于严重创伤多发骨折和骨科手术之后。也见于普通外科手术及胸外心脏按压等。其发病机制为以机械和化学的联合学说。

（1）**机械学说**　骨折后，骨髓内脂肪滴释出，局部血肿压力过大，或骨科手术操作如髓内钉固定造成髓腔内压力增加，使脂肪滴进入破裂的静脉窦中。脂肪滴进入血流和创伤后机体的应激反应，引起血液流变学发生改变，如血小板、红细胞、白细胞和血脂质颗粒聚集在脂肪滴表面。此外，出血后组织凝血活酶释放，促发血管内凝血，纤维蛋白沉积，使脂肪滴体积增大不能通过毛细血管，而在肺血管床内形成脂肪栓塞，造成机械性阻塞。

（2）**化学学说**　创伤骨折后，机体应激反应通过交感神经-体液效应，释放大量儿茶酚胺，使肺及脂肪组织内的脂酶活力增加。在肺脂酶作用下发生水解，产生甘油及游离脂酸，过多的脂酸在肺内积聚，产生毒副作用，使肺内毛细血管通透性增加，而致肺间质水肿，肺泡出血，致肺不张和纤维蛋白栓子形成的一系列肺部病理改变，即化学性肺炎。

脂肪栓塞综合征的发生与创伤的严重程度有一定关系。创伤骨折越严重，脂肪栓塞发生率越高，症状也越严重。甚者可以栓塞全身各脏器，但肺栓塞、脑栓塞、肾栓塞在临床上较为常见。

二、临床表现与诊断

（一）症状体征

1. 暴发型

暴发型其特点是损伤后早期出现脑部症状，迅速发生昏迷。创伤后的潜伏期很短，某些病例可能在入院时即已因脂肪栓塞而发生神志不清或昏迷。此类型的死亡率甚高，仅有少数病例生前得到确诊，多数在尸检时才能做出诊断。

2. 临床型

临床型即有典型的脂肪栓塞综合征的表现。一般在伤后有 1～2 天的潜伏期，可无任何症状。此后便会出现一系列的症状，包括严重脑部症状，特别是谵妄、昏睡甚至昏迷，有时还伴随其他神经系统症状和体征。呼吸系统症状为低氧血症，有呼吸困难或呼吸次数增加以及咳嗽、咳痰等症状。体温迅速上升，心动过速以及腋部、上胸部或黏膜下有出血斑点。

3. 亚临床型

亚临床型即有脂肪栓塞综合征的部分症状，症状一般轻微，此型临床最多见。按其症状表现又有以下四种情况：

（1）无呼吸系统症状者 脑部症状较轻微，主要有发热、心动过速及皮肤出血点。

（2）有呼吸系统症状而无脑及神经系统症状者 临床主要表现为呼吸困难、低氧血症、发热、心动过速及皮肤出血点。

（3）无明显脑及呼吸系统症状者 主要表现为皮下出血点、发热及心动过速。

（4）无皮肤黏膜出血点者 主要表现为发热、心动过速、脑部症状及呼吸困难。

（二）辨证分型

（1）瘀阻肺络 伤后出现胸部疼痛，咳呛疼痛，胸闷，痰中带血，皮肤有出血点，上肢伸举无力，脉细涩。

（2）瘀阻胸膈 伤后出现神志恍惚，严重者呼吸困难，口唇紫绀，可见散在瘀血点，脉细涩。

（3）瘀阻心肺 伤后出现昏迷不醒，有时出现手足抽搐、痉挛，呼吸喘促，胸胀，口唇发绀，颈和腋下出现瘀斑。

（三）辅助检查与诊断标准

（1）主要诊断标准 呼吸系统症状和肺部 X 线多变的进行性肺部阴影改变，典型的肺部 X 线可见"暴风雪状"阴影；点状出血常见于头、颈及上胸等皮肤和黏膜部位；无颅脑外伤导致的神经症状。

（2）次要诊断标准 血氧分压下降，低于 8kPa（60mmHg）以下；血红蛋白下降，低于 100g/L 以下。

（3）参考标准 心动过速，脉率快（120 次/分以上）；发热或高热（38～40℃）；血小板突然减少；尿中脂肪小滴、少尿、血中游离脂肪滴；血沉增快（大于 70mm/h）；血清脂肪酶增加。

在上述标准中主要标准有两项或主要标准有一项，而次要标准和参考标准有四项以上时可确定临床诊断。无主要诊断标准，只有一项次要诊断标准及参考标准四项以上者，可疑为隐性脂肪栓塞综合征。

三、辨证论治

脂肪栓塞综合征轻者有自然痊愈倾向，而肺部病变明显的患者经呼吸系统支持疗法，绝大多数可以治愈。对暴发型，病情危笃，若不及时采取有力措施，则死亡率较高。

1. 呼吸支持

（1）部分综合征 可以鼻管或面罩给氧，使氧分压维持在 9.33～10.67kPa 以上即可，创伤后 3～5 天以内应定期行血气分析和胸部 X 线检查。

（2）典型综合征 应迅速建立通畅气道，暂时性呼吸困难可先行气管内插管，病程长者应行气管切开。进行性呼吸困难、低氧血症患者应尽早择用机械辅助通气。

2. 药物治疗

（1）**激素**　主要作用在于降低毛细血管通透性，减轻肺间质水肿，稳定肺泡表面活性物质。因此在有效的呼吸支持下血氧分压仍不能维持在 8kPa 以上时，可应用激素。一般采用大剂量氢化可的松，每日 1.0～1.5g，连续用 2～3 天，停药后副作用小。

（2）**抑肽酶**　主要作用可降低骨折创伤后一过性高脂血症，防止脂栓对毛细血管的毒副作用。抑制骨折血肿内激肽释放和组织蛋白分解，减慢脂肪滴进入血流速度，并可对抗血管内高凝和纤溶活动。治疗剂量，每日用 100 万 KIU，可获良好的治疗作用。

（3）**高渗葡萄糖**　单纯高渗葡萄糖或葡萄糖加氨基酸，或葡萄糖加胰岛素，对降低儿茶酚胺的分泌，减少体内脂肪动员，缓解游离脂肪酸毒性均有一定效果。

（4）**白蛋白**　与游离脂肪酸结合，降低脂肪酸毒性，故对肺脂栓有良好治疗作用。

（5）**抗生素**　选用正确抗生素，按常规用量，预防感染。

（6）**其他药物**　低分子右旋糖酐可改善微循环、减轻组织水肿，并可扩容及增加血容量，具有良好的抗凝功能。肝素抑制凝血机制，阿司匹林防止血小板凝集。

3. 中医治疗

（1）**瘀阻肺络**　治宜活血化瘀，祛风解毒。方用清上瘀血汤。

（2）**瘀阻胸膈**　治宜活血祛瘀，清热凉血，方用苏子降气汤。

（3）**瘀阻心肺**　治宜清心醒脑。方用犀角地黄汤加减，必要时亦可冲服紫雪丹或苏合香丸。

4. 辅助治疗

（1）**脑缺氧的预防**　为减少脑组织和全身耗氧量，降低颅内压，防止高温反应等，应给予头部（冰帽）降温或进行冬眠疗法。更重要的是纠正低氧血症。高浓度给氧能提高血氧饱和度，有效减轻肺水肿，改善肺功能。早期高压氧舱治疗是近年来有效治疗脂肪栓塞综合征的重要措施之一。

（2）**骨折的治疗**　急救时，应根据实际情况选择夹板或石膏稳定固定。早期制动能减少骨折断端活动和组织的再损伤，减少脂肪栓塞综合征的发生率。待患者情况稳定后，需根据骨折的类型和患者的一般情况而定，对病情许可者可早期行内固定。而对于多发伤合并长骨干骨折、不稳定骨盆骨折或伴有严重软组织损伤的复杂开放或闭合骨折的患者，主张应用外固定架临时固定骨折，稳定骨盆环，为组织水肿的改善和下一步治疗创造条件，避免严重骨折后，脂肪滴因压力进入静脉血流中引起脂肪栓塞综合征。

第六章 骨 折

第一节 上肢骨折

一、锁骨骨折

锁骨骨折是常见的上肢骨折之一，多见于青壮年及儿童。锁骨呈"S"形，在胸骨端与胸骨柄相连、在肩峰端与肩胛骨肩峰相连，横架于胸廓前上方，保护臂丛神经及锁骨下血管，支撑肩胛骨，保证上肢的灵活运动。锁骨胸骨端粗大、肩峰端扁平，这种形态变化在锁骨中外 1/3 尤其明显，因此骨折多发生于中外 1/3 处。

（一）病因病理

锁骨骨折多因直接击打，或跌倒致肩、肘、腕等处着地，锁骨受直接或间接暴力而发生，以间接暴力较多。传导暴力冲击锁骨发生骨折，多为横断形或短斜形骨折。直接暴力亦可从前方或上方作用于锁骨，发生横断形或粉碎性骨折。骨折严重移位时，锁骨后方的臂丛神经和锁骨下动、静脉可能合并损伤。受伤原因常为运动伤、交通伤等中等能量或高能量创伤；老年患者常因跌倒等低能量创伤引起。儿童锁骨骨折多见于摔倒损伤，由于骨膜厚，骨质弹性好，常为青枝骨折。

（二）临床表现与诊断

1. 症状体征

骨折部位疼痛、肿胀、瘀斑，患肩及上臂拒绝活动。外观出现骨折部位突起畸形，可触及骨擦感。幼儿，如为青枝骨折时疼痛可轻，无骨擦音，可做关节活动，往往见患者锁骨不平整，有突出成角及压痛。来诊时，头倾向患侧，下颌部转向健侧，同时用健侧手托住伤侧前臂及肘部，以减少伤肢重量牵拉引起骨折移位的疼痛（图 6-1-1）。如果锁骨骨折合并肩锁关节脱位，锁骨远端上移，按压锁骨远端时可产生弹性活动感，称为琴键征阳性。

根据骨折部位，可将锁骨骨折分为中 1/3 骨折、外 1/3 骨折、内 1/3 骨折。

（1）锁骨中 1/3 骨折　如移位较大，内侧端移位向后上方，外侧端移位向前下方，并向内侧端重叠。儿童锁骨骨折多为青枝骨折，向前上方成角。粉碎性骨折骨折片旋转、倒立、易刺破胸膜、血管及神经，造成复合伤（图 6-1-2）。

（2）锁骨外 1/3 骨折　多由肩部着地或直接暴力损伤所致。骨折常为斜形、横断形。少数为粉碎性。骨折可能波及损伤肩锁韧带和喙锁韧带。

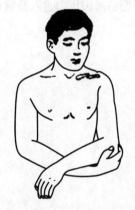

图 6-1-1　锁骨骨折姿势

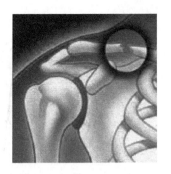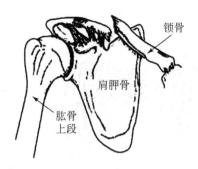

锁骨
肩胛骨
肱骨
上段

图 6-1-2　锁骨中 1/3 骨折示意图

（3）**锁骨内 1/3 骨折**　骨折内侧端移位向后上方，外侧端由于受三角肌和胸大肌的影响，常有旋转发生。

2. 辅助检查

（1）**X 线检查**　锁骨正位 X 线能判断是否骨折，双侧对比能确定是否存在肩锁关节脱位。如果锁骨骨折合并有肩锁关节损伤，建议加拍双侧肩锁关节赞卡（Zanca）位片（图 6-1-3）。

（2）**CT 检查**　可行锁骨的胸骨端骨折等 CT 三维重建以明确损伤类型，指导制订临床治疗方案。

3. 诊断

根据病史、症状体征、影像学检查，可以明确诊断。

（三）辨证论治

1. 手法治疗

（1）**膝顶复位法**　令患者坐凳上，挺胸抬头，上肢外旋，双手叉腰，术者在背后一足踏于凳缘上，将膝部顶住患者背部正中，双手握其两肩外侧，向背后徐徐拔伸，使患者挺胸、肩部后伸，以矫正骨折端重叠移位。如仍有侧方移位，术者用捺正手法矫正之。

（2）**卧位复位法**　对于肌肉发达强壮者，坐位叉腰挺胸

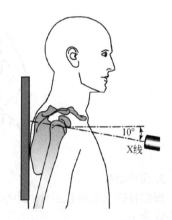

图 6-1-3　赞卡（Zanca）位片

10°
X线

抬头法如果复位困难，可以让患者平躺，胸背部后放小的软枕，使双肩后伸，对锁骨产生牵张力，以纠正锁骨重叠和成角移位；平卧 3～5 分钟后，肌肉自然放松，用捺正手法矫正残余的侧方移位。复位后坐位维持，再按常规包扎固定。

2. 固定方法（软性外固定）

幼儿无移位骨折或青枝骨折用三角巾悬吊患侧上肢 2～3 周。对少年及成年的无明显移位的锁骨骨折，予前臂吊带悬吊制动即可。有移位骨折的固定方法较多，可根据具体情况选择使用。

1）绕圈绷带固定法（图 6-1-4）：移位明显者，可根据移位情况在骨折部放置固定垫和弧形短夹板固定。固定时先在两腋下各置一块厚棉垫，用绷带从患侧肩后起，经患侧下，绕过肩前上方，横过背部，经健侧腋下，绕过健侧肩前上方，绕回背部至患侧腋下，如此反复包绕 8～12 层，用胶布粘贴绷带末端。包扎后，用三角巾悬吊患肢于胸前。

2）斜"8"字绷带固定法（图 6-1-5）：亦称十字搭肩法、人字绷带或单"8"字绷带法固定。固定时先在两腋下各放置一块厚棉垫，用绷带从患侧肩后经腋下，绕过肩前上方，横过背部，经对侧腋下过胸前，再经患侧肩前至患侧腋下如此反复包绕 8～12 层，主要适合于锁骨外 1/3 骨折。

3）双圈固定法：将事先准备好的大小合适的两个固定棉圈分别套在两侧肩部，从背后紧拉固定圈，用短布带将两固定圈的后下部紧紧扎住。用另一条短布带松松扎住两圈的后上部，用长布带在胸前缚住两圈前方。胸前及背侧上方两布带的作用，主要是防止固定圈滑脱，不能过紧，特别是

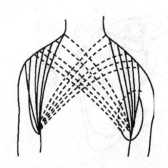
图 6-1-4　绕圈（横"8"字）绷带固定法

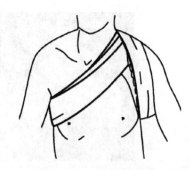
图 6-1-5　斜"8"字绷带固定法

前侧布带，过紧则使肩部前屈，失去固定作用。最后在患侧腋窝部的圈外再加缠棉垫 1～2 个，加大肩外展，利用肩下垂之力，维持骨折对位固定时，患者应保持挺胸抬头双手叉腰，以防复位后的骨折端重新移位。睡眠时，取仰卧位，在两肩胛骨之间纵向垫一窄软枕头使两肩后伸，胸部挺起。儿童有移位骨折一般固定 2～3 周，成人固定 4 周，粉碎性骨折固定 6 周（图 6-1-6）。

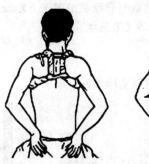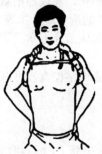
图 6-1-6　双圈固定法

3. 药物治疗

根据骨折三期辨证治疗，即早期以活血化瘀为主；中期以接骨续筋为主；晚期以补气养血，健壮筋骨为主。

4. 手术治疗（切开复位内固定的方式）

1）闭合撬拨复位，微创经皮髓内钉或克氏针等固定。

2）钢板螺钉内固定，多选择重建钢板或锁骨解剖型钢板固定。

3）锁骨骨折根据类型可以采用钢丝捆绑固定，如克氏针张力带，锚钉修复、重建喙锁韧带，微型解剖型钢板，锁骨钩钢板等固定，必要时可能需要修复、重建喙锁韧带（图 6-1-7、图 6-1-8）。

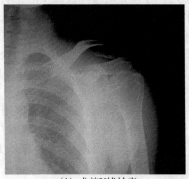
（1）术前X线检查

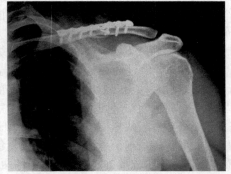
（2）术后X线检查

图 6-1-7　锁骨骨折术前、术后 X 线检查

5. 功能锻炼

根据外固定与内固定及稳定性情况，循序渐进进行锻炼，以活动关节又不影响断端稳定为原则。初期可做手指、腕、肘关节屈伸活动和用力握拳活动，以促进气血运行，达到消肿止痛的目的。中期逐渐做肩部练功活动，如耸肩活动和肩部后伸的扩胸活动。后期拆除固定，可逐渐做肩关节的各方向活动，重点是肩外展和旋转运动，防止肩关节因固定时间太长而致肩关节周围炎。

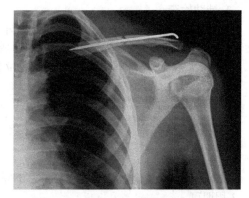

图 6-1-8 锁骨中 1/2 骨折克氏针固定

（四）预防与调护

软性外固定者，睡眠时需平卧免枕，肩胛骨间垫小枕，以保持双肩后仰，有利于维持骨折复位。固定期间如发现神经或血管受压症状或固定绷带等松动，应及时调整绷带松紧度或随诊。内固定者，需适度保护患肢，患肩不能受挤压。侧卧位时，不能患肩朝下。注意疼痛及伤后心理的调护、并发症的预防等。

二、肱骨外科颈骨折

肱骨外科颈骨折是指肱骨解剖颈下 2～3cm 处的骨折，相当于大小结节下缘与肱骨体的交界处

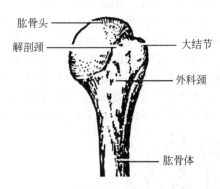

图 6-1-9 肱骨的结构

骨折。此处是疏松骨质和致密骨质交界处，骨皮质薄，无肌肉附着，是应力的薄弱点，常易发生骨折（图 6-1-9）。肱骨外科颈骨折是肩部常见的骨折之一，是肱骨近端骨折中最常见的类型。肱骨外科颈骨折在祖国医学中属于"臑骨肩端骨折"的范畴，各年龄段均可发生，但以老年人居多，其中女性又多于男性。由于紧靠肱骨外科颈内侧有腋神经向后进入三角肌内，臂丛神经、腋动静脉通过腋窝，所以严重移位的骨折可合并神经、血管损伤，此处骨折属于近关节骨折，应仔细复位，若处理不当，容易遗留不同程度的肩关节功能障碍。

（一）病因病理

肱骨外科颈骨折多为间接暴力所致。老年人由于骨质疏松，轻度暴力损伤即可引发骨折，而年轻人多为车祸、高处摔下等较大暴力损伤才会导致骨折。最常见的受伤机制是，患者摔倒时手掌着地，间接暴力向上传导，根据上臂受伤时所处的位置（内收或外展），往往会导致不同类型的骨折。直接暴力损伤比较少见，主要是由打击或跌倒时肩外侧或后外侧着地而造成。

（二）临床表现与诊断

1. 症状体征

伤后肩部剧烈疼痛，肿胀明显，上臂内侧可见瘀斑，肩关节活动障碍，患肢不能抬举，肱骨外科颈局部有环形压痛和纵向叩击痛。非嵌插骨折可出现畸形、骨摩擦音和异常活动。外展型骨折肩部仍饱满，但肩部下方稍呈凹陷，在腋下肱骨近端内侧能摸到移位的骨折远端或向内成角，与肩关节脱位不同。内收型骨折在上臂近端的外侧可摸到突起的骨折远端和向外成角畸形。合并肩关节脱位者，肩部肿胀甚剧，青紫瘀斑也较严重，肩峰下呈凹陷，在腋下可摸到肱骨头。如果骨折脱位移位严重，压迫腋部血管神经，将会出现上肢麻痹、放射痛及血液循环障碍的情况。

2. 辅助检查

（1）**X 线检查**　正位片可明确骨折内、外侧方移位和向内或向外成角的情况，至于肱骨头有无旋转，骨折有无前后侧方移位和向前或向后成角畸形，则必须拍穿胸侧位片。

（2）**CT 检查**　清楚了解骨折块之间的立体关系和移位程度。

3. 临床诊断

根据病史、症状体征、影像学检查，可以明确诊断。

（三）辨证论治

1. 手法治疗

（1）**无移位的裂缝骨折或嵌插骨折**　不需要整复，仅用绷带贴胸固定、三角巾悬吊伤肢于胸前2～3 周即可。

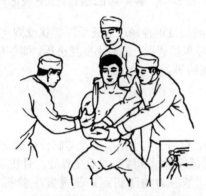

图 6-1-10　外展型骨折的整复

（2）**外展型骨折**　患者坐位或仰卧位，一助手用布带绕过患侧腋窝向上提拉，屈肘 90°，前臂中立位，另一助手握其肘部，沿肱骨纵轴方向牵引，矫正重叠移位。然后术者双手握骨折部，两拇指按于骨折近端的外侧，其余各指抱骨折远端的内侧向外捺正，助手同时在牵引下内收上臂即可（图 6-1-10）。

（3）**内收型骨折**　患者坐位或仰卧位，一助手用布带绕过患侧腋窝向上提拉，屈肘 90°，前臂中立位，另一助手握其肘部，沿肱骨纵轴方向牵引，矫正重叠移位。然后术者两拇指按压骨折部向内侧推，其余各指使骨折远端外展，助手在牵引下使上臂外展，使之复位。若有向前成角畸形，应做进一步矫正，术者双手拇指置于骨折部的前侧向后按压，其余各指抱骨折远端后侧稍向前移，助手在牵引下徐徐向上抬举上臂过头顶，以矫正向前成角畸形。此时，术者立于患者前外侧，用两拇指压住骨折远端，其余各指由前侧按住成角处，如有骨折端相互抵触则表示成角畸形已矫正（图 6-1-11）。

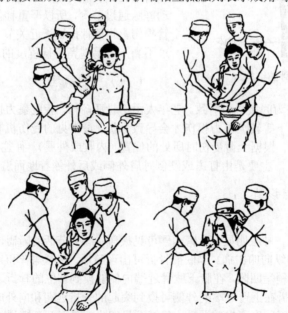

图 6-1-11　内收型骨折的整复

2. 固定方法

可采用上臂超肩关节夹板固定，长夹板三块，下达肘部，上端超过肩部。短夹板一块，由腋窝下达肱骨内上髁以上，夹板的一端用棉花包裹成蘑菇头状。在助手维持牵引下，若内收型骨折，大头垫应放在肱骨内上髁的上部；若外展型骨折，大头垫应顶住腋窝部，并在成角突起处放一平垫，三块长夹板分别放在上臂前、后、外侧，用三条扎带将夹板捆紧，然后用长布带绕过对侧腋下用棉花垫好打结。内收型骨折固定患肩外展位，外展型骨折固定患肩内收位。固定时间为4~6周。

夹板固定后，应注意患肢血运和手指活动情况，及时调整夹板的松紧度。内收型骨折及骨折脱位应维持患肩于外展位，外展型骨折应维持患肩于内收位，以免骨折发生再移位（图6-1-12）。

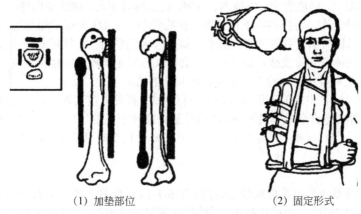

（1）加垫部位　　　　　　　（2）固定形式

图 6-1-12　肱骨外科颈骨折的夹板固定

3. 药物治疗

根据骨折三期辨证治疗。

4. 手术治疗

手术方式一般多采用螺钉、"T"形或解剖型钢板等固定方式（图6-1-13）。对于老年人粉碎性骨折，内固定发生肱骨头坏死的概率较高，也可考虑肱骨头置换术。

5. 功能锻炼

早期做抓空增力，五指用力伸展，再用力握拳；腕关节做背伸掌屈的摆动；左右摆拳，腕关节做内收外展活动。中期随着肿胀消退，疼痛减轻，可继续做上述动作，但运动量应加大。拆除外固定后，做肩肘屈伸，健患两侧上肢同时做肩关节前屈，肘关节伸直位运动。但需注意骨折在2~3周内，外展型应限制肩关节做外展活动，内收型应限制肩关节做内收活动。

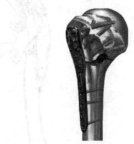

图 6-1-13　肱骨外科颈骨折的内固定示意图

（四）预防与调护

在固定早期应注意：内收型骨折及骨折脱位应维持于外展位，勿使患肩做内收动作。外展型骨折则相反，切不可做肩外展抬举动作，以免骨折再移位。

三、肱骨干骨折

肱骨干骨折是指肱骨外科颈以下1~2cm至内外髁上2cm处的骨折。肱骨干骨折在临床上较为常见，可发生于任何年龄，但多见于青壮年。骨折好发于骨干的中1/3及中下1/3交界处，下1/3

次之，上 1/3 最少。中下段骨折容易合并桡神经损伤。传统医学称之为臑骨骨折、胳膊骨折。

肱骨干周围有许多肌肉附着，由于肩部和上臂周围肌肉的牵拉，在不同平面的骨折可造成不同方向的移位。肱骨干上 1/3 骨折（三角肌止点以上）时，骨折近端因胸大肌、背阔肌和大圆肌的牵拉而向前、向内移位，骨折远端因三角肌、喙肱肌、肱二头肌和肱三头肌的牵拉而向上、向外移位。肱骨中 1/3 骨折（三角肌止点以下）时，骨折近端因三角肌和喙肱肌的牵拉而向外、向前移位，骨折远端因肱三头肌及肱二头肌的牵拉而向上移位。肱骨干下 1/3 骨折时，骨折远端移位的方向可因前臂和肘关节的位置而异。伤后患者常将前臂依附在胸前壁，造成骨折远端内旋。骨折的成角往往还与暴力的方向有关，如来自外侧的直接暴力可使骨折断端向内成角。

桡神经由腋部发出，经肱骨上、中段内、后侧，转至肱骨下段，肱骨中段外侧面有三角肌粗隆，粗隆后下方有一桡神经沟，为桡神经下行径路。在肱骨中、下 1/3 处桡神经与肱骨干相接触，肱深动脉与之伴行，故该段骨折易并发桡神经损伤。移位较大的骨折，在骨折愈合过程中，桡神经有可能被骨痂包埋。当桡神经受损或被骨痂包埋时，会出现相应不同程度的桡神经受损症状。故在骨折早期或晚期均应注意对桡神经的检查，了解神经损伤的情况。

肱骨干的滋养动脉在中段偏下进入骨内向下行，如骨折发生在其入口以下的平面上时，骨折远段的血供减少，对骨折愈合造成不良影响。肱动脉紧贴肱骨中下段，其下方为肱二头肌腱膜所固定，移动范围较小，强大的直接暴力造成的骨折，其移位的骨折断端可损伤肱动脉。

（一）病因病理

直接暴力和间接暴力均可造成肱骨干骨折（图 6-1-14）。肱骨干的上 1/3、中 1/3 骨质较为坚硬，该段骨折多由直接暴力引起，如棍棒打击、重物挤压和机器缠绞等，多为横断形骨折或粉碎性骨折。肱骨干下 1/3 较为薄弱，该段骨折多由间接暴力引起，多为斜形或螺旋形骨折，如跌仆时手掌或肘部着地，暴力传至肱骨下 1/3 而发生骨折；姿势错误的猛力投掷（如投掷手榴弹、标枪等）及掰腕，由于动作不协调，当旋转暴力超过了肱骨干所承受的限度时，即可造成旋转骨折。投掷所致的肱骨干骨折又称投掷骨折或投弹骨折。

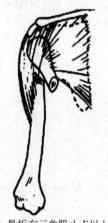 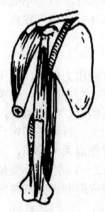

(1) 骨折在三角肌止点以上　　　(2) 骨折在三角肌止点以下

图 6-1-14　肱骨干骨折

（二）临床表现与诊断

1. 症状体征

伤后患臂疼痛、肿胀明显，活动功能障碍，患肢不能抬举，局部有明显环形压痛和纵向叩击痛。无移位的裂缝骨折和骨膜下骨折者，患臂无明显畸形。但绝大多数均为有移位骨折，患臂有缩短、成角或旋转畸形，有异常活动和骨擦音，骨折端常可触及。

2. 辅助检查

X 线检查：正侧位片可明确骨折的部位、类型和移位情况，并有助于鉴别是否为骨囊肿、骨纤维异常增殖症及成人非骨化性纤维瘤等所致的病理性骨折。检查时必须注意腕及手指的功能，以便确定是否合并有神经损伤。

3. 临床诊断

根据病史、症状体征、影像学检查，可以明确诊断。

（三）辨证论治

1. 手法治疗

患者坐位或平卧位。骨折移位较小者，不必麻醉。骨折移位较大者，可在局部麻醉或高位臂丛神经阻滞麻醉下进行复位。一助手用牵引带通过腋窝向上提拉，另一助手握持前臂在中立位向下、沿上臂纵轴徐徐用力拔伸牵引，一般牵引力不宜过大，否则容易引起断端分离移位。待重叠移位完全矫正后，根据骨折不同部位的移位情况进行复位。

（1）上 1/3 骨折 在助手维持牵引下，术者两拇指抵住骨折远端后外侧，其余四指环抱近端前内侧，将近端托起向外，使断端微向外成角，继而拇指由外推远端向内，即可复位。术者亦可用一手拇指抵住骨折近端的前内侧，另一手拇指抵住骨折远端的后外侧，两手拇指同时用力，将两骨折断端按捺平复。

（2）中 1/3 骨折 在助手维持牵引下，术者以两手拇指抵住骨折近端外侧推向内。其余四指环抱远端内侧拉向外，使两骨折断端内侧平齐，并微向外成角，然后两拇指再向内推，纠正成角，使两骨折断端平复归原。术者亦可用一手拇指抵住骨折近端的前外侧，另一手拇指抵住骨折远端的后内侧，两手同时用力按捺，使两骨折断端平复归原。纠正移位后，术者捏住骨折部，助手徐徐放松牵引，使断端互相接触，微微摇摆骨折远端或从前后内外以两手掌相对挤压骨折处，矫正残余侧方移位，若感到断端摩擦音逐渐减小，直至消失，骨折处平直，表示已基本复位。

（3）下 1/3 骨折 多为螺旋形或斜形骨折，复位时仅需轻微力量牵引，骨折断端可留少许重叠，术者用按捺手法矫正成角畸形，再用两手掌将两斜面相对挤紧捺正。对螺旋形骨折，应分析是由内旋暴力还是外旋暴力所造成的。复位时，可握住骨折远端做与旋转暴力方向相反的较轻的旋转手法以矫正旋转畸形。

骨折断端如有分离移位，切忌拔伸牵引，可在矫正侧方移位后，用纵向推挤，使两骨折断端紧密接触。

2. 固定方法

（1）夹板固定 前、后、内、外侧夹板，其长度视骨折部位而定。肱骨干上 1/3 骨折要超肩关节固定，下 1/3 骨折要超肘关节固定，中 1/3 骨折则不超过上、下关节固定。同时应注意前侧夹板下端不能压迫肘窝，以免影响患肢血运及发生压迫性溃疡。如果侧方移位及成角畸形已完全矫正，上 1/3 骨折则在骨折近端的前侧、内侧各放置一长方形固定垫，在骨折远端的后侧、外侧各放置一长方形固定垫；中 1/3 骨折则在骨折近端的前侧、外侧各放置一长方形固定垫，在骨折远端的后侧、内侧各放置一长方形固定垫，以防骨折断端重新移位。若仍有轻度侧方移位时，可采用两点加压法放置固定垫；若仍有轻度成角时，可采用三点加压法放置固定垫，使其逐渐复位。若粉碎性骨折的碎骨片不能满意复位时，也可用固定垫将其逐渐压回。但应注意固定垫厚度要适中，防止局部皮肤压迫性溃疡和坏死。在桡神经沟部不要放置固定垫，以防桡神经受压而发生麻痹。包扎后，肘关节屈曲 90°，以带柱托板或三角巾将前臂置于中立位，患肢悬吊于胸前（图 6-1-15、图 6-1-16）。

固定期间应定期做 X 线检查，观察骨折断端是否有分离移位。若发现骨折断端分离，应在夹板外面加用弹性绷带或宽 4～5cm 的橡皮带上下缠绕肩、肘部，或采用环绕肩肘部的宽胶布条固定后再用夹板固定，使骨折断端受到纵向挤压而逐渐接触，并卧床休息 2 周，或加用铁丝外展架，以克服患肢重量的悬垂作用。固定时间成人为 6～8 周，儿童为 3～5 周。肱骨中下 1/3 骨折是迟缓愈合和不愈合的好发部位，固定时间可适当延长，必须在临床症状消失、X 线照片复查有足够骨痂生长之后，才能解除固定。

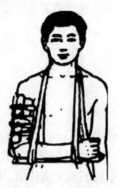
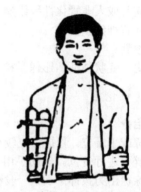

图 6-1-15　肱骨干中 1/3 骨折夹板不超过上下关节　　图 6-1-16　肱骨干下 1/3 骨折夹板超肘关节

（2）悬垂石膏外固定　依靠石膏的重量牵引达到骨折复位并维持对位。要求患者站立时保持上臂下垂于胸前，卧位时上臂置于半下垂位。但悬垂石膏可引起骨折端分离，致骨折延迟愈合或不愈合。肱骨的横断形骨折更易发生这种情况。肱骨中段短缩移位的斜形骨折及螺旋形骨折可适当考虑使用悬垂石膏。

3. 药物治疗

根据骨折三期辨证治疗。

4. 手术治疗

手术方法建议遵循现代内固定原则和要求进行选择。有切开复位钢板螺钉内固定术（图 6-1-17）；带锁髓内钉内固定术（图 6-1-18）；外固定支架固定术（图 6-1-19）；植骨内固定术；桡神经损伤、血管损伤探查术等。

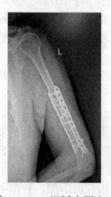
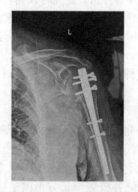
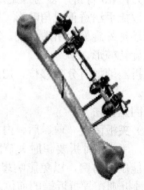

图 6-1-17　钢板内固定　　　　图 6-1-18　髓内钉内固定　　　　图 6-1-19　外固定支架固定

5. 功能锻炼

固定后患肢即可做伸屈指、掌、腕关节和耸肩活动，前臂和手肿胀较甚者，应每日进行用力握拳及轻柔抚摩。肿胀消退后，做患肢上臂肌肉舒缩活动，以加强两骨折端在纵轴上的挤压力，防止骨折断端分离。中期除继续初期的练功活动外，应逐渐进行肩、肘关节活动。练功时不应使骨折处感到疼痛，以免引起骨折重新移位或产生剪切力、成角及扭转应力而影响骨折愈合。骨折愈合后，应加大肩、肘关节活动范围，如做肩关节外展、内收、抬举活动及肘关节屈伸活动等，并可配合药物熏洗、按摩，使肩、肘关节活动功能早日恢复。

（四）预防与调护

肿胀消退后，做上臂肌肉舒缩活动，以加强骨折端在纵轴上的压力。若发现骨折断端再分离，应及时处理。肱骨干中下段骨折容易损伤桡神经，损伤后易出现垂腕等并发症，应予注意。

四、肱骨髁上骨折

肱骨髁上骨折是儿童肘部最常见的骨折。成年和老年人亦可发生。

肱骨下端扁而宽，前面凹陷为冠状窝，后部凹陷为鹰嘴窝，在两个窝之间由一菲薄骨质相隔。两侧形成尺侧骨嵴和桡侧骨嵴，前者皮质较密，并有凹陷，桡侧骨嵴突出，骨皮质较薄（图6-1-20）。

肱骨的关节端，内侧为滑车，肱骨内髁为前臂屈肌腱附着部；外侧为肱骨小头，肱骨外髁为前臂伸肌腱附着点。肱骨滑车和小头之间有一小头间沟，桡骨头即沿此沟做伸屈和旋转活动，肱骨内髁和肱骨外髁联为一体与肱骨干纵轴构成30°～45°的前倾角（图6-1-21），滑车在肱骨干前方，尺骨鹰嘴也向前，有利于肘关节的运动。

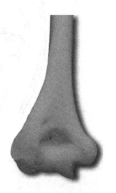

图 6-1-20　肱骨髁上解剖结构

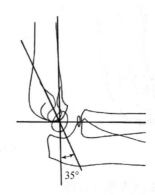

图 6-1-21　肱骨髁上前倾角的测量

由于肱骨滑车的桡侧低于尺侧，差5～6mm，滑车的关节面呈倾斜状，肱尺关节也形成倾斜，故在肘关节完全伸直、前臂旋后时，形成外翻角（即提携角或携带角），男性为5°～10°，女性为10°～15°（图6-1-22）。

（一）病因病理

肱骨髁上骨折多由间接暴力所致，如爬高墙、攀树跌下，嬉戏追逐跌倒或不慎滑倒等。而较小年龄的患儿，多由于在家中从沙发上跌落受伤。根据暴力方向和受伤机制的不同，可将肱骨髁上骨折分为伸直型和屈曲型两种，其中伸直型最多见，屈曲型较少见，多发生于8岁以上的儿童。

伸直型跌倒时，肘关节在微屈或伸直位，手掌先着地，暴力自地面向上经前臂传达至肱骨髁部，骨折线由前下方斜向后上方，骨折近

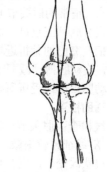

图 6-1-22　携带角的测量

端向前移位而骨折远端向后、向上移位，骨折处向前成角畸形。骨折严重移位时，向前移位的骨折近端常穿通肱前肌，甚至损伤正中神经和肱动脉，有时也可能损伤尺神经或桡神经。骨折除前后移位外还有侧方移位（图6-1-23）。

屈曲型跌倒时，肘关节在屈曲位，肘尖先着地，暴力经过尺骨鹰嘴把肱骨髁由后下方推向前上方，而造成肱骨髁上屈曲型骨折。骨折线由后下方斜向前上方，骨折远端向前、向上移位，骨折处向后成角畸形，很少并发血管、神经损伤，骨折端亦可发生侧方移位和旋转移位（图6-1-24）。

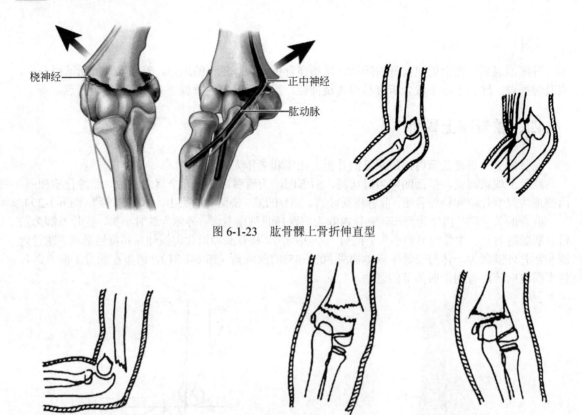

图 6-1-23　肱骨髁上骨折伸直型

图 6-1-24　肱骨髁上骨折屈曲型

（二）临床表现与诊断

1. 症状体征

无移位骨折肘部疼痛、肿胀，肱骨髁上有环形压痛，肘关节活动功能障碍；有移位骨折肘部疼痛、肿胀较明显，肱骨髁上部有异常活动和骨擦音，肘后的肱骨内、外上髁和尺骨鹰嘴三点关系仍保持正常（正常的肘关节伸直时肱骨内、外上髁和尺骨鹰嘴在一直线上，肘关节屈曲时肱骨内、外上髁和尺骨鹰嘴三点呈一等腰三角形）。伸直型骨折肘部呈半伸位，肘后突起，呈靴形肘畸形，在肘前可扪及突出的骨折近端。屈曲型骨折肘后呈半圆形，在肘后可扪及突出的骨折近端。若肘部严重肿胀，桡动脉搏动减弱或消失，患肢剧痛，手部皮肤苍白、发凉、麻木，被动伸指时有剧烈疼痛者为肱动脉损伤或受压所致的前臂缺血，不及时处理者可形成缺血性肌挛缩，晚期出现爪形手畸形。

2. 辅助检查

X 线检查：肘关节正侧位 X 线可显示骨折类型和移位方向。有移位的骨折极易诊断。无移位骨折的 X 线征象较细微，必须仔细观察，有时可见肱骨髁上部一侧骨皮质有轻微成角、皱折，或呈小波浪状改变。正位 X 线照片上，如两骨折端不等宽，或有侧方移位而两侧错位的距离不相等，则说明骨折远端有旋转移位。

3. 临床诊断

根据病史、症状体征、影像学检查，可以明确诊断。

（三）辨证论治

1. 手法治疗

无移位骨折，完全可以保守治疗。因前后骨膜均未破裂，骨折稳定，可置患肢于屈肘 90°位，用颈腕带悬吊，对于疼痛不明显，仅有轻微肿胀者，只用三角巾悬吊也是不错的选择。

复位要求：尽量解剖复位，并要特别注意尺侧不可出现压缩，并使肱前线通过肱骨小头骨化核的中心。不同类型的骨折可按下列方法进行复位。

（1）伸直型骨折 全身麻醉或患侧臂丛麻醉后，取仰卧位，将患侧上臂置旋后位，2名助手握持骨折处远近端，屈肘30°，接着沿上肢的纵轴方向对抗轻柔缓慢行拔伸牵引1~2分钟，当怀疑骨折近端刺入肱肌时，采用持续、逐渐、充分牵引，同时术者在肱二头肌表面双拇指采用由近及远的挤压手法，使骨折近端脱离软组织嵌顿。先以一只手掌侧置于骨折远端尺侧，另一只手拇指推挤骨折近端行对抗用力，纠正侧方尺偏移位，并施以外翻应力，再嘱一助手顺势极度屈肘，同时前臂由旋后位变为极度旋前位，术者改双手2~5指环抱上臂前侧，双手拇指从后向前推挤鹰嘴纠正远端向后的移位。

（2）屈曲型骨折 取仰卧位，患肢外展，肘关节屈曲90°，助手握上臂上段，术者双手拇指按压于前臂远段背侧，其余四指环抱前臂中段。沿肱骨纵轴方向进行拔伸牵引，以矫正重叠移位。然后术者改用一手握住前臂中段维持牵引，另一手拇指按住骨折近端桡侧，其余四指将骨折远端由尺侧向桡侧扳拉，以矫正尺偏移位。术者矫正尺偏移位之手固定患肢上臂中段，握前臂之手将肘关节屈曲成锐角并用力向后推，以矫正向前移位。

2. 固定方法

复位后，多采用石膏或夹板固定。伸直型骨折将肘关节置于屈曲，前臂旋前位3周。夹板长度近端应上达三角肌中部水平，远端超腕关节。屈曲度数应根据前后移位程度及血运情况决定，原则上不大于120°。屈曲型骨折则多固定肘关节于半屈伸位40°~60°位2周，以后逐渐将肘关节屈曲至90°位1~2周。如外固定后患肢出现血液循环障碍，应立即松解全部外固定，置肘关节于屈曲45°位进行观察。

3. 药物治疗

根据骨折三期辨证治疗。

4. 手术治疗

肱骨髁上骨折经手法复位固定后，一般不需要手术治疗。若手法复位后，外固定不能维持复位，可采用经皮穿针固定。若手法复位失败或伴有神经损伤，可选择手术治疗。儿童多选用克氏针内固定（图6-1-25），而成人则可选用钢板内固定。

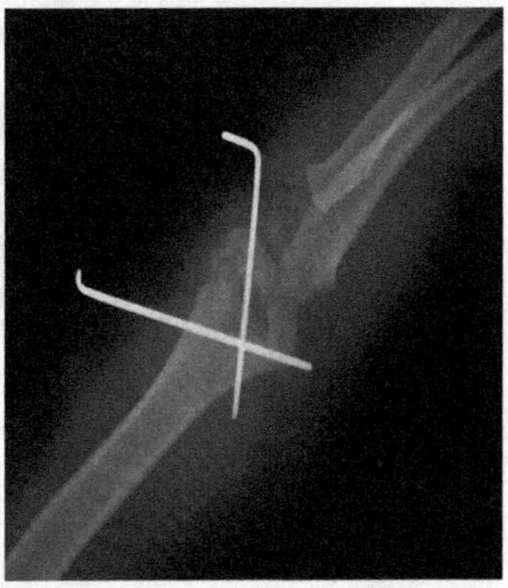

5. 功能锻炼

骨折复位固定后，即可开始练功活动，应多做握拳、肩关节伸屈等活动。在解除固定后，应积极主动锻炼肘关节屈伸活动，以患者自己主动锻炼为主，严禁暴力被动活动，以免发生损伤性骨化，影响肘关节活动功能。

图6-1-25 克氏针内固定

（四）预防与调护

肱骨髁上骨折多数为伸直型骨折，早期固定期间，应避免患肘伸直，否则易引起骨折再移位。反之，屈曲型骨折，早期不可随意做屈肘动作。骨折固定后，应密切观察患肢血运情况。

五、肱骨髁间骨折

肱骨髁间骨折是严重的肘部损伤之一，多见于青壮年人群，但在中年人群中发生率正在增加。肱骨髁间部为松质骨，局部血运丰富，骨折容易愈合，但伤后出血、肿胀较甚，软组织损伤严重，局部皮肤常易产生张力性水疱，同时骨折块粉碎，骨折线侵犯关节面，不但整复困难，固定亦不稳。

若治疗不当，常造成创伤性关节炎或遗留肘关节活动功能障碍。

（一）病因病理

多种暴力都可以引起肱骨髁间骨折。肘关节伸直位，由于前臂杠杆作用或者屈肘关节肘后方的直接暴力，都可使肱骨髁间骨折。患者的骨质至关重要，对于老年患者可能一次简单的跌倒就会导致严重的复杂骨折。

（二）临床表现与诊断

1. 症状体征

伤后肘部剧烈疼痛，压痛广泛，肿胀明显并可伴有畸形，严重时可出现皮下瘀斑。肘关节呈半屈曲位，前臂旋前，体检时鹰嘴后半部突出，可触及骨折块活动和骨擦感。肘后三角骨性标志紊乱，肘关节屈伸活动功能障碍（图 6-1-26、图 6-1-27）。应注意检查桡动脉搏动情况，以及腕和手指的感觉、皮温、颜色和活动能力，以便确定有无血管和神经损伤的合并症。

2. 辅助检查

X 线检查：肘关节的正侧位 X 线，不但可以明确诊断，而且对于骨折类型和移位程度的判断有重要意义。

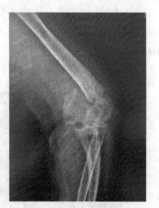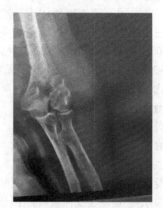

图 6-1-26　肘关节屈活动功能障碍　　　　图 6-1-27　肘关节伸活动功能障碍

3. 临床诊断

根据病史、症状体征、影像学检查，可以明确诊断。

（三）辨证论治

1. 手法治疗

根据骨折移位进行相对应的牵引复位并固定。

2. 固定方法

超肘夹板固定：对于移位轻的骨折可使用牵引方法纠正短缩和成角、旋转移位，再用推按端提夹挤等，纠正侧方移位和分离移位。采用肘部放衬垫，用"L"形夹板或石膏板固定的方式。

3. 药物治疗

根据骨折三期辨证治疗。

4. 手术治疗

手术切开复位钢板内固定适用于有移位的骨折，尤其是粉碎性骨折、内外髁翻转骨折、手法和牵引复位不满意者及陈旧性骨折移位都是手术的适应证（图 6-1-28）。临床常用的内固定方法是双钢板内固定，不仅可以取得良好复位及坚强固定，不会有固定松动的情况，而且也为早期功能锻炼创造了条件，肘关节功能恢复比较满意。

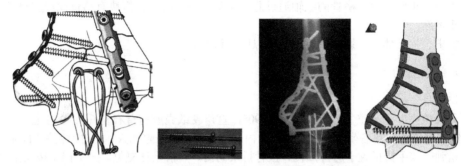

图 6-1-28 肱骨髁间骨折手术示意图及术后 X 线检查

5. 功能锻炼

在骨折复位固定后，即可开始做伸屈手指、腕关节及握拳活动。尺骨鹰嘴牵引者，3～5 天后即开始练习肘关节的自动伸屈活动。一般自 10°～20°活动范围起，以后逐渐加大活动范围。术后建议早期进行主被动功能锻炼，预防肘关节僵硬。

（四）预防与调护

术后尽早保护性制动，即使不可避免要造成一些僵硬。

六、肱骨外髁骨折

肱骨外髁骨折在儿童肘部骨折中较常见。在幼儿时肱骨下端有 4 个骨骺，肱骨小头骨骺出现于 11～17 个月，内上髁骨骺出现于 7 岁，滑车骨骺于 8 岁时出现，外上髁骨骺于 12～18 岁时出现且常与肱骨小头骨骺相连，各骨骺到 16～19 岁时才和肱骨下段呈骨性愈合，15 岁以下的儿童，肱骨外髁处于骨骺软骨阶段，易发生骨折。肱骨小头骨骺前倾，其纵轴与肱骨干纵轴交叉成 30°～50°角。骨骺前侧几乎为关节面覆盖，外髁的后外侧为前臂伸肌群附着，这些骨块的牵拉是骨块移位的因素。

（一）病因病理

肱骨外髁骨折多系间接暴力引起。如跌倒时手撑地，肘关节于轻度屈曲外展位，前臂旋前，桡骨头与肱骨外髁相互撞击，尺骨半月切迹的斧刃楔入力及前臂伸展肌的猛烈收缩和牵拉，造成肱骨外髁骨折和移位，骨折线由后外上方向下延伸到前内下方，近骨折面多朝向后外下方，骨折块包括肱骨外上髁骨骺，肱骨小头骨骺，滑车骨骺的外侧部分以及部分干骺端。

（二）临床表现与诊断

1. 症状体征

骨折后肘部外侧肿胀，渐延至全肘肿胀，局部疼痛，肘关节运动功能丧失，呈半屈曲位。检查肘部压痛明显，可触及异常活动和骨擦音（有移位者）。外髁部畸形存在，有移位者出现轻变肘外翻。肘关节伸直或外展时疼痛剧烈。肘后三角关系改变。

2. 辅助检查

X 线检查：正位，肱骨小头骨骺正常者略似三角形（图 6-1-29）。

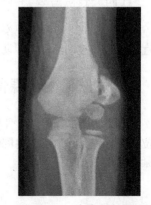

图 6-1-29 肱骨小头骨骺

有纵轴旋转移位的骨折块，该骨骺变为圆形；在侧位上，骨骺正常者略呈圆形，骨折块翻转移位后改变为三角形。正侧位上，桡骨的纵轴通过肱骨小头骨骺中心，骨折块有移位此线偏离骨骺中心。

3. 临床诊断

根据病史、症状体征、影像学检查，可以明确诊断。

（三）辨证论治

1. 手法治疗

（1）无移位型　无需整复，肘关节屈曲 90°，直角硬纸壳或前臂石膏托外固定。

（2）侧方移位型　患者坐位，患肘呈屈曲内翻位，使外侧间隙加大，同时前臂旋后，腕背伸位，使伸肌群松弛，双手拇指置于肘外后侧，按骨折块向内、向前推移复位。一手拇指按揉至骨，触摸断面间无间隙，肱骨外髁上方骨皮质弧形曲变自然，则证明骨折骨块解剖复位。一手捏在骨折块固定，用屈伸法，将患肘屈伸数次，使骨折面"合缝"。

（3）旋转移位型　患者坐位、肩稍外展，助手一手握住患肢腕部，一手握住手部使腕关节前曲、前臂旋后位拔伸牵引。术者用手摸清外髁之骨块粗糙断面处，将骨折推向肘后方。用指尖自外向内按压骨块上缘，纠正翻转移位。然后自外向内前推按外髁骨折块进入关节腔复位，由于伸肌的牵拉，骨块易向外方倾斜，可向上推压纠正，用手指按压复位后的骨折块，作肘关节伸屈活动使骨伤面"合缝"。

2. 固定方法

对于有移位骨折，闭合整复后，暂时保持肘关节伸直、前臂旋后位，在肱骨外髁放 1 个固定垫，在肘关节尺侧上、下各放一个固定垫，4 块夹板上达上臂中上段、下达前臂中下段，用 4 条布带缚扎，先使肘关节伸直而稍外翻位固定 2 周，再变为屈曲 90°位固定 1 周。也可用 4 块夹板固定肘关节于屈曲 60°位约 3 周，骨折愈合后即可解除固定。

3. 药物治疗

根据骨折三期辨证治疗。

4. 手术治疗

手术切开复位钢板内固定：用两根平行钻入的克氏针将外髁固定于肱骨上，其方向由外下向内上方，与肱骨干长轴呈 45°～60°角。两根克氏针可防止骨块旋转，剪短针尾，并将针尾变成钩形，仅留 2～3mm 于骨外。亦可用重建钢板塑形后作内固定。

5. 功能锻炼

在骨折复位固定 1 周内，可作手指轻微活动，不宜做强力前臂旋转、握拳、伸屈腕关节活动。1 周后，逐渐加大指、掌、腕关节的活动范围。

（四）预防与调护

固定期间，应密切观察患肢血运情况，及时调整夹板松紧度。肱骨外髁骨折为关节内骨折，不宜进行强力被动活动，以防止新的出血和损伤，影响关节功能。

七、肱骨内上髁骨折

肱骨内上髁（骨骺）骨折是一种常见的肘部损伤，多见于儿童和青少年，严重者可伴肘关节脱位。肱骨内上髁为肱骨内髁的非关节部分，有前臂屈肌总腱附着。内上髁后面有尺神经沟，尺神经紧贴此沟通过。

（一）病因病理

当肘伸直位以手掌撑地摔倒时，上肢处于外展位，造成肘关节的外翻应力。处于紧张状态的前臂屈肌群的骤然收缩，结果导致内上髁（骨骺）骨折，内上髁被牵拉向下、向前，并旋转移位。与此同时，内侧副韧带丧失了正常的张力，维持肘关节稳定的重要因素遭到破坏，尺神经走行于肱骨内上髁后方的尺神经沟内，骨折时尺神经可能被牵拉、辗挫，甚至连同骨折处一起嵌入关节间隙，造成尺神经损伤。

（二）临床表现与诊断

1. 症状体征

伤后肘关节呈半屈位，肘关节内侧肿胀、疼痛，有皮下瘀斑，正常内上髁的轮廓消失，局部压痛明显，肘关节屈伸活动受限。前臂伸肌腱被牵拉时肘内侧痛。合并肘关节脱位者，肘关节出现畸形；合并尺神经症状，出现小指和环指的尺侧麻木，感觉迟钝。

2. 辅助检查

X 线检查：可以显示内上髁移位的程度，实际上标志着肘关节内侧结构（包括尺神经）被牵拉的程度。根据损伤的严重程度分为四度（图 6-1-30）。

Ⅰ度骨折：内上髁（骨骺）分离，移位极小。

Ⅱ度骨折：撕脱的内上髁（骨骺）向远端、向外侧旋转移位，可达关节水平。

Ⅲ度骨折：撕脱的内上髁（骨骺）嵌夹在内侧关节间隙。

Ⅳ度骨折：肘关节向后或向外后侧脱位，撕脱的内上髁（骨骺）嵌夹在关节内。

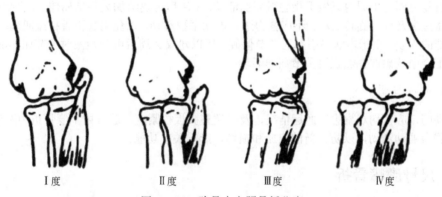

| Ⅰ度 | Ⅱ度 | Ⅲ度 | Ⅳ度 |

图 6-1-30 肱骨内上髁骨折分度

3. 临床诊断

根据病史、症状体征、影像学检查，可以明确诊断。

（三）辨证论治

1. 手法治疗

（1）Ⅰ、Ⅱ度骨折 患者坐位或平卧位，患肢屈肘 45°，前臂中立位，术者以拇指、示指固定骨折块，拇指自下方向上方推挤，使其复位。

（2）Ⅲ度骨折 手法复位时，在拔伸牵引下，伸直肘关节，前臂旋后、外展，造成肘外翻，使肘关节的内侧间隙增宽，术者拇指在肘关节内侧触到骨折块的边缘时，助手即强度背伸患肢手指及腕关节，使前臂屈肌群紧张，将关节内的骨折块拉出，必要时术者还可用拇指和示指抓住尺侧屈肌肌腹的近侧部向外牵拉，以辅助将骨折块拉出关节间隙，以后再按Ⅰ度骨折做手法整复。

（3）Ⅳ度骨折 应先将脱位的肘关节整复，助手两人分别握住患肢远、近端，尽量内收前臂，使肘内侧间隙变窄，防止骨折块进入关节腔内，术者用推挤手法整复肘关节侧方脱位，使其转化为Ⅰ度或Ⅱ度骨折，再按Ⅰ、Ⅱ度骨折手法处理。整复时应注意勿使之转变为Ⅲ度骨折。整复后应及时进行 X 线复查。

2. 固定方法

复位满意后，在骨折块的前内方放一半月形软垫，缺口朝向后上方，用于兜住骨折块，再用上臂超肘、腕关节夹板固定于屈肘90°，前臂旋前位以放松屈肌及旋前圆肌，固定4周。因肱骨内上髁骨块较小、活动性大，如固定不当，容易变位，应及时拍片复查，随时调整夹板松紧度。

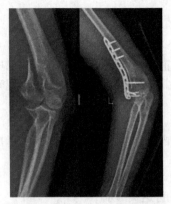

图 6-1-31　肱骨内上髁术后图片

3. 药物治疗

根据骨折三期辨证治疗。

4. 手术治疗

对于手法复位失败、有尺神经损伤症状者，或同时合并其他骨折（骨骺损伤）者，以及对延误治疗的陈旧损伤，应当果断采取切开复位内固定手术治疗（图 6-1-31）。临床上有克氏针固定法、螺钉固定法及缝合法等。Ⅲ度和Ⅳ度骨折做手法复位两次，如骨折块仍嵌夹在关节内，则可考虑行切开复位、钢针或半螺纹空心螺钉内固定术，儿童则可用丝线缝合骨折线两端的骨膜，一般不需做尺神经前置术，术中仅仅找到尺神经并加以保护即可。陈旧性肱骨内上髁骨折而无骨性连接者，可考虑切开复位或切除骨折块。

5. 功能锻炼

在骨折复位固定1周内只做手指轻微屈曲活动；1周后可逐渐加大手指屈伸活动幅度，临床愈合前禁忌做握拳及前臂旋转活动，不应强力进行被动牵拉活动，以免引起再骨折或肌肉牵拉伤，反而影响功能的恢复。由于本病易引起肘关节僵硬，所以建议2周后可开始做肘关节屈伸活动，解除固定后可配合中药熏洗并加强肘关节屈伸活动。

（四）预防与调护

固定期间，应密切观察患肢血运情况，及时调整夹板松紧度。肱骨内上髁骨折为关节内骨折，不宜进行强力被动活动，以防止新的出血和损伤，影响关节功能。

八、尺骨鹰嘴骨折

尺骨鹰嘴骨折是常见的肘部损伤之一，中医古籍称之为鹅鼻骨骨折。尺骨鹰嘴骨折多见于成人，多为关节内骨折，若处理不当，日后可发生创伤性关节炎，影响肘关节的活动功能。

（一）病因病理

尺骨鹰嘴骨折多由间接暴力所致。跌倒时，肘关节处于半伸位，掌心着地，由上向下的重力及由下向上传达的暴力集中于尺骨半月切迹，同时肘关节突然屈曲，肱三头肌反射性急骤的强烈收缩，造成尺骨鹰嘴撕脱骨折。直接暴力亦可造成尺骨鹰嘴骨折，跌倒时，肘关节屈曲，肘后部着地，使鹰嘴受到直接撞击或外力直接打击于肘后，可造成尺骨鹰嘴骨折，多为粉碎性骨折。

（二）临床表现与诊断

1. 症状体征

伤后尺骨鹰嘴部肿胀、疼痛。骨折分离移位时，肘后部肿胀严重，可扪及骨折断端的间隙，肘关节不能主动伸直。严重粉碎性骨折或骨折脱位时，可伴有肘后皮肤挫伤或开放性损伤。

2. 辅助检查

（1）**X 线检查**　可了解骨折类型和移位程度。此骨折有时需与青少年的骨骺线未闭合者相鉴别。

（2）**CT 检查**　对骨折诊断有怀疑时，可行 CT 检查以明确诊断。

3. 临床诊断

根据病史、症状体征、影像学检查，可以明确诊断。

（三）辨证论治

1. 手法治疗

对无移位骨折或老人粉碎性骨折移位不显著者，不必手法整复，予石膏托制动。不能耐受手术或移位＜2mm者，可用手法整复石膏托外固定。骨折分离移位＞3mm，需要手术复位固定，尽可能早进行功能锻炼。

关节内积血较多，肿胀较严重，难于摸清近端者，整复前可在无菌操作下抽出关节内积血，并做局部麻醉，然后以两拇指推迫其近端向远端靠拢，两示指与两中指使肘关节徐徐伸直，即可复位。

2. 固定方法

无移位骨折，可用超关节夹板或石膏托将肘关节固定于屈肘 90°位 3 周，老年人固定时间可缩短为 1 周；有移位骨折手法整复后，在尺骨鹰嘴上端用抱骨垫固定，以防止断骨再移位，并用前、后侧超肘关节固定肘关节屈曲 0°～20°位 3 周。

3. 药物治疗

根据骨折三期辨证治疗。

4. 手术治疗

移位骨折切开复位时关节外的撕脱骨折可以缝合，经关节的有移位骨折，可以用螺钉、克氏针、钢丝张力带、解剖型锁定钢板固定等（图 6-1-32、图 6-1-33）。固定坚固可早期功能锻炼。

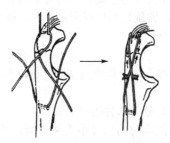 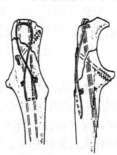

（1）单纯克氏张力带　　　　　　（2）骨折断加用拉力螺钉

图 6-1-32　克氏针张力带固定

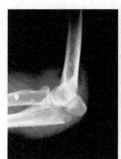 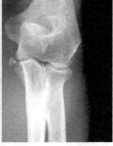 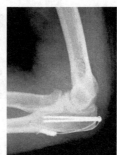 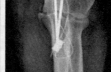

（1）术前正侧位片　　　　　　　　（2）术后正侧位

图 6-1-33　尺骨鹰嘴骨折金属骨针钛揽固定前后 X 线检查

5. 功能锻炼

无移位或轻度移位骨折，通过主动的功能锻炼，常可获得良好的功能恢复。老年人应适当缩短夹板固定时间，尽早进行肘关节的屈伸功能锻炼。有移位骨折在 3 周以内只做手指、腕关节屈伸活动，禁止肘关节屈伸活动，拆除外固定后才逐步做肘关节主动屈伸锻炼。

（四）预防与调护

复位固定后，要注意患肢血运情况，定期检查夹板、石膏固定情况及松紧度，术后要注意检查腕部及手指的感觉及运动情况，以了解是否损伤桡神经深支。

九、桡骨头骨折

桡骨头骨折包括桡骨头部、颈部骨折和桡骨头骨骺分离。桡骨头骨折临床上易被漏诊和误诊，若未能及时治疗，将造成前臂旋转功能障碍或引起创伤性关节炎。该骨折以青少年人群较多见，亦可见于青壮年人群。

（一）病因病理

桡骨头骨折多由间接暴力所致。跌倒时患肢外展，肘关节伸直，前臂旋前位，手掌先着地，暴力由桡骨下端向上传达，引起肘部过度外翻使桡骨头向上、向尺侧冲击，躯干重力向下传导，使肱骨小头向下、向桡侧撞击桡骨头，而发生桡骨头骨折。

（二）临床表现与诊断

1. 症状体征

伤后肘部疼痛，肘外侧局限性肿胀，但若血肿被关节囊包裹，肿胀可不明显，在桡骨头局部压痛，肘关节屈伸活动及前臂旋转活动受限制，尤以前臂旋后功能受限最明显。检查时，必须注意肘和手的感觉与活动功能，以了解是否合并桡神经损伤。

2. 辅助检查

X线检查：正侧位有助于诊断和了解骨折移位程度。无移位的嵌插骨折，有时仅能见到骨折部有皱褶，而无明显的骨折线，读片时必须仔细。

根据骨折发生部位、程度和移位情况，一般将其分为六种类型。

（1）**青枝骨折**　桡骨头向外侧移位，桡骨头内侧缘对向肱骨小头关节面，骨膜未完全破裂。

（2）**裂缝骨折**　桡骨头部或颈部呈裂缝状的无移位骨折。

（3）**劈裂骨折**　桡骨头外侧缘被劈裂，骨折块占关节面的 1/3～1/2，且常有向外或向外、向下移位。

（4）**粉碎性骨折**　较强的暴力撞击，致桡骨头呈粉碎性骨折，骨碎片有分离，或部分被压缩而使桡骨头关节面的中部塌陷缺损。

（5）**嵌插骨折**　在桡骨颈部产生纵向嵌插，在颈部有一根横形骨折线，但无明显移位。

（6）**嵌插合并移位骨折**　桡骨颈骨折或桡骨头骨骺分离，骨折近端向外移位，桡骨头关节面向外倾斜，桡骨头关节面与肱骨下端关节面由平行改变为交叉，呈"歪戴帽"式移位。严重移位时，桡骨头完全翻转移位（图 6-1-34）。

3. 临床诊断

根据病史、症状体征、影像学检查，可以明确诊断。5 岁以下的儿童，尚未出现桡骨头骨化，只要临床表现符合，即可诊断。

（三）辨证论治

1. 手法治疗

患者仰卧或坐位，整复前先用拇指指腹在桡骨头的外侧进行揉按，迫使局部肿胀消退，并准确地摸出移位的桡骨头。

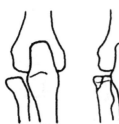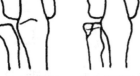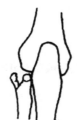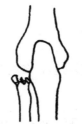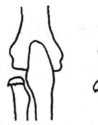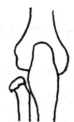

（1）青枝骨折　（2）裂缝骨折　（3）劈裂骨折　（4）粉碎性骨折　（5）嵌插骨折　（6）嵌插合并移位骨折

图 6-1-34　桡骨头骨折分型

一助手固定患肢上臂，术者一手握持前臂，将肘关节伸直，并拔伸牵引，另一手掌置于患肘后侧，拇指按于桡骨头外侧，余指握住前臂上段内侧，两手配合，使肘关节内翻以增宽肱桡关节的间隙。拇指将桡骨头向上、向内侧推挤，同时握持前臂之手将前臂轻轻来回旋转，使骨端来回转动，使骨折复位（图 6-1-35）。

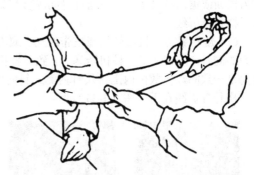

图 6-1-35　桡骨头骨折复位法

2. 固定方法

无移位骨折可屈肘 90°，用三角巾悬吊患肢于胸前 3～4 周。有移位骨折复位满意后，在桡骨头部置一长方形平垫，呈弧形压于桡骨头外侧，用胶布粘贴，将肘关节屈曲 90°，前臂旋前位，用肘、腕四块夹板或石膏托外固定 3～4 周。

3. 药物治疗

根据骨折三期辨证治疗。

4. 手术治疗

移位严重的桡骨颈骨折或有大的劈裂骨折块的桡骨头骨折，经手法复位和钢针拨正仍不能复位者，可考虑切开复位。桡骨颈复位后，一般较稳定，不必做内固定。若骨折块不稳定，可行内固定。劈裂骨折块可用小螺钉固定。操作时，应避免伤及桡神经深支。成年人桡骨头粉碎性骨折、嵌插骨折超过周径 1/3，以及嵌插合并移位骨折的关节面倾斜度在 30° 以上且手法复位和钢针拨正不能整复、影响前臂旋转功能者，可考虑行切开复位内固定术。

对粉碎性骨折，骨片分离移位明显者及年轻患者应手术复位内固定。

老年患者（年龄＞60 岁）肘关节稳定者，可考虑行桡骨头切除术。

对于年轻患者的桡骨头严重粉碎性骨折，可行碎片拼接后微型钢板螺钉固定（图 6-1-36）；对无法复位固定的粉碎性骨折，患肘功能要求又高者，可行人工桡骨头置换术。但桡骨头骨骺尚未闭合的 14 岁以下儿童，则不宜切除桡骨头。术后应注意观察腕部和手指的感觉及运动情况，以了解是否损伤桡神经深支。

5. 功能锻炼

复位固定后即做手指、腕关节屈伸活动，并用力握拳和做肩关节功能锻炼，禁止做前后旋转活动。2 周后逐渐做肘关节伸屈活动。解除固定后，可做前臂轻度旋转活动，活动度逐渐加大，直至痊愈。

（四）预防与调护

复位固定后，要注意患肢血运情况，定期检查石膏、夹板固定情况及松紧度，术后要注意检查腕部和手指的感觉及运动情况，以了解是否损伤桡神经深支。

十、桡尺骨干双骨折

桡尺骨干双骨折是较常见的上肢骨折，多见于儿童或青壮年。

（一）病因病理

（1）直接暴力 多为重物砸伤、撞击伤和压轧伤所致。骨折线多在同一水平，呈横断、粉碎或多段骨折。

（2）间接暴力 多为跌倒时手掌着地，暴力沿桡骨纵轴向上传导，在桡骨中、上段发生骨折，多为横断或锯齿状骨折，暴力通过骨间膜转移到尺骨，造成尺骨低位短斜形骨折，尺骨骨折线往往低于桡骨骨折线。

（3）旋转暴力 机器转轮或皮带绞伤，或跌倒时手掌着地，躯干过分朝一侧倾斜，在遭受传导暴力的同时，前臂又受一种扭转暴力，致前臂极度旋前或旋后，造成两骨的螺旋形骨折，骨折线的方向是一致的，多数由内上（尺骨内侧）斜向外下（桡骨外侧），但往往平面不同，尺骨骨折线在上，桡骨骨折线在下（图6-1-37）。

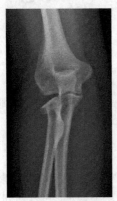 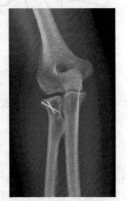   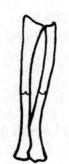 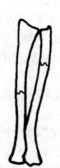 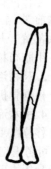

（1）术前正位片   （2）术后正位片

图6-1-36 桡骨头骨折螺钉固定前后X线检查   图6-1-37 不同外力所致的桡尺骨干双骨折

（二）临床表现与诊断

1.症状体征
伤后前臂肿胀较甚，疼痛剧烈，活动时疼痛加剧，活动功能丧失。开放性骨折可见骨折端刺破皮肤所致伤口，皮肤伤口一般较小，外露的骨折端有时自行回纳至伤口内。局部压痛明显，有纵向叩击痛，骨折移位者，可触及骨擦音和异常活动。前臂可有短缩、成角或旋转畸形。

2.辅助检查
X线检查：可确定骨折类型、移位方向。注意拍片时应包括肘关节和腕关节，以免遗漏上下尺桡关节脱位。

3.临床诊断
根据病史、症状体征、影像学检查，可以明确诊断。

（三）辨证论治

1.手法治疗
臂丛神经阻滞麻醉或局部麻醉。患者仰卧位，肩外展80°，肘屈90°，分以下几步进行手法整复。

（1）**拔伸牵引**　一助手握患者肘上，另一助手握患者手部。两助手顺势对抗牵引3～5分钟，以矫正骨折的重叠和成角畸形。然后，依据骨折远端对近端的原则，将前臂置于骨折近端旋转方向相应的位置，继续进行牵引，以矫正旋转畸形。经拔伸牵引而重叠移位未完全矫正者，一般采用折顶手法；斜形或螺旋形骨折，背向重叠移位较多时，拔伸牵引无法矫正背向重叠移位，可采用回旋法（图6-1-38）。

（2）**分骨**　重叠移位纠正后，进行夹挤分骨。桡尺骨干双骨折后，骨间膜松紧不均，骨折端容易向前臂轴心靠拢，影响其旋转功能，故必须使骨间膜恢复正常。术者两手分别置于患臂桡侧和尺侧，两手的拇指及示、中、环三指分别置于骨折部的掌、背侧，沿前臂纵轴方向夹挤骨间隙，使向中间靠拢的桡、尺骨断端向桡尺侧各自分离（图6-1-39）。分骨时，各手指与皮肤须紧密相贴，千万不要在皮肤上来回磨蹭，以免损伤皮肤。

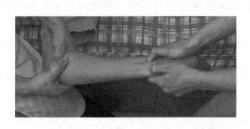
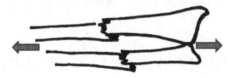

图6-1-38　拔伸牵引

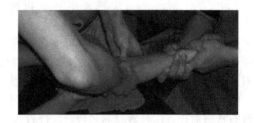
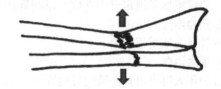

图6-1-39　夹挤分骨

（3）**推按摇晃**　矫正重叠或旋转移位后，横断或斜形骨折有侧方移位者，两助手继续维持牵引，术者在维持分骨情况下，一手捏持骨折近端，另一手捏持骨折远端，矫正骨折的残余侧方移位。锯齿形或横断形骨折仍有轻微移位者，术者两手拇指及示指分别由掌、背侧紧紧捏住已复位的骨折部，令牵引远侧端的助手轻轻地小幅度旋转，并向桡、尺侧微微摇晃骨折远端，然后，术者两手捏紧骨折部，向掌、背侧及桡、尺侧摇晃骨折部，矫正残余移位，并可使已复位的骨折端紧密接触。一般在开始摇动时，可有极细微的骨擦音，待骨擦音完全消失后，指下会有稳定感，提示骨折已整复成功（图6-1-40）。

（4）**触顶合骨**　骨折复位后，一助手固定骨折近端，术者两手紧捏骨折部，另一助手握骨折远端向骨折近端轻轻纵向触顶，迫使骨折端互相嵌插紧密，有利于骨折整复后的稳定性。若属不稳定性骨折，则不宜采用此法。

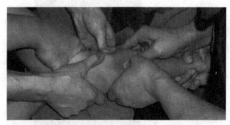
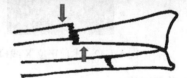

图6-1-40　推按摇晃

（5）**按摩理顺**　术者两手在分骨情况下，一手固定骨折部，另一手沿骨干纵轴往返捋摩，顺骨捋筋，调理仍有旋转曲折的软组织。

儿童青枝骨折的复位手法比较简单，患儿仰卧位或坐位，患肢前臂旋后，在两助手牵引下，术者两手拇指置于骨折成角凸起处；两手其余手指置于凹侧的骨折远、近端，拇指向凹侧用力按压，

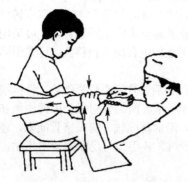

图 6-1-41　儿童青枝骨折的复位

其余手指同时向凸侧端提，将成角畸形完全矫正（图 6-1-41）。

2. 固定方法

（1）夹板固定　前臂夹板分掌侧、背侧、尺侧和桡侧夹板，共四块，以掌、背侧夹板为主。掌、背侧夹板的上下两端各为患肢前臂上、下两段最大周径的 1/7，夹板间距离约 1cm。掌侧夹板长度由肘横纹至腕横纹，背侧夹板由尺骨鹰嘴至腕关节或掌指关节，桡侧夹板由桡骨头至桡骨茎突，尺侧夹板由肱骨内上髁下达第 5 掌骨基底部，尺侧夹板超过腕关节，可克服因手部重力下垂而致使尺骨骨折端向桡侧成角的杠杆力作用。

掌、背骨间隙各置一分骨垫，若桡尺骨干双骨折在同一平面时，分骨垫占骨折线上下各一半；骨折线不在同一平面时，分骨垫放在两骨折线之间。掌侧分骨垫放在掌长肌腱与尺侧屈腕肌腱之间；背侧分骨垫放在尺骨背面的桡侧缘。放妥后，分别用胶布固定。分骨垫不宜卷得太紧，以免引起皮肤受压坏死。

（2）石膏外固定　前臂中段以下的骨折可使用"U"形石膏夹，前臂中段以上的骨折，可使用长臂石膏前后托。在石膏凝固之前，尺桡骨骨间掌背侧以手指指腹塑形，使呈双凹状，起到分骨的作用。前臂应尽量固定于中立位，以利旋转功能的恢复。

3. 药物治疗

按骨折三期辨证施治。

4. 手术治疗

青少年人群多用弹性髓内钉内固定，成年人多用加压钢板内固定（图 6-1-42、图 6-1-43）。

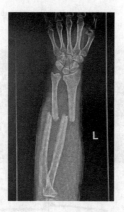

图 6-1-42　术前正位 X 线检查

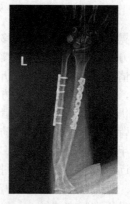

图 6-1-43　术后正位 X 线检查

5. 功能锻炼

骨折复位固定后，即鼓励患者练功活动，分以下四式进行（图 6-1-44）。

（1）握拳　麻醉消退后，即鼓励患者做握拳活动。握拳时，屈伸手指应尽量用力，待手部肿胀消退后，可以握紧拳头时，再开始做屈伸肘关节活动。

（2）小云手　患侧下肢向前方跨半步。患手紧握拳头，前臂中立位，健手托患腕，使患肢向健侧的前外方伸出。此时，患侧膝伸直，健侧膝屈曲。而后前臂由健侧转向患侧，患侧膝由伸变屈，健侧膝由屈变伸，两臂亦由伸变屈，回到胸前。如此反复练习，逐渐增大肩、肘关节活动范围，待患肢有力，不需扶托时，再做大云手活动。

（3）大云手　下肢横跨同肩宽，患手紧握拳头，以健侧带动患侧，两臂交替做云手动作，一直练到骨折临床愈合。以上锻炼均要求前臂不做旋转运动，只做肩、肘关节和掌指关节的活动，以免出现骨折的错位。

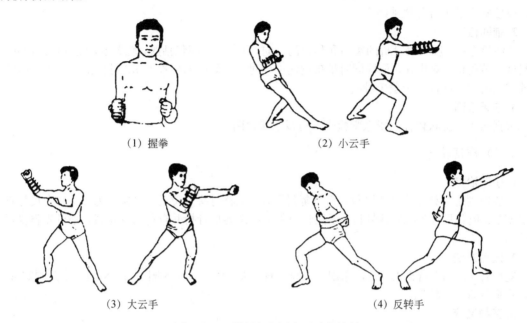

（1）握拳　　　　　　　　　　　　　（2）小云手

（3）大云手　　　　　　　　　　　　（4）反转手

图 6-1-44　骨折复位固定后功能锻炼

（4）反转手 拆除夹板后，做反转手活动，以恢复前臂旋转功能。下肢前弓后蹬，手指伸直，肘屈曲，前臂旋后位，由腋后向前伸出，而后外展内旋，由背后收回到腋下。活动中，前臂由旋后位经旋前又回到旋后位，上下肢配合动作，左腿前弓出右手，如此反复。

（四）预防与调护

复位固定后，应注意患肢远端血运情况以及调整夹板松紧度。若固定后患肢疼痛剧烈，肿胀严重，手指发麻发凉，皮肤发绀，应及时松解或拆除外固定，防止发生前臂筋膜间室综合征。在固定期间，应使前臂维持在中立位，要鼓励和正确指导患者做适当的练功活动。固定早期应每隔 3～4 天复查 X 线片 1 次，注意有无发生再移位，发现再移位应及时纠正。此外，在更换外敷伤药、调整夹板松紧度及拍片复查时，应用双手托平患肢小心搬动，切不可用一手端提患肢，同时还应避免伤肢前臂的任何旋转活动，以防骨折再移位。

十一、尺骨上 1/3 骨折合并桡骨头脱位（蒙氏骨折）

尺骨上 1/3 骨折合并桡骨头脱位，可发生于各年龄段，多见于青壮年及儿童。意大利的外科医生蒙泰贾（Monteggia）最早报道此骨折类型，故称蒙氏骨折。

（一）病因病理

直接暴力和间接暴力均可引起本病，但以间接暴力为多。

（二）临床表现与诊断

1. 症状体征
伤后肘部和前臂疼痛、肿胀、前臂旋转功能及肘关节功能障碍，移位明显者前臂背侧可见尺骨成角畸形。可在肘关节外、后外或前外侧扪及脱出的桡骨头；骨折和脱位处压痛明显，被动旋转前臂时有锐痛，在尺骨上 1/3 处可扪及骨擦音和异常活动；检查时还要注意腕和手指的感觉及运动功能，以便确定是否合并桡神经损伤。

2. 辅助检查

X 线检查：可以明确骨折的类型和移位的方向。拍摄时，应包括肘、腕关节，注意有无合并上、下尺桡关节脱位。对患儿，最好同时拍摄健侧以便对照。如患侧尺骨上 1/3 骨折出现桡骨干纵轴线向外或向内移，应诊断为蒙氏骨折。

3. 临床诊断

根据病史、症状体征、影像学检查，可以明确诊断。

（三）辨证论治

1. 手法治疗

一般原则是先整复桡骨头脱位，再整复尺骨骨折。桡骨头复位后，以桡骨为支撑，则尺骨骨折易于整复。但若尺骨为稳定性骨折，或尺骨为斜形或螺旋形骨折并有背向移位者，则可先整复尺骨骨折。

2. 固定方法

复位后立即用石膏夹板固定，采用长臂前后石膏夹板固定。成人固定 6~8 周，小儿固定 4~6 周。定期复查愈合情况。

3. 药物治疗

根据骨折三期辨证治疗。

4. 手术治疗

尺骨骨折切开复位后以钢板或髓内针内固定。只要尺骨复位固定良好，桡骨头采用手法即可复位，手术内固定治疗者术后应用长臂石膏托制动 4~6 周。

5. 功能锻炼

复位固定后，应做掌指关节的屈伸、握拳活动和肩关节活动的功能锻炼。小儿 6 周内肘关节不要做屈伸活动，也不能做前臂旋转活动。成人复位固定 3 周后骨折初步稳定，可逐步做肘关节屈伸活动，如小云手等。但前臂应始终保持中立位，严防尺骨骨折处发生旋转活动，否则可造成尺骨迟缓愈合或不愈合。当骨折临床愈合，拆除夹板或石膏托固定后，可加强肘关节伸屈活动，并开始进行前臂旋转活动功能锻炼。

（四）预防与调护

闭合整复外固定容易出现再移位，需密切观察，在 2 周后骨折仍错位或桡骨头脱位者，应改用手术，尺骨行切开复位内固定，大部分桡骨头可随之复位。

十二、桡骨下 1/3 骨折合并下尺桡关节脱位（盖氏骨折）

桡骨下 1/3 骨折合并下尺桡关节脱位，多见于 20~40 岁的成年男子，儿童较少见。加莱亚齐（Galeazzi）详细描述了此种骨折，故又称盖氏骨折。

（一）病因病理

直接暴力和间接暴力均可造成盖氏骨折，以间接暴力所致者为多见。

（1）直接暴力 因前臂被重物打击、砸压或被轮带卷伤所致。多为横断或粉碎性骨折。

（2）间接暴力 向前跌倒时，手掌先着地，暴力通过桡腕关节向上传导至桡骨下 1/3 处，因该处为应力上的弱点而发生骨折，同时三角纤维软骨复合体及腕尺侧副韧带撕裂，或尺骨茎突被撕裂，造成下尺桡关节脱位。骨折线多为短斜形或横断形，螺旋形少见。

（二）临床表现与诊断

1. 症状体征

伤后前臂中下段及腕部疼痛、肿胀，桡骨干下 1/3 部向掌侧或背侧成角，尺骨小头常向尺侧、背侧突起，腕关节呈桡偏畸形。桡骨下 1/3 部压痛及纵叩痛明显，有异常活动及骨擦音，下尺桡关节松弛，按压尺骨茎突有弹跳感，并有挤压痛，前臂旋转功能障碍。桡骨干骨折有明显成角或重叠移位，而尺骨未见骨折或弯曲畸形时，应考虑合并下尺桡关节脱位。临床检查时，若只注意骨折征象，而忽略下尺桡关节的体征，则容易漏诊。

2. 辅助检查

X 线检查：应拍包括腕关节的尺桡骨正侧位片，以确定骨折类型和移位情况，并观察下尺桡关节是否有分离及分离程度，以及是否伴有尺骨茎突骨折。正位片显示下尺桡关节间隙变宽，成人若>2mm，儿童若>4mm，则为下尺桡关节脱位。侧位片示正常时桡尺骨骨干应相互平行重叠，若桡尺骨干下段发生交叉，尺骨远端向背侧移位，则为下尺桡关节脱位。

3. 临床诊断

根据病史、症状体征、影像学检查，可以明确诊断。

（三）辨证论治

1. 手法治疗

首先必须矫正桡骨骨折短缩移位，恢复桡骨长度及下尺桡关节的关节面解剖关系，而尺骨的背侧脱位在前臂旋后位时可以得到矫正。

（1）拔伸牵引 患者仰卧，肩外展，肘曲 90°，前臂中立位，一助手握住上臂下段，另一助手，一手握住拇指，另一手握住其余四指，两助手进行对抗牵引 3～5 分钟，矫正短缩移位和部分成角畸形。

（2）分骨提按或分骨折顶 分骨手法以矫正桡骨断端向尺侧移位。提按及折顶用以矫正前后方移位。

（3）推挤回旋 经上述手法整复后，若桡骨远折端仍有向尺侧残余移位者，可用推挤方法。之后用回旋方法矫正移位。

2. 固定方法

本病固定方法基本与桡尺骨干双骨折相同，但尺侧夹板不超过腕关节，加合骨纸压垫一个。整复成功后，在维持牵引和分骨下，捏住骨折部，肿胀较重者，先外敷消肿药膏，再用绷带松松包扎 3～4 层，骨折部位之掌背侧骨间隙处各放一分骨垫。若桡骨远折端向尺侧偏移者，分骨垫在骨折远侧占 2/3，近侧占 1/3。用手捏住掌、背侧分骨垫，各用两条胶布固定。然后根据骨折远段的移位方向，再加用小平垫。一般在桡、尺骨远端的桡、尺侧各放置一平垫，有利于维持脱位整复的位置。最后用前臂四块夹板固定，先放置掌、背侧夹板，用手捏住，再放桡、尺侧夹板。桡侧夹板下端稍超过腕关节，以限制手的桡偏。尺侧夹板下端不超过腕关节，以利于手的尺偏，借紧张的腕桡侧副韧带牵拉桡骨远端向桡侧，克服其尺偏倾向。若桡骨远折端向桡侧偏移者（骨折线自外侧上方斜向内侧下方），分骨垫置于骨折线的近侧。尺侧夹板改用自尺骨鹰嘴至第 5 掌骨颈部的夹板（即超尺腕关节固定），以限制手的尺偏，有利于维持骨折对位（图 6-1-45）。

3. 药物治疗

根据骨折三期辨证治疗。

4. 手术治疗

成年患者可以选择切开复位桡骨干骨折，并用钢板固定。此种骨折因其骨折线太靠近远端而不能选择髓内固定。远端尺桡关节不能复位常提示有软组织占位而需要切开复位。

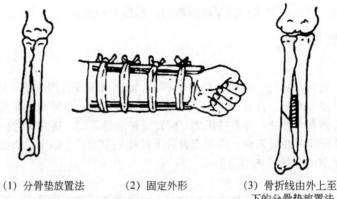

(1) 分骨垫放置法　　(2) 固定外形　　(3) 骨折线由外上至内
　　　　　　　　　　　　　　　　　　　　下的分骨垫放置法

图 6-1-45　桡骨下 1/3 骨折合并下尺桡关节脱位的固定方法

5. 功能锻炼

固定后，即可鼓励患者开始做握拳动作，以促进血液循环，减轻前臂远段的肿胀，并可使骨折两端紧密接触，而增加骨折端的稳定性。握拳和伸指时均需尽量用力。待肿胀基本消退后，即可开始肩、肘关节的屈伸活动。但必须禁止做前臂的旋转活动，以防止骨折再移位。在练功时，应尽量尺偏而限制桡偏，待骨折愈合牢固后，解除夹板固定，开始练习前臂旋转活动。

（四）预防与调护

术后行超肘关节石膏托固定，前臂旋转中立位或者稍旋后位制动 4～6 周。手法整复或内固定失效者，预后不良。如骨折复位良好，内固定坚固，下尺桡关节及桡骨骨折解剖复位者预后良好。

十三、桡骨远端骨折

桡骨远端骨折是指桡骨远侧端距腕关节面 3cm 范围内的骨折，是临床上最常见的骨折之一。桡骨远端以松质骨为主，骨密质较薄，松质骨与密质骨交界处为应力上的弱点，容易发生骨折。

正常人桡骨下端关节面向掌侧倾斜（即掌倾角）10°～15°，向尺侧倾斜（即尺倾角）20°～25°。当桡骨远端发生骨折时，上述正常解剖关系常发生改变（图 6-1-46）。

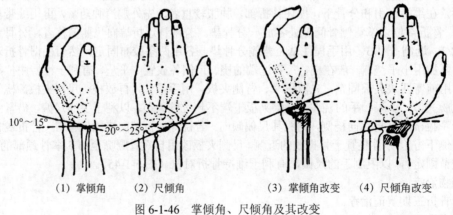

(1) 掌倾角　　(2) 尺倾角　　(3) 掌倾角改变　　(4) 尺倾角改变

图 6-1-46　掌倾角、尺倾角及其改变

（一）病因病理

直接暴力和间接暴力均可造成桡骨远端骨折，但桡骨远端骨折多为间接暴力所致。根据暴力的

方向，受伤时的体位和骨折移位的不同，可分为伸直型骨折、屈曲型骨折、巴尔通骨折等。

（1）伸直型骨折　又称科利斯骨折（Colles 骨折），是指骨折远端向桡侧、背侧移位的桡骨远端骨折。

科利斯骨折多为间接暴力所致，常见于跌倒，前臂旋前，腕关节背伸，小鱼际着地，躯干向下的重力与地面向上的反作用力在桡骨下端 1.5cm 处呈现剪力，造成骨折。骨折远端向桡侧和背侧移位，腕及手部形成"餐叉样"畸形。常合并有下尺桡关节脱位及尺骨茎突骨折，三角纤维软骨盘可同时被撕裂。

（2）屈曲型骨折　又称史密斯骨折（Smith 骨折）、反科利斯骨折，与科利斯骨折移位方向相反，临床上较少见，约占全身骨折的 0.11%。

直接暴力和间接暴力均可引起屈曲型骨折，以间接暴力多见。间接暴力引起的骨折，多因跌倒时，前臂旋前，腕关节掌屈，手背先着地，身体重力沿桡骨向下冲击，地面的反作用力沿手背向上作用于桡骨下端而造成。骨折远端向桡侧和掌侧移位，桡骨下端关节面向掌侧倾斜，手腕部外形呈"锅铲样"畸形。

（3）巴尔通骨折（Barton 骨折）　指桡骨远端骨折涉及关节面合并腕关节半脱位者（图 6-1-47）。

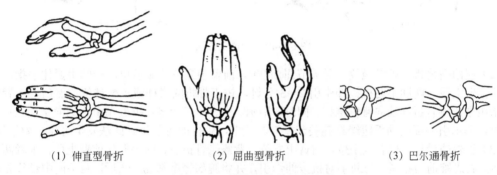

（1）伸直型骨折　　　　（2）屈曲型骨折　　　　（3）巴尔通骨折

图 6-1-47　桡骨远端骨折的分类

（二）临床表现与诊断

1. 症状体征

伤后腕部压痛明显，有轴向叩击痛，有骨擦感。常伴有典型畸形，侧面可见"餐叉样"畸形；正面呈"枪刺样"畸形（图 6-1-48）。

2. 辅助检查

（1）X 线检查　腕关节正侧位。伸直型骨折正位片上显示，骨折远折段向桡侧移位，可与近折端有嵌插，下桡尺关节距离增大（分离）。尺倾角减小到 5°～15°，甚至消

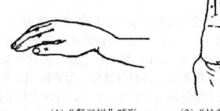

（1）"餐叉样"畸形　　　（2）"枪刺样"畸形

图 6-1-48　伸直型氏骨折典型的畸形

失或成负角。侧位片上显示，桡骨远折端向背侧移位，掌倾角减小或消失。屈曲型骨折的骨折远折段向掌侧移位，可向桡侧移位。巴尔通骨折可见骨折线累及腕关节面，关节面塌陷，掌倾角及尺倾角消失。

（2）CT 检查　是判断关节内骨折移位程度的可靠方法。严重的涉及关节面的粉碎性骨折行 CT 三维重建，可明确关节面移位情况。

3. 临床诊断

根据病史、症状体征、影像学检查，可以明确诊断。

（三）辨证论治

1. 手法治疗

（1）伸直型骨折　患者取坐位或卧位，患肢外展，肘关节屈曲 90°，前臂中立位，一助手握住患肢前臂上段，术者两手紧握手掌，两拇指并列置于骨折远端背侧，两手其余手指置于腕掌侧，扣紧大、小鱼际，先顺畸形拔伸牵引 2～3 分钟，待重叠移位完全矫正后，将前臂远段旋前，在维持牵引力情况下，顺桡骨纵轴方向骤然猛抖，同时迅速尺偏掌屈，骨折即可复位（图 6-1-49）。

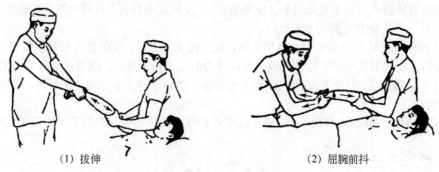

(1) 拔伸　　　　　　　　　　(2) 屈腕前抖

图 6-1-49　牵抖复位法

（2）屈曲型骨折　患者坐位，肘关节屈曲 90°，前臂中立位或旋后位。一助手握住手指，一助手握住前臂上段，两助手对抗拔伸牵引 2～3 分钟，矫正骨折的嵌插或重叠移位。然后，术者用两手拇指由掌侧将骨折远端向背侧推挤，同时，用示、中、环三指将骨折近端由背侧向掌侧按压，与此同时，嘱牵引手部的助手缓缓将腕关节背伸、尺偏，骨折即可复位。此法安全可靠，效果好。

（3）巴尔通骨折　患者取坐位，前臂中立位。背侧缘骨折者，助手握住前臂上段，术者两手紧握患腕，将患腕前后扣紧，与助手对抗拔伸牵引，并将腕部轻度掌屈，然后，两手向中轴线相对挤压，在腕背之手用拇指推按背侧缘骨折块，使之复位；掌侧缘骨折者，一助手握住前臂上段，另一助手握住手指，两助手拔伸牵引，并将患腕轻度背伸，术者两手掌基底部置于骨折处的掌、背侧相对挤压，掌侧缘骨折块即可复位。

2. 固定方法

（1）夹板固定　维持牵引下，用四块夹板固定。

1）伸直型骨折：在骨折远端背侧和近端掌侧分别放一平垫。在骨折远端的背桡侧尚可放置一横挡纸垫，一般长 6～7cm，宽 1.5～2cm，厚约 0.3cm，以能包缠前臂远端的背、桡两侧为度，以尺骨头为标志，但不要压住尺骨茎突。如放横挡纸垫，则在背侧不再放平垫。纸压垫放置妥后，再放夹板。夹板上端达前臂中、上 1/3 处，背侧夹板和桡侧夹板的下端应超过腕关节，限制手腕的桡偏和背伸活动，掌侧夹板和尺侧夹板则不应超过腕关节，以维持骨折对位（图 6-1-50～图 6-1-52）。

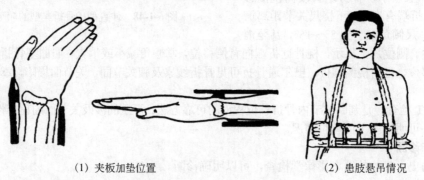

(1) 夹板加垫位置　　　　　　　　　(2) 患肢悬吊情况

图 6-1-50　伸直型骨折夹板固定

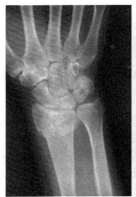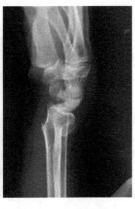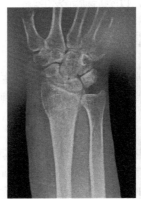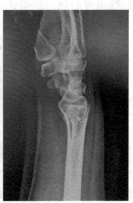

　　图 6-1-51　伸直型骨折整复前 X 线　　　　　图 6-1-52　伸直型骨折整复后 X 线

　　2）屈曲型骨折：应在骨折远端的掌侧和近端的背侧各放置一平垫，桡侧夹板和掌侧夹板下端应超过腕关节，以限制手腕的桡偏和掌屈活动，尺侧夹板和背侧夹板不超过腕关节，以保持骨折对位。

　　3）巴尔通骨折：背侧缘骨折者，在骨折远端的掌侧和背侧各放置一平垫，背侧夹板下端应超过腕关节，以限制腕背伸活动，并将腕关节固定于轻度屈曲位；掌侧缘骨折者，掌侧夹板应超过腕关节，以限制腕关节掌屈活动，并将腕关节固定于轻度背伸位。固定垫、夹板放妥后，用三条布带捆扎。最后将前臂置中立位，屈肘 90°，悬吊于胸前，成人患者保持固定 4 周已足够，再长时间的固定，对防止骨折的移位不起作用，相反却会影响腕关节功能的恢复。儿童患者则固定 3 周已足够。

　　（2）石膏外固定　整复后也可采用短臂石膏外固定，根据骨折类型决定腕关节固定位置，石膏长度自掌横纹至肘下，以便肘关节和手指的充分活动（图 6-1-53）。

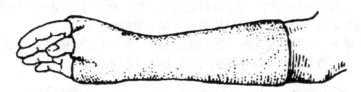

图 6-1-53　桡骨远端骨折石膏外固定

　　3. 药物治疗

根据骨折三期辨证治疗。

　　4. 手术治疗

手术治疗方式包括闭合复位经皮穿针治疗、外固定架固定、切开复位内固定（包括背侧钢板和掌侧钢板固定以及特异性切开复位内固定）等。

　　5. 功能锻炼

骨折复位固定后，即鼓励患者开始积极进行指间关节、掌指关节屈伸锻炼，以及肩、肘关节的各向活动。粉碎性骨折，骨折线通过关节面，关节面遭到破坏，愈合后常易继发创伤性关节炎，应尽早进行腕关节的功能锻炼，使关节面得到模造改善关节功能，预防后遗创伤性关节炎。解除固定后，做腕关节屈伸、旋转及前臂旋转活动。

　　（四）预防与调护

　　复位固定后应观察手部血液循环，随时调整夹板松紧度；注意将患肢保持在旋后 15°或中立位，纠正骨折再移位倾向；伸直型骨折固定期间应避免腕关节桡偏与背伸活动。粉碎性骨折者，骨折线通过关节面，对位不良者容易遗留腕关节功能障碍，或致创伤性关节炎形成，故要求正确对位，并加强患者肢体功能锻炼，以免后遗症发生。

十四、腕舟骨骨折

腕舟骨骨折，是最常见的腕骨骨折，多发生于 15～40 岁。该骨折发生延迟愈合、不愈合和缺血性坏死的概率都远远高于其他腕骨，常引起腕部创伤性关节炎。

（一）病因病理

腕舟骨骨折多为间接暴力所致。跌倒时手掌着地，腕关节强力背伸，地面的反作用力向上传导，腕舟骨被锐利的桡骨关节面背侧缘或茎突缘切断而发生骨折。舟骨四周与桡骨及腕骨构成关节面，80%被软骨覆盖，营养血管从舟骨的腰部及结节部进入，血流方向是由远而近，舟骨腰部骨折可使近端骨血流中断，易发生缺血性坏死及不愈合。

（二）临床表现与诊断

1. 症状体征

腕背桡侧疼痛、肿胀，尤以鼻烟窝处明显。检查发现腕背桡侧或鼻烟窝处有明显压痛，陈旧性骨折肿痛不明显，腕背伸及用力时出现疼痛。

按骨折所在舟骨部位分型：结节骨折、腰部骨折、近端 1/3 骨折。

（1）结节骨折　属于关节外骨折，骨折不影响折端的血液供应。6～8 周可以愈合。

（2）腰部骨折　属关节内骨折，最常见，约占腕舟骨骨折的 70%。骨折一般无移位，若暴力过大，骨折近端可向掌侧、尺侧移位，远折端向背侧、桡侧移位，亦可有旋转移位。若同时伴舟月骨韧带断裂，屈腕时不能保持骨折位置的稳定。相反如屈腕位能保持骨折稳定，表示韧带无损伤，骨膜完整。大部分腰部骨折的病例，给予及时适当的处理，骨折可在 10～12 周愈合。但有少数病例，可出现骨折迟缓愈合、不愈合，甚至近折端骨块发生缺血性坏死。

（3）近端 1/3 骨折　属关节内骨折，处于桡腕关节窝部，大部分被软骨面覆盖，无血管进入，骨折后血源断绝，发生骨不连或缺血性坏死的可能性大（图 6-1-54）。

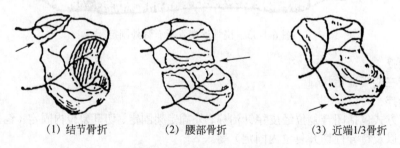

　　（1）结节骨折　　　　　　（2）腰部骨折　　　　　　（3）近端1/3骨折

图 6-1-54　腕舟骨骨折类型

2. 辅助检查

（1）X 线检查　常规拍摄腕关节正、侧、斜（蝶式位）位片，必要时加拍旋前位片（即手部极度旋前投照舟状骨背部切线位）。无移位骨折，斜位片易看出腰部的骨折线；骨折有移位者，正位片即易看出，侧位片呈台阶状，同时其桡侧的脂肪阴影带消失。

（2）CT 检查　可明确骨折及移位情况，也适合评估腕舟骨骨折的愈合程度。

（3）MRI 检查　是诊断腕舟骨骨折最有效的方法。

3. 临床诊断

根据病史、症状体征、影像学检查，可以明确诊断。

（三）辨证论治

1. 手法治疗

患者仰卧位，肩外展，肘屈 90°，一助手握住患肢上臂，另一助手一手握住拇指，另一手握住 2～4 指，使前臂轻度旋前，腕关节中立、尺偏，两助手对抗牵引 3～5 分钟，术者立于患肢外侧，面向患肢远端，两拇指置于骨折远端背、桡侧，两手 2～5 指重叠地托住腕关节掌、尺侧，助手先将腕关节背伸，轻度桡偏，然后将腕关节做掌屈、尺偏，同时，术者两拇指向掌、尺侧挤压，骨折即可复位。整复后，骨折多较稳定，不易再移位。

2. 固定方法

骨折复位后，根据骨折线方向确定腕关节位置，一般固定腕关节在背伸 30°、稍尺偏的功能位。石膏范围上至前臂中上段，下至掌骨颈部，将腕关节固定于背伸 30°～35°，尺偏 10°，拇指对掌和前臂中立位。固定前臂的目的在于控制旋前及旋后活动，减少桡腕韧带对骨折端的作用力（图 6-1-55）。

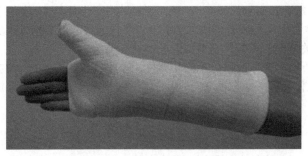

图 6-1-55　腕舟骨骨折石膏外固定

3. 药物治疗

根据骨折三期辨证治疗，对于迟缓愈合的腕舟骨骨折，中后期应加强接骨续筋、益肝补肾中药内服和熏洗。

4. 手术治疗

腕舟骨近端骨折、不稳定的新鲜腕舟骨骨折及骨折脱位手法复位不成功，固定不稳定者，陈旧性不稳定性骨折，陈旧性稳定性骨折且经过石膏外固定 3 个月仍不愈合者，应及时手术切开内固定。内固定可提高骨折愈合率，术后仍然需石膏外固定，但可早期开始腕关节功能锻炼。内固定可选择加压螺钉（图 6-1-56）等方式。

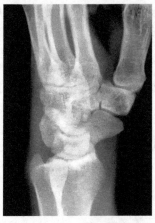 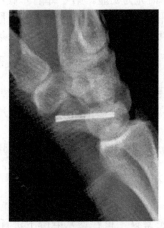

（1）复位前侧位片　　　　　　（2）复位后侧位片

图 6-1-56　腕舟骨骨折加压螺钉内固定术前、术后 X 线检查

5. 功能锻炼

骨折复位固定后，早期可做肩、肘关节的活动，屈伸范围不限，亦可做手指的屈伸活动，但禁忌做腕关节的桡偏动作。中期以主动屈伸手指的握拳活动为主。后期解除固定后，可做握拳及腕部的主动屈伸，以及前臂的旋转活动。骨折迟缓愈合者，暂不宜做过多的腕部活动。

（四）预防与调护

腕舟骨骨折患者，可靠地固定是保证疗效的关键。定期复查 X 线，根据骨折愈合情况而决定解除固定的时间，以免过早解除固定，影响治疗效果。指导患者进行功能锻炼。

十五、掌骨、指骨骨折

掌骨骨折和指骨骨折是手部常见的骨折，其发病率高。掌骨为短小的管状骨，共 5 块。第 1 掌骨短而粗，第 2、3 掌骨长而细，第 4、5 掌骨既短且细。指骨共 14 块，除拇指为 2 节指骨外，其他四指均为 3 节。掌骨近端与腕骨形成掌腕关节；掌骨远端与近节指骨形成掌指关节。其中以拇指的掌腕关节和掌指关节最为重要，是手部的关键性关节。

对掌骨、指骨骨折的处理，应保持手的功能位，即腕关节背伸 30°，掌指关节屈曲 45°，近侧指间关节屈曲 45°，远侧指间关节屈曲 25°～30°，有利于维持骨折对位和骨折愈合，以及手部功能的康复。

（一）病因病理

第 1 掌骨短而粗，活动度较大，骨折多发生在基底部。第 2、3 掌骨细长，且较突出，握拳击物时，暴力常落在第 2、3 掌骨上，故易骨折，也称为"拳击骨折"。第 4、5 掌骨短细，其中第 5 掌骨易受直接暴力而骨折，而当其受间接暴力时可致掌骨颈骨折。直接暴力和间接暴力均可造成指骨骨折，但指骨骨折多由直接暴力所致，且多为开放性骨折。闭合性骨折以横断形较多见，斜形骨折次之，开放性骨折以粉碎性较多见，往往波及关节面。

（二）临床表现与诊断

1. 症状体征

骨折后局部疼痛、肿胀，手指功能障碍，有明显压痛及纵轴叩击痛。掌骨骨折若有重叠移位，则该掌骨短缩，握拳时尤为明显。第 1 掌骨基底部骨折或骨折脱位，拇指内收、外展、对掌等活动均受限，握拳无力，并伴有疼痛。掌骨颈和掌骨干骨折，可扪及骨擦音，掌指关节屈伸功能障碍。指骨骨折若有明显移位时，可有成角畸形。末节指骨基底撕脱骨折可有锤状指畸形，末节指间关节不能主动伸直。

2. 辅助检查

X 线检查：拍摄手部的正位和斜位片。第 1 掌骨骨折或骨折脱位，应拍摄以拇指为中心的正侧位片，而指骨骨折应单独拍摄手指正侧位或正斜位片。

3. 临床诊断

根据病史、症状体征、影像学检查，可以明确诊断。

（三）辨证论治

1. 手法治疗

（1）掌骨骨折整复法　可在臂丛麻醉下进行手法整复。

1）第 1 掌骨基底部骨折：患者取坐位，术者一手握住腕部，拇指置于第 1 掌骨基底部骨折成角处，另一手握住患侧拇指，先顺畸形对抗牵引，再向桡侧牵引，然后将第 1 掌骨头向桡侧与背侧扳拉，同时以拇指用力向掌侧和尺侧推及骨折处，以矫正骨折向桡侧与背侧的成角畸形，骨折即可复位。

2）掌骨颈骨折：患者取坐位，术者一手握住手掌，用手指捏持骨折近段，另一手握住患指，将掌指关节屈曲90°，使掌指关节侧副韧带紧张，移位的掌骨头受近节指骨底的压迫而被推向背侧，同时用拇指将掌骨干向掌侧按压，畸形即可矫正，骨折脱位亦可随之复位。整复时，若错误地将掌指关节背伸或伸直位牵引，反而加重掌骨头屈曲畸形，更难于整复（图6-1-57）。

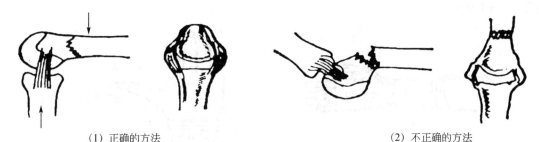

(1) 正确的方法　　　　　　　　　　　　(2) 不正确的方法

图 6-1-57　掌骨颈骨折的整复方法

3）掌骨干骨折：患者取坐位，助手握住前臂下段，术者一手牵引患指，另一手拇指向背侧、掌侧按压，矫正背侧成角畸形，然后拇指与示指在骨折两旁的掌侧与背侧夹挤分骨，矫正侧方移位，骨折即可复位。

（2）指骨骨折整复法　在指神经阻滞麻醉或臂丛麻醉下整复。

1）近节指骨骨折：术者一手拇指与示指捏住骨折近段，另一手的中指扣住患者手指中节的掌侧，在牵引下屈曲其指间关节，以矫正骨折的重叠移位，然后矫正侧向移位。最后术者拇指由掌侧向背侧推扳骨折近段，以矫正掌侧成角畸形（图6-1-58）。

2）中节指骨骨折：整复时，术者一手拇指和示指捏住骨折近段固定患指，另一手拇指、示指捏患指末节，先对抗牵引，然后在骨折处的尺侧、桡侧进行挤捏，以矫正侧方移位。最后拇指与示指改为捏住骨折处的掌背侧进行提按，以矫正掌背侧移位。

2. 固定方法

（1）掌骨骨折固定法　在骨折远端的背、桡侧放一平垫，控制骨折成角或关节脱位。在掌骨头的掌侧放一平垫，以防止掌骨因屈肌收缩时向掌侧屈曲。用胶布将平垫均匀固定在皮肤上。将备用的30°弧形外展夹板置于前臂桡侧及第1掌骨的桡背侧，弧形夹板成角部正好对准腕关节。用较宽胶布将弧形夹板近端固定在前臂及腕部，然后再用一条胶布将置于掌骨头的平垫固定在弧形夹板的远端，保持第1掌骨在外展30°位轻度背伸，拇指屈曲在对掌位。掌指关节及指间关节保持一定的活动度。

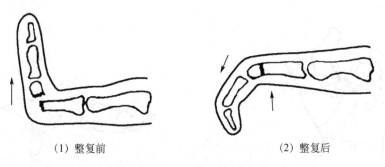

(1) 整复前　　　　　　　　　　　　(2) 整复后

图 6-1-58　指骨颈骨折整复法

掌骨颈骨折整复后，将掌指和近侧指间关节固定于屈曲90°位。掌骨头粉碎性骨折无法整复，可做短期固定,以减轻疼痛,待稍消肿后早期开始活动,在活动中重新塑形关节面,力争保留较多的关节活动度。

掌骨干骨折复位后,先在骨折部背侧骨间隙各放一分骨垫,用胶布固定。若骨折端向掌侧成角,则在掌侧放一平垫,用胶布固定。然后在掌、背侧各放一块厚 2～3mm 的硬纸壳夹板,用胶布固定,并用绷带包扎。若为斜形、粉碎性、短缩较多的不稳定性骨折,可在末节指骨穿针,并用"丁"字铝板做功能位固定加牵引。一般牵引 3 周后,骨折处有纤维性连接,除去牵引,继续用夹板固定至骨折愈合(图 6-1-59)。

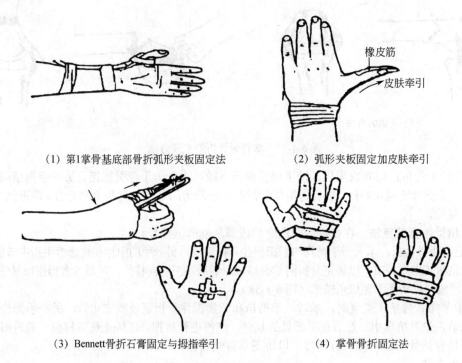

(1) 第1掌骨基底部骨折弧形夹板固定法　　(2) 弧形夹板固定加皮肤牵引

(3) Bennett骨折石膏固定与拇指牵引　　(4) 掌骨骨折固定法

图 6-1-59　掌骨骨折固定法

(2) 指骨骨折固定法　近节指骨骨折、无移位者,用塑形铝板或支具固定于功能位 3 周左右。有移位的骨折或指骨颈骨折,复位后,支具固定。对于有向掌侧成角的骨折,可置手指屈在绷带卷上,手指尖指向舟骨结节,以胶布固定,外加绷带包扎(图 6-1-60)。中节指骨骨折复位后,其固定方法同近节指骨骨折。末节指骨骨折复位后,其固定方法同近节指骨骨折。末节指骨底背侧撕脱骨折复位后,可用铝板或特殊支具固定患者近侧指间关节于屈曲位,远侧指间关节于过伸位 6 周左右(图 6-1-61)。

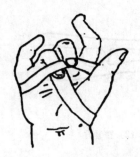

图 6-1-60　近节指骨骨折固定法

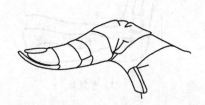

图 6-1-61　末节指骨底背侧撕脱骨折固定法

3. 药物治疗

根据骨折三期辨证治疗。

4. 手术治疗

若复位后仍不稳定者，可采用内固定。陈旧性骨折脱位，则宜切开复位，克氏针内固定，拇指固定在握拳位。骨折脱位关节面粉碎者，如症状明显，影响功能，则可考虑做掌腕关节融合术。

5. 功能锻炼

有移位的掌、指骨骨折，固定后，应避免患指的活动，可做肩、肘关节活动。在 3～4 周内，第 1 掌骨各类骨折不能做掌腕关节内收活动；掌骨颈骨折不能做伸指活动；第 2～5 掌骨干骨折不能做用力伸指和握拳活动。一般 4～6 周骨折达临床愈合后，可解除外固定，逐步加强手指和腕关节的主动活动，禁止做被动暴力扳拉。

（四）预防与调护

复位固定后，应密切观察患部血运情况，及时调整夹板松紧度，压垫不宜过厚过硬，以免引起压迫溃疡。手指要保持适当的位置，以防造成重新移位、骨折畸形愈合及关节僵硬。

第二节　下肢骨折

一、股骨颈骨折

股骨颈骨折是指股骨头下至股骨颈基底部之间的骨折，常发生于老年人，以 50～70 岁者最多，随着人类寿命的延长，股骨颈骨折发生率有逐渐上升的趋势。

股骨颈位于股骨头和转子间线之间，主要由松质骨构成。股骨颈的前面部分全部在关节囊内，而后面只有内侧 2/3 在关节囊内。股骨颈和股骨干之间夹角称为内倾角或颈干角，正常值为 110°～140°，大于正常值为髋外翻，小于正常值为髋内翻。股骨颈中轴线与股骨内外髁中点间的连线所形成的夹角称为前倾角或扭转角，正常值为 12°～15°。治疗股骨颈和股骨转子间骨折时必须保持正常的颈干角和前倾角，否则会遗留关节畸形，影响关节功能。

股骨头、颈部的血液供应主要来自三个途径：①关节囊的小动脉。其来源于旋股内动脉、旋股外动脉、臀下动脉和闭孔动脉的吻合部到关节囊附着部，分为骺外动脉、上干骺端动脉和下干骺端动脉，进入股骨颈，供应股骨颈和大部分股骨头的血运。②股骨干滋养动脉。此路血运仅达股骨颈基底部。③圆韧带的小动脉。由闭孔动脉发出，仅供应股骨头内下部分血运，与关节囊小动脉之间有吻合支。股骨头的血液供应主要依靠来自关节囊和圆韧带的血管，如果遭到破坏，将容易导致股骨颈骨折不愈合或股骨头缺血性坏死。

（一）病因病理

老年人易遭受股骨颈骨折有两个基本因素，内因为肝肾不足，筋骨衰弱，骨强度下降，导致骨质疏松症，尤其是股骨颈部张力骨小梁减少甚至消失，最后压力骨小梁数目亦减少，加之股骨颈上区滋养血管孔密布，均可使股骨颈生物力学结构削弱。另外，老年人髋周肌群退变，反应迟钝，不能有效地抵消髋部有害应力，轻微暴力下即可发生骨折。青壮年人群股骨颈骨折较为少见，往往在强大暴力如车祸、高处跌落致伤时发生，常合并有其他损伤。偶有因过度过久负重劳动或行走，发生股骨颈疲劳性骨折者。

（二）临床表现与诊断

1.症状体征

患髋疼痛，活动时加重，疼痛可反射至大腿内侧或膝部。髋关节功能障碍，患者不能站立行走或坐起。骨折移位时，可出现患侧下肢外旋、缩短畸形，可伴有髋、膝关节轻度屈曲。搬动患者时，常可检查到骨擦音和骨擦感。无移位股骨颈骨折患者有时仅感觉髋部疼痛，甚至尚能站立行走或骑单车，无明显畸形，易被漏诊而不能获得及时处理，后期出现骨折移位，症状加重。因此凡遇到老年人跌倒伤及髋部，应重点诊查有无股骨颈骨折。

根据骨折部位与骨折线的走行分型（图 6-2-1）。

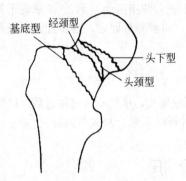

图 6-2-1　股骨颈骨折，按骨折部位分类

（1）头下型　骨折线位于股骨头与股骨颈的交界处。

（2）头颈型　骨折线自后外侧之头下向内斜行，内下侧多带有三角形鸟嘴状的颈部骨折片。

（3）经颈型　骨折线位置较低，基本全部行经股骨颈部。

（4）基底型　骨折线的后部在关节囊外，位于股骨颈和转子之间。

2.辅助检查

（1）X 线检查　可以明确诊断和了解骨折类型、病理情况。

（2）CT 检查　能够准确判断骨折移位程度、股骨头有无旋转和有无骨折碎片。CT 对陈旧性股骨颈骨折的治疗与预后有指导作用，能够了解股骨头有无囊性变、空洞形成等坏死情况。

（3）MRI 检查　具有很高的分辨率，可发现无移位的隐匿骨折。

3.临床诊断

根据病史、症状体征、影像学检查，可以明确诊断。股骨颈骨折应与股骨转子间骨折相鉴别，两者发病年龄接近，损伤机制相同，但股骨颈骨折受伤史或更隐匿。

（三）辨证论治

1.手法治疗（闭合复位）

（1）手法复位　可在牵引前进行，或在牵引中逐步复位，亦可于手术时同步进行。

1）一法：麻醉后取仰卧位，助手固定骨盆。术者左手托住膝部，右手握踝部，使膝、髋关节屈曲 20°～30°，大腿外旋拔伸，然后徐徐将患肢内旋伸直，并保持患肢于内旋、外展位（图 6-2-2）。

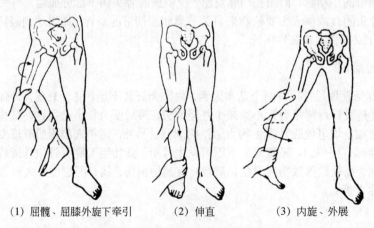

（1）屈髋、屈膝外旋下牵引　　（2）伸直　　（3）内旋、外展

图 6-2-2　股骨颈骨折手法复位一法

2）二法：麻醉后仰卧，助手固定骨盆。术者左手托住腘部，右手握住踝部，屈髋屈膝至90°，大腿外旋，沿股骨干纵轴拔伸，然后依次使髋关节内旋、外展，使断端扣紧，然后伸直髋、膝关节，保持患肢于外展内旋位（图6-2-3）。

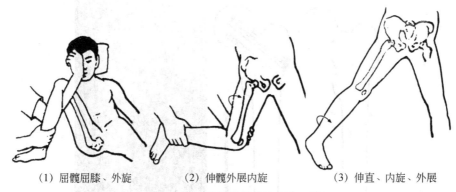

（1）屈髋屈膝、外旋　　　（2）伸髋外展内旋　　　（3）伸直、内旋、外展

图6-2-3 股骨颈骨折手法复位二法

（2）骨牵引逐步复位法 为了减少对软组织的损伤，保护股骨头的血运，目前多采用骨牵引逐步复位法。患者入院后，在外展中立位行骨牵引，重量为4～8kg，牵引2～3天后，将患肢由中立位改为微内旋位，以便纠正骨折的向前成角，使复位的骨折端紧紧扣住，并在床边拍摄髋关节正侧位X线片，如尚未复位，则调整内收或外展角度，或适当调整牵引重量，此时移位应大有改善，若仍有残余移位，则采用手法整复纠正。一般情况下，复位在1周内完成。此法的优点是不会加重原有损伤，且无需麻醉。

2. 固定方法

可采用持续牵引固定或外展夹板固定。适用于无移位或外展嵌插型稳定骨折以及不能耐受手术者。患者卧床，患肢外展、中立位或轻度内旋位皮肤牵引或骨牵引，牵引重量为4～5kg，牵引时间为3～6个月，待X线检查证实骨折临床愈合后解除牵引。也可选用上端超过髂嵴，下端抵达足底的外展夹板固定患肢。为防止患肢过度外旋，牵引或夹板固定时可在患足穿一带有横板的丁字鞋以维持患肢中立位（图6-2-4）。固定期间应复查X线，如骨折移位应考虑手术治疗。

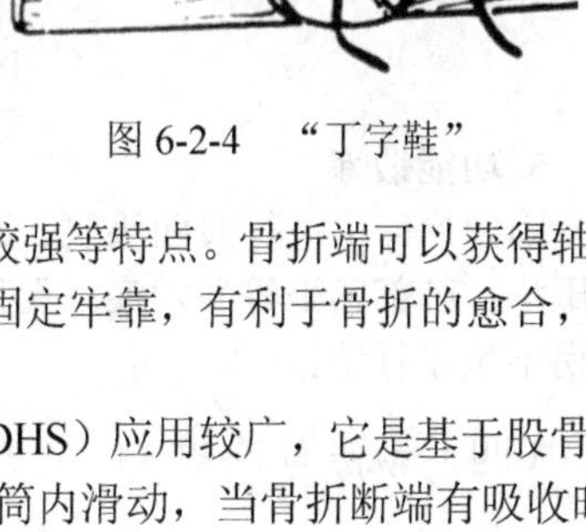

3. 药物治疗

根据骨折三期辨证治疗。

4. 手术治疗

（1）多枚空心螺钉加压内固定 采用三枚空心半螺钉平

图6-2-4 "丁字鞋"

行固定，呈倒三角形放置，具有直径细、多点固定和抗旋转能力较强等特点。骨折端可以获得轴向的加压作用，可使骨折面产生压缩应力，使骨折两端紧密接触，固定牢靠，有利于骨折的愈合，由于有螺纹不易松动，可无退钉和游走之虞（图6-2-5）。

（2）滑动式内固定 滑动式内固定钉以动力性髋关节螺钉（DHS）应用较广，它是基于股骨颈骨折嵌入治疗理念而设计的。固定钉可借助周围肌肉的收缩在套筒内滑动，当骨折断端有吸收时，钉则向套筒内缩短，维持骨折端的紧密接触。

（3）人工髋关节置换术 是治疗70岁以上老年人股骨颈头下型或粉碎性骨折的首选方法，可以解决骨不愈合及股骨头缺血性坏死等并发症，使患者早期下床活动，减少长期卧床带来的多种并发症，尽快恢复正常生活能力，提高生活质量。常用的髋关节置换技术主要有两类，即人工股骨头置换术和全髋关节置换术。人工股骨头置换术具有手术简单、操作时间短、出血量少等优点。全髋关节置换术主要适宜于 60 岁以上，身体相对健康，有移位的头下型或粉碎性股骨颈骨折患者，人工髋关节假体存活寿命为 10～20 年（图 6-2-6）。

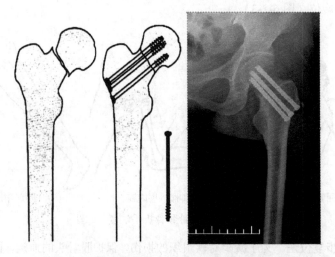

图 6-2-5　股骨颈骨折三枚空心半螺钉平行固定

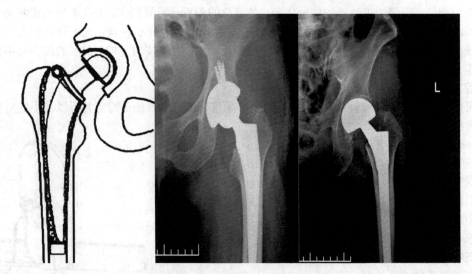

图 6-2-6　股骨颈骨折人工假体置换术

5. 功能锻炼

固定后即可进行股四头肌、足踝关节和全身锻炼，防止肌肉萎缩、关节僵硬和骨质疏松症，减少压疮、肺部感染等并发症。无移位骨折可在伤后 3 个月经 X 线检查，判断骨折临床愈合后，扶双拐不负重行动。

（四）预防与调护

老年人应注意骨质疏松症的诊治，手杖协助行走，以减少跌倒引发的骨折风险。骨折卧床期间应加强护理，包括定时翻身、保持骶尾部干燥、经常按胸叩背、鼓励咳嗽排痰和饮水排尿、功能锻炼等，骨折稳定后尽早下床不负重锻炼活动，以防止或减少压疮、坠积性肺炎、尿路感染、下肢静脉血栓、便秘等卧床并发症。同时还应注意心、脑等内科疾病的护理和治疗。

二、股骨转子间骨折

股骨转子间骨折，旧称股骨粗隆间骨折，是指股骨颈基底以下，小转子下缘水平以上部位的骨折，是临床最常见的髋部骨折之一。由于股骨转子部的血运丰富，骨折时出血多，但骨折后极少不愈合，很少有骨不连发生。股骨大转子呈长方形，罩于股骨颈后上部。主要由松质骨构成。大转子的内面下部与股骨干及股骨颈的松质骨相连，上部形成转子间窝。小转子在股骨干之后、上、内侧，大转子平面之下，髂腰肌附着其上。大小转子间前面为转子间线，是关节囊及髋关节韧带的附着处；后面为转子间嵴，骨盆出来的小外旋肌多附着其上。股骨转子间周围有丰富的肌肉层，其血运丰富，营养较股骨头明显优越。因此股骨转子间骨折很少发生不愈合或骨坏死，但整复不良或过早负重常会造成骨折畸形愈合而影响功能，例如髋内翻畸形。

（一）病因病理

股骨转子间骨折伤因与股骨颈骨折者相似，多发生于合并骨质疏松症的老年人，青少年极罕见。其可由直接或间接外力所引起。直接外力是外力直接作用于转子部，可沿股骨干长轴作用于转子部；间接外力是指转子部受到内翻及向前成角的复合应力。

（二）临床表现与诊断

1. 症状体征

髋部疼痛、肿胀、瘀斑明显，患肢杠杆力消失，不能站立、行走并拒绝活动。有移位骨折时，患肢出现短缩、内收、外旋畸形。股骨转子间骨折为囊外骨折，骨折后出血较多，因此外观上肿胀比较明显，有广泛的瘀斑。搬动严重移位骨折患者时，常可检查到骨擦音和骨擦感。

Evans 分型是股骨转子间骨折的常用分型（图 6-2-7）。

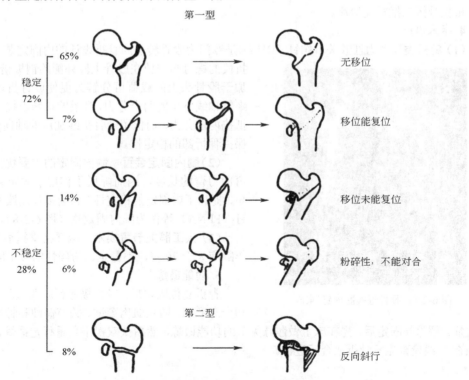

图 6-2-7 股骨转子间骨折 Evans 分型

第一型：顺转子间骨折，又分为四组。

第一组：股骨转子部内侧皮质完整，无移位。

第二组：股骨转子部内侧皮质有重叠，复位后完整，稳定。

第三组：股骨转子部内侧皮质有重叠，复位后仍缺乏支撑，不稳定。

第四组：股骨转子部内侧皮质有重叠+转子粉碎，复位后仍缺乏支撑，不稳定。

第二型：反转子间骨折。

2. 辅助检查

（1）**X 线检查**　髋关节正侧位 X 线检查，可以明确诊断和了解骨折类型、病理情况。

（2）**实验室检查**　严重移位的股骨转子间骨折可能出现白细胞增高、红细胞和血红蛋白减少。

3. 临床诊断

根据病史、症状体征、影像学检查，可以明确诊断。

（三）辨证论治

1. 手法治疗

无移位骨折无须整复，有移位骨折者要手法复位，方法与股骨颈骨折大致相同，亦可在 X 线机监视下采用骨牵引床配合手法进行复位。

2. 固定方法

对无移位或移位轻微者，仅用丁字鞋或外展夹板固定，或采用牵引与外展夹板相结合固定保持患肢外展位 30°～40°，稍内旋或外展位，对儿童亦可单纯采用皮肤牵引固定。对各型不稳定性骨折牵引要求是牵引重量要足够，约占体重的 1/7，否则不足以克服髋内翻畸形；牵引应维持足够时间，一般均应超过 8～12 周，骨折愈合初步坚实后去牵引，才有可能防止髋内翻再发。牵引期间患肢保持外展中立位。

3. 药物治疗

根据骨折三期辨证治疗。

4. 手术治疗

（1）**钉板类**　动力性髋关节螺钉（DHS）是专门为股骨转子间骨折设计的内固定装置。贯穿骨折段的螺钉与安放在股骨上段外侧的钢板借套筒相连，加于股骨头上的载荷可分解为促使近骨折段内翻和沿螺钉轴线下压的两个分力，钉板的特殊连接方式可有效抵抗内翻分力，而保留使骨折线加压的轴向分力，从而保持骨折部的稳定性。

（2）**髓内固定装置**　髓内固定的主要优点是降低了弯曲力臂的长度，因而降低了作用于固定装置上的弯矩，提高了内固定的稳定性。目前多使用股骨近端髓内钉（PFNA）等作为髓内固定物（图 6-2-8）。

（3）**人工髋关节置换术**　应严格掌握适应证：患者年龄应大于 70 岁，不稳定、粉碎性的转子间骨折。

5. 功能锻炼

骨折复位固定后，应积极进行股四头肌、足踝关节和全身锻炼，防止肌肉萎缩、关节僵硬和骨质疏松症等

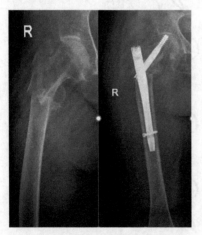

图 6-2-8　股骨近端髓内钉固定

并发症。解除外固定后，先在床上做髋膝关节的功能锻炼，然后扶双拐不负重行走锻炼，负重活动必须在 X 线检查显示骨折愈合后进行。

（四）预防与调护

股骨转子间骨折多见于高龄患者，其主要原因为骨质疏松症，使骨小梁变得极为脆弱；同时老年人自理能力较差，反应迟钝，因而遭受轻微外力即可发生骨折。本病大多为生活性损伤，如平地滑倒或绊倒、由床上或座椅上跌伤等。部分老年人骨折前可能患有高血压、心脏病、糖尿病或瘫痪等全身疾患。因此，老年人起居生活要特别小心，以防止发生意外。骨折后患者需要长期卧床牵引，老年人不愿意活动，不配合功能锻炼，易发生坠积性肺炎、压疮、下肢静脉栓塞、泌尿系结石和感染等并发症。长时间的牵引后期容易导致膝关节僵硬，所以正确地指导患者展开积极有效的功能锻炼十分重要。

三、股骨干骨折

股骨干骨折是指股骨粗隆下 2～5cm 至股骨髁上 2～5cm 的骨折，股骨干是人体最粗、最长、承受应力最大的管状骨。由于股骨的解剖及生物力学特点，需遭受强大暴力才能发生股骨干骨折，同时也使骨折后的愈合与重塑时间延长。

股骨干表面光滑，其后方有一骨性隆起，名股骨嵴或股骨粗线，是肌肉附着及营养动脉的进入处，也是手术中纠正旋转移位的良好标志。股骨嵴向下至远端时分为二岐到股骨髁，形成髁上嵴。正常时股骨干有轻度向前突出的弧线，有利于股四头肌发挥其伸膝作用。股骨干的皮质厚而致密，骨髓腔略呈圆形，上、中 1/3 的内径基本均匀一致，其间有一狭窄区，下 1/3 的内径较膨大。股骨干周围有丰厚的肌肉包围，主要包括前侧的伸肌群、后侧的屈肌群和内侧的内收肌群。其中以股神经支配的前侧伸肌群（股四头肌）为最大，由坐骨神经支配的后侧屈肌群（腘绳肌）次之，由闭孔神经支配的内收肌群最小。坐骨神经和股动脉、股静脉，在股骨下 1/3 处紧贴着股骨下行至腘窝部，若此处发生骨折，最易损伤血管和神经。

（一）病因病理

股骨干骨折多见于儿童及青壮年，男性多于女性，以股骨干中部骨折最多，可为横形、斜形、螺旋形、粉碎性及青枝骨折。多由强大的直接暴力所致，如重物击伤、挤压、车祸碰撞等，可引起股骨的横断形骨折或粉碎性骨折；强大的杠杆或扭转等间接暴力所致，如从高处坠落、机器绞伤，可引起股骨的斜形或螺旋形骨折。间接暴力所引起者多为斜形或螺旋形骨折，此骨折均属于不稳定骨折。儿童的骨皮质韧软，骨折时可以折断一侧骨皮质，而对侧骨皮质保持完整，即青枝骨折。

（二）临床表现与诊断

1. 症状体征

伤后有剧烈疼痛、肿胀、短缩、畸形和肢体的异常扭曲，髋膝关节不能活动。股骨干骨折常合并休克，也容易发生脂肪栓塞综合征而危及生命。因此在诊断和急救时需注意骨折后可能发生的全身并发症。股骨干下 1/3 骨折，由于骨折远端向后移位，有可能损伤腘动脉、腘静脉和胫神经、腓总神经，在腘窝部有巨大的血肿，小腿感觉和运动障碍，足背、胫后动脉搏动减弱或消失，末梢血液循环障碍，应注意检查足背动脉的搏动、足的关节运动及皮肤感觉情况，排除血管、神经损伤，同时还应注意排除患者是否合并外伤性休克、严重挤压伤、粉碎性骨折、颅脑损伤和（或）脏器损伤及其他部位骨折等合并症。

2. 辅助检查

X 线检查：可明确骨折的部位、类型和移位情况，拍摄时中上段骨折应包括髋关节，下段骨折包括膝关节（图 6-2-9）。

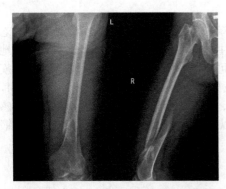

图 6-2-9　股骨干骨折正侧位 X 线检查

3. 临床诊断

根据病史、症状体征、影像学检查，可以明确诊断。

（三）辨证论治

1. 手法治疗

（1）**上 1/3 骨折复位法**　近侧端因受髂腰肌、臀肌及外旋肌牵拉而呈屈曲、外展、外旋移位，故应将患肢抬高、外展并略加外旋。先进行牵引，待骨折重叠移位矫正后，术者一臂放于近骨折段的外前方，另一臂放在远侧骨折段的内后方，两手交叉，同时用力。在左右两臂之间形成一种钳式剪切力，使骨折复位。

（2）**中 1/3 骨折复位法**　除有重叠外，因受内收肌的牵拉，骨折端多向外成角。复位时应将患肢置于外展位牵引，开始加大牵引力，待重叠移位矫正后，术者用两臂左右夹挤复位。

（3）**下 1/3 骨折复位法**　骨折远段因受膝后方关节囊及腓肠肌的牵拉，向后旋转移位。复位时，应在膝关节屈曲 90° 位牵引，放松膝后方关节囊及腓肠肌，向后旋转移位的远侧端即可复位。若向后移位仍未矫正，术者可用两臂上下夹挤复位，挤远折端向前，压近折端向后复位。

2. 固定方法

（1）**垂直悬吊皮牵引法**　适用于 3 周岁以下的患儿。先用四根粘膏贴在双下肢内、外侧，长度应达到大腿根部。患侧及健侧同时牵引，两腿同时垂直向上悬吊，所用重量以患儿臀部稍稍离床为宜，但健侧重量应稍轻于患侧（图 6-2-10）。为了防止发生向外成角畸形，可同时用夹板固定。牵引 3 周后即可去除牵引，继续用夹板固定 2～3 周。

（2）**水平皮牵引法**　适用于 4～8 岁的患儿。用粘膏贴于患肢内、外两侧，再用螺旋绷带绑住。将患肢置于牵引架，如托马斯（Thomas）夹板架上，牵引重量为 2～3kg。当股骨干上 1/3 骨折时，患肢应在充分屈髋、外展、外旋位，促使骨折远端接近

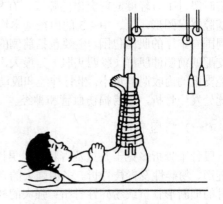

图 6-2-10　垂直悬吊皮牵引法

近端。当骨折位于下 1/3 时，须尽量屈膝以松弛膝后方关节囊及腓肠肌，减少远端向后移位的倾向。牵引后应绑上夹板，以防止成角畸形。牵引时间为 4～6 周，拆除牵引后继续用夹板固定 2～3 周。

（3）**骨牵引法**　适用于 10 岁以上的人群。对股骨上 1/3 及中 1/3 骨折，可选用胫骨结节牵引；下 1/3 骨折，可选胫骨结节或股骨髁上牵引。牵引重量可用 4～8kg，根据骨折移位的程度和患者体质、肌肉丰满程度等适当调整，避免牵引过重导致骨折断端分离，牵引应联合骨悬吊如用大腿和小腿吊带或 Thomas 夹板等。

3. 药物治疗

根据骨折三期辨证治疗。

4. 手术治疗

手术内固定应首选交锁髓内钉固定，其次选用解剖型锁定加压钢板。对早期骨折不稳定但无手术条件的患者可临时外固定支架固定。

5. 功能锻炼

采用坚强内固定治疗的患者，术后第 1 天即可做伤肢肌肉和关节活动，横形或短斜形骨折髓内钉固定后 1 周就可允许完全负重，但粉碎性骨折髓内钉固定后只能进行部分负重和关节活动，完全

负重要待术后6～8周X线检查证实骨折周围已有多量骨痂形成时才能进行。

（四）预防与调护

骨折持续牵引时，要注意牵引力线的方向，调整牵引的重量、夹板位置及扎带的松紧度。固定时，要注意股四头肌和踝、趾关节的功能锻炼，并预防皮肤压疮。骨折中后期要注意制动与锻炼的关系，切不可因为锻炼而影响骨折稳定。

四、股骨髁间骨折

股骨髁间骨折又称股骨双髁骨折，属关节内骨折，是膝部较严重的损伤，多发生于男性和中老年人。股骨髁间骨折大多是由高能暴力损伤所致，常为粉碎性不稳定性骨折，且损伤波及关节面，并可改变下肢负重力轴线，治疗较为困难。同时由于其周围附着许多肌肉及韧带，软组织损伤严重，极易导致膝关节功能障碍，严重影响下肢活动功能，且预后一般较髁上骨折差。

股骨下端向侧方和后方膨大成内髁及外髁，呈凸状，其间为髁间窝。因股骨干下端干骺端松质骨区和两髁之间的髁间窝骨质结构脆弱，故容易发生骨折，这也影响了内、外固定的可靠性。外髁前后径长，关节面较大，位置较内髁高，有防止髌骨向外滑脱的作用。内髁上方有突起为内收肌结节，是内收肌的止点，也是重要的骨性标志。

（一）病因病理

直接暴力与间接暴力均可引起股骨髁间骨折。

（1）**直接暴力** 髁间骨折常由物体直接撞击而致，如车辆冲撞、物体打击等，多以股骨下端承受横向暴力所致。直接暴力损伤常合并有软组织损伤，骨折呈裂缝骨折或粉碎性骨折。

（2）**间接暴力** 多由高处坠落，身体重力向下的冲力，足距部触地力量向上传导，共同集中在股骨髁部，先发生股骨髁上骨折，进而暴力继续下达，近折端嵌插于股骨两髁之间，将股骨髁劈裂成内、外两块，成为"T"、"Y"或"V"型骨折（图6-2-11）。

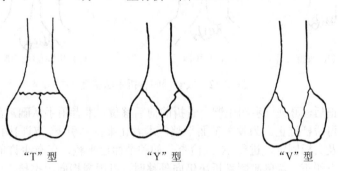

"T"型   "Y"型   "V"型

图6-2-11 股骨髁间骨折骨折线形态

（二）临床表现与诊断

1. 症状体征

伤后局部肿胀、剧烈疼痛、有皮下瘀斑、功能障碍。有重叠移位者，患肢短缩畸形，多处于外旋位，膝部可能有横径或前后径增大，局部压痛明显，可扪及骨擦感。膝关节内出血者，浮髌试验阳性，有时合并膝关节韧带、半月板损伤，注意检查腘窝有无血肿，足背、胫前动脉的搏动，以及小腿和足背的皮肤感觉、温度，以便确定是否合并腘动脉及神经损伤，部分患者可因失血过多导致休克。

2. 辅助检查

（1）**X 线检查**　患者股骨远端和膝部标准正侧位片，骨盆、同侧髋部、股骨干的 X 线检查能排除合并伤。倾斜 45°片有利于明确复杂关节内骨折损伤情况。

（2）**CT 检查**　复杂关节内骨折和软骨损伤需借助 CT 三维重建，能明确所有关节内骨折块的类型。如怀疑有韧带、半月板损伤可进一步行 MRI 检查。

3. 临床诊断

根据病史、症状体征、影像学检查，可以明确诊断。

（三）辨证论治

1. 手法治疗

患者仰卧，膝屈曲 30°~50°，先在无菌操作下，抽吸干净关节积血，局部麻醉。一助手握持大腿中下段，另一助手握持小腿中下段，术者用两手掌抱髌部，并向中心挤压，以免在牵引时加重两髁旋转分离。两助手徐徐用力对抗牵引，注意牵引时不要用力过猛，以免加重损伤和造成两髁旋转（图 6-2-12）。

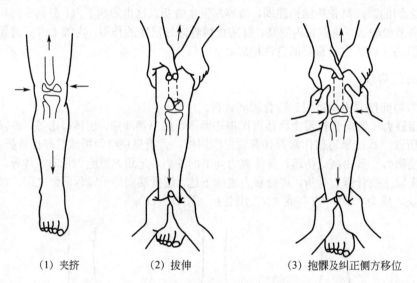

（1）夹挤　　　　（2）拔伸　　　　（3）抱髌及纠正侧方移位

图 6-2-12　股骨髁间骨折手法整复

当重叠移位纠正后，可进一步纠正髁上骨折的前后移位，术者用手从腘窝部或膝前用力，纠正前后移位。注意不可矫枉过正。为使关节面平整，术者在维持牵引下，对向两手反复向中心推挤。复位后，放好衬垫及夹板固定，进行 X 线检查。如关节面已平整，仅有少许前后移位，可在股骨髁或胫骨结节牵引下纠正；若单侧髁骨折块仍向外移时，可用拇指向内推挤。如移位仍较明显，须再行复位，达到对位满意为止。

2. 固定方法

骨折复位后，在维持牵引下，术者用两手捏住骨折部，行大腿四夹板固定。因大腿肌群力大，再移位的可能性大，往往采用夹板固定加骨牵引 6~8 周。再行超关节夹板固定直至骨折愈合。亦可采用石膏固定术。经过上述方法复位后，若骨折仍有移位，可以采用闭合穿针内固定。

对重度粉碎性骨折，则可通过屈膝 20°位持续骨牵引来治疗，在治疗期间应注意保持正确的牵引方向，及时纠正骨折片向后移位或向后成角。

3. 药物治疗

根据骨折三期辨证治疗。

4. 手术治疗

内固定手术方式的选择基于：①关节面可恢复解剖复位；②固定强度足够，不需额外附加外固定治疗；③固定的强度能适应术后膝关节早期积极功能锻炼；④局部皮肤及软组织条件好；⑤患者情况良好，能够耐受手术治疗及愿意配合手术治疗。如患者的全身情况不允许，则予以先行2～3周的牵引后支具治疗。若存在病理性骨折，以上要求可适当降低。内固定的选择主要有95°角钢板（ABP）、动力髁部螺钉（DCS）、微创固定系统（LISS）等（图6-2-13、图6-2-14）。

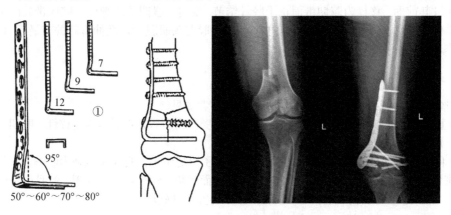

图 6-2-13　角钢板固定

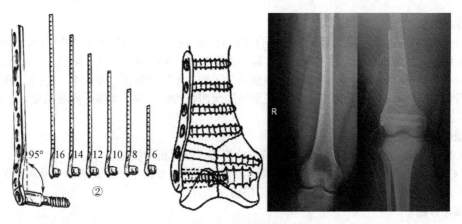

图 6-2-14　动力髁部螺钉固定
①②为铜板的长度型号

5. 功能锻炼

功能锻炼应贯穿于治疗全过程，并强调早期功能锻炼。行夹板及骨牵引期间，做股四头肌等长收缩及踝趾关节屈伸锻炼，活动髌骨，去除外固定或手术达坚强内固定后，做膝关节不负重活动，X线检查显示骨性愈合时，才允许逐步下地行走。

（四）预防与调护

持续牵引时，应根据骨折移位和复位情况观察并调整牵引重量和牵引体位、方向，同时应注意牵引架或床头不可抵挡牵引重量，防止针眼感染。固定期间还应注意调整夹板松紧，保持骶尾部干燥，防止骨突处的压疮。骨折中后期要注意制动与锻炼的关系，切不可因为锻炼而影响骨折稳定。

五、髌骨骨折

髌骨是全身骨骼中最大的籽骨，呈三角形而较扁，古称"连骸骨"，俗称"膝盖骨"。髌骨骨折较为常见，属于关节内骨折，其中以青壮年多见。

髌骨类似倒三角形，底边在上尖端在下，后面为软骨面，全部是关节面。股四头肌腱连接髌骨上缘并跨过其前面，移行为髌韧带而止于胫骨结节。髌骨、股四头肌腱以及髌韧带共同组成伸膝装置。髌骨位于膝关节前面，具有保护膝关节、增强股四头肌肌力以及伸直膝关节最后 10°～15°的滑车作用。

（一）病因病理

髌骨骨折可由直接暴力或间接暴力所致，以后者多见。

（1）直接暴力　是因髌骨直接撞击于地面或遭受打击所致，骨折多为粉碎性，股四头肌腱膜和关节囊一般尚完整，对伸膝功能影响较小。

（2）间接暴力　是膝关节半屈曲位跌倒时，为了避免倒地，股四头肌强力收缩，髌骨与股骨滑车顶点密切接触成为支点，髌骨受到肌肉强力牵拉而骨折，骨折线多呈横形。髌骨两旁的股四头肌筋膜和关节囊破裂，两骨折块分离、移位，伸膝装置受到破坏。

（二）临床表现与诊断

1. 症状体征

伤后局部疼痛，肿胀严重，膝关节不能自主伸直，患肢呈现保护性姿态，如跛行或不能步行等。皮下瘀斑明显，甚至出现张力性水疱，关节腔内大量积血，可出现浮髌试验阳性。直接暴力或间接暴力所致者，均可有膝前软组织擦伤痕。膝前明显压痛，无移位骨折，膝前不一定扪及凹陷；有移位骨折者，骨擦音和异常活动明显，并可扪及呈沟状凹陷的骨折端。断端分离较明显时，可在膝前血肿两端处扪及骨折块。

2. 辅助检查

（1）X 线检查　膝关节正、侧、轴、斜位检查可了解骨折的类型。

（2）CT 检查　可以评估骨折不愈合，畸形愈合所致的关节面不平整及髌股关节对应关系不良。

（3）MRI 检查　有助于诊断软骨及韧带损伤。

3. 临床诊断

根据病史、症状体征、影像学检查，可以明确诊断。

（三）辨证论治

1. 手法治疗

复位手法：患者取仰卧位，膝伸直或屈 20°～30°，先在无菌操作下抽吸关节腔及骨折断端间的积血，关节腔内行局部麻醉，术者站于患侧，一手拇指、示指、中指捏挤远端向上推并固定。另一手拇指、示指及中指捏挤近端上缘的内、外两侧向下推挤，使骨折断端接近。经上述手法，骨折远近端对位良好，即可暂时固定。若手指触摸不平整时，或 X 线检查有前后残余移位，以一手拇指、示指固定下陷的一端，另一手拇指、示指挤按向前突出的另一端，使之对齐。然后将骨折远端挤紧，用抱膝圈固定。复位满意即骨折端紧密接触，关节面平整（图 6-2-15）。

2. 固定方法

骨折外固定包括石膏外固定、抱膝圈外固定（图 6-2-16）、弹性多头布兜带固定（图 6-2-17）、抓髌器固定（图 6-2-18）。前两者适用于无移位的髌骨骨折，稍有移位的髌骨骨折其髌腱膜和关节囊无撕裂、关节面平坦完整者，以及髌骨纵形骨折；后两者适用于移位较多的骨折。

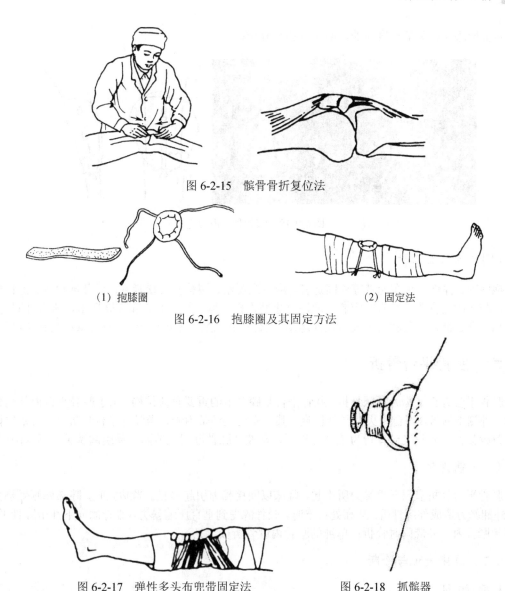

图 6-2-15 髌骨骨折复位法

（1）抱膝圈　　　　　　　　（2）固定法

图 6-2-16 抱膝圈及其固定方法

图 6-2-17 弹性多头布兜带固定法　　　　图 6-2-18 抓髌器

3. 药物治疗
根据骨折三期辨证治疗。

4. 手术治疗
手术切口可根据骨折类型选择，可分为髌前正中纵行、髌前横行或髌旁外侧切口。采用髌前横切口时应注意避开隐神经的髌下支。

髌骨骨折常用的内固定法有钢丝钢缆、螺钉和钢丝张力带技术等。其中钢丝克氏针张力带固定技术使用最为广泛，可用来治疗移位的横断或粉碎性骨折，固定效果较为可靠，对于骨质坚硬、骨折块较完整的年轻患者可用空心螺钉固定骨折块，再与张力带结合，将钢丝从螺钉中心交叉穿过"8"字固定；对于严重粉碎性髌骨骨折，复位后可先用钢丝进行环扎后再用张力带钢丝技术固定；对于双极骨折可用螺钉、张力带、钢丝环扎或综合方法来治疗，应保留大的骨折块、去掉小的不能修复的骨折块，所有股四头肌和髌韧带上无法存活的软组织都应去除（图 6-2-19）。

5. 功能锻炼
固定期间不断加强股四头肌舒缩锻炼，解除固定后，逐步进行膝关节屈伸锻炼，但骨折未达临床愈合前应避免膝关节过度屈曲，防止骨折再移位。

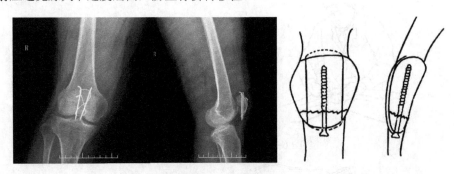

图 6-2-19　髌骨骨折内固定

（四）预防与调护

抱膝圈、弹性多头布兜带等外固定者，应注意观察、调整扎带松紧度，以及抱膝圈、抱骨垫的位置，防止固定失败。石膏固定者，应注意患肢末梢血运、神经血管和皮肤压迫，所有外固定者，骨折临床愈合前应避免膝关节过度屈曲运动。闭合穿针以及手术内固定者，应注意针孔和切口感染。

六、胫骨平台骨折

胫骨平台骨折又称胫骨髁骨折。胫骨平台是膝关节的重要负荷结构。由于胫骨平台内外侧分别有内、外侧副韧带，平台中央有胫骨粗隆，其上有交叉韧带附着，当胫骨平台骨折时，常发生韧带及半月板损伤。胫骨平台骨折为关节内骨折，常波及胫骨近端关节面，易引起膝关节活动障碍。

（一）病因病理

胫骨平台骨折多因严重暴力所引起，临床以间接暴力引起多见。当站立时，膝部外侧受暴力打击，外翻暴力造成外髁骨折；从高处跌下时，胫骨髁受到垂直压缩暴力，股骨髁向下冲击胫骨平台，则引起胫骨内、外髁同时骨折；单纯的胫骨内髁骨折极罕见。

（二）临床表现与诊断

1. 症状体征

伤后膝部肿胀、疼痛、功能障碍，局部瘀斑明显，可有膝内翻、膝外翻畸形。膝部有明显的压痛，骨擦音及异常活动。体格检查中要注意是否合并膝关节前后交叉韧带及侧副韧带的损伤，如行抽屉试验和侧副韧带挤压试验。如腓骨小头处有骨折，可合并有腓总神经损伤。

2. 辅助检查

（1）**X 线检查**　膝关节正侧位一般可显示骨折及移位情况。

（2）**CT 检查**　可以进一步确定关节塌陷程度等情况（图 6-2-20）。

（3）**MRI 检查**　有助于明确韧带及半月板损伤。

3. 临床诊断

根据病史、症状体征、影像学检查，可以明确诊断。

（三）辨证论治

1. 手法治疗

胫骨平台骨折无移位或者骨折塌陷＜3mm，劈裂移位＜5mm，或难以手术切开复位者，可采用手法整复。复位一般在腰麻或局部血肿内麻醉下进行,患者取仰卧位。复位前,先行膝关节腔穿刺并抽出关节内积血,取膝关节屈曲 20°～30°位进行操作,复位效果由 C 臂 CT 监视。

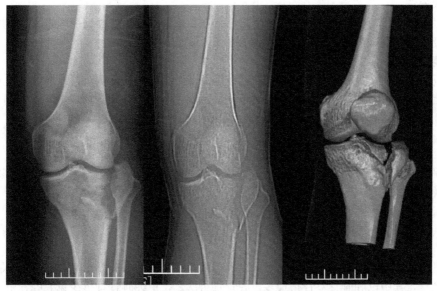

图 6-2-20 X 线下(左)、CT 扫描(中)及 CT 三维重建(右)胫骨平台骨折

单髁骨折以外髁为例,一助手握大腿下段,另一助手握小腿下段行对抗牵引。在纵向对抗牵引下,远端助手略内收小腿使成膝内翻。膝内翻时,外侧关节囊若未破裂,可在紧张收缩的情况下,将骨折块拉向近、内侧;术者站于患侧,用两手拇指按压骨折片向上、向内复位(图 6-2-21)。

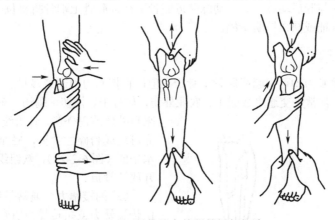

图 6-2-21 胫骨平台单髁骨折复位法

双髁骨折手法复位时,两助手分别握大腿下段及小腿下段对抗牵引。牵引时,要持续强有力,术者在对抗牵引下,以两掌合抱,用大鱼际部置于胫骨内、外髁上端之两侧,相向对挤,使骨折块复位。

2. 固定方法

复位成功后,稳定的骨折可用超膝关节夹板固定 4～6 周,固定前外髁骨折先在外髁的前下方放好固定垫,注意勿压伤腓总神经,双髁骨折则在内、外髁前下方各置一个固定垫。若骨折整复后,骨折块仍有移位趋势,可加用胫骨下端或跟骨牵引,以增强骨折固定的稳定性,防止移位的再次发生。4～6 周后,拆除外固定,鼓励患者进行膝关节主动功能锻炼,6～8 周可部分负重,X 线检查证实骨折达到骨性愈合后,方可完全负重。

3. 药物治疗

根据骨折三期辨证治疗。

4. 手术治疗

单侧平台骨折或双侧平台骨折，采用松质骨螺钉和单侧或双侧支撑钢板固定。若合并有膝关节韧带损伤及有膝内翻或膝外翻，或伴有半月板损伤、破裂，需及时手术治疗。

5. 功能锻炼

完成复位固定后，即可进行股四头肌功能锻炼及踝趾关节的屈伸锻炼，骨折达临床愈合后，可拆除外固定，做膝关节主动功能锻炼，膝关节活动范围由小到大，循序渐进，6～8 周可部分负重，X 线检查证实骨折达到骨性愈合后，方可完全负重。

（四）预防与调护

胫骨平台骨折应指导患者早期进行功能锻炼和晚期负重锻炼，以免发生关节不稳、膝关节僵硬及创伤性关节炎。

七、胫腓骨干骨折

胫腓骨干骨折是指胫骨结节、腓骨小头以下至内、外踝以上的骨折。胫腓骨干骨折是最常见的长骨骨折之一，其中以胫腓骨双骨折最多，胫骨骨折次之，单纯腓骨骨折少见。胫骨中下 1/3 为三棱形和四方形骨干移行部，此处为骨折好发部位；胫骨前内侧面仅有皮肤覆盖，骨折易为开放性；小腿肌肉主要为外侧群及后侧群，骨折后易发生成角、短缩和旋转移位；胫骨的营养动脉由胫骨干上 1/3 的后外侧穿入，在致密骨内下行一段距离后进入髓腔，因此胫骨干中段以下发生骨折，易发生营养动脉的损伤，造成下骨折段血液供应不良，发生迟缓愈合或不愈合。腘动脉在进入比目鱼肌的腱弓后，分为胫前与胫后动脉。此二动脉贴近胫骨下行，胫骨上端骨折移位时易损伤此二血管，引起筋膜间隔区综合征或缺血性肌挛缩。

（一）病因病理

直接暴力、间接暴力均可引起胫腓骨干骨折，但以直接暴力引起者多见。

（1）直接暴力　常常是交通事故或工、农业外伤，如打击、撞伤、踢伤、车轮挤压等，暴力多来自外侧或前外侧，骨折线多是横形、短斜形，亦可造成粉碎性骨折，胫腓骨两骨折线在同一水平面（图 6-2-22），软组织损伤较严重，常为开放性骨折。

（2）间接暴力　通常是运动或生活中损伤，由传达暴力或扭转暴力所致，多为斜形或螺旋形骨折，在足部固定时小腿扭转受伤或是小腿固定时有扭转暴力作用于足上致伤。如从高处跌下、扭伤或滑倒等，胫腓骨干双骨折时，腓骨的骨折线较胫骨骨折线为高（图 6-2-22），软组织损伤较轻，亦有因骨折端穿破皮肤而发生开放性骨折者。

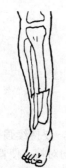
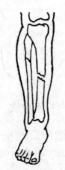

(1) 直接暴力所致的骨折　　(2) 间接暴力所致的骨折

图 6-2-22　胫腓骨干骨折

（二）临床表现与诊断

1. 症状体征

伤后患肢疼痛剧烈、肿胀、功能障碍，触痛压痛明显，纵轴叩击痛，可闻及骨擦音和异常活动。

单纯腓骨骨折时，小腿的负重功能有时仍然存在；而在胫骨骨折中，即使是无移位的稳定性骨折，其负重功能也已丧失。有移位者，出现畸形，常常是成角、侧方移位、短缩和旋转畸形并存。胫骨青枝骨折或裂缝骨折，疼痛轻，伤后亦不能站立行走，局部轻微肿胀，有明显压痛。部分胫骨下 1/3 螺旋形骨折可合并后踝骨折，故对于间接暴力所致的胫骨下 1/3 螺旋形骨折，应注意检查后踝部是否存在压痛，以排除后踝骨折。

2. 辅助检查

X 线检查：应包括胫腓骨全长的正侧位片（图 6-2-23），包括膝关节正侧位及踝关节正侧位片，可了解骨折线的走向和骨折端的移位情况以明确诊断。

3. 临床诊断

根据病史、症状体征、影像学检查，可以明确诊断。

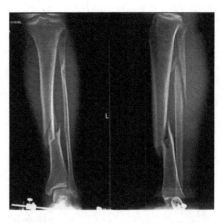

图 6-2-23　胫腓骨干骨折 X 线检查

（三）辨证论治

1. 手法治疗

手法整复时，可在麻醉下，患者取半卧位或仰卧位，膝关节屈曲呈 30°～40°，一助手站于患肢外上侧，用肘关节套住患肢腘窝部，另一助手站于足部，一手握住前足，一手握足踝部，用力相对拔伸牵引 3～5 分钟，矫正重叠畸形，然后医者用分骨夹挤或提按推挤手法将骨折复位。对于斜形、螺旋形骨折，因远端易向外移位，医者站于患肢外侧，一手拇指及其余四指分别放在骨折远端骨间隙的前、后侧，用力夹挤分骨，将远端向内侧提拉，另一手捏住近端内侧，同时用力向外推挤，嘱握足踝部的助手牵引下稍稍内旋，闻及复位的骨擦音，说明骨折端已复位。医者两手握住骨折端，握足踝部助手轻轻前后摇摆骨折远段，使骨折端紧密嵌插，最后医者用拇指和示指沿胫骨骨嵴及内侧面来回触摸骨折部，若骨位已平正，则对位良好。也可将患者置放整复床一端，膝关节屈曲，患肢下垂，可有一定牵引作用，必要时再用手法牵引，然后再按上述方法整复。

2. 固定方法

（1）夹板固定 用小腿五夹板（前侧两块夹板，内、外和后侧各一块夹板），利用三点加压的原理，根据骨折断端复位前移位方向而放置适当的压力垫。

1）上 1/3 骨折时，膝关节置于屈曲 40°～80°位，夹板下达内外踝上 4cm，内外侧板上超膝关节 10cm，胫骨前嵴两侧放置两块前侧板，外前侧板正压在分骨垫上，两块前侧板上端平胫骨内外两髁，后侧板的上端超过腘窝部，做超膝关节固定。

2）中 1/3 骨折时，外侧板下平外踝，上达胫骨外髁上缘，内侧板下平内踝，上达胫骨内髁上缘，后侧板下端抵于跟骨结节上缘，上达腘窝下 2cm，两前侧板下达踝上，上平胫骨结节。

3）下 1/3 骨折时，内外侧板上达胫骨内外髁平面，下平齐足底，后侧板上达腘窝下 2cm，下抵跟骨结节上缘，两前侧板下达踝上，上平胫骨结节（图 6-2-24）。

将夹板按部位放好后，根据小腿长度环形绑扎数条扎带。下 1/3 骨折的内外侧板在足跟下方做超踝关节结扎固定。上 1/3 骨折内外侧板在股骨下端做超膝关节缚扎固定，腓骨小头处以棉垫保护，避免夹板压迫腓总神经而引起损伤。

每天检查夹板的位置和松紧度，密切观察患肢的感觉、血运及足趾活动情况。定期复查 X 线照片，特别是固定 2 周内应常复查 X 线，及时处理骨折移位。

（2）石膏固定 可分为长腿石膏托固定、石膏前后夹固定、U 型石膏夹板及长腿石膏管型固定。

3. 药物治疗

按骨折三期辨证治疗。

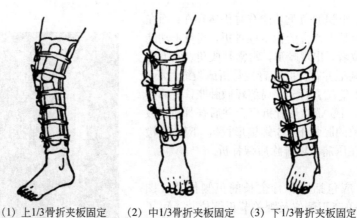

(1) 上1/3骨折夹板固定　　(2) 中1/3骨折夹板固定　　(3) 下1/3骨折夹板固定

图 6-2-24　胫腓骨干骨折的夹板固定

4. 手术治疗

胫腓骨骨折手法复位失败，或严重不稳定骨折，或多段骨折，以及开放性骨折宜采取手术治疗。可采用的手术治疗有外固定器固定、钢板内固定、带锁髓内钉固定。若开放性骨折应彻底清创，尽快闭合伤口，将开放性骨折变为闭合性骨折。合并筋膜间隔区综合征者应切开深筋膜，彻底减压。骨折不愈合者，应切开复位加植骨术。

5. 功能锻炼

骨折早期，应抬高患肢，并指导患者行适当的踝关节、足趾屈伸功能锻炼，以利于肢体消肿。稳定性骨折从第 2 周开始进行抬腿及膝关节活动，从第 4 周开始扶双拐做不负重步行锻炼。不稳定骨折则解除牵引后仍需在床上锻炼 5～7 天后，才可扶双拐做不负重步行锻炼。

（四）预防与调护

密切观察患肢肢端感觉、运动及血运情况，对于高度怀疑筋膜间隔区综合征的病例，应当及时拆除石膏夹板等外固定，加强观察，症状无改善者应紧急手术治疗。对于伤后疼痛及心理的护理与治疗，也应引起重视。

八、踝部骨折

踝部骨折指胫腓骨远端内外踝骨折，是临床骨科常见的关节内骨折之一。踝关节由胫骨、腓骨下端和距骨组成，胫骨下端内侧向下的骨突称为内踝，其后缘向下突出称为后踝，腓骨下端骨突构成外踝，内、外、后踝构成踝穴，而距骨居于其中。踝关节内侧有强大的三角韧带，外侧有距腓前、后韧带和跟腓韧带，胫腓骨之间有下胫腓韧带和骨间膜，以上三组韧带与骨一同维持踝关节的稳定性，在日常生活中的走路、奔跑和跳跃，均主要靠踝关节的背伸屈曲活动功能。

（一）病因病理

因外力作用的方向、大小和肢体受伤时所处位置的不同，可造成各种不同类型的骨折、各种不同程度的韧带损伤和不同方向的关节脱位。

直接暴力如挤压等亦可引起踝部骨折、脱位。内翻暴力指踝部过度内翻时，使内踝侧受挤迫，内踝多为斜形骨折，外踝受牵拉多为撕脱性横断骨折或腓侧副韧带、下胫腓韧带撕裂，距骨向内脱位。外翻暴力指踝部骤然外翻，使外侧受到挤迫，外踝多为斜形骨折，内踝受牵拉多为撕脱性横断骨折或三角韧带、下胫腓韧带撕裂。

（二）临床表现与诊断

1. 症状体征

伤后局部疼痛、瘀肿、压痛和翻转畸形，功能障碍，可扪及骨擦音。查体时，应注意沿小腿骨间膜（胫腓骨之间）从踝关节一直向上触摸至上胫腓联合处，以检查是否合并骨间膜损伤或腓骨上段骨折。

2. 辅助检查

（1）**X 线检查**　踝关节正侧位片可显示骨折脱位程度和损伤类型，还可以估计复位的精确程度及愈合。X 线检查长度必要时应包括腓骨上段，以防止腓骨上段骨折的漏诊。

（2）**CT 检查**　用于评估复杂的骨折类型，对 Pilon 骨折及青少年三平面骨折尤为重要。CT 三维重建能清楚显示软骨下骨骨折（图 6-2-25）。

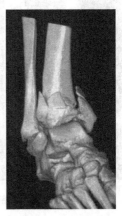

图 6-2-25　踝关节骨折
CT 三维重建

（3）**MRI 检查**　主要用于检查急性或慢性肌腱和韧带损伤、细微的骨折及软骨下骨损伤。

3. 临床诊断

根据病史、症状体征、影像学检查，可以明确诊断。

（三）辨证论治

1. 手法治疗

患者平卧，屈膝 90°，一助手站于患肢外侧，用肘部套住患肢腘窝，另一手抱于膝部向上牵拉。另一助手站于患肢远端，一手握前足，一手托足跟，行拔伸牵引，并使踝关节略跖屈，循原来骨折移位方向徐徐牵引。牵引不可用力过猛，以防加重韧带损伤。内翻骨折使踝徐徐由内翻至稍外翻，外翻骨折使踝徐徐由外翻至稍内翻，以利复位固定。无内、外翻畸形时，即两踝各向内、外侧方移位者，则垂直牵引。如有下胫腓关节分离者，可在内、外踝部加以对向合挤。待重叠及后上移位的骨折远端牵下后，术者用拇指由骨折线分别向上、下轻轻推挤内、外踝，以解脱嵌入骨折裂纹内的韧带或骨膜。

2. 固定方法

先在内、外踝的上方放一塔形垫，下方各放一梯形垫，或放置一空心垫，防止夹板直接压在内外踝骨突处。用五块夹板进行固定，其中内、外、后板上自小腿上 1/3，下平足跟，前内侧及前外侧夹板较窄，其长度上起自胫骨结节，下至踝关节上方。夹板必须塑形，使内翻骨折固定在轻度外翻位，外翻骨折固定在轻度内翻位。固定位置适可而止，注意勿矫枉过正。放好夹板后，先捆扎小腿三道绑带，然后捆远端足底的一道。最后，可加用踝关节活动夹板（铝制或木制），将踝关节固定于中立位 4～6 周。整复后第一周透视 1～2 次，后定期拍片随访（图 6-2-26、图 6-2-27）。

3. 药物治疗

根据骨折三期辨证治疗。

4. 手术治疗

手法复位失败、开放性骨折或伴有韧带断裂者，采取手术治疗。内踝移位骨折，常用拉力螺钉内固定；外踝移位骨折多采用钢板内固定。若后踝骨折，骨折面占关节面 1/3 以上，应手术治疗。

5. 功能锻炼

整复固定后，应鼓励患者积极主动背伸踝部和足趾。双踝骨折，在保持有效固定的情况下，第 2 周可以加大踝关节的主动活动范围，并辅以被动活动。被动活动时，术者一手握紧内、外侧夹板，另一手推前足，只做背伸和跖屈，不做旋转或翻转活动。3 或 4 周后将外固定打开，对踝关节周围的软组织（尤其是肌腱经过处）可用洗药熏洗并配合按摩，理顺筋络。

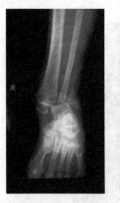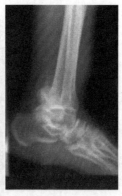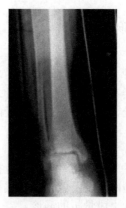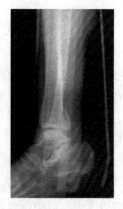

图 6-2-26　踝部骨折整复固定前　　　　　图 6-2-27　踝部骨折整复夹板固定后位置良好

（四）预防与调护

骨折整复固定后，早期注意观察患肢血运，抬高患肢，利于肿胀消退，同时常规检查外固定的松紧度，注意压疮或筋膜间隔区综合征。踝部肿胀一般 4～6 天逐步消退，应注意缩紧固定，以免扎带松脱造成骨折移位。

九、距骨骨折

距骨骨折相对少见，典型的距骨骨折多是高能量损伤的结果。距骨表面 60%覆盖关节软骨，没有肌肉和肌腱附着。其上方与胫骨、腓骨的远端形成踝关节，下方通过距下关节复合体与跟骨相关节，距骨头的远端与足舟骨形成关节。因此，距骨骨折属于关节内骨折，多发于距骨颈部，常损害滋养血管，远期容易发生距骨体缺血性坏死（图 6-2-28、图 6-2-29）。

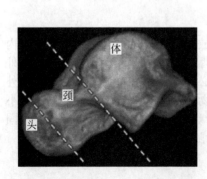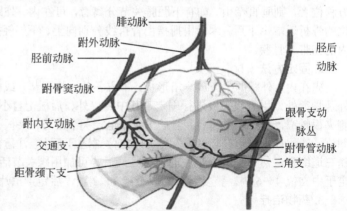

图 6-2-28　距骨分为头、颈及体部　　　　　图 6-2-29　距骨的血供

（一）病因病理

踝关节背伸外翻暴力，如高处坠落或车祸碰撞，使胫骨下端的前缘像凿子一样插进距骨颈体之间，将距骨劈成前后两段，引起距骨颈及体部骨折，其中尤以颈部骨折为多见。如果从高处坠下暴力通过跖屈位长轴方向，经由距骨、足舟骨撞击挤压距骨头时可引起距骨头骨折。如垂直直接暴力冲击，可致距骨体骨折。单纯跖屈暴力可因胫骨后缘与跟骨后上方相互撞击致距骨后突骨折。由于

距骨表面大部分由关节软骨覆盖而无肌肉起止，因此进入距骨区域的供血血管极少。距骨骨折或脱位通常伴有血供的中断，因此有可能影响距骨骨折的愈合和结构的完整，以致距骨体很容易发生缺血性坏死。

（二）临床表现与诊断

1. 症状体征

伤后局部剧烈疼痛、肿胀，不能站立行走。骨折明显移位则出现畸形、局部压痛、纵轴叩击痛，有时能触及骨擦感。距骨后突骨折，伤后踝后方跟腱两侧微肿、压痛，踝关节被动跖屈时疼痛加剧。

2. 辅助检查

（1）X 线检查 常规足踝正位、侧位和斜位 X 线检查可用于骨折的评估。正位和斜位，如踝穴位（Mortise 位）可用于显示踝关节和距骨的关系，踝关节侧位片可显示距骨颈骨折。

（2）CT 检查 能更好地显示骨折特点、评估移位情况，还能发现最初 X 线平片未能发现的骨折。针对距骨后关节面的压缩骨折，CT 检查更有意义。

（3）MRI 检查 对于评估韧带与骨软骨的损伤区域具有一定价值。无移位距骨颈骨折经常会被漏诊，或者误诊为踝关节扭伤，MRI 有助于发现这些隐匿性、易漏诊的损伤。

3. 临床诊断

根据病史、症状体征、影像学检查，可以明确诊断。

（三）辨证论治

1. 手法治疗

患者经麻醉后，仰卧位，患肢屈膝 90°，助手环握小腿上部，医者手握前足，轻度外翻后，强力跖屈，向后向下推压，另一手握住小腿下端后侧向前提托，使距骨头与体两骨折块对合。对于合并距骨后脱位时，另一助手将足极度背伸，稍向外翻，并向下牵引，医用两拇指将距骨体部向前方推压，使其复入踝穴，然后用拇指向前顶住体部，将前足稍跖屈，向后推压，使两骨折块对合。如肿胀严重，可先行跟骨牵引2～3天，待消肿后再按上法整复。

2. 固定方法

距骨颈骨折整复后，应将踝关节固定在跖屈稍外翻位 8 周，距骨后唇骨折伴有距骨前脱位者，应固定在功能位4～6周；切开整复内固定或关节融合术者，应用管形石膏固定踝关节在功能位 3 个月。

3. 药物治疗

根据骨折三期辨证治疗。

4. 手术治疗

手法整复失败，可切开整复。距骨缺血性坏死、距骨粉碎性骨折、距骨陈旧性脱位或并发踝关节严重创伤性关节炎者，应行胫距、距跟关节融合术。

5. 功能锻炼

固定期间应做足趾、膝关节屈伸锻炼，因一般骨折需3～4个月才能愈合，故在固定期间不宜早期负重。解除固定后应施行局部按摩配合中药熏涂，并进行踝关节屈伸、内翻、外翻活动锻炼，开始扶拐做逐渐负重步行锻炼。施行关节融合术者，则扶拐锻炼时间要适当延长。

（四）预防与调护

治疗中应预防距骨延迟愈合及缺血性骨坏死。

十、跟骨骨折

跟骨骨折是最为常见的足跗骨骨折之一，约占全部跗骨骨折的 60%，多发生于成年人，儿童少见。跟骨，古代名"踵"。

跟骨是最大的跗骨，呈不规则的长方形，前部窄小，后部宽大，关节面众多。跟骨结节上缘（跟骨结节与跟骨后关节突的连线）与跟距关节面（跟骨前后关节突连线）形成的夹角，称之为跟骨结节关节角，又称贝雷（Bohler）角，正常值为25°～40°，为跟距关系的一个重要标志。跟骨骨折时，该角度变小，甚至呈负角，从而减轻腓肠肌的力量与足的弹性作用，也影响足的功能，跟骨前面与骰骨构成跟骰关节。跟骨载距突承受距骨颈，也是跟舟韧带的附着处，跟舟韧带很坚强，支持距骨头并承担体重。跟骨交叉角（Gissane角）正常为135°±10°，为跟骨外侧沟底向前结节最高点连线与后关节面线的夹角，其增大提示跟骨丘部塌陷（图6-2-30、图6-2-31）。

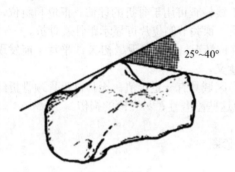

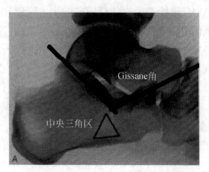

图 6-2-30　跟骨结节关节角（Bohler 角）　　　　图 6-2-31　跟骨交叉角（Gissane 角）

（一）病因病理

跟骨骨折多由传达暴力引起，身体坠下时足跟部先着地时，重力从距骨下传至跟骨，地面的反作用力从跟骨负重点上传至跟骨体，使跟骨被压缩或劈开，亦有少数因跟腱牵拉而致撕脱骨折。骨折多为压缩性或粉碎性，足纵弓塌陷，结节关节角减小，甚至变成负角，骨折线可进入跟距或跟骰关节面，成为关节内骨折，影响关节功能，可继发创伤性关节炎。

跟骨发生骨折后，跟骨体部增粗，跟骨体外形的改变如不能有效复位，畸形愈合后有穿鞋困难及行走障碍的后遗症，崩裂的骨块可能与外侧腓骨撞击，或者刺激腓骨长短肌腱，从而出现疼痛的表现。

（二）临床表现与诊断

1. 症状体征

伤后足跟部疼痛剧烈、肿胀明显，并出现瘀血斑，瘀血斑出现于跟骨内外侧，有时出现于足底部，患者不能站立行走。足跟局部压痛，并有叩击痛，跟骨纵轴叩痛阳性，骨折严重者，足弓变低平，足部变长，足跟增宽，活动患足跟部可使疼痛加剧。

跟骨结节骨折可通过汤普森试验（Thompson 试验）来判断骨块有无与跟腱相连，让患者俯卧位，术者挤压腓肠肌，如能带动足部跖屈，则骨折块与跟腱不相连，反之则证明骨折块与跟腱相连。

2. 辅助检查

（1）X 线检查　侧位片和轴位片，可以观察骨折的确切部位，是否有侧方移位、骨折线是否通过关节腔、跟骨结节关节角是否改变。侧位像用来确定跟骨高度的丢失（结节关节角的角度丢失）和后关节面的旋转。轴位像用来确定跟骨结节的内翻位置和足跟的宽度。足的正位和斜位像用来判断前突和跟骰关节是否受累。

（2）CT 检查　CT 重建对于骨折的分型及评估非常有意义（图6-2-32）。

3. 临床诊断

根据病史、症状体征、影像学检查，可以明确诊断。

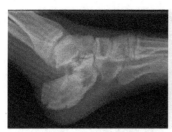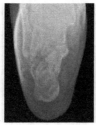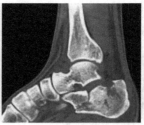

（1）跟骨侧位片，可见跟骨高度下降，结节关节角变小，关节面塌陷　　（2）轴位片，可见跟骨体增宽，跟骨变短　　（3）跟骨CT，可清楚显示塌陷的关节面情况

图 6-2-32　跟骨骨折影像学检查

（三）辨证论治

1. 手法治疗

跟骨结节纵形骨折的骨折块一般移位不大，如向上移位较大者，呈鸟嘴样畸形时，可在适当的麻醉下，患者取俯卧位，适度屈膝，助手尽量使足跖屈，术者一手握足使成跖屈，另一手抱于跟后，拇指及示指置于结节之上而掌根部托于跟后，同时用力相向挤压而复位。

2. 固定方法

固定可使用石膏或者夹板。载距突骨折复位后固定时可以使用夹板，放置软垫保护后夹于跟骨两侧固定，最后予足托保护，亦可以使用短腿石膏固定4～6周。结节部骨折，如复位后稳定，可在足部跖屈位固定4～6周。

3. 药物治疗

根据骨折三期辨证治疗。

4. 手术治疗

手术治疗方法：撬拨复位加骨圆针固定、外固定架、切开复位内固定及微创技术及距下关节镜术。

5. 功能锻炼

复位后即做功能锻炼，应该多行足趾活动以促进肿胀消退，多行膝、髋关节活动以防止关节僵硬。因需要较长时间的固定制动，为避免肌肉萎缩，可以在足背放置沙袋行下肢直腿抬高及膝关节的抗阻屈伸锻炼。一般骨折，如没有涉及关节面，固定6～8周即可，期间可扶双拐不负重行走，锻炼足部活动。涉及关节面的塌陷、粉碎、移位明显的骨折，必须在复位固定2周后方可进行不负重的下地活动，并积极做踝关节及足部活动，通过关节的活动，可以使用原来不平整的关节面得到进一步复位。定期复查X线，证实骨折愈合后方可负重。

（四）预防与调护

整复固定后，患肢抬高，以利肿胀消退，可行踝关节轻微活动。但初期，不宜用力使踝关节背伸和跖屈，以防跟腱牵拉骨块移位，负重需待骨折连接后2～3周进行。

十一、跖骨骨折

跖骨骨折是指足部跗骨以远至趾骨之间的骨损伤，易被忽视，在多发创伤的患者中最容易被漏诊，延误治疗，产生远期并发症。

跖骨共5块，从内向外依次为第1～5跖骨，每块跖骨可分为基底、干和头三部。第1～3跖骨底分别与1～3楔骨相关节，第4、5跖骨底与骰骨相关节。足跟骨、跗骨和跖骨组成的弧形结构，形成内、外两个纵弓和一个横弓。第1与第5跖骨头构成内、外侧纵弓前方的支重点，与后方足跟构成整个足部主要的三个负重点。5根跖骨间又构成足的横弓，跖骨骨折后，必须恢复其横弓及纵弓的关系。由于跗骨互相间的紧密联系和骨距靠近，除疲劳性骨折和第 5 跖骨基底部骨折外，单独骨折的机会较少（图 6-2-33）。

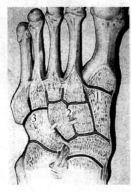
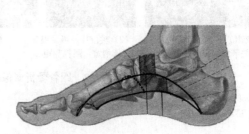

图 6-2-33　跗骨结构及足弓
1. 内侧楔骨；2. 中间楔骨；3. 骰骨

（一）病因病理

跖骨骨折多因直接暴力引起，如压轧、重物砸击伤等。或者由间接暴力所致，如扭伤、过度旋转与足内翻等。直接暴力引起者，往往数根跖骨同时骨折，骨折线多为横形或粉碎形，断折端可向跖侧成角、重叠或侧方移位。若为车轮辗压伤，骨折多发生在干部，多为开放性、粉碎性，可合并其他足骨骨折，很少单个跖骨发生。跖骨骨折常合并较严重的软组织损伤，足背皮肤由于皮下组织少、血运差，易发生感染或坏死。

间接暴力扭伤时，由于足前部固定，足体部旋转，最常见的是第 5 跖骨基底部撕脱骨折，多由于附着于第 5 跖骨基底部的腓骨短肌骤然收缩牵拉导致。

疲劳性骨折，最常见于士兵、运动员、舞蹈演员，第 2、3 跖骨最常见，但也可见于其他部位。

（二）临床表现与诊断

1. 症状体征

伤后足背疼痛剧烈，明显肿胀，足背及足底瘀血斑，不能站立走路。跖骨颈疲劳性骨折，最初为前足痛，劳累后加剧，休息后减轻。局部有压痛，有纵轴叩击痛，移位骨折处畸形，有时可触及骨擦音与异常活动。跖骨颈疲劳性骨折，2～3 周在局部可摸到骨隆突，由于没有明显的暴力外伤史，诊断常被延误。

2. 辅助检查

（1）**X 线检查**　正、斜位 X 线检查，可观察骨折的类型及移位情况而明确诊断。

（2）**CT 检查**　对于疲劳性骨折，行 CT 检查有鉴别意义。

3. 临床诊断

根据病史、症状体征、影像学检查，可以明确诊断。

（三）辨证论治

1. 手法治疗

有移位的闭合性跖骨骨折，需予以手法整复。复位时应在麻醉下进行，患者仰卧位，助手双手固定小腿下部，术者站于足对侧，一手四指放足背，拇指置足心，另一手抓足趾，牵引 1～2 分钟。初牵引足趾向足背，与跖骨纵轴呈 20°～30°，待远近骨折断端间重叠拉开对位后，再翻转向跖侧屈曲，与跖骨干纵轴间呈现 10°～15°，同时在足心的拇指由跖侧推挤远侧断端向背使之对位。然后由背跖侧骨间隙对向夹挤分骨，矫正残余侧移位（图 6-2-34）。

2. 固定方法

无移位的骨干骨折可局部敷药，外用鞋底形托板或石膏托固定 4～6 周，待症状消失后即可行走。有移位的跖骨骨折，经手法整复后，敷以薄层药膏，包扎绷带，再顺跖骨间隙放置分骨垫，用粘胶固定，足背放弧面薄板垫，再扎绷带，然后穿上木板鞋固定 6～8 周。

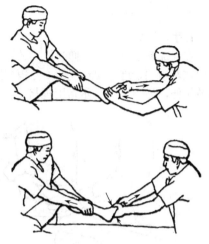

图 6-2-34 手法整复跖骨骨折

3. 药物治疗

根据骨折三期辨证治疗。

4. 手术治疗

手法复位失败者，或陈旧性的跖骨骨折，或跖骨开放性骨折，可手术切开复位内固定。术后用石膏托固定 4～6 周。

5. 功能锻炼

复位固定后，可做跖趾关节屈伸活动。2 周后做扶拐不负重步行锻炼，解除固定后，逐日下地负重行走，并做足底踩滚圆棍等活动，使关节面和足弓自行模造而恢复足的功能。

（四）预防与调护

外固定时注意观察石膏松紧度及末梢血运，定期复查 X 线，视骨折愈合情况解除外固定，并行下肢半负重及负重训练。

十二、趾骨骨折

趾骨骨折发生率占足部骨折第二位。左右足各有 5 趾，除拇趾有 2 节外，其余趾均有 3 节，每节趾骨可分为底、体、滑车三部分。每趾的近节趾骨比较粗大，中节趾骨及末节趾骨呈结节状，小趾的中节趾骨与末节趾骨常融合成一块。足趾有助于维持平衡，且在步态周期推进期发挥作用。

（一）病因病理

趾骨骨折多因重物砸伤或踢碰硬物所致。《医宗金鉴·正骨心法要旨》云："趾骨受伤，多与跗骨相同，惟奔走急迫，因而受伤者多。"重物砸伤多为粉碎性或纵裂骨折，踢碰伤多为横断或斜形骨折，趾骨骨折常合并皮肤或甲床损伤，伤后容易引起感染。

（二）临床表现与诊断

1. 症状体征

伤后患趾肿痛剧烈，活动受限，不能下地走路，或出现畸形。局部压痛，纵向叩击痛，触诊可有骨擦音和异常活动。

2. 辅助检查

X 线检查：X 线摄片正、斜位片可以明确诊断，并观察骨折类型及移位情况。

3. 临床诊断

根据病史、症状、体征、影像学检查，可以明确诊断。

（三）辨证论治

1. 手法治疗

在局部麻醉下，患者仰卧位，足跟垫一沙袋，术者用 1 块纱布包裹骨折远端，双手拇、示指分别捏住两断端，进行相对拔伸，并稍屈趾，即可复位。若有侧方移位，术者一手拇、示指捏住伤趾末节拔伸，另一手拇、示指用捏挤方法使骨折端对位（图 6-2-35）。

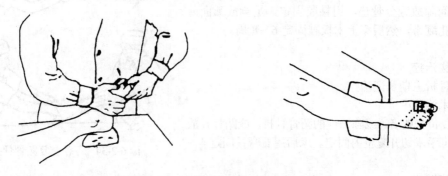

图 6-2-35　趾骨骨折复位手法与固定形式

2. 固定方法

整复后，患趾用 2 块夹板置于趾骨背侧和跖侧固定。如为斜形骨折者，可行趾骨及皮肤牵引固定；也可手法整复后，固定在相邻足趾，但各趾之间要垫以纱布，然后再用粘膏固定，应注意不要过紧以免发生坏死。

3. 药物治疗

按骨折三期辨证治疗。

4. 手术治疗

对于开放性损伤要保持局部清洁，防治感染，移位较大者，手法复位不满意，必要时可开放复位，克氏针内固定。

5. 功能锻炼

一般整复固定后，可练习足趾屈伸活动，3 周后解除固定，便可下地行走。

（四）预防与调护

固定期间，应抬高患足以促进趾端血液回流，早期进行足踝屈伸活动，固定期间常规检查趾端末梢血运状态，不可包扎过紧。趾骨骨折若有皮肤破损，伤后容易引起感染，应注意预防。清创需彻底，术后注意消毒及保持创面清洁。

第三节　躯 干 骨 折

一、颈椎骨折

颈椎骨折，指因直接或间接暴力所致的颈椎骨、关节及韧带的损伤，常伴有脊髓神经损伤，多属不稳定性骨折，是脊柱损伤中较严重的一种类型。根据骨折部可分为上颈椎骨折、下颈椎骨折。常见的上颈椎骨折包括寰椎骨折、齿状突骨折、枢椎椎弓峡部骨折；下颈椎骨折主要是包含 C_3 ～ C_7 节段区域内的骨折。

（一）病因病理

（1）寰椎骨折　寰椎骨折同时合并寰椎横韧带断裂，可引起寰椎向前脱位，同时齿状突相对后移，可挤压脊髓，引起脊髓损伤，甚则出现全身瘫痪或死亡风险，应给予高度重视。

（2）齿状突骨折　齿状突具有独特的解剖形态，与寰椎及附着韧带构成寰枢椎复合体，齿状突作为该复合体的重要骨性中轴，是维持局部稳定最为重要的结构。齿状突骨折将直接导致局部解剖及生理功能的破坏，形成寰枢椎不稳。齿状突骨折主要由车祸所致，造成齿状突骨折的暴力通常由水平的剪切力和垂直的压缩力组合而成。

（3）枢椎椎弓峡部骨折　是指发生在枢椎上下关节突之间的椎弓峡部骨折，常伴有周围韧带及椎间盘损伤，从而合并 $C_2 \sim C_3$ 节段不稳或脱位，常为过伸及轴向压缩力引起。

（4）下颈椎骨折　一般称枢椎以下的颈椎，包括 $C_3 \sim C_7$ 节段为下颈椎。下颈椎的解剖结构允许其可进行前屈、后伸、侧屈、旋转等较大范围的活动。各方向的活动中受到不能负载的外力损伤时，可发生下颈椎骨折。

（二）临床表现与诊断

1.症状体征

伤后出现颈部疼痛、僵硬、活动受限，局部可见肿胀、压痛，或伴有颈部外观畸形。上颈椎骨折，可出现声音嘶哑、吞咽困难、头痛、枕大神经痛、肢体麻木、一过性瘫痪或全身瘫痪、二便失禁等症状。下颈椎骨折，合并脊髓、神经损伤时，轻者出现神经根刺激症状；重者可出现不全瘫，甚至完全截瘫。

2.辅助检查

（1）X线检查　颈椎骨折在颈托保护下行颈椎正侧位及张口位片，必要时加照斜位片，明确骨折部位、移位方向及椎管内占位情况，以做出初步损伤程度判断。

（2）CT检查　颈椎CT三维重建可以提供直观、精确的立体解剖和骨折线位置、方向及椎管内侵占情况等重要信息，有利于设计治疗方案。

（3）MRI检查　可以评估颈部脊髓、椎间盘、小关节囊及后方韧带复合体等重要软组织损伤的情况。

（4）CTA或MRA检查　有利于判断有无椎动脉损伤及椎动脉与颈椎骨性结构的毗邻关系。

3.临床诊断

根据病史、症状体征、影像学检查，可以明确诊断。

（三）辨证论治

1.手法治疗

颈椎骨折复位前应首先选择好适应证，如已出现全瘫，则不必复位；若尚有部分功能存在或无瘫痪，结合影像学检查，应及时复位，越早越好。患者仰卧位，头探出床头，助手两手扳住两肩固定身体，医生用一手托枕部，一手托下颌，使头处于仰位，进行拔伸。拔伸力要逐渐加大，在拔伸情况下缓慢进行头的轻度前后（屈伸）活动和试探进行旋转活动，活动范围不能太大，以达到骨折和脱位复位与舒理筋络为目的。

2.固定方法

无移位的骨折者可用颈围固定8~12周；有移位骨折但无合并横韧带断裂，可用枕颌带牵引或颅骨牵引3周，牵引重量为2~5kg，也可用Halo架或头颈胸石膏固定8~12周。

3.药物治疗

根据骨折三期辨证治疗。

4. 手术治疗

手法方式包括前路切开或闭合复位内固定术、后路切开复位内固定术、前后路联合复位内固定术等。

5. 功能锻炼

早期功能锻炼可促进全身气血流通，加强新陈代谢，提高机体抵抗力，防止肺部感染、压疮、尿路感染等并发症，同时可以锻炼肌力，为恢复肢体功能与下地活动准备条件。无脊髓及神经根损伤的颈椎骨折，应在外固定保护下，早期下床活动；需要在床上牵引者，主动进行四肢功能锻炼。对于合并脊髓及神经损伤患者，手术前后均应早期行四肢主动或被动功能锻炼，以及床上翻身活动，为早期下地活动做准备；并鼓励患者进行深呼吸及简单的扩胸、鼓肚锻炼，以促进呼吸、胃肠功能恢复。

（四）预防与调护

骨折整复固定后，应鼓励患者早期进行四肢锻炼。为防止压疮，应在1～2小时内帮助患者翻身1次，同时进行按摩。一旦病情稳定，患者有力，即可开始活动。对于颈椎骨折导致脊髓损伤，需长期卧床的患者，要加强护理管理，避免发生泌尿系感染、坠积性肺炎、压疮、深静脉血栓等不良并发症。此外，医护人员要对颈椎骨折有充分的认识，避免搬运及运转过程中，加重损伤。

二、胸腰椎骨折

脊柱骨折十分常见，其中胸腰段脊柱骨折最常见。胸腰椎是人体的中枢支柱，胸腰椎交界处活动较多，是较容易损伤的部位，胸腰椎骨折常见两种类型：骨质疏松性压缩性骨折及爆裂性骨折。

骨质疏松性压缩性骨折易发于 50 岁（绝经）之后的女性及 70 岁之后的男性，临床上以 L_1、T_{12} 常见，其次是 T_{11}、L_2、L_3。爆裂性骨折是指高处坠落伤及交通事故等高能量创伤引起的椎体呈放射状破裂，多合并脊髓神经不同程度损伤，致伤暴力包括过度的前屈、后伸、挤压、分离、剪切和旋转力等，凡超过生理极限即可引起损伤。

每块脊椎分椎体与附件两部分。Denis 提出脊柱"三柱"理论（图 6-3-1）。前纵韧带、椎体及椎间盘前 2/3 为前柱，后纵韧带、椎体及椎间盘后 1/3 为中柱，椎弓、关节突关节、棘突、椎板、黄韧带、棘间韧带、棘上韧带为后柱。中柱和后柱包裹脊髓和马尾神经，该区的损伤可以累及神经系统，特别是中柱的损伤，碎骨片和髓核组织可以突入椎管，损伤脊髓，因此对每个脊柱骨折病例必须了解有无中柱损伤。胸腰段脊柱（T_{10}～L_2）处于两个生理弧度的交汇处，是应力集中之处，因此该处骨折十分常见。

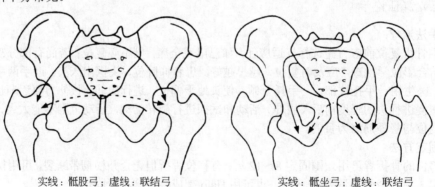

实线：骶股弓；虚线：联结弓　　　　　　　　　实线：骶坐弓；虚线：联结弓

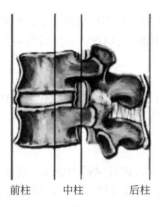

图 6-3-1 脊柱三柱理论

（一）病因病理

暴力是引起胸腰椎骨折的主要原因，其方向可以通过 X、Y、Z 轴。暴力可使脊柱在三条轴线上运动：在 Y 轴上有压缩、牵拉和旋转；在 X 轴上有屈、伸和侧方移动；在 Z 轴上有侧屈和前后方向移动（图 6-3-2）。有三种力量可以作用于中轴：轴向的压缩、轴向的牵拉和在横断面上的移动。因暴力的作用方向不同，有时复合的力量同时使脊柱在两条或三条轴上运动，并产生骨折。因此胸腰椎骨折和颈椎骨折大体上有六种类型损伤（图 6-3-3）。

胸腰椎骨折常发生于脊柱生理弧度相互交接之处，如胸腰段（$T_{10} \sim L_2$）和下腰段（L_4、L_5），常见于自高处坠落、重物撞击等意外损伤，也见于举重、体操、骑马等体育活动中的损伤。骨折可有单纯的椎体骨折或单纯的附件骨折，也可能是合并骨折。严重的骨折、脱位可导致脊髓神经损伤。

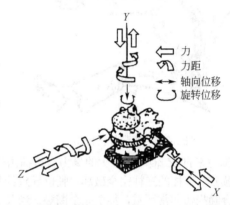

图 6-3-2 根据 X、Y 和 Z 轴分析复杂脊柱骨折

在 X 轴上，存在着三种损伤机制：屈、伸和左右侧方移动；在 Y 轴上，存在轴向压缩，轴向牵拉和顺时针或逆时针旋转；在 Z 轴上，有两个方向的侧屈、前后方向的侧屈和前后方向移动

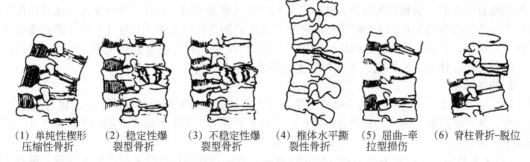

(1) 单纯性楔形压缩性骨折　　(2) 稳定性爆裂型骨折　　(3) 不稳定性爆裂型骨折　　(4) 椎体水平撕裂性骨折　　(5) 屈曲-牵拉型损伤　　(6) 脊柱骨折-脱位

图 6-3-3 胸腰段骨折的分类

1. 单纯性楔形压缩性骨折

此类骨折通常为高空坠落伤，足、臀部着地，身体猛烈屈曲，产生了椎体前半部压缩。暴力沿 X 轴旋转的力量，使脊柱向前屈曲，椎体前方压缩，或沿 Z 轴上过度侧屈，椎体的一侧出现侧方压

缩。一般压缩不超过椎体高度的 1/3 时，只损伤前柱，中、后柱结构无损坏，属稳定性骨折；如压缩超过 1/3，则后柱的小关节有不同程度的损伤，脊柱后突畸形明显，且后部结构的张力增加，可遗留慢性腰痛。

2. 稳定性爆裂型骨折

暴力来自 Y 轴的轴向压缩，如高空坠下，足跟部着地而脊柱保持正直，胸腰段椎体因纵向的挤压而破碎，由于不存在旋转的暴力，脊柱的后柱则不受影响，但破碎的椎体与椎间盘可突出于椎管的前方而损伤脊髓。

3. 不稳定性爆裂型骨折

暴力来自 Y 轴的轴向压缩及顺时针或反时针的旋转，可能还有沿 Z 轴的旋转力量参与，使脊柱的前、中、后三柱同时出现损伤，造成脊柱不稳定，创伤后脊柱后突畸形和进行性神经损害。

4. 椎体水平撕裂性骨折

暴力来自沿着 Y 轴旋转的力最大，使脊柱过伸而产生损伤，同时还有沿着 X 轴旋转力量的参与。例如，从高空仰面落下，着地时背部被物体阻挡，脊柱过伸，前纵韧带断裂，椎体横形裂开，棘突互相挤压而断裂，有时发生上一节椎体向后移位。

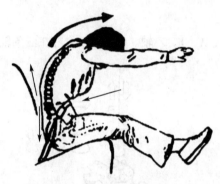

图 6-3-4　座带骨折机制

5. 屈曲-牵拉型损伤

典型的损伤机制为：由于汽车座带束于患者的腹部，当高速行驶的汽车突然减速或撞车时，束带以上的躯干由于惯性作用而前屈，前冲的力量同时产生一个向前拉伸的力量，椎体后部的韧带先完全撕裂，继而脊柱的后柱撕裂，椎体由后方向前撕裂，常合并脊髓神经的损伤（图 6-3-4）。

6. 脊柱骨折-脱位

暴力来自 Z 轴，如强大的暴力直接撞击伤者的后背部，脊椎沿横面产生移位，通常是椎间盘平面损伤，脊柱的三柱完全破坏，脱位导致的损害程度往往比骨折严重，由于椎管的对线对位被破坏，脊髓损伤非常严重，甚至完全断裂。当关节突完全脱位时，上位椎骨的下关节突移至下一节椎骨的上关节突的前方，相互阻挡，称为关节交锁。

（二）临床表现与诊断

1. 症状体征

老年人的胸腰段压缩性骨折往往主诉下腰痛；疼痛在站立及卧床转身等改变体位时加剧。此外，骨折部位有明显的压痛和肌肉痉挛，部分合并肋间神经疼痛不适。站立、坐位和翻身困难，各方向活动受限并引起疼痛加重。检查活动功能时要注意不能加重脊柱损伤，因而对于疼痛剧烈或出现脊髓神经受伤者，要避免检查脊柱的活动范围。不同平面、不同程度的脊髓受伤后，出现不同的脊神经功能异常，肢体麻木或疼痛、瘫痪和二便功能障碍。

2. 辅助检查

（1）**X 线检查**　是本病首选的检查方法，可根据临床检查所怀疑损伤的部位，进行必要的 X 线检查。体位选择拍正侧位，必要时拍斜位。主诉下腰痛者，需拍包括 T_{10} 至骶椎的 X 线片，以免遗漏下胸段骨折。

（2）**CT 检查**　可以清晰地显示骨折线的数量、走向及骨块移位的情况，尤其能显示椎管内的情况，判断骨折块向椎管移位的程度。

（3）**MRI 检查**　显示脊髓或马尾受损的改变，椎间盘受损及突出的情况，以及椎体前方的血肿、后方韧带等软组织损伤的情况。

3. 临床诊断

根据病史、症状体征、影像学检查，可以明确诊断。

（三）辨证论治

1. 急救搬运

胸腰部的损伤在急诊时就要提高警惕，不能在搬运过程中屈曲、过伸和扭转脊柱，以免造成进一步损伤。一个人抬头，一个人抬脚或用搂抱的搬运方法（图6-3-5）十分危险，因为这些方法会增加脊柱的弯曲，可以将碎骨片向后挤入椎管内，加重脊髓的损伤。正确的方法是采用担架、木板甚至门板运送。先使伤员双下肢伸直，木板放在伤员一侧，

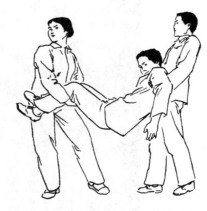

图 6-3-5　脊柱骨折不正确搬运图

三人用手将伤员平托至门板上；或二三人采用滚动法，使伤员保持平直状态，成一整体滚动至木板上（图6-3-6）。

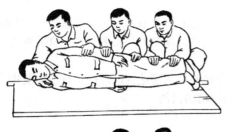

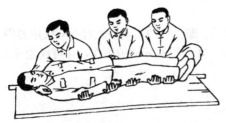

图 6-3-6　脊柱骨折正确搬运法

2. 手法治疗

（1）持续牵引复位　将枕颌布托套枕部与上颌部，通过滑车进行牵引，头颈略后伸，牵引重量为2～3kg，持续牵引 3～4 周后改用颈围保护 8～10周。

（2）枕垫加腰背肌功能锻炼复位法　以骨折处为中心垫软枕，高 5～10cm，致腰椎呈过伸位，使得由于椎体压缩而皱折的前纵韧带重新恢复原有张力，并牵拉椎体前缘张开。

3. 固定方法

牵引结合体位可起到良好的固定作用。如颈椎屈曲型损伤用颅骨牵引结合头颅过伸位固定，过伸型损伤则需保持颈椎屈曲 20°～30°位；另外头-胸支架、头颈胸石膏、颈围等均适用于颈椎损伤。腰椎屈曲压缩性骨折，腰部垫枕，使腰椎过伸，结合过伸位夹板支具，能发挥复位和固定的双重作用。

4. 药物治疗

根据骨折三期辨证治疗。

5. 手术治疗

椎体压缩性骨折可选择经皮穿刺椎体成形术（PVP）（图6-3-7）/经皮椎体后凸成形术（PKP）。椎体爆裂性骨折，对于不稳定性骨折、后凸较明显、且无脊髓神经损伤的患者，可单纯后路切开复位椎弓根钉内固定术/经皮椎弓根钉内固定复位术；是否行后外侧椎板植骨融合，需根据患者年龄和受伤部位决定。

6. 功能锻炼

腰背部肌肉的主动收缩可促进骨折复位，防止肌肉僵硬萎缩及慢性腰背疼痛，有助于脊柱稳定。功能锻炼应遵循的原则包括：

第一，早期开始。即在损伤复位固定完成后，开始肢体肌肉、关节的主动运动和（或）被动运动。功能锻炼愈早开始，恢复愈早，愈晚进行则功能恢复所需的时间愈长，主动运动为主，被动活动为辅。

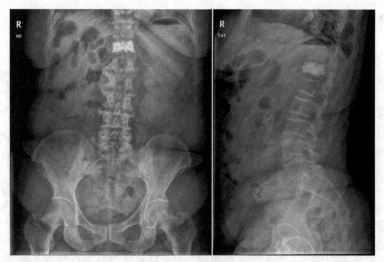

图 6-3-7　PVP 手术

第二，循序渐进，从易到难。

第三，根据功能需要进行锻炼。不论对于神经系统，还是肌肉关节本身，只有进行该项功能所需的动作训练，才能达到康复的要求。这就要求制订恰当的功能康复的目标和计划，有针对性地进行康复训练。

第四，力量和耐力训练并重。肌肉力量的增长，是通过锻炼逐步达到的，在具有一定肌肉力量的同时，还必需具备力量的持续性，即耐力，才能达到练功的目的。

（四）预防与调护

骨折愈合前应以休息制动为主，避免不当的脊柱运动，即使后期功能锻炼时也应采用腰围、支具等保护。另外，卧床期间尤其是脊髓损伤的截瘫患者，要积极做好调护工作，尽可能避免压疮、肺部感染、泌尿系感染、静脉血栓等并发症。

三、脊髓损伤

脊髓损伤是脊柱骨折与脱位的最严重并发症，是由于外力破坏了脊柱的结构和稳定性，导致骨折脱位挤压脊髓，引起的脊髓损伤。L_2 椎体以上的各部位骨折与脱位均可并发脊髓损伤，临床以胸腰段脊髓损伤最为常见。

（一）病因病理

脊髓损伤分闭合性损伤和开放性损伤。闭合性损伤多由高处坠落、交通事故、重物砸伤、工矿事故或地震等重大暴力所致。开放性脊髓损伤多由火器伤或刀刃伤所致。此外，脊柱或椎管内肿瘤、结核、感染等病变组织亦可压迫脊髓导致脊髓损伤。

脊髓损伤根据病理形态和临床表现分为三种类型。

（1）**脊髓震荡**　是脊髓神经细胞遭受强烈刺激而发生的超限抑制，脊髓功能暂处于生理停滞状态，随着致伤外力的消失，神经功能得以恢复。无器质性改变，镜下也无神经细胞和神经纤维的破坏，或仅有少量渗出、出血。临床上表现为损伤平面以下运动、感觉和反射的完全丧失，一般伤后数十分钟感觉、运动开始逐渐恢复，数小时后即可完全恢复，不留任何后遗症。

（2）**不完全脊髓损伤**　脊髓遭受严重损伤，但未完全横断，表现为损伤平面以下感觉、运动、括约肌反射不完全丧失。但必须包括骶区感觉存在。

（3）**完全性脊髓损伤** 为脊髓的实质性损伤，包括神经纤维束的撕裂和髓质内神经细胞的破坏。由于与高级中枢的联系完全中断，失去中枢对脊髓神经元的控制作用，兴奋性极为低下，横断以下出现迟缓性瘫痪，感觉、肌张力消失，内脏和血管反射活动暂丧失，进入无反应状态，称为脊髓休克。脊髓休克过后，最先恢复的是球海绵体反射或肛门括约肌反射。当上述反射之一恢复，而损失平面以下的深、浅感觉完全丧失，任何一个肌肉的运动收缩均不存在，其他深、浅反射消失，大、小便失去控制，预示为完全性脊髓损伤。伤后数月可由迟缓性瘫痪变为痉挛性瘫痪。

（二）临床表现与诊断

1. 症状体征

伤后可立即出现肢体感觉与运动功能障碍、腱反射消失、大小便潴留或失禁，损伤部位有肿胀、疼痛、压痛或畸形等。脊髓震荡及脊髓器质性损伤早期，表现为迟缓性瘫痪。脊髓震荡症状持续数小时或数日后可逐渐恢复正常，而脊髓器质性损伤则逐渐转变为痉挛性瘫痪。马尾神经损伤表现为迟缓性瘫痪，无痉挛性转变。

脊髓各节段损伤的特点如下。

（1）颈段脊髓损伤 C_3 以上的脊髓与延髓相连，发出枕大神经、枕小神经和膈神经等，损伤后多因膈肌和肋间肌麻痹不能自主呼吸而迅速死亡。C_3 以下颈脊髓损伤时，四肢高位麻痹。上肢麻木无力，腱反射减弱或消失，表现为下肢运动神经元瘫痪；上肢也可出现腱反射亢进。双下肢则肌张力增高，腱反射亢进，病理征阳性，表现为上运动神经元瘫痪。损伤平面以下感觉消失，并伴有括约肌障碍，在伤后7～8周建立反射性膀胱。由于肋间肌麻痹胸式呼吸消失，而腹式呼吸明显代偿性增强。

（2）胸段脊髓损伤由于胸椎椎管生理性较窄，脊髓损伤多为完全性，也可为不完全性。双下肢呈痉挛性截瘫，损伤平面以下感觉消失。感觉平面改变对胸段脊髓损伤水平的定位具有重要意义，T_4 平乳头，T_6 在剑突水平，T_7～T_8 在肋下，T_9 在上腹，T_{10} 脐平，T_{11} 在下腹部，T_{12} 在腹股沟。T_6～T_9 节段损伤，因腹直肌上段神经支配完好，而中下段受损，故该肌收缩时可见肚脐上移，称为比弗（Beevor）征阳性。脊髓休克阶段，如 T_6 以上损伤，可出现交感神经阻滞综合征，临床表现为血管张力消失、血压下降、脉搏缓慢、体温随外界变动等。腹壁反射 T_6 节段全部消失。上、中、下腹壁反射消失，提示损伤平面分别在 T_7～T_8、T_9～T_{10}、T_{11}～T_{12}。

（3）腰骶段（L_1～S_1）脊髓损伤此处脊髓为腰膨大，故称腰膨大损伤，多由 T_{10}～T_{12} 脊柱骨折脱位导致。该段脊髓是腰骶神经根发出处。表现为双下肢肌肉不同程度的迟缓性瘫痪，提睾反射、髌腱反射、跟腱反射消失，大小便失禁。皮肤感觉丧失区 L_1～L_3 分别为大腿上、中下 1/3，L_4～S_2 分别为小腿内侧、足背、足底和小腿后侧。

（4）脊髓圆锥（S_3～S_5）及马尾损伤主要表现为排尿中枢及肛门括约肌功能障碍，大小便潴留及失禁，会阴部有马鞍状感觉障碍区。L_2 椎体以下骨折脱位，仅损伤马尾神经，多为不完全性损伤，两侧症状多不对称。以大腿、小腿后部，足及会阴区皮肤感觉减退或消失较为明显，小腿肌肉瘫痪。

2. 辅助检查

（1）**X 线检查** 可判断脊柱损伤的部位、类型、程度和移位方向，又可间接了解脊髓损伤平面，估计其损伤程度。

（2）**CT 检查** 可显示椎管形态及骨折突入椎骨侵占情况，对检查脊柱损伤合并脊髓损伤特别重要。

（3）**MRI 检查** 能清楚地三维显示脊柱及脊髓改变和其相互关系，尤其对软组织如椎间盘突出移位，脊髓受压部位、原因、程度和病理变化的判断十分准确。

（4）**电生理检查** 最主要的目的是确定截瘫程度。完全性脊髓损伤是躯体感觉诱发电位无诱发电位波形出现。不完全损伤时，可出现诱发电位，但波幅降低和（或）潜伏期延长，其中尤以波幅降低意义更大。

3. 临床诊断

根据病史、症状体征、影像学检查，可以明确诊断。

（三）辨证论治

1. 急救处理

对脊柱损伤合并脊髓损伤患者，应注意全身检查，以确定是否存在休克或其他合并损伤，如发现有出血、休克，应立即止血抢救休克。如有其他合并损伤，应根据轻重缓急，首先处理危及生命的内脏损伤。对于脊柱损伤，应严格遵守脊柱损伤的搬运原则，以防骨折移位，加重脊髓损伤。高位颈段脊髓损伤者，容易出现呼吸困难，痰液不易咳出，应保持呼吸道通畅，防止窒息，必要时做气管切开、吸氧及人工辅助呼吸。严格无菌操作下放置导尿管，补充热量、蛋白质，胃肠减压，肛管排气及处理便秘等。

2. 手法治疗

椎管内无骨折片，一般可采用腰部垫枕法、双踝悬吊法等整复移位的骨折。对脊髓或马尾神经不完全损伤者，脊柱骨折脱位纠正后，可逐渐恢复功能。但对不稳定性骨折及脱位，采用闭合复位应慎重。对颈椎骨折脱位，应采用颅骨牵引复位法，然后再以维持量持续牵引或头颈胸外支架固定。对脊柱不稳定性骨折及脱位，应进行手术切开复位，同时行可靠的内固定，重建脊柱稳定性。

3. 药物治疗

脊髓损伤后 6～8 小时内是治疗的黄金时期，可用甲泼尼龙冲击疗法，每千克体重 30mg 剂量一次给药，15 分钟静脉注射完毕，休息 45 分钟，在以后 23 小时以 5.4mg/（kg·h）剂量持续静脉滴注。

4. 手术治疗

前路切开复位内固定术、后路切开复位或微创闭合复位内固定术、前后路联合复位内固定术。

5. 功能锻炼

早期，在保护脊柱稳定性的同时，主动进行累及肢体的功能锻炼，并在医护人员的帮助下进行瘫痪止痛的被动活动，以增进肌力，防止肌肉萎缩、关节僵硬。同时，鼓励患者进行深呼吸及简单的扩胸、鼓肚锻炼，以促进呼吸、胃肠功能恢复。3 个月后，可练习抓住床上支架坐起，或坐轮椅活动，继而练习站立，可采用靠墙手推双膝法，或用下肢支架保护，站稳后，再练习前进和后退步动作。最后练习扶双拐行走，以便生活自理。

（四）预防与调护

脊髓损伤后呼吸肌麻痹、呼吸道及泌尿系感染、压疮等，都是截瘫早期的常见并发症和死亡的主要原因。因长期截瘫导致的心肺肾功能不全、慢性消耗营养不良等则是截瘫后期的常见并发症及主要死因。从受伤发生截瘫的急救运送之时起，直至其恢复期中，都应积极预防及治疗并发症，而且预防重于治疗，才能使患者顺利康复。

附脊髓损伤评估表（表 6-3-1）及 ASIA 神经学评价分级系统（表 6-3-2）供参考。

四、肋骨骨折

肋骨骨折常见于胸壁创伤的患者，以成年人多见，为外伤所致。少数见于老年后骨质疏松患者和肿瘤患者，为病理性骨折。单条肋骨骨折一般较少移位，多条肋骨骨折时，因肋间肌的相互固定作用减弱，故多有移位，若骨折端刺伤胸膜或胸腔脏器时，可造成气胸、血胸或气血胸。交通事故中，胸壁创伤，常有多根肋骨骨折，同时合并胸壁内脏损伤。多根多处肋骨骨折使局部胸壁失去完整肋骨支撑而软化，出现反常呼吸运动，即吸气时软化区胸壁内陷，呼气时外突，称为连枷胸。

表 6-3-1 脊髓损伤评估表

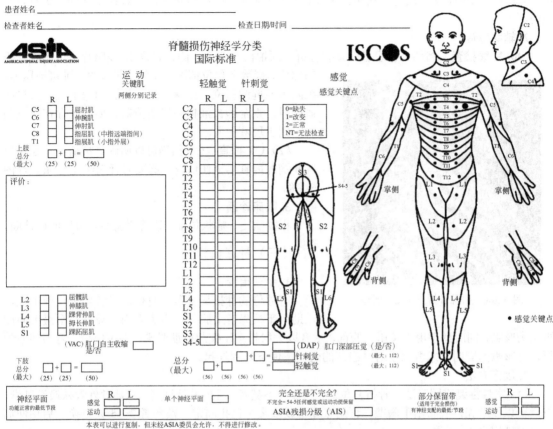

表 6-3-2 ASIA 神经学评价分级系统

分级	描述
A	完全性损伤：$S_4 \sim S_5$ 节段无感觉和运动功能保留
B	不完全性损伤：在神经损伤平面以下（包括 $S_4 \sim S_5$ 节段）保留感觉功能，但无运动功能
C	不完全性损伤：在神经损伤平面以下保留运动功能，且神经损伤平面以下至少一半关键肌力<3 级
D	不完全性损伤：在神经损伤平面以下保留运动功能，且神经损伤平面以下至少一半关键肌力>3 级
E	正常：感觉及运动功能正常

（一）病因病理

（1）**直接暴力**　如拳击、碰撞、火器伤等直接作用于肋骨某处，该处肋骨被迫向胸廓内陷而致断裂，造成骨折断向内塌陷。

（2）**间接暴力**　如塌方、车轮碾轧、重物前后夹挤等使胸廓受到前后方对挤的暴力，肋骨被迫向外弯曲凸出，可为单骨单处骨折、双骨或多骨双处或多处骨折。

（3）**混合暴力**　多为直接暴力和间接暴力合并作用的结果。

（二）临床表现与诊断

1. 症状体征

伤后局部疼痛，局限压痛和呼吸时疼痛，应考虑骨折，患者多能指出骨折部位，检查时骨折处有压痛或畸形。胸廓挤压征阳性是诊断肋骨骨折的主要体征之一。肋骨多段骨折呼吸运动时疼痛加重，引起呼吸变浅，多段肋骨骨折可出现反常呼吸和呼吸困难，临床诊断关键在于鉴别是否有合并损伤。

2. 辅助检查

（1）X 线检查　胸部外伤患者，疑有骨折，须拍摄胸部正、侧、斜位 X 线照片，以明确骨折的部位、根数及移位情况。如气胸量多时，肺可被压缩，纵隔可向健侧移位。血胸量少，仅肋间角消失，大量的血胸时，则全肺被液体阴影所掩盖。如同时存在血气胸时，则出现液平面。

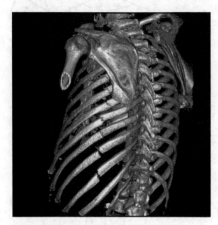

图 6-3-8　肋骨骨折三维 CT 影像

（2）CT 检查　CT 扫描可以明确骨折情况，还可以判断胸腔内脏器损伤情况。必要时行三维 CT 重建（图 6-3-8）。

3. 临床诊断

根据病史、症状体征、影像学检查，可以明确诊断。

（三）辨证论治

1. 手法治疗

有移位的骨折尽量争取复位。患者仰卧位或坐位，一助手平按患者上腹部，令患者用力吸气，至最大限度再用力咳嗽，同时助手用力按压上腹部，术者以大拇指下压突起的肋骨端，即可复位。若为凹陷骨折，在咳嗽的同时，术者双手对准患部的两侧，使下陷者复起。

2. 固定方法

（1）宽弹性绷带固定法　骨折复位后，局部肿不甚者，可外贴伸筋膏，肿甚者外敷祛瘀消肿膏，然后覆以硬纸壳，胶布贴于胸壁，再用宽绷带或多头带包扎固定。敷药者 3～5 天更换，后贴伸筋膏，继续固定 3～4 周。

（2）胶布固定法（叠瓦式胶布固定）　适用于第 5～8 肋骨骨折，每条胶布宽约 7cm，比患者胸廓半周约长 10cm。患者坐位，两臂外展或上举，在呼气末即胸廓最小时，先在后侧超过中线 5cm 处，用第 1 条胶布贴在骨折部下两肋，然后以叠瓦状（后一条盖住前一条的 1/2～2/3）向上增加 4～5 条，以跨越骨折部上、下各两条肋骨为宜（图 6-3-9）。

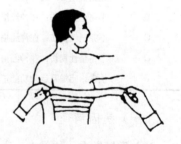

图 6-3-9　胶布固定法

（3）肋骨固定带固定法　以棉质内衣作为内衬，肋骨固定带置于内衣外侧，上缘达腋窝，下缘超过肋骨下缘。通过弹性松紧带的弹力将肋骨固定带固定于胸廓外周。尼龙搭扣可方便调节肋骨固定带的松紧度。过松不能有效固定，过紧可能压迫皮肤产生压疮，加大肋骨骨折移位，出现呼吸困难。临床以不影响患者呼吸功能为宜。据病情固定 4～6 周（图 6-3-10）。

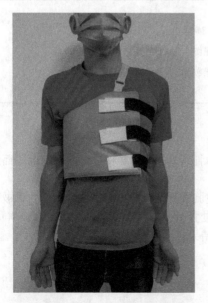

图 6-3-10　肋骨固定带固定法

3. 药物治疗

根据骨折三期辨证治疗。

4. 手术治疗

多根多处肋骨骨折引起浮动胸壁，出现反常呼吸，且患者不能充分换气，可考虑手术切开复位，切开复位内固定的方式有微型锁定钢板、重建钢板、钢丝等固定肋骨断端。

5. 功能锻炼

整复固定后，病情轻者可下地自由活动；重症需卧床者，可取半坐卧位，并锻炼腹式呼吸运动，待症状减轻后可下地活动。

（四）预防与调护

尽量避免咳嗽及感冒，肋骨骨折往往有较显著的胸肋痛，使患者因害怕疼痛加重而不敢深呼吸及咳嗽，由于呼吸运动受限，易使痰液淤积肺内而致肺部感染。因此，肋骨骨折一旦出现，其防止病情加重的重点应是预防肺部感染的发生。

附 肋骨骨折并发症

气胸、血胸是胸部创伤中常见的并发症。按病理生理变化的不同，气胸分为闭合性和开放性气胸，前者又分为单纯性和张力性气胸两类。

一、气胸

（一）病因病理

气胸主要是肋骨骨折断端刺破胸膜引起。有时食管破裂或支气管破裂也可引起气胸。根据胸膜腔内气体的多少和肺受压程度，可分为小量气胸（肺受压 15%）、中等量气胸（15%～60%）和大量气胸（超过 60%）。一般情况下，只有中等量和大量气胸时才有症状。

（二）临床表现与诊断

1. 症状体征

气胸可见胸闷、胸痛和气短。有大量气胸时，气管及心脏可向健侧移位。伤侧叩诊呈鼓音，听诊呼吸音减弱可消失，并可出现皮下气肿。患者因怕痛，不敢深呼吸，在检查时要鉴别因疼痛所致的呼吸音减弱。

2. 辅助检查

X 线检查：中等量和大量气胸 X 线较易诊断，小量气胸 X 线诊断上有困难。

3. 临床诊断

根据病史、症状体征、影像学检查可以明确诊断。

（三）辨证论治

小量气胸可用胸部穿刺抽气方法治疗，中、大量气胸可用胸腔引流方法。要警惕张力性气胸，肺或支气管损伤后的通道组织起活瓣作用，空气能进入胸膜腔，但不能完全排出而形成张力性气胸。张力性气胸伤情危急，危及生命。急救时立即用粗针头于第 2～3 肋间、锁骨中线处刺入胸膜腔内进行排气减压，针头尾部外接有小口的塑料袋、气球或手套等，使胸腔内高压气体易于排出，而外界空气不能进入胸腔。再行胸腔闭式引流。

二、血胸

（一）病因病理

血胸是肋骨骨折常见的并发症，多为单侧，且常与气胸合并存在形成血气胸。血胸，特别是血气胸，可严重影响心肺功能。胸腔内有大量积血时，循环血量减少，致使心排血量减少，肺部受压后通气功能低下。

（二）临床表现与诊断

1. 症状体征

少量血胸（＜500ml）患者无临床症状、无体征；中等量血胸（500～1500ml）患者有典型的内出血症状和体征；大量血胸（＞1500ml）失血量大，可将纵隔和心脏推向健侧，缺氧严重，呼吸急促困难，有发绀和低血压，病情危急。

2. 辅助检查

X线检查：少量血胸，可见肋膈角消失；中等量血胸，可发现液体占据伤侧胸腔的1/3。

3. 临床诊断

根据病史、症状体征、影像学检查可以明确诊断。

（三）辨证论治

少量血胸可于1～2周内完全自行吸收，因此，除严密观察病情外，无需特别治疗。中等量血胸可以用大号针头做重复的胸腔穿刺法来治疗，但仍以用胸腔引流管治疗为好，后一种方法可以较早地使肺部扩张。大量血胸行胸膜腔闭式引流，抢救休克。此类患者入院后应立即快速多管道输血和平衡盐水。同时将粗的（直径1～1.5cm）胸腔引流管自伤侧胸部第5或第6肋间腋中线处插入胸膜腔做闭式引流，必要时可做气管插管外接呼吸机给氧。

五、骨盆骨折

骨盆骨折是一种严重的外伤，多为交通事故及工伤事故所致，多见于青壮年。骨盆骨折常伴有合并症或多发伤，救治不当有较高的死亡率。随着医疗技术的提高，骨盆骨折病死率与致残率较以往有所降低。

骨盆是由骶骨、尾骨和两侧髋骨（髂骨、耻骨和坐骨）连接而成，如漏斗状的环形结构，称骨盆环。骨盆的骨联结有后方的骶髂关节和前方的耻骨联合。

骨盆上连脊柱，支持上身的体重，同时又是连接躯干与下肢的桥梁。躯干的重力通过骨盆传达到下肢，下肢的运动和振荡也通过骨盆传达到躯干。

骨盆环分为前、后两部。后部为承重弓，包括骶股弓和骶坐弓。骶股弓由两侧髋臼向上通过髂骨加厚部，经骶髂关节达骶骨，此弓在站立时支持体重；骶坐弓由两侧坐骨结节向上经髂骨加厚部，通过骶髂关节达骶骨，此弓在坐位时承受体重。

骨盆前部有上束弓和下束弓，上束弓经耻骨体及耻骨上支，防止骶股弓分离；下束弓经耻骨下支及坐骨支，支持骶坐弓，防止骨盆向两侧分开。此两弓起到约束、稳定和加强两个主弓的作用（见图6-3-1）。耻骨联合将骶股弓和骶坐弓连接构成一个闭合的三角形系统，使之更加稳定。

骨盆壁与盆腔脏器、神经、血管相邻近，骨折时可伴有这些组织结构的损伤。骶管内为马尾神经，骶神经根从8个骶神经孔出来，可因骶骨骨折而损伤。坐骨神经从坐骨大孔出骨盆，累及坐骨大孔的骨折如髋臼后缘及坐骨骨折可能损伤坐骨神经。坐骨和尾椎邻近直肠，骨折移位可能压迫或刺破直肠。两耻骨弓下方有尿道通过，当耻骨联合损伤、耻骨支骨折时，可损伤后尿道。骨盆内有丰富的血管系统，组织间隙疏松，创伤后可致盆腔内大出血，创伤性失血性休克及盆腔脏器合并伤是一种不可忽视的严重并发症。

（一）病因病理

骨盆骨折多由强大的直接暴力所致，如车辆碾轧、房屋倒塌、机械挤压等。间接暴力如坐位跌倒可发生骶、尾骨骨折；肌肉强烈收缩可引起髂前上棘、髂前下棘或坐骨结节撕脱骨折。暴力可来自骨盆的侧方、前方或后方，骨折可以发生在直接受力部位，也可以通过骨盆环传达而发生在他处。如果大出血，则气随血脱而致心阳暴脱，甚至阴阳离决而死亡。

（二）临床表现与诊断

1. 症状体征

骨盆骨折大出血或合并颅脑损伤、胸腹部损伤，可出现面色苍白、头晕恶心、心慌胸闷、血压下降、意识障碍、呼吸困难、发绀等。单纯骨盆骨折多见局部疼痛、肿胀、瘀斑，起坐、站立和翻身时疼痛加重，甚至不能转动。观察骨盆的外形，触摸两侧髂嵴、耻骨联合及骶尾椎有助于诊断。肛门指检可触到向前移位的尾骨。

骨盆环的骨折多见骨盆分离试验和骨盆挤压试验阳性。

测量肩峰至对侧髂前上棘之间的距离可判断是否有骨折向上移位。测量脐棘距有助于判别骨盆的合书样损伤或翻书样损伤。

2. 辅助检查

（1）**X线检查** 临床上多拍摄骨盆正位、出口位、入口位、髂骨斜位和闭孔斜位片，可明确骨折部位和骨折移位情况；髂骨翼内旋时，宽度变小，髂骨闭孔变大；髂骨翼外旋时，其宽度增加、闭孔变小。疑有骶尾椎骨折可摄骶尾椎正侧位片。

（2）**CT检查** 螺旋CT平扫加三维重建，可清楚显示骨盆骨折移位的情况，尤其是三维重建，对骨盆骨折的诊断，提供了一个更加直观的判断。

（3）**特殊检查** 骨盆分离试验；"4"字实验；肛门指诊；导尿检查；阴道检查等。

3. 临床诊断

根据病史、症状体征、影像学检查可以明确诊断。

4. 骨盆骨折并发症

（1）**直肠损伤** 多由骶骨骨折端直接刺伤直肠，少数亦可因骶骨、坐骨骨折移位使之撕裂。直肠上1/3位于腹膜腔内，中1/3仅前面有腹膜覆盖，下1/3无腹膜覆盖。直肠破裂后，粪便外溢，如破裂在腹膜反折以下，可引起直肠周围严重感染及盆腔疏松结缔组织炎；如破口在腹膜反折以上，可导致弥漫性腹膜炎，处理不当，后果严重，死亡率高。

（2）**尿道损伤** 泌尿生殖膈以上尿道损伤是骨盆骨折常见的并发症。多由于耻骨骨折所致，特别是双侧耻骨支骨折。绝大多数发生于男性，女性罕见。当骨盆遭受侧方挤压时，骨盆前后径增大，盆底筋膜被牵拉移位（包括泌尿生殖膈膜），致使该处尿道发生撕裂或断裂。也可直接撕裂泌尿生殖膈造成膜部尿道断裂，亦有骨盆骨折端直接刺伤后尿道者。

（3）**骶丛神经损伤** 多由于神经走行部位的骨折、脱位所致（牵扯、挫伤、血肿纤维化、骨痂压迫等原因）。因此，凡有骶骨骨折、半侧骨盆脱位者，均应注意检查骶神经情况。

（4）**血管损伤及休克** 骨盆骨折合并大出血，引起休克，是最常见、最紧急、最严重的并发症，也是造成骨盆骨折患者死亡的主要原因。出血的来源：骨折断端（面）出血；骨盆血管损伤；盆腔静脉丛损伤；贴近骨盆壁的肌肉及盆腔脏器，可因骨折移位撕裂或刺伤而出血。

（5）**膀胱损伤** 直接暴力损伤，多发生在膀胱胀满时，作用于骨盆的暴力同时作用于膀胱，致使膀胱破裂；少数系由于骨盆骨折端移位直接刺破膀胱。

（6）**阴道损伤** 耻骨下支断端在向下方移位的过程中可直接刺入阴道，使骨折端与阴道交通。

（三）辨证论治

1. 急救处理

急救时首先应注意患者的全身情况，是否有大出血（包括内出血）休克或创伤性休克表现，是否合并有内脏损伤。对于严重损伤有血流动力学不稳定的患者，首先进行快速输液和输血，纠正休克，稳定血流动力学，应用创伤控制理论，对骨盆进行简单有效的外固定，减少搬动，防止继发损伤和生命危险。

2. 手法治疗

前后压缩型骨折，术者用双手从两侧向中心对挤髂骨翼，使之复位。也可使患者侧卧于硬板床上，患侧在上，用推按手法对骨盆略施压力，使分离的骨折复位。侧方压缩型骨折，患者仰卧，术者用两手分别置于两侧髂前上棘向外推按，分离骨盆使之复位。髂前上、下棘撕脱骨折，患者仰卧，患侧膝下垫高，保持髋、膝关节呈半屈曲位，术者捏挤按压骨折块使之复位，可同时在局麻下，用钢针经皮交叉固定骨块。

3. 固定方法

（1）**外固定** 前后压缩型骨折复位后，用多头带加压包扎或用骨盆机布兜悬吊固定。

（2）**骨盆外固定器固定** 外固定器品种多样，但均由针、针夹和连接棒三部分组成。在距髂前上棘 3～5cm 和 6～10cm 处的髂嵴上做皮肤小切口，经髂嵴内外板之间钻入直径 5mm 的螺纹针，用针夹把持住螺纹针尾，再用连接棒将两侧针夹连成一体。通过调整连接棒并结合手法纠正骨盆向外或向内旋转移位，摄 X 线检查证明复位满意后，拧紧外固定器旋钮，保持外固定器的固定作用。

4. 药物治疗

根据骨折三期辨证治疗。

5. 手术治疗

髂前上棘撕脱骨折移位明显，闭合复位不理想者，可手术切开复位螺钉内固定。髂骨翼骨折分离移位影响骨盆环稳定者，可手术切开复位钢板螺钉内固定。开书型损伤耻骨联合分离大于 3cm者，在耻骨联合上方用一块四孔钢板固定，即可恢复稳定性。侧方压缩型骨折，耻骨上支移位突入会阴部，可采用小横行切口，将骨折复位后用螺钉或小钢板内固定。骶髂关节骨折脱位，若闭合复位不良则需手术治疗。骶髂关节脱位或骨折脱位可在髂嵴上做切口经前方显露，进行复位钢板内固定。骶髂关节周围的髂骨骨折、骶骨骨折可在髂骨后嵴的内或外侧做切口经后方显露，螺钉或钢板固定。骶髂关节脱位可单独应用螺钉固定，切开或经皮穿钉。螺钉穿过骶髂关节能提供很好的固定。穿钉位置要准确，穿钉过程中要透视检查（骨盆入口位、出口位、骨盆侧位），避免螺钉进入椎管损伤马尾神经，或穿入第 1 骶孔损伤神经根。

6. 功能锻炼

练功方法在各类型骨盆骨折的治疗中已有论述。一般来说，未损伤骨盆后部负重弓者，伤后 1周练习下肢肌肉收缩及踝关节伸屈活动，伤后 2 周练习髋膝关节伸屈活动，3 周后扶拐下地活动。如骨盆后部负重弓损伤者，固定牵引期间应加强下肢肌肉收缩锻炼及踝关节活动，解除固定、牵引后，应抓紧时间进行各方面的练功活动。

（四）预防与调护

骨盆骨折患者，特别是严重骨盆骨折合并出血较多者，应尽量减少不必要的搬动，卧硬板床，以减少骨折端活动与出血，并最好能早期对休克患者使用抗休克裤。对卧床患者要注意预防压疮发生。

第七章　脱　　位

第一节　上肢关节脱位

一、肩关节脱位

肩关节脱位分为前脱位和后脱位，后脱位临床少见，在此不予叙述。肩关节前脱位是临床常见的脱位之一，多发生于 20~50 岁的男性青壮年。

肩关节由肩胛骨的关节盂、肱骨头、关节囊及关节韧带组成。其特点是肱骨头大，关节盂浅而小，周缘有纤维软骨构成的盂唇加深，但它们只与 1/4~1/3 肱骨头关节面相接触；肩关节囊薄而松弛，囊的上部、后部和前部有肌肉和肌腱跨越，但囊的前下方缺乏肌肉和肌腱加强而薄弱。因而肩关节高度灵活和不稳定，易发生前下脱位。肩关节的稳定性还与肌肉的平衡有关，强有力的肌肉能够稳定关节、协助和约束关节。肩关节为全身关节活动范围最大的关节，在任何活动角度或活动的任何一瞬间，遭受到外力破坏关节的稳定性，或肌肉协调失去平衡，都可导致关节脱位。上肢遭受暴力时，肱骨头与肩胛骨的关节盂发生相对移位，暴力受到肩关节的相对稳定结构的反作用而削弱，但随着暴力的继续作用或复合暴力的杠杆作用，肱骨头即在关节薄弱处发生脱位，并伴有不同程度的结构损伤。

（一）病因病理

根据脱位后肱骨头所在的位置，又可分为前脱位、后脱位两种；前脱位又可分为盂下、喙突下、锁骨下及胸腔内脱位，其中以喙突下脱位最多见，后脱位极少见。

1. 肩关节前脱位

间接或直接暴力均可引起肩关节前脱位，但以间接暴力最为常见。患者侧向跌倒，上肢呈高度外展、外旋位，手掌或肘部着地，地面的反作用力由下向上，经手掌沿肱骨纵轴传递到肱骨头，肱骨头向肩胛下肌与大圆肌的薄弱部分冲击，将关节囊的前下部顶破而脱出，加之喙肱肌、冈上肌等痉挛，将肱骨头拉至喙突下凹陷处，形成喙突下脱位。若外力继续作用，肱骨头可被推至锁骨下部，形成锁骨下脱位。若暴力强大，则肱骨头可冲破肋间隙，进入胸腔，形成胸腔内脱位。当上臂过度外展外旋后伸，肱骨颈或肱骨大结节抵触于肩峰时，构成杠杆的支点作用，使肱骨头向盂下滑脱，造成盂下脱位，但往往因胸大肌和肩胛下肌的牵拉，而滑至肩前部，转为喙突下脱位。直接暴力所致脱位，均为暴力从肱骨头外后部直接撞击，迫使肱骨头向前脱出，但较少见（图 7-1-1）。

肩关节脱位的主要病理改变是关节囊破裂和肱骨头的移位，也有盂唇处破裂不易愈合，可为习惯性脱位的原因。习惯性肩关节脱位较为常见，多发于青年人。其原因是多方面的，其中有先天性肩关节发育不良或缺陷，如肱骨头发育不良，关节盂前缘缺损及关节囊前壁薄弱、松弛，或因首次脱位时治疗不当所致。肩关节脱位关节囊的破裂多在关节盂的前下缘或下缘，少数从关节囊附着处撕裂，甚至将纤维软骨唇或骨性盂缘一并撕裂；或在脱位时，肱骨头后侧遭到关节盂前缘挤压或冲

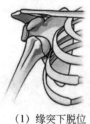 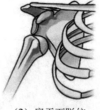 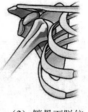 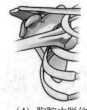

（1）缘突下脱位　　　　（2）肩盂下脱位　　　　（3）锁骨下脱位　　　　（4）胸腔内脱位

图 7-1-1　肩关节前脱位类型

击，发生肱骨头后外侧凹陷性骨折。由于肩袖、肩胛下肌腱及肱二头肌长头腱与关节囊紧密相连，这些肌腱可能与关节囊同时撕裂或撕脱，有时肱二头肌长头腱可从结节间沟中滑至肱骨头的后侧，妨碍肱骨头的复位。一般认为肩关节前脱位 3 周以上未复位者称为陈旧性脱位。其关节腔及周围形成大量瘢痕组织粘连，有的还有骨痂形成，脱位时间越久，瘢痕粘连越严重，同时关节周围肌肉韧带挛缩也越严重，这些病理变化都影响肱骨头复位。

肩关节前脱位伴有肱骨大结节撕脱骨折较为常见，占 30%～40%，被撕脱的大结节骨块，多数仍以骨膜与骨干相连，向上移位较少，往往随肱骨头回归原位而得到复位（图 7-1-2）。仅有少数大结节骨块与骨干完全分离，被冈上肌拉至肩峰下，手法复位不易成功。肩关节前脱位合并腋神经、臂丛神经被牵拉或被肱骨头压迫损伤者少见。合并血管损伤者更为少见，但伴有血管硬化的老年患者，可因肱骨头挫伤腋动脉而形成动脉栓塞，出现患肢发凉、桡动脉搏动消失等供血不足的现象，应及时做血管探查，否则可发生肢体坏死，应引起警惕。

2. 肩关节后脱位

直接或间接暴力均可引起肩关节后脱位，但肩关节后脱位极少见。直接暴力从前侧向后直接打击肱骨头，使肱骨头冲破关节囊后壁和盂唇软骨而滑入肩胛盂后冈下，形成后脱位，常伴有肱骨头前侧凹陷性骨折或肩胛冈骨折；间接暴力引起者，跌倒时手掌着地，肱骨头极度内旋，传导暴力使肱骨头向后脱出，后脱位时由于肩胛下肌牵拉，小结节骨折较常见。肩关节后脱位的病理变化主要是关节囊和关节盂后缘撕脱（图 7-1-3）。

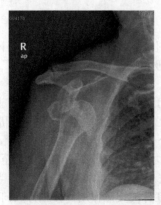 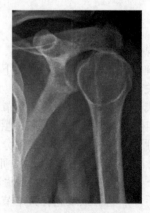

图 7-1-2　肩关节前脱位合并肱骨大结节骨折　　　　图 7-1-3　肩关节后脱位

（二）临床表现与诊断

1. 症状体征

（1）肩关节前脱位　患者常以健侧手托患侧前臂，紧贴于胸壁，以防肩部活动引起的疼痛。因肱骨头向前脱出，肩峰显著突出，形成典型的"方肩"畸形，同时可触及肩峰下空虚感，从腋窝可扪及肱骨头。陈旧性肩关节前脱位三角肌萎缩，"方肩"畸形更加明显。上臂有明显的外展内旋畸形，并呈弹性固定于这种畸形位置（图 7-1-4）。特殊检查搭肩试验、直尺试验阳性。测量肩峰到肱骨外上髁长度时，患肢短于健肢（但盂下脱位，则长于健肢）。

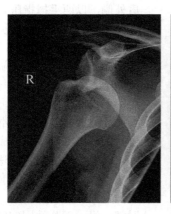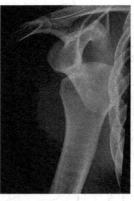

图 7-1-4　肩关节前脱位

（2）**肩关节后脱位**　后脱位的临床症状不如前脱位明显，外观畸形亦不典型，主要表现为有肩部前方暴力作用的病史，喙突突出明显，肩前部塌陷扁平，可在肩胛冈下触到突出的肱骨头，上臂呈现轻度外展及明显内旋畸形。

2. 辅助检查

（1）**肩关节前脱位**　肩部正位和穿胸侧位 X 线检查，可确定诊断肩关节前脱位，并可了解是否有骨折发生。

（2）**肩关节后脱位**　肩部前后位 X 线检查有时因肱骨头刚好落在关节盂后方，又未显示重叠阴影，易造成误诊，肩关节后脱位需要肩关节腋位 X 线检查明确诊断。

3. 诊断

结合病史、症状、体征、影像学检查可明确诊断。

（三）辨证论治

1. 手法治疗

（1）**手牵足蹬法**　在临床上最为常用。具体操作方法：患者仰卧于床上。术者立于患侧，用两手握住患肢腕部，并用近于患者的一足抵于腋窝内。在肩外旋、稍外展位置沿患肢纵轴方向用力缓慢拔伸，继而徐徐将患肢内收、内旋，利用足为支点的杠杆作用，将肱骨头挤入关节盂内，当有入臼声响，复位即告成功。在足蹬时，不可使用暴力，以免引起腋窝血管神经损伤。若用此法而肱骨头尚未复位，可能系肱二头肌长头腱阻碍，可将患肢进行内、外旋转，使肱骨头绕过肱二头肌长头腱，然后再按上述进行复位（图 7-1-5）。

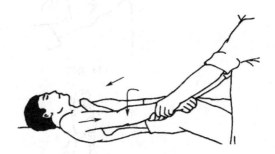

图 7-1-5　手牵足蹬法

（2）**椅背整复法**　唐代蔺道人在《仙授理伤续断秘方》中首次描述了应用椅背作为杠杆支点整复肩关节脱位的方法。书中载："凡肩胛骨出，相度如何整，用椅挡圈住胁，仍以软衣被盛簟，使人一捉定，两人拔伸，却坠下手腕，又着曲着手腕，绢片缚之。"此法是让患者坐在靠背椅上，把患肢放在椅背上外，腋肱紧靠椅背，用衣服（或大卷脱脂棉）垫于腋部，避免损伤，然后一人扶住患者和椅背，术者握住患肢，先外展、外旋拔伸牵引，再慢慢内收将患肢下垂，然后内旋屈肘复位，用绷带固定。

（3）拔伸托入法 患者坐位，术者站于患肩外侧，以两手拇指压其肩峰，其余 4 指由腋窝内托住肱骨干。第一助手站于患者健侧肩后，两手斜行环抱固定患者，第二助手握患侧肘部，一手握腕上部，外展外旋患肢，由轻而重地向前外下方做拔伸牵引。与此同时，术者插入腋窝的手将肱骨头向外上方钩托，第二助手逐渐将患肢向内收、内旋位继续拔伸，直至肱骨头有回纳感觉，复位即告成功（图 7-1-6）。

（4）牵引推拿复位法 患者仰卧位，自患侧腋下经胸前及背后绕套一布被单，向健侧牵引固定，作为对抗牵引；一助手握患肢腕部及肘部，沿上臂弹性固定的轴线方向（即 60°外展位）牵引并外旋，术者用手自腋部将肱骨头向外后上推挤，即可使之复位。此法操作简单，效果满意，危险性小，最为常用。

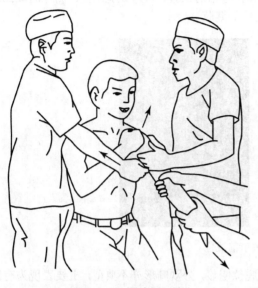

图 7-1-6　拔伸托入法

（5）牵引回旋法 患者取坐位或卧位，术者站于患侧，以左肩关节脱位为例，术者用左手把住患肢肘部，右手握住手腕。左手徐徐向下牵引，同时外展、外旋上臂，以松开胸大肌的紧张，使肱骨头回到关节盂的前上缘。在上臂外旋牵引位下，逐渐内收其肘部，使之与前下胸壁相连。此时肱骨头已由关节盂的前上缘向外移动，关节囊的破口逐渐张开。在上臂高度内收下，迅速内旋上臂，肱骨头便可通过扩大的关节破口滑入关节盂内，并可闻及入臼声。此法节省人力，但有引起肱骨外科颈骨折或神经血管损伤的危险性，亦有损伤肌肉纤维的可能，所以对伴有肱骨大结节骨折或骨质疏松者，或脱位时间较长（24 小时后），肿胀或肌肉紧张严重者，此法不适合（图 7-1-7）。

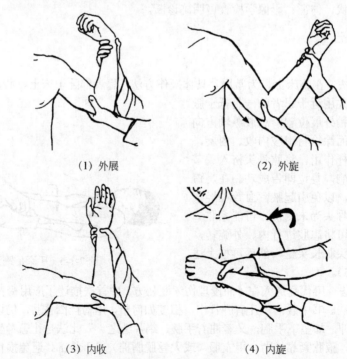

　　　（1）外展　　　　　　　　　（2）外旋

　　　（3）内收　　　　　　　　　（4）内旋

图 7-1-7　牵引回旋法

（6）脱位合并骨折手法

1）合并肱骨大结节骨折：肩关节脱位合并肱骨大结节骨折者，大块骨折块往往可随脱位整复而得到复位（图 7-1-8）。若骨折块小，则可能整复后骨折块嵌入关节腔内，需要在复位后通过手术摘除骨折块。

2）合并肱骨外科颈骨折：先整复脱位，再整复骨折。多采用牵引推拿复位法，若复位困难，亦可试用足蹬拔伸法，若再失败，则采用持续牵引法。

2. 固定方法

前脱位复位后中老年患者常规选用胸壁绷带固定，将患肢屈肘 60°～90°上臂内收内旋，前臂依附胸前，用纱布棉花放于腋下和肘内侧，以保护皮肤，接着将上臂用绷带固定于胸壁，前臂用颈腕带或三角巾悬吊胸前 3 周（图 7-1-9）。青年患者保持上臂外展 30°、外旋 30°固定，利于关节囊原位愈合。固定时间要充分，使破裂的关节囊得到修复愈合，预防以后形成习惯性脱位。若是合并肱骨外科颈骨折，则采用肱骨外科颈骨折的治疗方法进行固定，视复位后的肱骨头处于何种位置而采用相应的办法。

若是新鲜性肩关节后脱位，复位后，特制腋枕固定上臂于外展 30°、后伸 40°和适当外旋位，3周后去除固定。

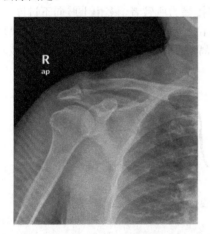
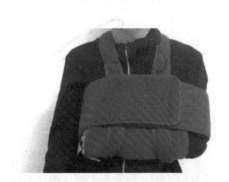

图 7-1-8　大块骨折块随肩关节脱位整复后得到复位　　　　图 7-1-9　复位后前臂吊带固定

3. 药物治疗

中药按损伤三期辨证用药；有合并神经损伤者，应加强祛风通络，大量用地龙、僵蚕、全蝎等；有合并血管损伤者，应加强活血祛瘀通络，可合用当归四逆汤加减。

4. 手术治疗

多数新鲜性肩关节脱位，可通过手法复位成功，极少数需要切开复位，凡遇到下列情况之一者，可考虑切开复位。脱位合并血管、神经损伤，临床症状明显者；合并肱二头肌长头腱向后滑脱，手法复位多次不能成功者；合并肱骨外科颈骨折，经手法复位不成功者；做切开复位内固定；合并关节盂大块骨折，估计脱位整复后影响关节稳定者，做切开复位内固定；合并肱骨大结节骨折，骨折块嵌在肱骨头和关节盂之间，阻碍复位者；陈旧性肩关节脱位；习惯性肩关节脱位目前认为大多存在班卡特（Bankart）损伤，即关节盂前下方存在骨折。

5. 功能锻炼

固定后即鼓励患者做手腕及手指练功活动，新鲜脱位 1 周后去绷带，保留三角巾悬吊前臂，开始练习肩关节前屈、后伸活动；2 周后去除三角巾，开始逐渐做有关关节向各方向主动功能锻炼，如左右开弓、双手托天、手拉滑车、手指爬墙等运动，并配合按摩、推拿、针灸、理疗等，以防肩关节周围组织粘连和挛缩，加快肩关节功能恢复。固定去除后，禁止做强力的被动牵拉活动，以免造成软组织损伤及并发骨化性肌炎。陈旧性脱位，固定期间应加强肩部按摩、理疗。

（四）预防与调护

年老体弱者易并发肩周炎，故治疗过程中应注意"动静结合"的治疗原则。可通过手指爬墙运动、木棒操、拉轮练习、弯腰甩手法或肩关节综合练习器等进行锻炼。训练时可适当应用镇痛药物减轻疼痛，提高训练效果。推拿按摩可起到一定防止肩关节软组织挛缩与粘连的作用，动作宜轻柔禁暴力。训练的同时配合推拿按摩、针灸等治疗，能起到巩固疗效的作用。在功能锻炼过程中要防止过度外展、外旋，以防再次脱位，锻炼须循序渐进。

二、肩锁关节脱位

肩锁关节脱位是较常见的肩部损伤，多发于男性青壮年。

（一）病因病理

肩锁关节脱位（图7-1-10）多由直接暴力所致。当肩关节处于外展、内旋位时，暴力直接作用于肩顶部或跌倒时肩部着地，均可引起肩锁关节脱位。间接暴力所致者，多由上肢向下过度牵拉引起。半脱位时仅肩锁关节囊和肩锁韧带撕裂。锁骨外侧端由于喙锁韧带的限制作用，仅有限度地向上移位。全脱位时，喙锁韧带亦撕裂，锁骨与肩峰完全分离，并显著向上移位，严重影响上肢功能。

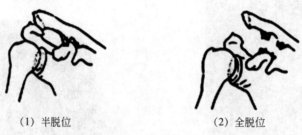

(1) 半脱位　　　　　　　(2) 全脱位

图 7-1-10　肩锁关节脱位

肩锁关节脱位 Tossy 分型有 3 型（图 7-1-11）。

Ⅰ型：关节囊及肩锁韧带不完全断裂，喙锁韧带完整，锁骨只有轻度移位。

Ⅱ型：关节囊及肩锁韧带完全断裂，喙锁韧带牵拉伤，锁骨外端直径的一半上翘突出超出肩峰。

Ⅲ型：关节囊、肩锁韧带及喙锁韧带完全断裂，锁骨远端完全移位。

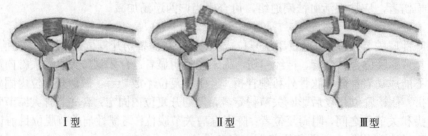

Ⅰ型　　　　　　Ⅱ型　　　　　　Ⅲ型

图 7-1-11　肩锁关节脱位 Tossy 分型

（二）临床表现与诊断

1. 症状体征

肩锁关节脱位有明显外伤史。伤后局部疼痛、压痛、肿胀。半脱位者，锁骨外侧端向上移位，肩峰与锁骨不在同一水平面上，可触及高低不平的肩锁关节。双侧对比，被动活动时患侧锁骨，外侧端活动范围增加，肩关节功能障碍。全脱位者，锁骨外侧端隆起，畸形明显，患侧上肢外展、上举活动困难。检查时，肩锁关节处可摸到一凹陷沟，局部按压有明显弹跳征，如按琴键。

2. 辅助检查

肩锁关节半脱位，其向上移位轻，肿胀不明显，诊断较困难，有时需使患者两手提重物（2～5kg）拍摄双侧肩锁关节正位片（图 7-1-12）进行对比，常可发现患侧锁骨外端与肩峰间距离较健侧增大。全脱位者 X 线检查可发现锁骨外侧端与肩端完全分离，向上移位较明显（图 7-1-13）。

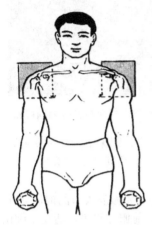

图 7-1-12　肩锁关节半脱位持重物摄片

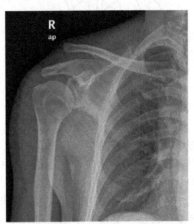

图 7-1-13　肩锁关节全脱位

3. 诊断

结合病史、症状、体征、影像学检查可明确诊断。

（三）辨证论治

1. 手法治疗

患者取坐位，屈肘，术者一手托住患肘将上臂沿肱骨纵轴上推，同时用拇指按压锁骨外端即可复位。

2. 固定方法

（1）胶布固定法　在锁骨外端前上方、肘下及腋窝部各放棉垫一块，用宽 3～5cm 的胶布反复粘贴 2～3 层，然后用颈腕吊带悬吊患肢于胸前（图 7-1-14）。

（2）石膏围腰及压迫带固定法　先上石膏围腰，围腰前后各装一腰带铁扣，待石膏凝固干透后，用厚毡 1 块置于肩上锁骨外端隆起部。另用宽 3～5cm 帆布带，通过患肩所放置的厚毡上，将带之两端系于石膏围腰前后的铁扣上，适当用力拉紧，使分离之锁骨外端与肩峰接近同一平面。拍摄 X 线片证实无误后，以三角巾将患肢悬吊于胸前，固定 4～6 周。

3. 药物治疗

按骨伤三期辨证用药。早期在复位外固定的同时可予驳骨油纱外敷以消肿止痛。损伤后期关节功能障碍者，以骨伤洗方熏洗，可配合推拿按摩治疗。

4. 手术治疗

对于肩锁关节完全脱位（Tossy Ⅲ型）的治疗，手法复位虽然容易，但复位后肩锁关节的稳定性依然很差，一般手法复位及外固定治疗难以奏效，多采用适当的内固定方式复位，并且最终强调重建喙锁韧带功能。目前报道的手术方法较多，如克氏针张力带、锁骨钩钢板（图 7-1-15）、悬吊袢钢板、带线锚钉固定等。

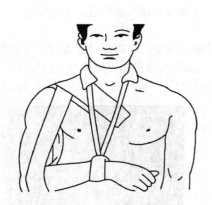

图 7-1-14　肩锁关节脱位固定法

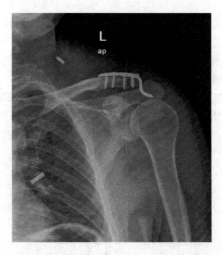

图 7-1-15　肩锁关节脱位锁骨钩钢板固定

陈旧性肩锁关节脱位，若仅有脱位，无明显功能障碍和症状者，则无需治疗。有明显疼痛及功能障碍者，则考虑手术治疗，如喙锁韧带重建术、锁骨远端切除术及韧带重建术等。

5. 功能锻炼

固定期间做腕指关节活动，固定 4 周后开始主动活动肩关节。先做肩关节的前屈后伸活动，逐渐做外旋、内旋、外展及上举等动作，如上提下按、双手托天、前俯分掌等。活动范围由小到大，用力逐渐加强，切不可用粗暴的被动手法活动，可用轻手法按摩。去固定后进行康复锻炼，2～3 个月内伤肢不持重。

（四）预防与调护

睡眠时需肘后垫枕，患侧腋下夹小枕，以保持患侧上肢轻度外展、前伸 30°位，有利于维持复位。固定期间如发现神经或血管受压症状或固定带等松动，应及时调整或随诊。应注意疼痛及伤后心理的调理与护理。

肩锁关节脱位患者多数预后良好，一般经规范的复位、固定、康复治疗后，绝大部分患者症状可以痊愈。但对于部分（Tossy Ⅱ、Ⅲ型）进行保守治疗的患者，固定不可靠，容易演变为陈旧性脱位，需要进行手术修复治疗。

三、胸锁关节脱位

锁骨内侧端的大小与胸骨柄的锁骨切迹不匹配，锁骨关节面一半以上位于胸骨的上方，使得该关节存在不稳定因素，但是由于胸锁前韧带和关节囊内关节盘可以防止锁骨向前、向上脱位，胸锁后韧带、锁间韧带及肋锁韧带可防止锁骨向后脱位，胸锁乳突肌和胸大肌对该关节亦有稳定作用，因此胸锁关节脱位在临床上较为少见（图 7-1-16）。

胸锁关节脱位仅占肩胸部脱位总数的 1%，随着交通事故的增多，其发病率逐渐增加。按损伤性质，可分为急性和慢性胸锁关节脱位；按脱位程度，分半脱位和全脱位两种；按锁骨内端脱出方向，分为前脱位和后脱位，胸锁关节前脱位较多，后脱位罕见。

（一）病因病理

（1）直接暴力　暴力直接冲击锁骨内端，使其向后、向下脱出，形成胸锁关节后脱位。
（2）间接暴力　暴力作用于肩部，使肩部急骤地向后、向下用力，在锁骨内端与第 1 肋上缘支点的杠杆作用下，可引起锁骨内端向前、向上脱出，形成胸锁关节前脱位。胸锁关节脱位以间接暴力为主。

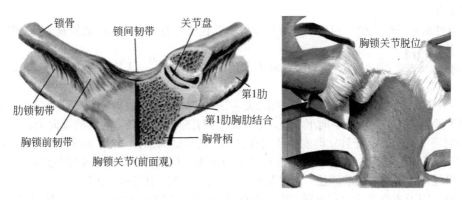

胸锁关节(前面观)

图 7-1-16　胸锁关节的结构及脱位

（3）持续劳损　劳动和运动中，经常地使锁骨过度外展，胸锁韧带受到一种慢性的强力拉伤，在轻微暴力作用下，胸锁关节逐渐形成慢性外伤性脱位、关节炎。

胸锁关节脱位的病理变化是关节移位，关节囊和胸锁韧带的撕裂。严重者，肋锁韧带发生撕裂。严重的后脱位，可压迫纵隔内重要脏器，引起呼吸困难、咽下不便和颈部血管被压等症状。

（二）临床表现与诊断

1. 症状体征

胸锁关节脱位有明显外伤史，伴伤后胸锁关节部位畸形、疼痛、肿胀或有瘀斑，交叉外展或同侧压迫时加重，同侧肢体活动受限，通过托住患肢、头偏向脱位侧来减轻疼痛等表现。前脱位，关节局部出现高突；后脱位患者可触及胸锁关节前侧有空虚感，但视诊时可因软组织肿胀而无凹陷。后脱位常伴有严重的并发症：包括臂丛神经压迫、血管受压、气胸、呼吸窘迫、吞咽困难、声音嘶哑其至死亡、胸廓出口综合征、锁骨下动脉受压等（图 7-1-17）。若属慢性损伤而引起脱位者，关节出现高突疼痛，但常无明显的外伤史。

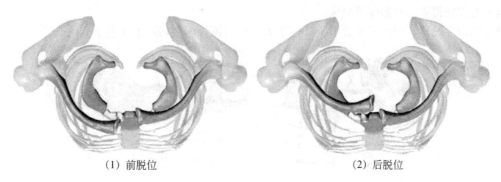

（1）前脱位　　　　　　　　　　　　　　　　　（2）后脱位

图 7-1-17　胸锁关节脱位

2. 辅助检查

X 线检查可明确诊断和确定有无合并骨折。X 线检查，最好拍摄斜位或侧位 X 线片，胸部正位 X 线检查常漏诊。如遇此种情况应常规作 CT 检查，同时可了解有无并发症。

3. 诊断

结合病史、症状、体征、影像学检查可明确诊断。

（三）辨证论治

1. 手法治疗

（1）急性胸锁关节脱位　应采用高度后伸外旋及轻度外展关节的方法来修复脱位，即与锁骨骨折的方法基本相同。

1）前脱位：操作简便，即将肩关节向上、后、外方推动，一人推挤其高突的锁骨远端，使之复位。

2）后脱位：大部分后脱位都可采用闭合复位。局部麻醉后患者仰卧，将沙袋垫于两肩胛骨之间，患者上臂悬于床外，由助手向下牵拉，术者双手捏住锁骨，将锁骨的内侧端向上、前、外牵拉，关节复位时可听到响声，而且立即能触及锁骨内侧。复位后肩部作"8"字石膏绷带固定，6周后拆除。如手法复位不成功，可在消毒皮肤后用无菌巾钳夹住锁骨近端向前牵引复位。

（2）慢性外伤性胸锁关节脱位　慢性损伤者或一次性急性损伤后，没有明显症状，运动功能基本良好，或仅阴天或劳动后始有不适，疼痛严重者，可用泼尼松加普鲁卡因局部封闭治疗。此病不须手法整复，效果良好。若症状显著，运动功能丧失者，应采取上述手法修复。

2. 固定方法

用双圈固定两侧肩关节，与锁骨骨折固定方法相同。或将上肢屈肘90°，用三角巾绕颈悬吊于胸前，约固定4周。胸锁关节脱位整复容易，保持复位困难，除去固定后往往仍有半脱位，但对功能无大妨碍。

3. 药物治疗

按损伤三期辨证施治。

4. 手术治疗

对于创伤性胸锁关节完全脱位闭合方法无法复位，或复位后无法维持固定者；后脱位压迫胸骨后方重要组织器官导致呼吸困难、声嘶及大血管功能障碍等严重并发症者；非手术治疗后发生习惯性脱位、持续性疼痛并致功能障碍者；存在小片骨折复位后不易维持关节的对合关系者应采取手术切开复位内固定，分为胸锁关节内固定术及胸锁关节重建术。

1）克氏针暂时固定，待韧带关节囊修复后，再拔除克氏针，克氏针固定有移位的风险。

2）缝合锚钉或强力线缝合固定。

3）特殊的钢板内固定。

4）人工韧带重建及韧带重建术。

5）陈旧性脱位，局部发生关节炎并疼痛者，可行锁骨内端切除术（图7-1-18）。

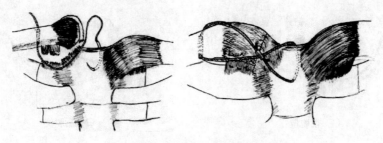

图7-1-18　胸锁关节脱位手术治疗

5. 功能锻炼

初期注意活动患肢关节，多做指、腕、肘关节的屈伸活动，以促进气血流畅。中后期或解除固定后，逐渐以"上提下按"、"前俯分掌"等动作锻炼其功能，促进损伤关节的功能恢复。

（四）预防与调护

以往对于胸锁关节脱位多采取保守治疗，或采用锁骨内端切除治疗胸锁关节脱位，但由于关节脱位后关节囊及周边的重要韧带均受到不同程度的损害，复位后关节非常不稳定，再加上锁骨被强有力的胸大肌、胸锁乳突肌和斜方肌附着，肌肉的收缩很容易导致关节的再脱位。因此对于年轻或要求有一定活动能力的患者均建议手术治疗。

四、肘关节脱位

肘关节脱位是最常见的关节脱位，其发病率在全身各大关节脱位中占首位。临床多发于青壮年患者，儿童与老年人则较少见。肘关节脱位有前脱位和后脱位两大类，前脱位多伴有尺骨鹰嘴骨折，临床少见。

（一）病因病理

（1）肘关节后脱位　多因间接暴力所造成。患者跌倒时，上肢外展、后伸，肘关节伸直及前臂旋后位手掌触地。向上传达的暴力使肘关节过度后伸，以致鹰嘴尖端急骤撞击肱骨下端的鹰嘴窝，则鹰嘴构成一支点，肱尺关节处形成杠杆作用，半月切迹自肱骨下端滑车部脱出，使止于尺骨粗隆上的肱肌及肘关节囊的前壁被撕裂，后关节囊及肱骨下端后侧骨膜可在骨膜下剥离。内侧副韧带也可以有不同程度的撕裂。在肘关节前方无任何软组织阻挡的情况下，肱骨下端向前移位；尺骨鹰嘴突向后上移位，尺骨冠状突和桡骨头同时滑向后方，形成肘关节后脱位。

（2）肘关节侧方脱位　又分为后内脱位和后外侧脱位，其中以后者较为多见。在引起肘关节后脱位的同时，由于暴力作用不同，可沿尺侧或桡侧向上传达，出现肘内翻或肘外翻，引起肘关节的尺、桡侧副韧带撕裂或断裂。但环状韧带仍保持完整，所以尺骨鹰嘴和桡骨头除向后移位外，还同时向尺侧或桡侧移位，形成后内侧脱位或后外侧脱位，骨端向桡侧严重移位者，可引起尺神经牵拉伤。

（3）肘关节分裂型脱位　极少见，分为前后型和内外型，后者更少见（图7-1-19）。

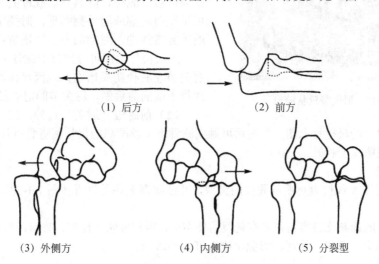

(1) 后方　　(2) 前方

(3) 外侧方　　(4) 内侧方　　(5) 分裂型

图7-1-19　肘关节脱位分型

（4）肘关节前脱位　极少见，是因肘关节屈曲位跌仆，肘尖着地，暴力由后向前，多先发生尺骨鹰嘴骨折，暴力继续作用，可将尺桡骨上部推移至肱骨下端的前方，成为肘关节前脱位。不合并鹰嘴骨折的前脱位是罕见的（图 7-1-20）。

（5）**肘关节骨折脱位**　系指肘关节后脱位合并肱骨内、外上髁骨折，较为常见，尤其伴有内上髁骨折最多。患者跌倒时，除具有后脱位的暴力外，同时伴有屈肌或伸肌的急骤收缩，造成肱骨内上髁或外上髁的撕脱骨折（图 7-1-21）。

肘关节脱位时，局部血肿容易发生纤维化，以至骨化，引起骨化性肌炎，成为陈旧性肘关节脱位整复的最大困难，并影响复位后肘关节的活动功能。移位严重的肘关节脱位，可能损伤肘部血管与神经，引起严重的并发症，应予以注意。

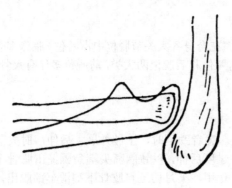
图 7-1-20　肘关节前脱位

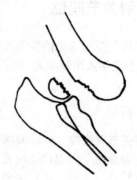
图 7-1-21　肘关节骨折脱位

（二）临床表现与诊断

1. 症状体征

（1）**后脱位**　关节呈弹性固定于 45°左右半屈曲位，肘窝前饱满，可触到肱骨下端，肘后空虚凹陷，尺骨鹰嘴后突，肘后三点骨性标志的关系发

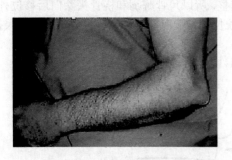
图 7-1-22　肘关节靴状畸形

生改变，与健侧对比，前臂的掌侧明显缩短，关节的前后径增宽，左右径正常，呈靴状畸形（图 7-1-22）；如为侧后方脱位，除具有后脱位的症状、体征外，可呈现肘内翻或肘外翻畸形，肘关节出现内收、外展等异常活动，肘部的左右径增宽；若为分裂型脱位，因尺桡骨上部可分别位于肱骨下端的内、外侧，肘关节左右径明显增宽；或因尺桡骨上部分别位于肱骨下端的前后侧，肘关节的前后径明显增宽。

（2）**前脱位**　肘关节过伸，屈曲受限，肘窝部隆起，可触及脱出的尺桡骨上端，在肘后可触到肱骨下端及游离的尺骨鹰嘴骨折片。与健侧对比，前臂掌侧较健肢明显变长。

2. 辅助检查

肘关节正侧位 X 线检查可明确脱位的类型，并证实有无并发骨折（图 7-1-23）。

3. 诊断

肘关节脱位的诊断比较容易，多有典型的外伤史，肘部肿胀、疼痛、畸形、弹性固定、活动功能障碍。结合病史、症状、体征、影像学检查可明确诊断。

4. 鉴别诊断

肘关节后脱位有时可与肱骨髁上骨折混淆，其鉴别要点是：脱位多见于青壮年，而骨折好发于 10 岁以下儿童；脱位时，压痛较广泛，肘后三角关系失常（图 7-1-24），伴有弹性固定；但骨折后，多伴有皮下瘀斑，压痛位于髁上且明显，肘后三角关系正常，有骨擦音或异常活动，但无弹性固定畸形。

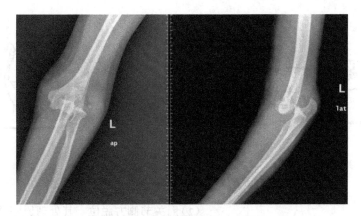

图 7-1-23　肘关节脱位 X 线片

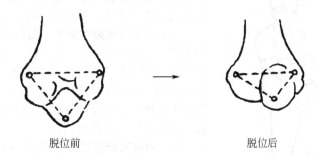

脱位前　　　　　　　　　　　　脱位后

图 7-1-24　肘后三角的变化

（三）辨证论治

1. 手法治疗

（1）新鲜性肘关节后脱位

1）拔伸屈肘法：患者取坐位，助手立于患者背侧，以双手握其上臂，术者站在患者前面，以双手握住前臂，置前臂于旋后位，与助手相对牵引，术者以一手握腕部保持牵引，另一手的拇指抵住肱骨下端（肘窝）向后握按，其余四指置于鹰嘴处，向前端提，并缓慢地将肘关节屈曲，若闻及入臼声，则说明脱位已整复。患者亦可取卧位，患肢上臂靠床边，术者一手按其上臂下段，另一手握住患肢前臂，顺势拔伸，有入臼声后，屈曲肘关节（图 7-1-25）。

2）膝顶复位法：患者取坐位，术者立于患侧前面；一手握其前臂，一手握住腕部，同时一足踏在凳面上，以膝顶在患侧肘窝内，先顺畸形拔伸，然后逐渐屈肘，有入臼声者，患侧手指可摸到同侧肩部，即为复位成功（图 7-1-26）。

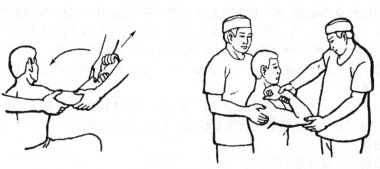

（1）坐位法

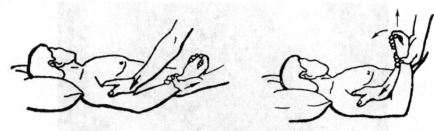

（2）卧位法

图 7-1-25　拔伸屈肘法

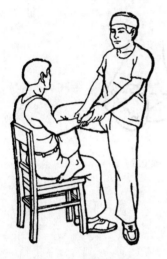

图 7-1-26　膝顶复位法

（2）肘关节侧方脱位　其处理原则是应先整复侧方脱位，而后矫正前后移位。侧方移位矫正后，再按拔伸屈肘法或推肘尖复位法，整复前后移位。

（3）肘关节分裂型脱位　前后型脱位者，在助手相对牵引下，术者先整复尺骨的脱位，而后整复桡骨。内外侧脱位者，复位时，患侧肘关节应在伸直位，助手相对牵引，术者用两手掌直接对挤尺桡骨上端，内外侧移位矫正后，肘关节逐渐屈曲即可复位成功。但往往在拔伸牵引时，尺桡两骨近端同时复位成功。

（4）肘关节骨折脱位　其治疗原则是先整复脱位，再整复骨折。整复脱位时，应避免骨折块夹在关节腔内。一般情况下，肘关节脱位整复后，肱骨内上髁或外上髁骨折块，亦可随之复位。若复位后关节伸屈不利，被动活动肘关节时，有机械性阻力，应考虑有骨折块移位于关节间隙内。可采用下述手法：若为内上髁骨折块，将前臂旋后。肘外翻，扩大内侧关节间隙，当触到骨折块时，可极度背伸腕及手指，使屈肌群紧张，利用前臂屈肌将骨折块拉出关节；或在内收位，伸屈肘关节，可将骨折块从关节间隙中挤出。

（5）新鲜性肘关节前脱位　单纯性肘关节前脱位，复位时应使肘关节呈高度屈曲位进行。患者取仰卧位，一助手牵拉上臂，术者握前臂，另用一布带套在前臂上端掌侧，两头栓结于术者腰部，在肘关节屈曲位，术者弓腰牵引尺桡骨上端向下的同时，推前臂向前，即可复位。

合并尺骨鹰嘴骨折者：患者取仰卧位，一助手固定上臂，另一助手握其腕部，顺势牵引前臂，术者两手拇指置于尺桡骨上端掌侧，向下、向后推送，余指置于肱骨下端背侧，向上、向前端提，有入臼声，说明已复位。脱位整复后，按鹰嘴骨折处理。

（6）陈旧性肘关节脱位　脱位时间超过 3 周者，称为陈旧性脱位。但肘部脱位超过 10 天，整复就比较困难。若反复整复仍未能成功，则每复位一次，都会程度不同地增加损伤，关节软骨亦因失去关节液的濡养而逐渐退变剥脱，关节间隙充满肉芽结缔组织及瘢痕，关节囊及侧副韧带与周围组织广泛粘连，甚至出现血肿机化，故再次复位，难度较大，一般采用手术治疗。

2. 固定方法

脱位复位后，一般用绷带做肘关节"8"字固定（图 7-1-27）；1 周后采用肘屈曲 90°前臂中立位，三角巾悬吊或直角夹板、石膏夹板固定，2～3 周后去固定。

3. 药物治疗

按损伤三期辨证施治进行治疗。

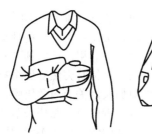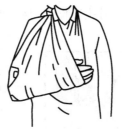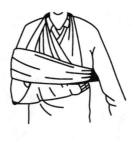

图 7-1-27　肘关节脱位复位后 "8" 字固定

4. 手术治疗

手术治疗适用于开放性脱位者,闭合复位不成功者,合并血管、神经损伤需要探察者,合并骨折用保守方法无法复位者,陈旧性及习惯性肘关节脱位,关节处在非功能位等。常用的手术方式有切开复位术、关节切除或成形术等。针对习惯性脱位可行后外侧关节囊及侧副韧带紧缩术（图 7-1-28）、肱二头肌腱止点移位术、骨挡手术等。

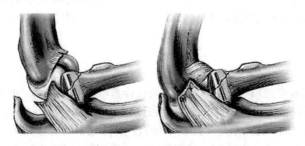

图 7-1-28　桡骨头内固定,关节囊修复紧缩术

5. 功能锻炼

固定期间,可做肩、腕及掌指等关节的活动,去除固定后,积极进行肘关节的主动活动,活动时应以屈肘为主,可配合理疗或轻手法按摩,但必须禁止肘关节的粗暴被动活动,以免增加新的损伤,加大血肿,产生骨化性肌炎。

（四）预防与调护

肘关节脱位治疗过程中应注意 "动静结合" 原则。训练时可适当应用镇痛药物减轻疼痛,提高训练效果。推拿按摩可起到一定防止肘关节软组织挛缩与粘连的作用,动作宜轻柔禁暴力。训练的同时配合推拿按摩、针灸等治疗,能起到巩固疗效的作用。

解除固定后开始主动屈伸肘关节活动,严禁粗暴的被动活动,以防止骨化性肌炎的发生。一般 2～3 个月后,肘关节功能可恢复正常。陈旧性脱位及合并骨折的患者,因局部组织粘连及术后固定时间相对较长,故关节康复较困难。可在中药外用熏洗的配合下,加强肘关节功能锻炼,否则肘关节残留功能障碍的可能性大。

五、桡骨头半脱位

桡骨头半脱位是临床颇为常见的肘部损伤,俗称 "牵拉肘"、"肘错环"、"肘脱环",多发于 3 岁以下的幼儿。

（一）病因病理

桡骨头半脱位受伤原因多为患儿在肘伸直位时腕部受到纵向牵拉,如穿衣或跌倒后,患儿前臂

于旋前位被人用力向上提拉，即可造成桡骨头半脱位。桡骨头半脱位的损伤机制，一般认为系幼儿

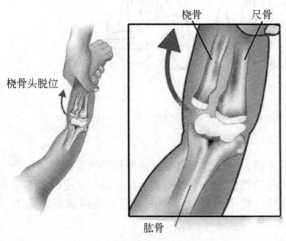

桡骨头脱位

桡骨   尺骨

肱骨

图 7-1-29　桡骨头半脱位机制

桡骨头发育不全，桡骨头与桡骨颈的直径几乎等粗，环状韧带松弛。当肘关节在伸直位时突然受到牵拉，肱桡关节间隙加大，关节内负压骤增，关节囊和环状韧带被吸入肱桡关节间隙，桡骨头被环状韧带卡住，不能回归原位，形成桡骨头半脱位。但亦有学者认为系由于桡骨头的后外侧较平，当前臂处于旋前位被牵拉时，部分环状韧带紧张，以致滑越桡骨头而产生桡骨头半脱位。概言之，桡骨头的解剖特点、关节囊松弛、受伤时前臂的体位、关节腔内负压增大、外力作用等是引起桡骨头半脱位的主要因素（图 7-1-29）。

（二）临床表现与诊断

1. 症状体征

幼儿的患肢有纵向被牵拉损伤史，因牵拉致伤就诊者多不易被误诊，极少数为前臂旋前位屈肘跌倒致伤，易被医生忽视而误诊，应详细询问受伤过程。患者因疼痛而啼哭，并拒绝使用患肢，亦怕别人触动。患肢出现耸肩，肘关节呈半屈曲或伸直，前臂处于旋前位贴胸，不敢旋后，不能抬举，不能屈肘，取物时肘关节不能自由活动。被动牵拉前臂或屈肘可有疼痛。桡骨头处仅有压痛，而无明显肿胀或畸形。

2. 辅助检查

X 线检查不能发现异常病理改变。摄片的主要目的是排除骨折等其他损伤。

3. 诊断

结合病史、症状、体征、影像学检查可明确诊断。

4. 鉴别诊断

临床检查时，应注意与肘关节无移位骨折鉴别，后者多有跌仆外伤史，局部有不同程度的肿胀。

（三）辨证论治

1. 手法治疗

桡骨小头半脱位治疗手法可概括为四步：牵引、旋后、压头、屈肘。家长抱儿童正坐，术者与患儿相对。以右手为例，术者左手置于桡骨头外侧，右手握其腕上部，逐渐将前臂旋后，一般半脱位在旋后过程中即可复位。若不能复位，左拇指加压于桡骨头处，右手稍加牵引至肘关节伸直旋后位，然后屈曲肘关节，一般都能复位成功。复位成功时，拇指下可感到或听到桡骨头入臼的弹响声，同时复位后，患侧肘部疼痛立即消失，停止哭闹，开始使用患肢，能上举取物，以上是桡骨头半脱位复位成功的标志（图 7-1-30）。

2. 固定方法

复位后，一般不需要制动，也可用三角巾悬吊前臂 2~3 天。但均应嘱患者家属为小儿穿、脱衣服时，应多加注意，防止牵拉患肢，以免脱位再次发生，形成习惯性脱位。如果复位后患肢功能仍未恢复，应予患肢腕颈带悬吊固定，嘱患者家属不要牵拉患肢，注意随访。

3. 药物治疗

按损伤三期辨证论治进行治疗。

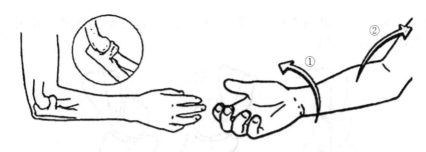

图 7-1-30　复位手法
①前臂旋后活动；②肘关节屈曲

4. 手术治疗

先天性桡骨头脱位或单纯性外伤性桡骨头脱位造成环状韧带断裂者则需要手术修复治疗。

（四）预防与调护

桡骨头半脱位复位后，一般不需特殊处理，但需嘱家属近期内避免用力牵拉患肢，以免发生再脱位，甚至形成习惯性脱位。

对反复多次脱位者，亦不需特殊处理，一般 5 岁后其桡骨头发育趋于成熟后，即不会再发生牵拉性半脱位。

六、月骨脱位

月骨脱位是指月骨相对于周围的腕骨和桡骨远端的掌侧和背侧移位，后者极少见。

（一）病因病理

月骨脱位多由传达暴力所致。跌倒时手掌先着地，腕部极度背伸，在旋转暴力作用下，月骨周围的韧带相继撕裂和断裂，周围腕骨向背侧脱位（称为月骨周围脱位）并与桡骨远端一起挤压月骨，最终使其脱离背侧桡腕韧带的束缚而发生掌侧脱位。此时前面的腕管受压，可使屈指肌腱与正中神经产生受压症状和功能障碍。脱位时桡月背侧韧带已断裂，若桡月掌侧韧带又扭曲或断裂，则影响月骨血液循环，容易引起缺血性坏死。

（二）临床表现与诊断

1. 症状体征

月骨脱位有明显手掌着地、腕背伸外伤史。腕部掌侧肿胀隆起，疼痛、压痛明显。由于月骨脱位压迫屈指肌腱使之张力加大，腕关节呈屈曲位，中指不能完全伸直，握拳时第 3 掌骨明显塌陷，叩击该掌骨头时疼痛。脱位时月骨压迫正中神经，使拇、示、中三指感觉异常。

2. 辅助检查

X 线检查可明确诊断。正位片显示月骨由正常的四方形变成三角形，侧位片可见月骨凹形关节面与头状骨分离而转向掌侧（图 7-1-31）。

3. 诊断

结合病史、症状、体征、影像学检查可明确诊断。

（三）辨证论治

1. 手法治疗

（1）拇指整复法　适用于新鲜脱位。在臂丛麻醉或局部麻醉下，两助手分别握持前臂和 2～5

指，取中立位，做对抗牵引，将腕关节尽量背伸，术者用两拇指向背侧方向推挤月骨之远端，当腕掌侧突起之月骨消失后，即已复位。

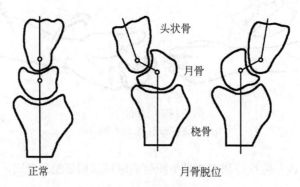

图 7-1-31 月骨脱位 X 线片

（2）针拨整复法 麻醉后，在无菌操作及 X 线透视下，用 9 号注射针头或细钢针，自掌侧刺入月骨凹面的远端，在腕背伸对抗牵引下，向背侧顶拨，协助复位，然后将腕掌屈，如中指可以伸直，表示脱位已整复。在 X 线下复查，若月骨凹形关节面已与头状骨构成关节，证明复位良好（图 7-1-32）。

2. 固定方法

复位后，用塑形夹板或石膏托将腕关节固定于掌屈 30°～40°位（图 7-1-33），2 周后改为前臂和手旋前位。

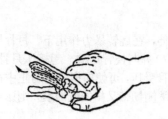

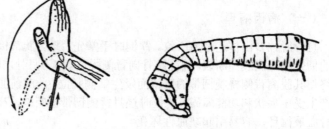

图 7-1-32 月骨脱位整复   图 7-1-33 月骨脱位复位固定于 30°屈腕位

3. 药物治疗

按损伤三期辨证论治进行治疗。

4. 手术治疗

月骨摘除术适应证：月骨陈旧性脱位或复位后有明显的月骨缺血性坏死，变形或合并创伤性关节炎者。月骨摘除后，用前臂掌侧石膏托将腕关节固定于功能位，3 周后解除固定，进行腕关节屈伸活动。固定期间练习手指活动。

5. 功能锻炼

固定期间经常做掌指关节与指间关节屈伸活动，6～8 周后解除固定，开始做腕关节主动屈伸活动。

（四）预防与调护

固定期间，除被固定的腕部外，应鼓励患者做指、掌关节的屈伸活动，以促进患肢消肿。解除固定后，逐渐做腕关节主动屈伸活动。但早期应避免做过度腕背伸动作，应逐步加大活动度，以防月骨重新脱出。

七、指间关节脱位

指间关节脱位古称"指骱大错"。手指间关节，由近节指骨滑车与远节指骨底构成，分为近侧和远侧指间关节。指间关节脱位较为常见，各手指的近侧或远侧指间关节均可发生。脱位的方向多为远节指骨向背侧移位或内、外侧移位，前方脱位极为罕见。指间关节脱位常与侧副韧带损伤同时发生。

（一）病因病理

指间关节脱位多因外力使关节极度过伸、扭转或侧方挤压，造成关节囊破裂，侧副韧带撕裂而引起，甚至伴有指骨底小骨片撕脱。脱位的方向大多是远节指骨向背侧移位，同时向侧方移位，向掌侧移位者极少见。

（二）临床表现与诊断

1. 症状体征

伤后指间关节呈梭形肿胀、畸形、疼痛、局部压痛、弹性固定、被动活动时疼痛加剧。若侧副韧带已断，则出现明显的侧方活动。

2. 辅助检查

X 线检查显示指间关节脱离正常关系，并可确定是否并发指骨底撕脱骨折。

3. 诊断

结合病史、症状、体征、影像学检查可明确诊断。

（三）辨证论治

1. 手法治疗

术者一手固定患肢掌部，另一手握伤指末节顺势拔伸牵引，同时用拇指将脱出的指骨底推向前方，然后屈曲手指，即可复位（图 7-1-34）。

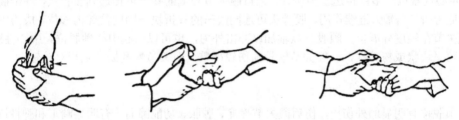

图 7-1-34 指间关节脱位手法整复

2. 固定方法

复位后，用塑性铝板或竹片，置患指于轻度对掌位 1～3 周。亦可用邻指胶布固定。

3. 药物治疗

按损伤三期辨证施治进行治疗；病情稳定后，外用海桐皮汤或上肢损伤洗方熏洗，并配合按摩理筋手法，理顺筋络。

4. 功能锻炼

早期除患指外可做其余关节的练功活动；去除固定后，可做受伤指间关节的主动屈伸练功活动，活动范围从小到大。

（四）预防与调护

伤后 2～3 周，损伤之关节囊及韧带修复后即可进行主动锻炼，屈伸掌指关节和指间关节，活动范围由小到大，逐渐加大。同时配合应用中药熏洗疗法。禁忌强力推扳按摩等被动活动。

指间关节脱位后，指间关节囊的修复缓慢，常常需要 3～5 个月才能彻底恢复。治疗不当常出现关节增粗、强直僵硬以及活动痛等后遗症。

第二节　下肢关节脱位

一、髋关节脱位

髋关节脱位指结构正常的髋关节发生的创伤性脱位，古称"胯骨出"、"脚大腿根出臼"。《伤科大成·接骨入骱（骨之小笋也）用手巧法》中描述了脱位的整复方法："大腿骨骱脱者，一手擒住其膝，一手拿住其膀，上下拔直，将膝曲转，抵住臀瓣，骱内声，始为合拢。"

（一）病因病理

髋关节的稳定性由骨性结构及周围软组织维持。髋关节脱位多因强大暴力造成，以间接暴力多见。根据脱位后股骨头所处在髂前上棘与坐骨结节连线的位置，可分为后脱位、前脱位及中心性脱位。

（1）后脱位　多因间接暴力所致。当屈髋 90°时，过度内旋内收髋关节，使股骨颈前缘紧接髋臼前缘，以接触部位为支点，此时，股骨头位于较薄弱的关节囊后下方，当受到来自腿部、膝前及后方作用于腰背部向前的暴力时，即可使股骨头冲破关节囊而脱出于髋臼，成为后脱位。或当屈髋 90°，来自膝后方的暴力由前向后冲击，暴力可通过股骨干传递到股骨头，其中也可以造成髋臼或股骨头骨折后发生脱位。此时，关节囊后下部撕裂，髂股韧带多保持完整，可合并髋臼后缘或股骨头骨折，有时并发坐骨神经损伤。

（2）前脱位　多以杠杆力作用为主。当髋关节因外力强度外展、外旋时，大转子顶部与髋臼上缘接触，股骨头因受杠杆作用而被顶出髋臼，突破关节囊的前下方，形成前脱位。

（3）中心性脱位　多由传达暴力所致。来自髋关节外侧的暴力可传递到股骨头，冲击髋臼底部造成髋臼底骨折。当暴力继续作用，股骨头可连同髋臼的骨折块一同向盆腔内移位，成为中心性脱位；或髋关节在轻度外展位，顺股骨纵轴加以冲击外力，也可以引起中心性脱位。中心性脱位时，髋臼骨折可呈块状或粉碎性，一般关节软骨损伤较严重，而关节囊及韧带则相对较轻。

（二）临床表现与诊断

髋关节脱位有明显的外伤史，伤后髋关节疼痛、肿胀、功能障碍，有明显畸形和弹性固定。对不同部位脱位，可有不同的临床表现。

1. 症状体征

（1）后脱位　患肢屈髋、屈膝、内收、内旋和缩短畸形并弹性固定，患侧臀部隆起，大转子向后上方移位，可在髂前上棘与坐骨结节连线后方扪及股骨头。

伤膝屈曲并靠在健侧大腿中下 1/3 处呈"粘膝征"阳性（图 7-2-1）。

（2）前脱位　患肢呈外旋、外展、稍屈曲畸形，并较健肢稍长，粘膝征阴性（图 7-2-2）。在闭孔附近或腹股沟韧带附近可扪及股骨头。若股骨头停留在耻骨上支水平，则可压迫股动、静脉，并出现下肢血液循环障碍，可见患肢大腿以下苍白、发绀、发凉、足背动脉及胫后动脉搏动减弱或消失。若停留在闭孔内，则可以压迫闭孔神经而出现麻痹症状。

（3）中心性脱位　髋部肿胀多不明显。但疼痛显著，下肢功能障碍，脱位严重者，肢体可能短缩，大转子不易扪及，阔筋膜张肌及髂胫束松弛。

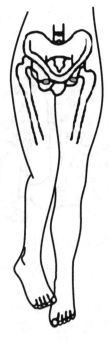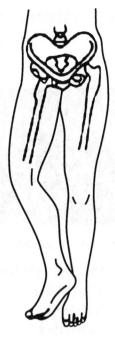

图 7-2-1　粘膝征阳性　　　　　　　　　图 7-2-2　粘膝征阴性

2. 辅助检查

（1）**后脱位**　骨盆正位 X 检查见股骨头位于髋臼后上方，股骨近端处于内收、内旋位（小转子影像变小）（图 7-2-3）。

（2）**前脱位**　骨盆正位 X 检查见股骨头位于髋臼的内下方，股骨近端外展、外旋（小转子影像变大）（图 7-2-4）。

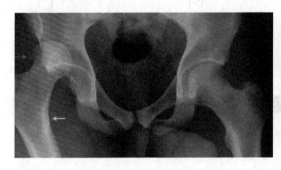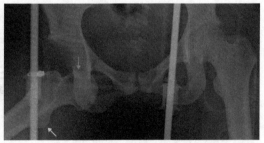

图 7-2-3　后脱位　　　　　　　　　　图 7-2-4　前脱位

（3）**中心性脱位**　骨盆正位 X 检查可显示髋臼底骨折，股骨头随髋臼骨折或骨盆骨折块突入盆腔内（图 7-2-5）。

3. 诊断

结合病史、症状、体征、影像学检查可明确诊断。

（三）辨证论治

1. 手法治疗

（1）**后脱位**

1）屈髋拔伸法：患者仰卧，助手一人以两手按压髂前上棘固定骨盆。术者面对患者，弯腰，骑跨于患肢上，用前臂扣在患肢腘窝部，使其屈髋、屈膝各90°。顺势拔伸，也可以先在内旋、内收位顺势拔伸，然后垂直向上拔伸牵引，使股骨头滑入髋臼，听到入臼声，再伸直患肢（图7-2-6）。

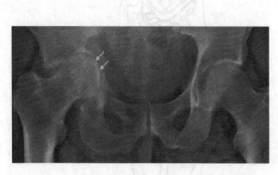

图 7-2-5　中心性脱位

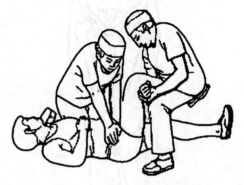

图 7-2-6　髋关节后脱位拔伸复位法

2）回旋法：患者仰卧，助手以双手按压双侧髂前上棘固定骨盆。术者立于患侧，一手握住患肢踝部，另一手以肘窝提托其腘窝部，在向上提拉的基础上，将大腿内收、内旋、髋关节极度屈曲，使膝部贴近腹壁，然后将患肢外展、外旋、伸直（图7-2-7）。以左髋为例，因此法的屈曲、外展、外旋、伸直是一连续动作，形状恰似一个问号，故亦称为"划问号复位法"。右髋关节脱位用反问号方向（图7-2-8）。

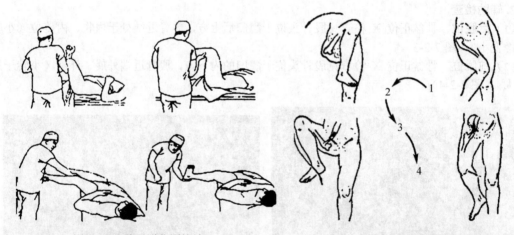

图 7-2-7　髋后脱位回旋法　　　　　　　图 7-2-8　右髋关节后脱位划问号复位法

（2）前脱位

1）屈髋拔伸法：患者仰卧于床上，一助手固定骨盆。另一助手将患肢微屈髋屈膝，并在髋外展、外旋位渐渐向上拔伸至90°，术者双手环抱大腿根部，将大腿根部向后外方按压，可使股骨头回纳髋臼（图7-2-9）。或按上述体位，由术者两手分别持膝、踝部，尽量屈髋、屈膝，同时推扳膝关节向内，使患肢内收、内旋、伸直，此时可使脱出的股骨头绕过髋臼下缘，滑向后下方而转变为后脱位，然后按后脱位拔伸法处理。

2）回旋法：患者平卧，髋关节外展、外旋，然后屈髋、屈膝，再内收、内旋，最后伸直下肢。利用脱出时的畸形相反方向使股骨头纳回髋臼内。左髋关节脱位用反问号方向；右关节髋脱位用正问号方向（图7-2-10）。

（3）中心性脱位　新鲜中心性脱位，因其不但有股骨头的脱位，且有髋臼底的粉碎性骨折，并有骨折的移位，复位时，必须尽可能地将骨折片一并复位。因而应以骨牵引逐渐整复为好。利用股骨髁上骨牵引，根据脱位的情况，适当调整牵引的重量及方向（一般 6～12kg，伤肢外展 30°），复位后用 4～6kg 维持牵引。8～12 周方可拆除牵引，并开始不负重的活动。

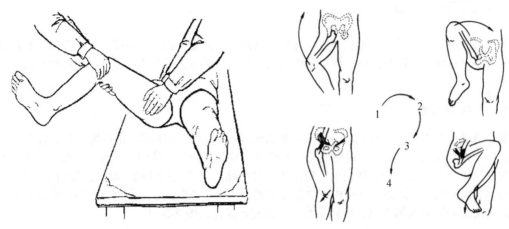

图 7-2-9　髋关节前脱位拔伸复位法　　　图 7-2-10　右髋关节前脱位划问号复位法

2. 固定方法

复位后可采用皮肤牵引或骨牵引固定，患肢两侧置米袋防止内、外旋，牵引重量为 5～7kg；后脱位一般维持在髋外展 30°～40°、中立位 3～4 周，如合并有骨折，可延长牵引时间；前脱位维持在内旋、内收伸直中立位牵引 4 周；中心性脱位则中立位牵引 6～8 周，并使髋臼骨折愈合后才考虑解除牵引。陈旧性脱位复位后按后脱位、前脱位牵引 4 周。

3. 药物治疗

按损伤三期辨证施治。

4. 手术治疗

脱位合并大块骨折，妨碍手法复位，可行切开复位，骨折块行内固定，关节囊做修补。合并股骨头骨折者，股骨头应做内固定后再复位。中心性脱位，复位困难；合并有坐骨神经、闭孔神经、股动静脉受压，复位不能解除压迫者，则应尽快切开复位，解除压迫，同时可考虑行髋臼骨折复位内固定；髋臼骨折愈合后，合并有严重的创伤性髋关节炎患者，可考虑行人工关节置换术。陈旧性脱位超过 3 个月，手法复位有困难者，或无手法复位适应证，亦应考虑做切开复位，手术前应牵引 1～2 周，术中应将股骨周围与髋臼内的瘢痕组织全部切除，才能将股骨头复位，如关节软骨面已大部破坏，应改行关节成形术或融合术。

5. 功能锻炼

髋关节脱位复位固定早期应行股四头肌及踝关节锻炼。解除固定后，可先在床上做屈髋、屈膝、内收、外展，以及内、外旋锻炼。以后逐步进行扶拐不负重锻炼。3 个月后，X 线片未出现股骨头缺血性坏死，方能做下蹲、行走等活动。中心性脱位，因髋臼骨折、关节面有破坏，床上练习可以提早，而下地活动则要推迟，以减少创伤性关节炎的出现及股骨头缺血性坏死的发生。

（四）预防与调护

髋关节脱位经及时复位后，一般预后良好，但脱位不可避免地会导致关节囊撕裂和韧带断裂，可能影响股骨头血运，约有10%的病例会发生股骨头缺血性坏死。中心性脱位如髋臼骨折复位不良或关节软骨面受损严重，后期发生创伤性关节炎的可能性大。

固定期间应行股四头肌及踝关节锻炼，解除固定后，可先在床上做屈髋、屈膝及内收、外展、内旋、外旋活动，随后可扶拐下地不负重行走。3 个月后，经 X 线检查，未见股骨头缺血性坏死征象者，可逐步下地活动及行走。中心性脱位因有关节面破坏，故应在牵引下早期活动髋关节，而负重锻炼则应相对推后，以减少创伤性关节炎及股骨头缺血性坏死的发生。

二、膝关节脱位

膝关节脱位是少见的严重损伤，常合并周围软组织、韧带结构、腘肌腱、半月板和关节软骨损伤，也可伴有神经、血管的损伤。合并腘动脉损伤时，早期易出现漏诊、误诊，如诊治不当，肢体致残率高。

（一）病因病理

膝关节脱位多由强大的直接暴力或间接暴力造成，以直接暴力居多，根据脱位后胫骨上端所处位置，可分为前脱位、后脱位、内侧脱位、外侧脱位及旋转脱位。其中，前脱位最常见，内、外侧及旋转脱位较少见。如外力直接由前方作用于股骨下端，可造成胫骨向前脱位；作用于胫骨上端，可造成胫骨向后脱位。如外力直接由外侧作用于股骨下端，可造成胫骨向外侧脱位；作用于胫腓骨上端，可造成胫骨向内侧脱位。扭转暴力可引起旋转脱位（图7-2-11）。

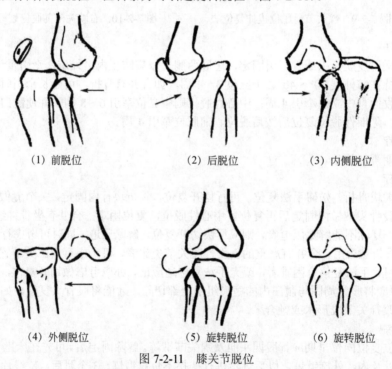

（1）前脱位　　　　（2）后脱位　　　　（3）内侧脱位

（4）外侧脱位　　　　（5）旋转脱位　　　　（6）旋转脱位

图 7-2-11　膝关节脱位

膝关节完全脱位时，多伴有关节周围软组织的严重撕裂和牵拉伤，并可使肌腱及韧带附着的骨骼如胫骨结节、胫骨棘及股骨髁撕脱或挤压骨折。而且膝关节位置较为表浅，脱位可为开放性。前、后脱位常伴有腘动、静脉损伤，若不及时处理，则可导致肢体坏死而截肢。

完全脱位者，不但关节囊破裂，关节内交叉韧带与内、外侧副韧带亦撕裂，有时还会合并半月板破裂、胫骨隆突或胫骨结节撕脱骨折、腓总神经或胫神经损伤、腘窝内血管被压迫或撕裂等。这些严重的并发症，常导致膝关节脱位的预后不良。

（二）临床表现与诊断

1. 症状体征
伤后膝关节剧烈疼痛、肿胀、关节活动受限（图7-2-12）。不全脱位者常因能自行复位而无畸形；完全脱位者，出现明显畸形，下肢短缩，弹性固定，在患膝的前后方或侧方可扪及脱出的胫骨上端或股骨下端。合并韧带、血管、神经损伤者，则出现相应的症状和体征。

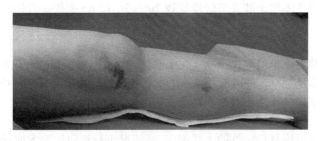

图 7-2-12 膝关节脱位外观

若出现小腿与足趾苍白、发凉或膝部严重肿胀、发绀，腘窝部有明显出血或血肿，足背动脉和胫后动脉搏动消失，提示可能有腘动脉损伤。若出现胫前肌麻痹，小腿及足背前外侧皮肤感觉减退或消失，提示有腓总神经损伤的可能。

2. 辅助检查

膝关节 X 线检查，可明确诊断及移位方向，同时可了解是否有合并骨折（图 7-2-13）。怀疑存在膝关节脱位者，应常规行膝关节 MRI 检查。怀疑血管损伤，可行 CTA 或血管造影（图 7-2-14）。

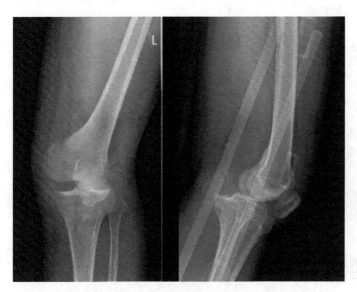

图 7-2-13 膝关节脱位 X 线片

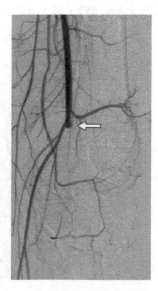

图 7-2-14 血管造影

3. 诊断

结合病史、症状体征、影像学检查可明确诊断。

（三）辨证论治

1. 手法治疗

膝关节完全脱位者应当进行紧急处理。手法复位主要依靠轴向牵引，同时需防止复位过程中出现过伸，以免造成或加重腘血管损伤。麻醉后，患者仰卧位，一助手用双手握住患侧大腿，另一助手握住踝部及小腿做对抗牵引，保持膝关节半屈伸位置，术者用双手按脱位的相反方向推挤或提托股骨下端或胫骨上端，如有入臼声，畸形消失，则表明已复位。复位完成后，宜行轻度屈、伸、内收、外展活动，以纠正移位的半月板或卷缩的关节囊，然后用注射器抽吸净关节内的积血和积液。

2. 固定方法

整复成功及无合并血管损伤后，在严格无菌操作下，用针头抽吸出关节腔内积血，然后加压包扎，用长腿夹板或石膏托固定于膝关节轻度屈膝 20°～30°位 6～8 周。若伸直位固定，则有加重血管、神经损伤的可能。

3. 药物治疗

膝关节脱位常合并有严重的筋肉损伤、血离筋脉，故早期应加强活血化瘀，舒筋活络，可服用桃红四物汤或舒筋活血汤加减，外敷双柏膏或四黄散等，以活血消肿止痛；中、后期应补肝肾、强筋骨，可内服补肾壮筋汤，外用下肢损伤洗方熏洗。

4. 手术治疗

手术治疗膝关节脱位恢复稳定性的术式很多，视情况可行亚急诊手术或择期手术修复或重建韧带及关节囊等关节结构。若存在血管、神经损伤，特别是腘动脉损伤，在手法复位前后应及时观察肢体血液循环表现。有人认为足背动脉搏动消失，高度提示血管损伤；如果足背动脉搏动正常，则血管损伤可能性很小。我们认为可以根据临床表现做出动脉损伤的诊断，及早手术探查。手术应在6～8 小时内进行，过长时间的观察会延误时机，引起不良后果。

由于膝关节脱位伴有交叉韧带或侧副韧带的损伤，以及关节囊等组织的广泛破坏，应主张积极地进行手术治疗，修复韧带及关节囊，解剖修复有关结构，恢复关节的稳定性（图 7-2-15）。对前后交叉韧带的损伤，视情况采用修复或重建的方法，手术时机依据病情及医者的经验决定。术后在医者指导下佩戴膝关节支具进行功能锻炼。

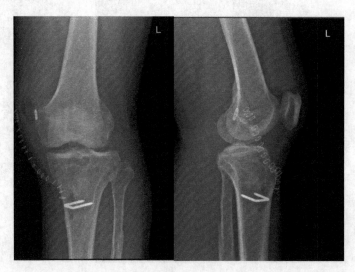

图 7-2-15　患者膝关节后交叉韧带重建，内侧副韧带修复术后 X 线片

5. 功能锻炼

膝关节脱位整复固定后，即可进行股四头肌收缩及踝、足趾关节屈伸活动锻炼。4～6 周后，可在夹板固定下做扶拐不负重步行锻炼。8 周后可解除外固定，练习关节屈伸活动，待股四头肌肌力恢复后及膝关节屈伸活动较稳定的情况下，才能负重行走。膝关节不稳定的情况下，若过早负重行走，常可发生创伤性滑膜炎，故应避免。

（四）预防与调护

膝关节脱位因修复时间长，故易产生关节僵硬，因此早期即应开始功能锻炼。可做股四头肌收缩及髋、踝关节主动活动。

解除固定后，练习关节屈伸活动，待股四头肌及腘绳肌肌力恢复后方可负重行走。

三、急性髌骨脱位

急性髌骨脱位在所有创伤性膝关节损伤中约占 3%，是导致膝关节创伤性血肿的第二大原因，仅次于前交叉韧带损伤。多发生于 20 岁以下参加体育运动的人群。

（一）病因病理

膝关节的扭转运动、突然的侧切或直接撞击髌骨是引起急性髌骨脱位的通常原因。常见于膝关节处于屈曲、外翻位时受到间接外力。髌骨脱位以外侧脱位为主，内侧脱位通常是医源性的。外侧脱位后，髌股关节的内侧稳定结构，包括髌内侧支持带、股内侧肌、内侧髌股韧带均被撕裂（图 7-2-16），导致膝关节腔内血肿和滑膜炎；在自行复位过程中，髌骨内侧面与股骨髁外侧面撞击，会引起软骨损伤或切线骨折。

（二）临床表现与诊断

1. 症状体征

患者感觉到膝关节突然剧痛，可有脱臼感觉或无力。在膝关节伸直后髌骨经常自行复位，复位时常可听见"咔嗒"声。体格检查若髌骨未自行复位，可有明显的畸形。轻度屈曲挛缩，压痛位于髌骨内侧缘（髌内侧支持带止点），而不是在膝关节内侧间隙。

2. 辅助检查

（1）X 线检查 膝关节正、侧位片主要观察髌骨的位置和大小，可以发现高位髌骨和外移的髌骨。髌骨轴位片可观察异常的股骨滑车和髌骨脱位的程度，同时可以发现髌骨内缘的撕脱骨折块、关节面软骨损伤等（图 7-2-17）。

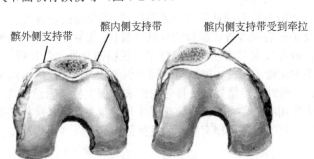

图 7-2-16 急性髌骨脱位机制

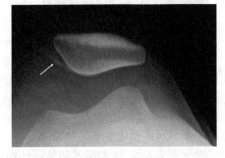

图 7-2-17 髌骨内侧撕脱骨折块

（2）CT 检查 同样可以发现骨软骨损伤，并可以评估髌股关节的力线异常，可以评估胫骨结节相对于股骨滑车的外偏程度，即胫骨结节-股骨滑车（tibial tuberosity-trochlear groove，TT-TG）值（图 7-2-18）及滑车的发育情况（图 7-2-19）。

A 型：交叉征阳性，但 CT 上滑车两侧形态正常；B 型：交叉征及滑车上突起征阳性，CT 上滑车沟平坦；C 型：低于交叉征的双线征，CT 上滑车内侧发育不全和外侧突起；D 型：低于交叉征的双线征，交叉征及滑车上突起征均为阳性，CT 上滑车内侧发育不全和外侧突起，二者之间高度陡降，形成"悬崖（cliff）"。

（3）MRI 检查 有利于对骨软骨损伤和软组织损伤进行评估（图 7-2-20）。

3. 诊断

结合病史、症状体征、影像学检查可明确诊断。

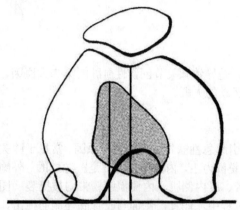

图 7-2-18　TT-TG 值测量方法

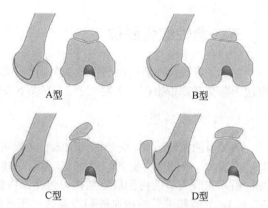

图 7-2-19　滑车发育不良分级

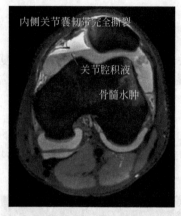

图 7-2-20　MRI 表现

（三）辨证论治

1. 手法治疗

髌骨脱位一旦发生常常可用手法整复。通过膝关节过伸位时，在髌骨外侧边缘挤压即能把脱位的髌骨复位。

2. 固定方法

长腿石膏固定膝关节屈曲 20°位 2～3 周。

3. 药物治疗

按损伤三期辨证用药。

4. 手术治疗

处理髌骨不稳定需要手术的指征：①急性脱位并发内侧支持带撕裂或股骨或髌骨的骨软骨骨折；②复发性脱位或半脱位或并发关节内损伤，包括半月板损伤及骨软骨骨折。

在膝关节内有骨软骨碎片时，则应该手术切除或修复，被撕裂的膝内侧的软组织，包括股四头肌的内侧扩张部，均须在手术时给予修复。必要时可以做外侧支持带松解和内侧支持带紧缩，以降低对髌骨向外侧的牵张力。如果髌骨脱位未能用手法整复，也应施行手术切开整复，同时修复被撕裂的软组织。对创伤后复发性的髌骨脱位，只有手术才可能有效。通过外侧松解、内侧紧缩及髌骨重排手术以纠正髌股关节的关系。

对于有先天性 Q 角异常等情况的病例，应按照复发性髌骨脱位处理，以避免术后再发髌骨脱位。根据不同的原因，采取不同的综合手术方式。一般原则是骨骺未成熟的患者，选择软组织手术为主。骨骺发育成熟的患者，可考虑骨性手术。最基本的手术是髌骨外侧挛缩组织的彻底松解，然后根据具体情况，再选择以下两种或三种手术方式，以调整伸膝装置力线或重建内侧髌股韧带。

（1）**内侧髌股韧带重建术**　利用其他腱性组织，重建松弛或断裂的内侧髌股韧带。

（2）**髌韧带移位术**　将髌韧带下止点外侧半切断翻转内移缝合（图 7-2-21）。

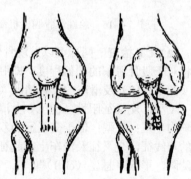

图 7-2-21　髌韧带移位术

（3）**髌外侧支持带松解、内侧支持带紧缩术**　将外侧关节囊、支持带切开，将内侧关节囊、支持带重叠缝合（图 7-2-22）。

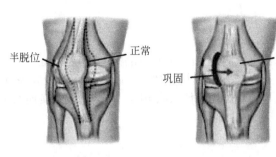

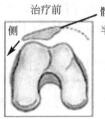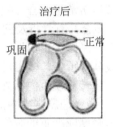

图 7-2-22　髌外侧支持带松解内侧支持带紧缩

（4）胫骨结节移位术　将胫骨结节切下，向内侧和（或）前方移位（图 7-2-23）。

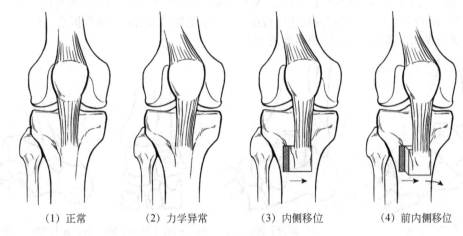

（1）正常　　　（2）力学异常　　　（3）内侧移位　　　（4）前内侧移位

图 7-2-23　胫骨结节移位

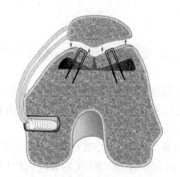

图 7-2-24　髌骨脱位滑车成形术及内侧支持带重建术

（5）截骨矫形术　对于存在明显股骨旋转和膝外翻的患者，可考虑截骨矫正。

（6）髌股关节成形术　修整髌骨外形，垫高股骨滑车外髁，加深股骨滑车沟（图 7-2-24）。

5. 功能锻炼

急性髌骨脱位或半脱位后，采用敷料加压包扎 2 周左右，膝关节支具固定膝关节，保持 0°～30°活动范围，使用拐杖部分负重辅助行走。损伤治疗后 1～3 周，可进行股四头肌等长收缩锻炼和直腿抬高锻炼，早期可冰敷膝关节 20 分钟/次，以减轻肿胀。术后膝关节支具使用 8 周。一般而言，参加体育活动的头 2～3 个月要使用髌骨固定带。

（四）预防与调护

在保持外固定作用的基础上，固定期间即可开始膝关节功能锻炼。

解除固定后，应外用中药熏洗、按摩以及屈伸关节锻炼，可减少膝关节疼痛、关节僵硬、患肢无力等后遗症。但要防止过早负重、用力伸膝或下蹲，以防修复不良而发生再脱位。

四、踝关节脱位

踝关节脱位是踝关节损伤常见的合并症。因距骨体位于踝穴中，周围有坚强的韧带包绕，单纯的踝关节脱位极为罕见，多合并有骨折及韧带损伤，距骨脱位好发于青壮年，尤其是运动员。古称为"脚板上交叉处出臼"、"脚盘出臼"。

距骨脱位的发生率较其骨折多，多由足部跖屈位强力内翻所引起（图7-2-25）。此外，当足部急剧内翻，踝关节外侧副韧带断裂，内、外踝骨折时，可发生胫距关节暂时性脱位。

1）足处于跖屈位时，遭受急剧强力内翻暴力，造成外踝韧带和前侧关节囊断裂，多数合并内外踝骨折、发生胫距关节轻度或严重的脱位。

2）当足部轻度跖屈位，强力内翻损伤时，距下关节的骨间韧带撕裂伤，跗骨向内脱位，而距骨仍保留在踝穴内时，称为距骨下脱位或距-跟-舟状骨脱位。

3）在距下关节韧带断裂的同时，踝关节外侧副韧带亦同时断裂，距骨体可自踝穴脱出，成为距骨全脱位。距骨全脱位时，局部皮肤往往被撕裂，露出距骨关节面或外踝骨折端。皮肤未撕伤者，距骨突出部的皮肤也很紧张，有压迫坏死的可能。

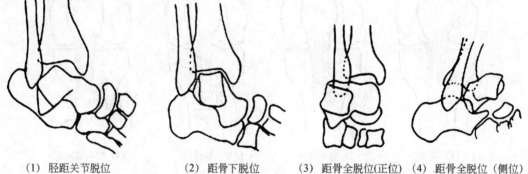

(1) 胫距关节脱位　　(2) 距骨下脱位　　(3) 距骨全脱位(正位)　(4) 距骨全脱位（侧位）

图7-2-25　距骨脱位

（一）病因病理

（1）胫距关节脱位　足处于跖屈位时，遭受急剧强力内翻暴力，造成外踝韧带和前侧关节囊断裂，多数合并内外踝骨折，发生胫距关节轻度或严重的脱位。

（2）距骨下脱位　当足轻度跖屈、强力内翻时遭受暴力，若下胫腓韧带未断裂而距跟骨间韧带、距跟外侧韧带断裂，则发生跟-距-足舟骨脱位。因附着于第1距骨的胫前肌腱随同脱位的足部内移，距骨失去肌腱及其他足骨的支持而呈下垂位。足部诸骨可同时向前移位。

（3）距骨全脱位　当足处于内翻、内收及跖屈时，强大的内翻暴力使距下关节韧带撕裂的同时，将踝关节外侧副韧带一同撕裂。距骨除与其他跗骨分离外，亦自踝穴中脱出。即踝关节向内侧脱位合并距骨下关节脱位，距骨周围的韧带均断裂。足在最大内翻位时，使距骨从其垂直轴上旋转90°，使其下关节面指向后侧。待暴力消失后，足回到中立位，而脱位的距骨仍保持旋转位，使距骨体处于外踝之前，距骨颈则在内侧，与跟骨相接的关节面指向后侧，与胫骨相关节处则位于皮下。此种类型脱位，往往使局部皮肤撕裂，露出距骨关节面或外踝骨端。即使皮肤未撕裂，距骨突出处的皮肤亦较紧张，可使皮肤受压坏死。

距骨脱位常并发内、外踝及胫骨远端前、后唇骨折。

（二）临床表现与诊断

踝关节损伤后，踝关节疼痛、肿胀、畸形、压痛，开放性损伤见皮肤裂开。

1. 症状体征

（1）胫距关节脱位 伤后踝关节周围肿胀，剧痛，活动受限，内翻畸形，可出现弹性固定。合并骨折时，有骨擦音。

（2）距骨下脱位 伤后踝部及足背肿胀，足背外侧皮肤绷紧发亮；足背剧烈疼痛；足内翻内旋畸形，并可有向内侧移位及足下垂、弹性固定。合并有距骨内侧或足舟骨外侧撞击性骨折时，可有骨擦音及瘀斑。

（3）距骨全脱位 受伤踝及足部明显肿胀，剧痛，活动功能障碍。前足呈内旋、内翻畸形，外踝前方可扪及距骨体，突出部位皮肤紧张，踝穴空虚，并有弹性固定。开放性脱位可在踝部前方见露出的距骨体或外踝骨端。

2. 辅助检查

①常规 X 线检查：常规摄片有正位、侧位，特殊摄片位置包括踝穴位、内旋 30°斜位、外旋 45°～55°位及应力位。②CT 检查：不仅可以显示冠状面、横断面、矢状面，还可三维重建，显示出踝关节诸骨之间的关系，以及重叠部位及小撕脱骨折。③对韧带肌腱损伤，可行 MRI 及 B 超检查。

（1）胫距关节脱位 正侧位 X 线检查可见胫距关节分离移位或有明显踝穴空虚征象，可发现内踝或外踝及双踝骨折（图 7-2-26）。

（2）距骨下脱位 踝关节正侧位 X 线检查，可见距骨仍留于踝穴中，距骨头指向外侧，足在距骨下及距舟关节处向内移位，距骨呈下垂位（图 7-2-27）。

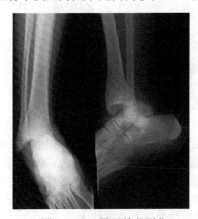

图 7-2-26 胫距关节脱位

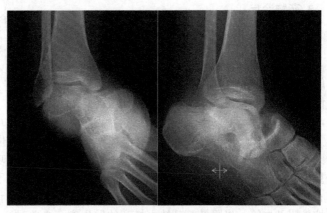

图 7-2-27 距骨下脱位

（3）距骨全脱位 踝关节正侧位 X 线检查，可见距骨体在外踝前方，距骨头指向内侧，距骨沿其纵轴旋转；其下关节面向后方，距骨不在踝穴内（图 7-2-28）。

3. 诊断

结合病史、症状体征、影像学检查可明确诊断。

（三）辨证论治

1. 手法治疗

（1）胫距关节脱位 多并发于踝部骨折或踝部韧带撕裂伤。在整复骨折时，胫距关节脱位常可

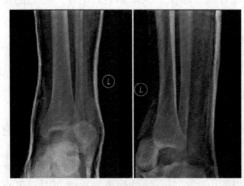

图 7-2-28　距骨全脱位

一并整复。但当胫后肌腱、血管、神经或腓骨长肌腱、腓骨短肌腱发生移位、交锁时，手法复位往往不满意，应手术切开整复。

（2）距骨下关节脱位　患者仰卧，屈膝 90°，一助手托起小腿，术者一手握足跟，另一手握前足，先在跖屈、内翻位对抗牵引并加大跖屈、内翻畸形，然后将足外旋、外翻、背伸，即可复位。复位后可见畸形消失。

（3）距骨全脱位　患者仰卧，屈膝 90°，一助手用布套住大腿，另一助手一手握住足跟部，一手握前足，顺跖屈内翻位做对抗牵引。尽量增大胫骨间

隙。在将足强力内翻的同时，术者以两拇指用力向内、后推挤距骨后部（体部），同时，将距骨沿其纵轴旋转即可复位。当足部严重肿胀时，可在跟骨穿入一骨圆针，上好牵引弓后做对抗牵引，用上述方法进行整复。整复后，应立即做踝部侧位和轴位 X 线片检查，了解距骨复位情况。如未能复位，应抓紧时间立即复位，或手术切开复位。因一旦软组织肿胀严重，将给手法复位带来困难，亦影响手术切开复位机会。

2. 固定方法

整复后，根据踝部 X 线摄片检查结果，见距跟、距舟及胫距关节关系正常，距骨已复位到踝穴内，可做外固定。距骨下关节脱位，用短腿石膏靴固定于足稍外翻、背伸 90°位 8 周。距骨全脱位，用短腿石膏靴固定于足背伸 90°中立位至少 3 个月，直至 X 线摄片检查未发现距骨缺血性坏死为止（图 7-2-29）。

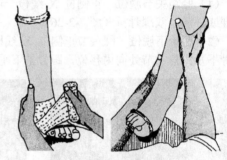

图 7-2-29　距骨脱位石膏固定

3. 药物治疗

按损伤三期辨证施治。

4. 手术治疗

对开放性损伤，清创越早，效果越好，应尽可能在受伤后 6～8 小时内施行，并根据骨折及脱位情况进行必要的内固定。如局部损伤及污染严重，必要时行序列清创手术。

手术治疗的适应证：早期手法复位失败，未达到解剖复位；关节内膝关节交叉韧带损伤有软组织嵌入；整复后关节不稳定、或有碎骨片需内固定；有神经功能障碍、有血管损伤现象，需手术切开复位。一般采用踝部前外侧横切口，术中须注意保护附着于距骨上的软组织，以防发生坏死。术后石膏固定时间与手法整复后相同。陈旧性距骨全脱位，可行踝关节融合术等。手术中要精细操作，保护骨膜及血管，以降低距骨缺血坏死的发生率。必要时行 II 期韧带修复及重建术。

5. 功能锻炼

整复固定后，应垫高患肢，积极主动做股四头肌肌肉收缩锻炼并练习足趾活动，以加速下肢血运，促进肿胀消退。6 周后可扶双拐不负重下地活动。在解除外固定之前，一定要做 X 线摄片检查，见距骨无缺血坏死，方能解除外固定。解除外固定后，应积极进行踝关节背伸、外翻位功能锻炼，促进踝关节早日恢复功能。在进行踝关节内翻、外旋锻炼时，应循序渐进，要适度、逐步、稳定，防止韧带重新撕裂。

（四）预防与调护

在保持外固定作用的基础上，固定期间即可开始膝关节功能锻炼。

解除固定后，应外用中药熏洗、按摩以及屈伸关节锻炼，可减少膝关节疼痛、关节僵硬、患肢无力等后遗症。但要防止过早负重、用力伸膝或下蹲，以防修复不良而发生再脱位。

五、跖跗关节脱位

跖跗关节脱位，是指一个或多个跖骨相对于跗骨发生移位的损伤。多为高处跌下或直接外力作用于前足，跖跗关节突然强屈，跖骨垂直位着地所致，古称为"足背之骨缝错出"。

跖跗关节是由第1～3跖骨，第1～3楔骨，第4、5跖骨，以及骰骨组成的关节。除第1、2跖骨外，跖骨之间均有横韧带（骨间韧带）相连，在第1楔骨、第2跖骨之间的楔跖内侧副韧带是跖跗关节最主要的韧带之一（图7-2-30）。跖跗关节是足横弓的重要组成部分。其位置相当于足内、外侧缘中点画一连线，以及足背的中部横断面。损伤后若恢复不完全，必然影响足的功能。跖跗关节脱位好发于成年男性，以第1跖骨向内脱位，第2～5跖骨向外、向背脱出为多见，两者可单独发生，亦可同时发生。

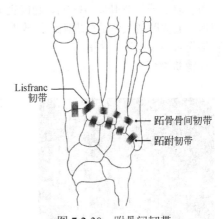

图 7-2-30 跗骨间韧带

①Lisfranc 韧带：第2跖骨基底部和内侧楔骨背侧、足底、骨间、跗跖韧带

（一）病因病理

跖跗关节脱位多因间接暴力如高处坠落时足呈外翻、外旋、跖屈位或直接暴力，如车祸、重物直接压砸所致。当足旋转时，跖跗关节为足部的弱点。

当从高处坠下，或骑马跌倒时屈膝倒地，足呈跖屈位着地，此时，可伴有外旋、外翻，由于地面的反作用力向上作用于前足，足后部连同身体重力仍向下，可使第1、2跖骨基底分离，发生第1跖骨向内脱出，第2～5跖骨整排向背，同时向外脱出，或两者单独发生。第2～5跖骨则因外旋力作用下向外移位。当第1、2跖骨基底分离时，可能损伤足背动脉引起前足缺血坏死，亦可因外旋时扭转暴力的作用扭曲胫后动脉而引起胫后动脉痉挛和主要的跖部血管血栓形成。

由于外力作用机制不同，脱位跖骨可以发生不同的移位类型；如果垂直外力位于第1、2跖骨头之间，由于第1、2跖骨间横韧带较薄弱，可使第1跖骨头向内，其他跖骨头向外移位。直接暴力压伤则可造成跖跗关节完全分离，按骨分离情况可分为三型（图7-2-31）：①一侧移位（homolateral），

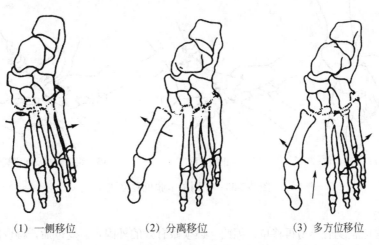

| (1) 一侧移位 | (2) 分离移位 | (3) 多方位移位 |

图 7-2-31 跖跗关节脱位分型

五个跖骨同向一侧移位；②分离移位（isolation），一个或两个跖骨与其他跖骨分离；③多方位移位（divergent），跖骨矢状面和冠状面均移位。

重物直接砸压于足前部或车轮碾压前足，在脱位同时，可伴有严重的足背软组织损伤及其他跗骨与跖骨骨折。骨折、脱位可发生在一个或多个跖骨，关节多为半脱位。此种损伤，多为开放性骨折脱位。

（二）临床表现与诊断

1. 症状体征

伤后前足或足背肿胀、疼痛、功能丧失，足部畸形呈弹性固定。分歧性脱位者，足呈外旋、外展畸形，足宽度增大，足弓塌陷。开放性骨折脱位者软组织损伤严重，可有骨端外露或骨擦音。有血管损伤时前足变冷、苍白。

2. 辅助检查

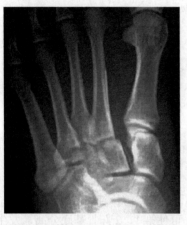

图 7-2-32   跗跖关节脱位 X 线片

足部正侧位或斜位 X 线检查可明确脱位的类型和跖骨移位方向，以及是否伴有骨折（图 7-2-32）。

3. 诊断

结合病史、症状体征、影像学检查可明确诊断。

（三）辨证论治

1. 手法治疗

手法整复应在腰麻或硬膜外麻醉下进行。患者仰卧，膝屈曲 90°。

一法：一助手握踝部，另一助手握前足做对抗牵引，术者站于患侧，按脱位类型做相反方向用力，用手直接推压跖骨基底部使之回复。如第 1 跖骨向内，第 2～5 跖骨向外，则用两手掌对向夹挤，将脱位分离的跖骨推向原位。

二法：握踝部助手不变，另一助手握足趾向远端拔伸，术者用拇指逐个推挤跖骨基底部使之复位。

有时，由于足部伸肌腱或软组织嵌入跗跖关节之间，做上述复位手法后仍未复位时，可用解脱手法，即术者一手握患者小腿下段或踝关节做固定，另一手捏紧足背部，在牵引下行顺或逆时针方向大幅度旋转，使嵌入的软组织解脱，再按以上手法复位（图 7-2-33）。

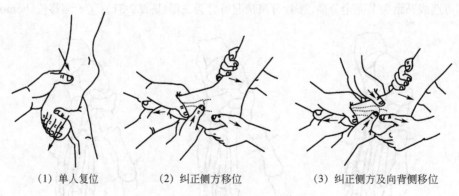

（1）单人复位   （2）纠正侧方移位   （3）纠正侧方及向背侧移位

图 7-2-33   跗跖关节脱位复位法

2. 固定方法

跗跖关节脱位整复后容易再移位。因此，必须做有效的外固定。复位后，移位倾向不大者，可用一直角足底后腿托板，连足固定踝关节背伸 90° 中立位。足弓外加厚棉垫托顶，以维持足弓；在足背处或足两侧脱出跖骨头处加压垫，然后上面加一大小与足背相等的弧形纸板（纸板两边要达足底托板），用绷带加压将纸板连足底托板一起包扎固定。固定时间为 3～4 周。或用短腿石膏后托，塑形后上覆以硬纸板固定。固定后抬高患肢，以利消肿。跖跗关节脱位，因局部肿胀严重，压力较大，一般不主张用短腿石膏靴固定，以免因压力太大而引起足坏死（图 7-2-34）。

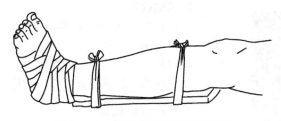

图 7-2-34　跖跗关节脱位固定外观

3. 药物治疗

按损伤三期辨证施治。

4. 手术治疗

新鲜跖跗关节脱位，整复时可能因骨碎片或软组织嵌入关节间隙而妨碍复位，可做切开复位。复位后用细钢针经第 1、5 跖骨穿入第 1 楔骨及骰骨固定。如手法复位后，仍有较大移位倾向，亦可用此手法固定。严重的软组织挫伤或开放性骨折脱位，可在清创缝合后，顺带将关节复位，用 1～2 枚钢针，将跖骨固定于相应的跗骨上。术后石膏托固定 6～8 周。陈旧性脱位者，如为单一关节脱位，以相应的跖骨基底部背侧作为中点，行切开复位。复位后用细钢针逆行固定。若脱位达到 4 个跖骨以上，在足背部相当于跖骨基底部做弧形横切口，彻底去除关节间隙中的瘢痕组织，直至关节软骨面（切不可损伤），试行复位。成功后，用细钢针固定 2～3 个跖骨在相应的跗骨上。或使用微型钢板螺钉内固定。术后短腿石膏托固定 6～8 周。去除钢针后，加强熏洗及踝部背伸、跖屈锻炼，并可用有足弓垫的皮鞋练习行走。

5. 功能锻炼

整复固定后，即进行踝背伸、跖屈活动锻炼，早期不宜做旋转即内、外翻活动。4～6 周后，逐步连续不负重行走。8 周后，可穿配有纵弓垫的皮鞋做行走锻炼。并发骨折时，行走时间应推迟，直至 X 线片确定骨折愈合后方可行走。

（四）预防与调护

整复固定后，可做踝关节的屈伸活动。4～6 周后解除固定，逐步练习不负重活动，8 周后逐渐练习负重活动。

单纯跗跖关节脱位，复位后预后良好。若伴有较严重的软组织挫裂伤，甚至波及足背动脉，如治疗不当可导致前足部分缺血坏死。

六、趾间关节脱位

趾间关节脱位是指近节趾骨与远节趾骨间关节关系发生异常。脱位后，患者可自行复位，只是因遗留肿痛而就诊。古称为"脚趾骹失"。

（一）病因病理

趾间关节脱位多见于直接踢碰趾端，使远节趾骨近端移位于近节趾骨背侧。

（二）临床表现与诊断

1. 症状体征

伤后足趾缩短，脱位之趾前后径增大，局部肿胀、疼痛，不敢活动。畸形呈弹性固定。

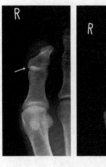

图 7-2-35　踇趾趾间关节脱位

2. 辅助检查

足趾正斜位 X 线检查可明确脱位的部分和方向，以及是否合并骨折（图 7-2-35）。

3. 诊断

结合病史、症状体征、影像学检查可明确诊断。

（三）辨证论治

1. 手法治疗

趾间关节脱位以手法整复即可。术者一手握踝部或前足，一手捏紧足趾远端，水平牵引拔伸即可复位。

2. 固定方法

趾间关节脱位复位后可外敷消肿膏，以邻趾固定法固定。若有骨折或不稳定，复位后，采用细克氏针固定，固定时间为 3～4 周（图 7-2-36）。

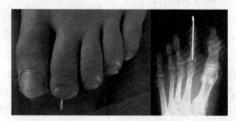

图 7-2-36　趾间关节脱位克氏针固定

3. 药物治疗

按损伤三期辨证施治。

4. 功能锻炼

去除固定后，逐步开始足趾屈伸锻炼。

（四）预防与调护

固定早期可行踝关节屈伸活动，1 周后若肿痛减轻，可扶拐用足跟行走。解除外固定后，可练习跖趾关节活动。4～6 周后可弃拐练习负重行走。

第八章 筋 伤

第一节 颈胸部筋伤

一、颈部扭挫伤

颈部扭挫伤是常见的颈部筋伤，常可分为颈部挫伤和颈部扭伤。

（一）病因病理

颈部急性扭挫伤时，椎枕肌群痉挛，刺激或压迫枕下神经、枕大神经和椎动脉，除了引起颈部疼痛、活动障碍等症状外，还可引起头痛和椎动脉供血不全等相应临床症状。

临床检查时应首先详细了解外伤的全过程，如致伤的机制、损伤程度、受伤后早期治疗情况等。排除多发性损伤或复合性损伤等（颈部扭挫伤常常合并有颈椎损伤、颅脑外伤、胸腔或腹腔脏器损伤，可短时间内导致死亡）。严重时需监测患者生命体征。

（二）临床表现与诊断

1. 症状体征

有颈部外伤史，扭伤者可出现颈部一侧疼痛，头多偏向患侧，颈项部活动受限，肌肉痉挛，在痛处可触及肿块或条索状硬结；或者挫伤者局部有轻度肿胀、压痛明显。

2. 辅助检查

必要时可进行 X 线检查，拍摄颈部的正、侧位及左、右斜位和开口片，可见脊柱颈段生理曲度的改变，排除椎体撕脱骨折、棘突骨折等。

3. 诊断

结合病史，症状体征及影像学等检查可进行诊断。

4. 鉴别诊断

颈部急性扭挫伤应和寰枢关节半脱位相鉴别，寰枢关节半脱位多见于儿童，多有颈部、咽喉、耳等部位感染病史；颈部僵硬，颈肌痉挛呈"斜颈"位姿态；颈部旋转时疼痛加重，严重者上肢麻木无力；X 线检查，寰枢关节张口位可见寰椎侧块与齿状突间隙不等宽，呈半脱位（图 8-1-1）。颈部扭挫伤还需和落枕相鉴别，落枕多见于成年人；颈部症状多发生于晨起之后，无明确的外伤史，但多有感受风寒的病史。

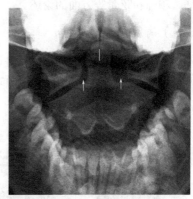

图 8-1-1　寰枢椎半脱位示意图

（三）辨证论治

1. 手法治疗

以舒筋活血、温通经络为治疗原则，使气血通畅，颈部肌肉松弛，损伤组织得以修复。常用的手法有点压、按摩、**㨰法**、拿捏及提端摇转法。

2. 固定牵引

若损伤严重，疼痛剧烈，有神经症状者，应用颈套保护卧床休息 1 周，也可配合牵引，以减轻肌肉痉挛。

3. 药物治疗

挫伤瘀血肿胀明显，疼痛剧烈者，可用桃仁、红花、川芎、乳香、没药、栀子、大黄、紫荆皮等研末外敷。慢性损伤者，可用海桐皮、桑枝、艾叶、威灵仙、细辛、宽筋藤、透骨草等中草药进行烫疗。西药可酌情使用解痉镇痛药，可迅速缓解创伤后的炎性反应，减轻炎性水肿和创伤性水肿，对颈部扭挫伤有较稳定的疗效。

4. 其他疗法

肌肉或韧带损伤后的压痛点，经手法或理疗等治疗后无效者，可行局部封闭治疗。此外还可配合牵引等疗法。

（四）预防与调护

颈部扭挫伤后，应针对其工作性质与职业特点加以指导，以减轻韧带的负重，必要时需改变工作及生活习惯。自行锻炼应在医师指导下进行，特别是当颈部急性扭挫伤合并颈椎间盘退变、椎体失稳时，如进行旋转或扭动颈椎的操练则会使椎间盘的负荷加大、增加神经根及脊髓的压迫，从而使临床症状加重，应绝对禁止。睡眠姿势要正确，枕头不要过高、过低或过硬。要避免感受风寒湿邪。

二、颈椎病

颈椎病是指因颈椎间盘退变及其继发性改变，刺激或压迫邻近组织，并引起各种症状和体征。本病多见于中年人，主要病因是颈部组织结构的退变和慢性劳损，累及颈部肌肉、筋膜、骨关节和关节囊以及椎间盘，病变影响到相应节段的颈脊髓、椎动脉、脊神经和交感神经等组织结构，周围软组织也出现充血和水肿等无菌性炎症表现，由此导致颈椎病。中医学没有颈椎病的病名，散见于痹、痿、项强和眩晕等方面的论述。

（一）病因病理

本病的形成主要归根于颈椎退行性改变与颈部软组织的急慢性损伤两方面。颈椎间盘退变可导致椎间隙狭窄、椎间盘周围韧带和关节囊松弛，由此可继发颈椎关节不稳，椎间活动度增大。长此以往，椎间盘周围韧带、关节囊等软组织因长期反复受到刺激出现慢性炎症、纤维化；椎体边缘出现骨质增生，甚至形成骨桥；退变的椎间盘突出甚至脱出，若突向椎体正后方，可造成脊髓受压致脊髓型颈椎病，突向侧后方可压迫神经根或椎动脉导致神经根型颈椎病（图 8-1-2）、交感型颈椎病及椎动脉型颈椎病。

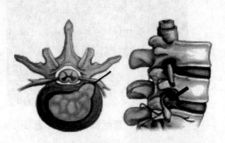

图 8-1-2　神经根型颈椎病病理

颈部软组织急慢性损伤是颈椎病的另一诱因。颈部的扭挫伤等急性损伤可使已退变的颈椎间盘和颈椎的原有损害进一步加重从而诱发颈椎病。不良的体位、不当的锻炼等慢性损伤可引起颈部肌肉韧带劳损，加速椎间盘退变，导致颈椎小关节增生，从而对颈部重要血管神经产生压迫而发生颈椎病。其中，伴有先天性椎管发育狭窄者更易患脊髓型颈椎病（图 8-1-3）。

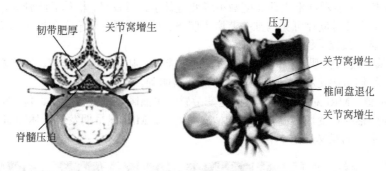

图 8-1-3　脊髓型颈椎病病理

（二）临床表现与诊断

1. 症状体征

颈椎病的临床表现较为复杂，症状呈多元化，通常按临床表现将其分为颈型、神经根型、脊髓型、椎动脉型、交感神经型，其中以神经根型最为常见。

（1）**颈型颈椎病**　主要表现为颈肩部的酸、痛、胀等不适感，常因长时间低头工作而加重，休息后可缓解或自愈，可反复发作。查体发现颈部肌肉拘紧、压痛，部分患者颈部活动受限，少数患者可有一过性上肢麻木，但无肌力下降及行走障碍。

（2）**神经根型颈椎病**　主要表现为颈肩痛，常向一侧上肢放射，伴有与颈神经根分布区域相一致的感觉异常，如麻木、痛觉过敏等，麻木与疼痛的部位相同。颈神经根支配区皮肤感觉减退、肌力下降，臂丛神经牵拉试验阳性，压颈试验阳性，可有上肢肌肉萎缩（图 8-1-4）。

（3）**脊髓型颈椎病**　发病以 40～60 岁患者居多，脊髓受压的原因有中央后突之髓核、椎体后缘骨赘、增生肥厚或骨化的黄

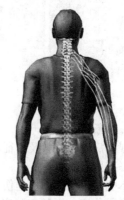

图 8-1-4　神经根型颈椎病

韧带及钙化的后纵韧带等。主要表现为慢性、进行性的四肢感觉及运动功能障碍。常见症状为肢体麻痹，拘紧，手足笨拙无力，上肢不能做精细动作，握力差；下肢乏力，步态不稳，易跌倒，走路有踩棉花感；胸腹部的束带感等。常出现病理反射，如霍夫曼征（Hoffmann 征）、巴宾斯基征（Babinski 征）等呈阳性，亦可出现踝阵挛、髌阵挛等。

（4）**椎动脉型颈椎病**　椎动脉第二段通过颈椎横突孔，在椎体两旁上行。可因钩椎关节骨赘形成、椎间隙变窄、颈椎不稳等原因而刺激或压迫椎动脉，引起大脑后动脉、小脑下动脉和内耳动脉供血不足而产生症状。主要表现为头晕或眩晕症状，严重者可出现突然猝倒，猝倒后因颈部位置改变而立即清醒。也可表现为头部昏沉感、头脑不清晰或迷糊的感觉。旋颈试验阳性是诊断本病的重要依据。

（5）**交感神经型颈椎病**　临床表现以交感神经兴奋的症状为主。①眼部症状：眼球胀痛、视力减退等；②耳鼻喉症状：耳鸣、听力减退等；③头面部症状：枕部痛、颈部痛、偏头痛、头沉头晕、面部潮红等；④周围血管症状：血管痉挛时肢体发凉、麻木，局部皮温降低等；血管扩张时指端发红、项胸背部有灼热感等；⑤心脏有心慌心悸、心前区疼痛，血压时高时低等；⑥神经营养及汗腺功能障碍症状：皮肤发绀、干燥变薄、多汗或少汗、指甲干燥无光泽等；⑦胃肠道症状：胃脘绞痛、

肠鸣、便秘、消化不良等。此外还包括失眠、多梦、心情烦躁、易于冲动等。临床症状多但定位不清，而体征却不明显，但症状的发生往往与颈部活动有关。

2. 辅助检查

（1）**X 线检查**　可显示颈椎生理曲度减小或变直甚至颈椎反弓，椎体后缘骨质增生及椎间孔狭窄等。椎动脉型正位及斜位片可见钩椎关节增生肥厚、骨赘形成。交感型颈椎病侧位片可见椎间隙狭窄，屈伸位片显示颈椎不稳有参考价值。

（2）**CT 检查**　能直接观察椎间盘病变和骨赘，能显示某一平面的椎管、侧隐窝及椎间孔部的形状，尤其对后纵韧带钙化和黄韧带骨化的诊断非常明确。

（3）**MRI 检查**　MRI 对椎间盘髓核的退变敏感，可清晰显示髓核大小、包含的水分和移位方向等，可以判断颈椎间盘变性和髓核脱出的情况。同时，MRI 能早期发现椎体肿瘤及椎管内肿瘤，在鉴别诊断中有很大的意义（图 8-1-5）。

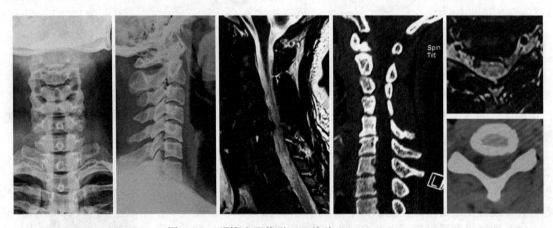

图 8-1-5　颈椎病影像学（X 线片/MRI/CT）

3. 诊断

根据病史、症状及体征，辅助检查可诊断。

4. 鉴别诊断

本病需要和颈部扭挫伤、神经卡压综合征、肩关节周围炎、肌萎缩型脊髓侧索硬化症、原发性侧索硬化症、脊髓空洞症、脊髓肿瘤、梅尼埃病等相鉴别。

（1）**颈部扭挫伤**　多有外伤史，颈部扭伤患者颈部局部肌肉紧张较明显，压痛剧烈，痛点封闭效果较好。

（2）**神经卡压综合征**　如肘管综合征、腕管综合征等引起的周围神经损伤，临床表现为神经干支配区域的运动感觉障碍，定位明确，发病与颈椎活动无关。

（3）**肩关节周围炎**　不具有脊神经之根性症状，故鉴别不难。

（4）**肌萎缩型脊髓侧索硬化症**　属于运动神经元疾患中的一种类型，在临床上主要引起以上肢为主或四肢性瘫痪，易与脊髓型颈椎病相混淆。

（5）**原发性侧索硬化症**　与前者相似，唯其运动神经元变性仅限于上神经元而不波及下神经元，临床较少见。主要表现为进行性、强直性截瘫或四肢瘫，无感觉及膀胱症状，如病变波及皮质延髓束则可出现假性延髓麻痹的征象。鉴别要领与前者一致。

（6）**脊髓空洞症**　多见于青壮年，以髓内空洞形成及胶质增生为特点，早期为一侧性痛、温觉障碍。当病变波及前联合时则可有双侧手部、前臂尺侧或部分颈、胸部的痛、温觉丧失，而触觉及深感觉则基本正常，此现象称为感觉分离性障碍。MRI 检查尤其有鉴别意义，可清楚地看到空洞。

（7）**脊髓肿瘤**　主要指颈髓本身及椎管内髓外肿瘤和椎骨上的原发性及转移性肿瘤（以后者多

见），尤其在病变早期，临床表现非常相似，脊髓进行性受压，脊髓损害症状进行性加重。MRI检查是最好的鉴别手段。

（8）**梅尼埃病** 在临床上具有以下三大特点：发作性眩晕，波动性、进行性和感音性听力减退，耳鸣。椎动脉型颈椎病虽亦可出现上述相似之症状，但对两耳前庭功能加以检查，则不难除外。因此凡诊断椎动脉型颈椎病者，常规请耳科医师进行会诊，以除外耳源性眩晕。

（三）辨证论治

1. 手法治疗

手法是治疗颈椎病的主要方法之一，包括按摩舒筋法、提拿法、揉捏法、旋转复位法、端提法等。旋转复位法、端提法不宜用于脊髓型颈椎病，其他手法适用于所有类型的颈椎病（图 8-1-6）。

2. 牵引治疗

有坐位牵引和卧位牵引两种，通常采用枕颌带牵引。坐位时牵引重量为 3～10kg，卧位牵引的重量以 2～3kg 为宜，对于神经根型颈椎病普遍采用颈部前屈 15°～25°的角度进行牵引（图 8-1-7）。

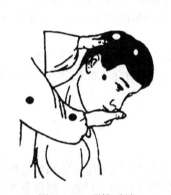

图 8-1-6 颈椎手法

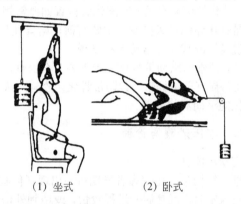

（1）坐式 （2）卧式

图 8-1-7 颈椎牵引

3. 药物治疗

可根据不同的中医辨证分型予以不同的治法，药物治疗宜补肝肾、祛风寒、活络止痛，可内服补肾壮筋汤、补肾壮筋丸等；麻木明显者，可内服全蝎粉，早晚各 1.5g，开水调服；急性发作，颈臂痛较重者，治宜活血舒筋，可服用舒筋汤。

4. 手术治疗

颈椎病手术以减压与重建稳定为目的，包括对脊髓、神经根减压。存在节段性不稳者，减压的同时应予以植骨融合。

5. 功能锻炼

颈椎病急性发作期缓解后，可进行正确适当的功能锻炼活动，以利于调整颈椎关节及周围软组织的关系，改善血液循环，增强肌力和颈椎的稳定性，促进神经功能恢复及防止复发。患者可选择回头望月、"米"字操、颈后肌群锻炼、八段锦、太极拳等锻炼。

6. 其他治疗

可配合理疗如磁疗和微波疗法，具有良好的镇痛、消炎、消肿作用，对颈椎病所致的头痛、头晕、失眠、肩颈痛等症状的治疗，可作为一种辅助治疗手段。

（四）预防与调护

伏案工作者，要经常更换体位，坚持做颈椎保健操和自我按摩，可做颈部的前屈后伸、左右旋转动作，以舒筋活络。人到中年，应避免颈部疲劳，要改变长期睡高枕的习惯，同时避免颈部寒冷刺激而加重颈椎病的症状。

三、颈椎后纵韧带骨化症

颈椎后纵韧带骨化症是指发生在颈椎后纵韧带中的异位骨化，由于后纵韧带骨化沿长轴增长在水平面进入椎管，压迫脊髓和神经根导致肢体感觉和运动障碍、内脏自主神经功能紊乱甚至瘫痪的一种疾病。1960 年日本学者月本裕国首次在尸检中报道颈椎韧带骨化导致脊髓压迫症状。1964 年寺山和雄正式将此病理变化命名为"颈椎后纵韧带骨化症"。本病在日本发病率较高，年龄＞30 岁的人群中发病率为 1.9%～4.3%。中国人均发病率为 3.08%，且发病率逐年上升，在 60 岁以上患者中，发病率可高达两成。颈椎后纵韧带骨化症属于传统医学"痹证"范畴。

（一）病因病理

颈椎后纵韧带骨化症的病因和病理机制目前尚不明确，可能与创伤、慢性劳损、炎症、颈椎间盘变性、遗传等因素有关。常规化验检查如血常规、血清蛋白等化验结果均在正常范围以内。颈椎后纵韧带骨化症的形成机制，主要有糖代谢紊乱学说、颈椎后纵韧带肥厚学说、椎间盘变性学说、创伤学说及钙磷代谢异常等 5 种学说。

此外，颈椎后纵韧带骨化症患者还有全身性增生的倾向，除合并脊柱骨质增生、强直性脊柱炎之外，还常伴有前纵韧带、黄韧带骨化。故有人认为，颈椎后纵韧带骨化可能是全身性骨质增生和韧带骨化的早期局部表现。

（二）临床表现与诊断

1. 症状与体征

颈椎后纵韧带骨化症患者早期可不出现任何临床症状。但当骨化组织增厚增宽到一定程度引起颈椎椎管狭窄时，或是病变进程较快，或遇到外伤时，或后纵韧带骨化虽不严重、但伴有发育性椎管狭窄症时，则可造成对脊髓或血管的压迫，因而患者多在中年以后出现症状。可出现颈部酸痛及不适，严重时可出现神经症状，如有间歇期、慢性进行性、痉挛性四肢瘫痪。一般先从下肢开始，逐渐出现上肢症状。少数病例亦可先出现上肢症状或四肢同时发病。临床上一般根据神经组织受累的程度不同而分为以下五型。

（1）**脊髓横断瘫痪型** 表现为四肢麻木、运动障碍、手指精细活动受限、步行困难及排尿失控等。

（2）**布朗-色夸征** 表现为一侧运动麻痹而对侧感觉障碍，此在颈椎后纵韧带骨化症中较为常见。

（3）**袜套样麻痹型** 表现为手与足的指、趾部感觉异常（麻木异物感），并伴有手足的运动障碍等，呈套状。

（4）**脊髓中央管型** 表现为手部严重瘫痪，而足部却几乎没有症状，或仅有轻度运动障碍。

（5）**神经根型** 表现为颈项部疼痛或一侧上肢疼痛。

2. 辅助检查

（1）**X 线检查** 颈椎后纵韧带骨化症表现为侧位片颈椎椎体后缘的条状骨化高密度病灶。津山直一按照 X 线表现，将颈椎后纵韧带骨化症分为四种类型：局灶型、节段型、连续型和混合型（图 8-1-8）。

（2）**CT 检查** 对诊断颈椎后纵韧带骨化症具有重要价值，不仅能看到骨化情况，而且通过颈椎矢状位可以了解椎管狭窄情况（图 8-1-9）。

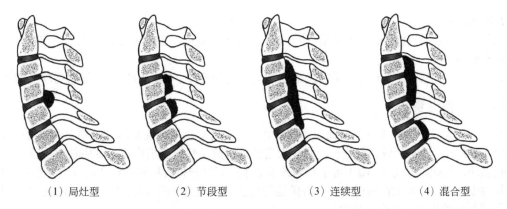

（1）局灶型　　　　（2）节段型　　　　（3）连续型　　　　（4）混合型

图 8-1-8　颈椎后纵韧带骨化症 X 线分型

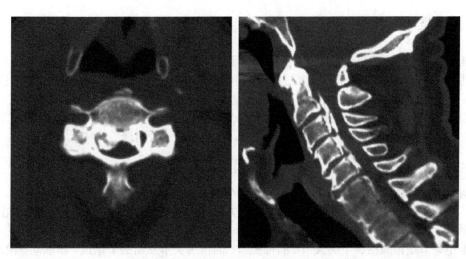

图 8-1-9　颈椎后纵韧带骨化症 CT 影像

（3）**MRI 检查**　可以评估脊髓的压迫程度和脊髓的状态。在 T_1、T_2 相上，颈椎后纵韧带骨化症病灶表现为低信号，和压迫的脊髓相邻。脊髓上高信号的 T_2 相往往提示脊髓病理性变化（图 8-1-10）。

3. 诊断

可根据症状体征及影像学表现进行诊断。

（三）辨证论治

1. 手法治疗

手法是治疗颈椎后纵韧带骨化症的有效方法，包括按摩舒筋法、提拿法、揉捏法、旋转复位法、端提法等。

2. 颈托制动

颈椎后纵韧带骨化症症状严重者可予以颈托制动。

3. 药物治疗

（1）**中药**　可根据辨证予以相应的治疗，如补肝肾、祛风寒、活络止痛，可内服补肾壮筋汤、补肾壮筋丸等。

（2）**西药**　可予以甾体或非甾体抗炎药物、营养神经药物等。

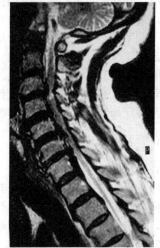

图 8-1-10　颈椎后纵韧带骨化症
MRI 影像

4. 手术治疗

颈椎后纵韧带骨化症患者手术治疗原则主要为脊髓减压、重建并维持颈椎稳定性。

5. 其他治疗

颈椎后纵韧带骨化症患者可予以睡眠与活动方式的改变、物理治疗及颈部筋肉功能锻炼等。

（四）预防与调护

对于确诊颈椎后纵韧带骨化症而无临床症状患者或有脊髓压迫症状但无明确手术指征患者，除上述保守治疗外，预防后纵韧带进一步骨化及避免外伤致急性脊髓损伤对于本病具有重要意义。可予颈托制动，行颈椎动力位 MRI 可了解当颈椎处于过屈过伸位时椎管容积变化以指导患者日后维持良好颈椎体位，予颈椎健康枕维持良好睡姿避免长时间压迫脊髓神经，中医药辨证施治，具体可参考脊髓型颈椎病及颈椎椎管狭窄。

四、胸椎小关节错缝

胸椎小关节错缝是引起胸背痛的常见原因，属于脊柱后关节紊乱症之一，好发于青壮年，女性多于男性。本病是指因外伤、劳损或寒湿等因素引起胸椎关节突关节出现微小位移、滑膜嵌顿、小关节半脱位等而引起的胸背疼痛，可伴有急慢性肋间神经痛和胸腹腔脏器功能紊乱等症状，常易被误诊为心血管系统、呼吸系统及消化系统的"神经官能症"等。既往文献称之为"胸椎关节突关节紊乱症"或"急性胸椎关节突关节滑膜嵌顿"等，属中医学"骨错缝"范畴。

（一）病因病理

本病病因和病理机制主要是由牵拉、过度扭转等外伤，长期慢性劳损或感受寒湿邪气，以及长期处于某种不良体位等因素作用下造成胸椎关节失稳，从而引起胸椎小关节错位，多发生在胸椎第3~7节段。

胸椎小关节是由胸椎关节突关节、肋椎关节、肋横突关节三组关节组成，属联动、微动关节。这些关节参与胸廓的构成，并具有其自身特点。胸椎关节突关节由相邻椎体的上下关节突构成，关节面几乎呈冠状位，因此侧屈运动比较灵活。肋椎关节由肋头关节面与胸椎椎体的肋凹及椎间盘构成，前方有肋头辐射韧带加强。肋横突关节由第1~10肋肋骨结节与胸椎横突构成的肋凹相关节，关节囊薄而松弛，周围虽有肋横突韧带等加强，但关节结构亦不稳定。肋椎关节的运动和肋横突关节在功能上是联合的，运动轴为由肋小头中点至肋结节的连线，随着胸廓运动肋颈绕运动轴旋转。

胸椎小关节错缝会导致神经、血管等周围软组织受到伤害而出现相应的症状和体征，常见症状是脊背疼痛，还可表现为不同程度的急、慢性肋间神经痛和胸腹腔脏器功能紊乱等症状，而这些症状又常被误诊为心血管系统、呼吸系统、消化系统的"神经官能症"、"更年期综合征"等。

（二）临床表现与诊断

1. 症状体征

胸椎小关节错缝可有外伤或者慢性劳损病史。患者诉胸背部疼痛剧烈，甚则牵掣肩背作痛，俯仰转侧困难，常固定于某一体位不能随意转动，疼痛随胸胁运动增强而加重，且感胸闷不舒，呼吸不畅，入夜翻身困难，重者可有心烦不安，食欲减退。

2. 辅助检查

胸椎 X 线片：胸椎小关节错缝属解剖位置上的细微变化，两侧关节突关节间隙宽度可能存在差异。严重者可见脊柱侧弯，棘突偏歪等改变。

3. 诊断

胸椎小关节错缝可根据症状体征及辅助检查予以诊断。

4. 鉴别诊断

本病需与胸椎压缩性骨折、胸椎肿瘤、冠心病、呼吸系统疾病、消化系统疾病等相鉴别。

（1）**胸椎压缩性骨折** 多为外伤所致，也可见于严重骨质疏松患者，症状多表现为胸背部疼痛，活动困难。根据辅助检查发现胸椎椎体高度压缩改变可明确诊断。

（2）**胸椎肿瘤** 也可引发胸背痛，但其症状一般呈进行性发展，到了晚期可出现双下肢完全性瘫痪及大小便失禁等表现，恶性肿瘤进展速度快，CT 或 MRI 检查能明确胸椎肿瘤的诊断。

（3）**冠心病** 由冠状动脉粥样硬化引起，可能会出现心绞痛并向左肩背部放射，可伴有胸闷、气短、胸前区疼痛等症状，但疼痛与脊椎活动无关，且背部无阳性反应点，要详细询问心血管疾病史，必要时进行心电图、心脏彩超、心肌酶等检查可明确诊断，与本病相鉴别。

（4）**呼吸系统疾病** 常见的胸膜炎、肺炎或者肺结核，也会引起肩背部的针刺样疼痛，常因深呼吸、说话、吞咽时加剧，可闻及胸部异常呼吸音，但疼痛与脊椎活动无关，相关实验室检查可与本病相鉴别。

（5）**消化系统疾病** 常见胆囊疾病如急慢性胆囊炎、胆结石等可引起胸椎右侧疼痛，或见向右肩放射痛，常表现为持续性隐痛，且伴有消化系统症状，疼痛与脊椎活动无关，必要时行彩超检查等可与本病相鉴别。

（三）辨证论治

1. 正骨手法

需要排除胸椎感染、肿瘤性疾病、严重骨质疏松等。复位之前，应注意分析胸椎小关节错缝的类型，选择合适的方法，常包括"提胸过伸法"和"胸腰旋转法"。

（1）**提胸过伸法** 是使胸椎后伸，提升胸廓使胸椎骨关节粘连得到松解复位的方法。有三种手法：手法一，扩胸端提复位法：患者端坐在床边或方凳上，面向前，双手十字交叉抱项部，医者站在患者后面，双手从患者腋下穿过反扣患者的双手腕，用力向后拉，来调整椎体的位置，并用侧胸顶住患椎，嘱患者放松，医者双手向上端提胸部同时向前顶推，两力同时作用可听到数声"咔哒"响声，即复位成功。手法二，膝顶扳肩后伸法：患者坐于方凳上，双手抱头。医者立于患者背后，用右膝顶于患椎部，双手自患者肩上伸向患者两侧肋部，膝向前顶，双手抱两肋将患者向后上方提拉，尽量使患者后伸，常可听到复位的响声。手法三，患者骑坐在整脊椅上，面向前，双臂前胸交叉，双手抱肩，医者坐在患者背后，从腋下双手拉患者对侧肘关节，使肩胛拉开，然后将患者向后上方提起，常可听到复位的响声。此法主要对于过伸或旋转位损伤而引起的胸椎后关节紊乱，棘突相对凹陷有一定作用，对肋椎关节错位也有较好的作用。

（2）**胸腰旋转法** 是使胸腰枢纽旋转，以松解胸腰段骨关节粘连并使移位的椎骨复位的方法。患者骑坐在整脊椅上，面向前，双手交叉抱后枕部，略向前屈，以左侧为例，助手固定患者左侧髋，医者坐于患者右侧后方，右手经过患者右侧臂前至颈胸背部（大椎以下），左手拇指顶住向左偏歪的棘突，待患者放松后，双手相对同时瞬间用力，可听到局部复位的响声。右侧操作与左侧相反。

2. 药物治疗

若为气滞血瘀证，治则以行气活血，舒筋通络为主，可用身痛逐瘀汤加减。若为风寒湿痹证，治则以祛风除湿，温经止痛为主，可选用羌活胜湿汤加减。

3. 功能锻炼

胸椎小关节错缝复位之后，应该加强胸腰部肌肉锻炼，以增强胸椎关节稳定性，避免错缝复发。

4. 其他

可予以针刺法，可取穴：华佗夹脊穴、阿是穴、身柱、脊中、外关、天宗、委中、阳陵泉、昆仑等。每次留针 30 分钟。可将行气活血通络、强筋健骨的中药打成粗粉，加酒、醋各半拌匀，加热后纱布包裹，在病变局部热熨致皮肤潮红。

第二节　腰部筋伤

一、急性腰扭伤

急性腰扭伤是腰部肌肉、筋膜、韧带、椎间小关节、腰骶关节的急性损伤，多因突然遭受间接外力所致，俗称"闪腰"、"腰岔气"，多发于青壮年和体力劳动者。急性腰扭伤若处理不及时或治疗不当，可使症状长期迁延，形成慢性腰痛。

（一）病因病理

脊柱在屈曲位负重过大或用力过猛、挺伸时极易造成棘上韧带、棘间韧带、髂腰韧带损伤，致使脊柱椎间关节受到过度牵拉或扭转，引起椎间小关节错缝或滑膜嵌顿。因而，急性腰扭伤多由腰部过度负荷或用力过猛引起，搬重物时姿势错误、生活中跌倒、剧烈运动以及姿势不良导致的轻微外力损伤，如打喷嚏、咳嗽等。轻者可能引起骶棘肌或腰背筋膜自起止点处撕裂，重者可伴有棘上、棘间韧带的撕裂，小关节错缝。

（二）临床表现与诊断

1. 症状体征

患者一般有明确的外伤史。伤后突然发生腰部剧烈疼痛、直腰或转身困难、活动受限，重者无法站立、坐起和行走。疼痛多位于腰骶部，有时可感到一侧或者两侧臀部及大腿后部疼痛，部位和性质较模糊，多为牵掣性疼痛。肌肉或韧带有明确压痛点。滑膜嵌顿及小关节错缝者，肌肉痉挛，但痛点不明显。患者腰部僵硬，生理前凸减小或消失，有时可有侧弯。

2. 辅助检查

X线检查可出现腰椎生理前凸减小或消失，也可出现侧弯，但无骨折、脱位等异常变化。

3. 诊断

本病根据症状体征及影像学可诊断。

4. 鉴别诊断

本病需要与腰椎间盘突出症鉴别。腰扭伤一般无下肢痛，但有时可出现疼痛放射至臀部或大腿，多由屈髋时臀大肌痉挛，骨盆有后仰活动，牵扯腰部的肌肉韧带所致。所以直腿抬高试验阳性，但加强试验为阴性，可以与腰椎间盘突出症神经根性疼痛相鉴别。另外，腰椎间盘突出症X线检查可以看到病变椎间隙变窄或前窄后宽，并可通过腰椎CT检查进一步明确。

（三）辨证论治

1. 手法治疗

急性腰肌筋膜扭伤通过手法可以缓解肌肉、血管痉挛，增进局部血液循环，消除瘀滞，加速瘀血早日吸收，以促进损伤组织修复。患者俯卧位，术者以按揉、拿捏手法从上到下对患者两侧竖脊肌进行手法治疗，接着按压阿是穴、腰阳关、命门、肾俞、次髎等穴。最后用腰部背伸法：术者左手压住腰部痛点，右手抬起患侧大腿，用力向背侧扳动；若腰部两侧皆痛，可将两腿同时向背侧扳动。对于椎间小关节错缝或滑膜嵌顿者，可用坐位脊柱旋转复位法；患者若不能坐位施术，可用侧卧位斜扳法。

2. 药物治疗

（1）**内服药** 本病早期治宜活血化瘀，行气止痛，方选桃红四物汤加减，常用土鳖虫、血竭、枳壳、香附、木香等药物；兼便秘腹胀者，可通里攻下，加番泻叶。后期肿胀消退，治宜疏经活络，补益肝肾为主，方选用补肾壮筋汤加减等。

（2）**外用药** 可外敷双柏散、祛瘀消肿膏等。中后期可敷中药五子散（吴茱萸、菟丝子、莱菔子、苏子、白芥子）。

急性期可予以镇痛药物。

3. 其他

本病可予以针灸治疗。可针刺肾俞、命门、志室、大肠俞、腰阳关、委中、承山、阿是穴、后溪等。

可用复方倍他米松＋2%利多卡因做局部痛点封闭治疗；可以采用超短波、磁疗、中药离子导入等物理治疗，以减轻疼痛，促进恢复。

（四）预防与调护

急性腰扭伤强调预防为主，平时多进行腰背肌的锻炼，在劳动或运动前应做好充分准备活动。损伤初期宜卧硬板床休息，或佩戴腰围固定，注意保暖，防止进一步损伤。疼痛缓解后宜做腰部背伸锻炼，后期宜加强腰背部的各种功能锻炼，但应防止做过度的前屈活动。如属韧带断裂者，应在韧带愈合后，再行腰背肌锻炼。

二、慢性腰肌劳损

腰部肌肉是环绕腰部脊柱的主要组织，腰部具有多维的活动空间，且为脊柱受力集中点之一。慢性腰肌劳损是一种腰部肌肉、筋膜、韧带等组织的积累性、慢性疲劳性损伤，常见于长期不良姿势、长期固定姿势或腰部急性损伤后未获得及时且有效治疗者。慢性腰肌劳损是慢性腰痛的常见原因，多见于中老年人。本病属中医学"痹证"、"腰痛"范畴。

（一）病因病理

慢性腰肌劳损主要原因是长期或反复腰部负重、长期的腰部姿势不良及维持某一特定姿势等使腰背肌肉、筋膜、韧带发生积累性、慢性疲劳性损伤。腰椎先天畸形或后天性损伤，造成腰椎生物力学环境失平衡，肌肉及韧带功能失调，从而引起慢性积累性损伤。

（二）临床表现与诊断

1. 症状体征

慢性腰肌劳损主要症状为腰痛。腰部隐痛、酸痛或胀痛感，时轻时重，常反复发作，天气变化或劳累后加重，休息后、适当活动或变动体位时可减轻；腰部怕冷喜暖，常喜用双手捶腰或行腰部后伸动作，以减轻疼痛。少数患者臀部和大腿后上部出现胀痛。查体时腰部外观一般正常，腰部活动多无障碍，疼痛较重时，活动稍有受限。腰背肌可轻度紧张，一侧或两侧骶棘肌处、髂骨嵴后部或骶骨后面腰背肌止点处有压痛。神经系统检查多无异常，直腿抬高试验及加强试验阳性，仰卧并腿屈髋抬高双下肢有时可诱发腰痛。

2. 辅助检查

辅助检查多无特异性。

（1）**X线检查** 多显示正常，有时可见脊柱生理曲度的改变，如腰椎侧弯、腰前凸度减小或消失，或见L_5骶化、S_1腰化、隐性脊柱裂等先天变异，或见腰椎骨质增生。

（2）**CT检查** 有时可见腰椎骨质增生、椎间隙狭窄或椎间盘膨出突出。

（3）**MRI 检查** 有时可见椎间盘变性、突出，韧带肥厚，肌肉容积改变等。影像学的客观改变与发病无直接关联。

3.诊断

可根据症状体征及影像学诊断。

4.鉴别诊断

本病临床上应注意与腰椎发育异常、腰椎滑脱、腰椎骨质增生、骨质疏松、L_3 横突综合征、腰椎间盘源性腰痛等鉴别，根据综合慢性腰肌劳损的临床表现可与其他疾病相鉴别。

（三）辨证论治

1.手法治疗

手法治疗可以松解粘连、理顺肌纤维、缓解肌痉挛、促进局部血液循环、加速炎症吸收等，以达到舒筋通络、活血止痛的目的。可采用推、拿、按、揉、点、弹拔等手法作用于腰腿部穴位、腰肌等；也可屈、伸腰部或行腰部斜扳手法。一般常用揉按法，揉按肾俞、腰阳关、八髎或腰痛区。对腰肌无力者，重点用㨰法、揉法；对腰肌痉挛者，重点用捏拿、推法理筋。手法应轻巧、柔和，忌用暴力，以免加重损伤。

2.药物治疗

（1）**中医治疗**

1）内服药

A.寒湿痹阻：腰部冷痛重着，转侧不利，静卧不减，阴雨天加重，舌苔白腻，脉沉。治宜祛风散寒，宣痹除湿，温经通络。方选羌活胜湿汤或独活寄生汤加减。

B.湿热痹阻：痛而有热感，炎热或阴雨天气疼痛加重，活动后减轻，尿赤，舌红，舌苔黄腻，脉濡数。治宜清热化湿。方选二妙汤加减。

C.气血瘀滞：腰痛如刺，痛有定处，日轻夜重，轻则俯仰不便，重则因痛剧不能转侧，拒按，舌质紫暗，舌苔白，脉弦。治宜活血化瘀，行气止痛。方选地龙散加减。

D.肾虚不足：腰部酸痛，绵绵不绝，腿膝乏力，喜按喜揉，遇劳更甚，卧则减轻，常反复发作。肾阳虚者，治宜温补肾阳，方选金匮肾气丸、补肾活血汤加减；肾阴虚者，治宜滋补肾阴，方选知柏地黄丸、大补阴丸加减。

2）外用药

外治法可予外擦药，如万花油、正骨水等；或膏药外贴，如消肿止痛膏、狗皮膏等；或药物外敷，如四子散、丁桂散等。注意避免局部皮肤过敏反应。

（2）**西药治疗** 可根据疼痛程度，可选择性使用非甾体抗炎药，如布洛芬、塞来昔布等对症治疗。

3.功能锻炼

可做增强腰、腹肌的功能锻炼，如仰卧位三点、五点支撑，拱桥，勾足并腿直抬高，仰卧起坐，或俯卧位飞燕式练习。

4.其他

（1）**针灸治疗** 手针或电针刺激阿是穴、肾俞、腰阳关、委中、昆仑等穴，体虚、肾气不足者可配合艾灸、温针。

（2）**物理治疗** 可采用红外线、超短波、热蜡浴或中药离子导入等辅助治疗。

（四）预防与调护

保持良好的姿势，纠正不良姿势；避免长时间弯腰，劳逸结合，适当进行功能锻炼；注意腰部保暖，避免风寒湿邪侵袭；长期疼痛者，可予腰围制动，同时还应注意心理疏导等。

三、第三腰椎横突综合征

第三腰椎横突综合征是指在第 3 腰椎横突旁 4cm 处有明显的压痛及局限性肌紧张或肌痉挛，常伴有下肢疼痛，影响邻近的神经纤维，又称为"第三腰椎横突周围炎"、"第三腰椎横突滑囊炎"等。由于第三腰椎处于腰曲中点，活动度大。又因其横突最长，且为腰肌和腰方肌的起点，并有腹横肌、背阔肌的深部筋膜附着，故腰腹肌肉应力收缩时，此处受力最大，易使附着点处撕裂而损伤。如治疗不及时，受损肌肉在内部就会形成粘连，使穿过肌筋膜的神经血管束受到卡压，导致长期的慢性疼痛。本病多为一侧发病，也可两侧发病，多见于青壮年，以体力劳动者多见。本病属中医学"痹证"、"腰痛"范畴。

（一）病因病理

本病主要是由于腰部急性扭伤或慢性劳损致横突周围组织损伤后发生炎性肿胀、充血、渗出等，反复损伤日久可致周围瘢痕粘连、筋膜增厚、肌腱挛缩、局部组织增生等。

由于臀上皮神经发自第一至三腰椎脊神经后支的外侧支，穿横突间隙向后，再经过附着于第一至四腰椎横突的腰背筋膜深层，分布于臀部及大腿后侧皮肤。因此，横突处损伤或增生可刺激该神经纤维，导致臀腿部疼痛。

中医认为闪挫扭伤，或慢性劳伤，或外感六淫，可致局部经络不通、气血凝滞，久则经筋肌肉粘连僵硬，不通则痛。

（二）临床表现与诊断

1. 症状体征

腰部多呈持续的弥散性疼痛，少数患者有臀部和大腿部牵涉痛。患者在劳累、晨起或弯腰和天气发生变化时症状加重，卧床休息可有所缓解。查体时腰部外观一般正常，急性疼痛时腰部活动明显受限。腰背肌肉痉挛，可见局部隆起或紧张，晚期肌肉可萎缩。横突处有局限性压痛，有时可触及硬结，压迫时可引起臀腿部牵涉痛。神经系统检查多无异常，直腿抬高试验可呈阳性，但多大于 50°，加强试验阴性。

2. 辅助检查

（1）**X 线检查** 多为正常，有时可见第三腰椎横突不等长或明显过长，边缘有钙化阴影。

（2）**CT 检查** 有时可见局部骨质增生。

（3）**MRI 检查** 有时可见局部炎性水肿等。影像学的客观改变与发病无直接关联。

3. 诊断

根据症状体征进行诊断。

4. 鉴别诊断

临床上应注意与腰椎间盘突出症、臀上皮神经损伤等鉴别，综合其临床表现可鉴别。

（三）辨证论治

1. 手法治疗

以推、揉、按等手法作用于脊柱两侧的竖脊肌，直至骶骨或臀及大腿后侧。用拇指及中指分别挤压、弹拨第 3 腰椎横突尖端两侧，以剥离粘连。以肘尖压揉环跳及臀部条索状结节疼痛发作时可致急性腰痛，腰部活动困难，系统、到位的保守治疗方案可以取得良好的疗效。在治疗方面，应遵循缓解疼痛、恢复功能的原则。

2. 药物治疗

本病治宜壮腰健肾、温经通络，可口服壮腰健肾丸；外用麝香壮骨膏或温经通络膏外贴，或局部涂搽正骨水、麝香止痛喷雾剂等。

3. 功能锻炼

身体直立，两足分开与肩同宽，两手叉腰，两手拇指向后揉按第 3 腰椎横突，然后旋转、后伸和前屈腰部。

4. 其他疗法

1）针刺阿是穴，进针深度为 4～8cm，留针 10～15 分钟。

2）于压痛明显的第 3 腰椎横突处做骨膜及周围组织封闭治疗。

3）用小针刀直达第 3 腰椎横突尖部松解粘连。

4）可同时做局部热敷、熏洗、蜡疗，或用特定电磁波谱、红外线、频谱仪等理疗。

（四）预防与调护

第三腰椎横突综合征经积极治疗多能缓解症状，但较易复发。平时应注意避风寒，并加强腰背肌功能锻炼，注意坐姿并经常变换腰部体位。

四、腰椎间盘突出症

腰椎间盘突出症是由于腰椎间盘发生退行性变，或机械应力损伤等引起纤维环部分或全部破裂，导致椎间盘的髓核单独或者连同纤维环、软骨终板向外突出，刺激和压迫神经根和（或）马尾神经，而引起相应的临床症状者。腰椎间盘突出症最常见的症状是腰痛和下肢放射痛。腰椎间盘突出症是临床常见病和多发病，好发于 20～50 岁的中青年，男性多于女性。临床上以腰 4～5、腰 5 骶 1 间隙突出最多见。本病属中医学"腰腿痛"、"痹证"范畴。

（一）病因病理

腰椎间盘退行性改变发生的基本因素，包括纤维环和髓核含水量减少，髓核失去弹性，纤维环向心性裂隙。由于退变椎间盘蛋白多糖含量下降，弹性蛋白含量减少，弹性纤维密度降低，抵抗压力的能力降低；胶原蛋白成分改变使其缓冲压力、抵抗张力的能力减弱，两者共同作用会降低椎间盘原来吸收负荷及分散应力的力学功能。在日常生活中，椎间盘不断地受着脊柱纵轴的挤压力和牵拉力，尤其是下腰椎所承受的力量最大。当腰椎间盘突然或连续受到不平衡外力作用时，可能发生纤维环破裂，髓核突出。腰椎间盘退变是一个不可逆的过程。目前认为腰椎间盘突出引起腰腿痛的主要机制，一是受累的脊神经直接受压或过度牵伸引起，二是突出的髓核物质对神经根的生物化学刺激，引起周围组织及神经根的无菌性炎症；而部分椎间盘突出者可无疼痛等临床症状。

腰椎间盘突出症按其突出程度及影像学特征，可做出如下分型：

（1）**膨出型**　纤维环部分破裂，但表层仍然完整，突出的髓核仅局限性向椎管内隆起，表面光滑。采用中医保守治疗大多可缓解或治愈。

（2）**突出型**　纤维环完全破裂，髓核突向椎管内，后纵韧带仍然完整。可采用射频消融及椎间孔镜等手术治疗。

（3）**脱出型**　髓核突出后纵韧带，但其根部仍在椎间隙内。需手术治疗。

（4）**游离型**　大块髓核穿破纤维环和后纵韧带，完全突入椎管内，与椎间盘脱离。需手术治疗。

（5）**施莫尔（Schmorl）结节及经骨突出型**　前者指髓核突入椎体松质骨内，后者指向前纵韧带方向突出，形成椎体前缘的游离体。这两种类型临床上一般无神经根症状，无须手术治疗。

（二）临床表现与诊断

1. 症状体征

（1）**腰痛** 大部分患者有此症状，以持续性腰背部钝痛为多见，端坐、站立及屈伸腰部等增加腰部负荷的动作引起腰痛加剧，部分患者为急性扭伤所致。

（2）**腿痛** 表现为由臀部至大腿及小腿的窜痛，轻者不影响行走，重者疼痛难忍、跛行（图 8-2-1），甚至卧床时不能伸直下肢，需以屈髋屈膝侧卧位缓解疼痛。咳嗽、喷嚏等增加腹压的动作可使腿痛加重。多为一侧腿痛，少数中央型或巨大游离型突出者表现为双下肢疼痛。在高位椎间盘（腰 2～3、腰 3～4）突出时，可压迫相应神经根而出现神经根支配区的腹沟区或大腿前内侧的疼痛。

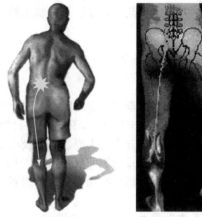

图 8-2-1 腰椎间盘突出症姿势

（3）**麻木** 当腰椎间盘突出刺激了本体感觉和触觉纤维时，出现肢体麻木，麻木的部位与突出物的位置有关，如腰 3～4 椎间盘突出压迫腰 4 神经根时大腿前外侧麻木；腰 4～5 椎间盘突出压迫腰 5 神经根时，则小腿外侧和足背内侧麻木；腰 5 骶 1 椎间盘突出压迫骶 1 神经根时，则小腿后侧、足背外侧、跟部和足底麻木，极少数情况时，如极外侧型突出压迫自同一椎间隙水平发出的神经根，麻木多与疼痛同时出现，而病初发时疼痛较剧，日久则疼痛轻而麻木渐重。中央型腰椎间盘突出症出现马尾综合征，尚有会阴部麻木。

（4）**马尾综合征** 中央型腰椎间盘突出可压迫马尾神经出现马尾综合征，患者可出现大小便障碍，马鞍区感觉异常，男性患者可能出现阳痿，女性出现尿潴留而假性尿失禁，严重者可出现双下肢不全瘫。

（5）**肌力减弱或肌萎缩** 受压迫的神经根所支配的肌肉可出现肌力减弱甚至肌萎缩，如腰 3 神经根受压迫时，可出现股四头肌肌力减退，日久可见肌肉萎缩等。

（6）**患肢冷感** 患肢疼痛反射引起交感神经性血管收缩，或因为刺激椎旁的交感神经纤维，引起坐骨神经痛并小腿及足趾皮温降低，尤以足趾明显。

2. 辅助检查

（1）**X 线检查** 腰椎正、侧位片，正位片可显示腰椎侧凸，椎间隙变窄或左右不等，患侧间隙较宽；侧位片显示腰椎前突消失，甚至反张后突，椎间隙前后等宽或前窄后宽，椎体可见许莫氏结节，或有椎体缘唇样增生等退行性改变。必要时可加照屈、伸动力位片和双斜位片。

（2）**CT 检查** 直接征象为向椎管内呈丘状突起的椎间盘阴影，硬膜囊和神经根鞘受压变形或移位，并能诊断极外侧型的突出。对继发的征象如黄韧带肥厚、椎管狭窄、侧隐窝狭窄、小关节增生、椎板增厚等，能清楚显示。

（3）**MRI 检查** 在 T_2 加权像上，正常椎间盘的信号较 T_1 加权像明显增强，退变后的椎间盘信号则明显降低，可以清晰地观察到椎间盘边缘处的炎症水肿组织形成的亮点，以及神经根受压迫的变化。MRI 检查可以了解椎间盘与硬膜、脊髓的位置关系，突出椎间盘组织在矢状面、水平面和冠状面均有相应的位置。

（4）**造影检查**

1）**脊髓造影** 椎间盘突出的基本造影征象为硬膜前间隙压迹或充盈缺损，椎管内结构受压后移。正位见一侧椎管充盈异常或两侧对称性狭窄，同时合并一侧或两侧神经根鞘显影不良或中断。

2）**椎间盘造影** 椎间盘造影术又称"髓核造影术"，是将造影剂注射到椎间盘内，观察髓核的形态，反映椎间盘的病理特点。

3. 诊断

腰椎间盘突出症的诊断，必须综合临床病史、症状、体征和辅助检查。一般说来，其诊断依据为：①腿痛重于腰痛，腿痛按坐骨神经或股神经区域分布；②按神经分布区域的皮肤感觉障碍；③坐骨神经或股神经的牵拉试验阳性；④出现四种神经损伤体征（肌肉萎缩、肌力减弱、感觉障碍和反射减弱）的两种征象；⑤与临床检查一致的辅助检查发现，包括椎管造影、CT 检查或 MRI 检查等。

（三）辨证论治

1. 手法治疗

在治疗腰椎间盘突出症时能缓解肌肉痉挛，松解粘连，疏通经脉，起到改善局部血运、减轻椎间盘内压、促使突出物回纳，或改变与神经根位置的作用，从而起到缓解疼痛的目的。治疗腰椎间盘突出症的手法可分为两大类，一是腰椎定点斜扳法（图 8-2-2）。二是大推拿术，适用于年轻，初次发作或病程较短的椎间盘突出症，未经治疗者；或是以腰痛症状为主的椎间盘突出症；或是以膨出为主，未有明确神经损害体征的患者。

2. 牵引疗法

（1）**电动骨盆牵引**　是腰椎间盘突出症保守治疗的主要方法之一。在仰卧位牵引时，髋膝关节处于屈曲位较好，可应用三角枕置于双膝下（图 8-2-3）。牵引力原则上以患者感觉舒适为宜，腰椎牵引力量至少大于 25% 体重。牵引时间为 20～40 分钟，平均 30 分钟。治疗频度每周 5～6 次。

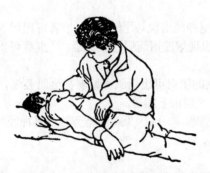

图 8-2-2　腰椎定点斜扳法

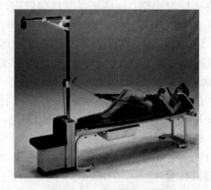

图 8-2-3　腰椎牵引疗法

（2）**持续牵引法**　患者卧硬板床，床尾抬高 15°，套上骨盆牵引带，负重 15～30kg，腰下可垫一薄枕，持续牵引时间较长，牵引时间为 3 周左右。

3. 药物治疗

（1）**风湿痹阻**　腰腿痹痛重着，转侧不利，反复发作，阴雨天加重，痛处游走不定，恶风，得温则减，舌质淡红或黯淡，苔薄白或白腻，脉濡。治宜祛风除湿，蠲痹止痛。方选独活寄生汤加减。

（2）**寒湿痹阻**　腰腿部冷痛重着，转侧不利，痛有定处，虽静卧亦不减或反而加重，日轻夜重，遇寒痛增，得热则减，小便利，大便溏，舌质胖淡，苔白腻，脉弦紧、弦缓或沉紧。治宜温经散寒，祛湿通络。方选附子汤加减。

（3）**湿热痹阻**　腰髋腿痛，痛处伴有热感、重着，或见肢节红肿，口渴不欲饮，烦闷不安，小便短赤，或大便里急后重，舌质红，苔黄腻，脉濡数或滑数。治宜清利湿热，通络止痛。方选三仁汤加减。

（4）**气滞血瘀**　近期腰部有外伤史，腰腿痛剧烈，痛有定处，刺痛，腰部板硬，俯仰活动艰难，痛处拒按，舌质暗紫，或有瘀斑，舌苔薄白或薄黄，脉沉涩。治宜行气活血，通络止痛。方选复元活血汤加减。

（5）**肾阳虚弱**　腰腿痛缠绵日久，反复发作，腰腿发凉，喜暖怕冷，喜按喜揉，遇劳加重，少气懒言，形体白胖，自汗，口淡不渴，毛发脱落或早白，齿松或脱落，小便频数，男子阳痿，女子月经后衍，量少，舌质淡胖嫩，苔白滑，脉微弱。治宜温补肾阳，温阳通痹。方选右归丸。

（6）**肝肾阴虚**　腰腿酸痛绵绵，乏力，不耐劳，劳则加重，卧则减轻，形体瘦削，面色潮红，心烦失眠，口干，手足心热，面色潮红，小便黄赤，舌红少津，脉弦细数。治宜滋阴补肾，强筋壮骨。方选左归丸。

4. 手术疗法

（1）**经皮内镜手术**　经皮侧路椎间孔镜术，适合于各种类型的椎间盘突出者，$L_2 \sim S_1$ 均可进行手术。但对于 L_5/S_1 椎间盘突出，手术前需要考虑髂嵴的高度、L_5 横突的大小和椎间孔的大小。对于髂嵴高、横突大、椎间孔小的患者，可选择经椎板间隙入路经皮内镜手术治疗，但手术前需要考虑椎板间隙的大小（6mm 以上）。经皮内镜手术损伤少，恢复快。

（2）**椎间盘镜（MED）下髓核摘除术**　适用于各种类型椎间盘突出，或合并神经根管狭窄，不伴有中央椎管狭窄、腰椎滑脱、峡部裂患者。

（3）**微创管道下开窗髓核摘除术**　适应于各种类型椎间盘突出（后外侧型和中央型），不伴腰椎滑脱、峡部裂患者。

（4）**椎间盘摘除固定融合术（PLIF/TLIF）**　适合于椎间盘巨大突出、神经功能严重损害、终板炎、椎体不稳、间隙明显狭窄的患者（图 8-2-4）。

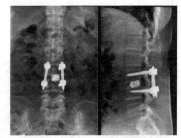

图 8-2-4　椎间盘摘除固定融合术

5. 功能锻炼

（1）**早期充分休息**　病变周围的韧带、肌肉及保留的椎间盘组织需经历一个较长的修复愈合过程，在一定时间内建议限制腰部活动，要避免腰部急剧的前屈、后伸及旋转活动，避免搬、扛重物及剧烈运动。

（2）**适当锻炼**　早期功能锻炼如主动直腿抬高训练及早期下床活动和腰背肌功能锻炼等，不仅对功能康复起到了积极的促进作用，而且能够有效地减少腰肌萎缩、局部粘连和促进神经功能等。

（3）**佩戴腰围**　患者早期离床活动时用腰围固定腰椎，以后根据恢复情况逐渐减少用腰围的时间，在活动幅度较大时，行走时解下。

6. 其他疗法

1）骨盆牵引：适用于早期或反复发作的急性患者。患者仰卧，缚骨盆牵引带，牵引重量可根据患者的感受进行调节，一般 20kg 左右，每日牵引 1 次，每次约 30 分钟。目前，临床多采用多功能牵引床牵引，可配合熏蒸疗法。

2）针刺肾俞、环跳、委中、承山等穴，也可做穴位注射，慢性期可配合灸法。

3）椎间孔封闭或硬膜外封闭，对慢性期疗效尚可。

4）经非手术治疗无效、症状严重者及中央型突出压迫马尾神经者，可手术治疗。

（四）预防与调护

腰椎间盘突出症的病因虽未完全明确，但椎间盘本身的退变和外伤，无疑在发病中占重要地位，所以腰椎间盘突出症的预防重点在于如何避免椎间盘损伤。预防工作应从以下几方面入手：

1）健康检查及预防教育：应定时对青少年或工作人员进行健康检查，尤其是青少年、长期从事腰部运动的工作者及运动员等。

2）改善劳动姿势及不良的负重习惯，避免久坐。

3）加强锻炼。

4）家庭生活中的预防。

五、腰椎管狭窄症

腰椎管狭窄症是指由于先天性或退行性改变等因素，致使一处或多处椎管、神经管或椎间孔狭窄，造成对神经根或马尾神经的压迫而产生的一系列综合征。腰椎管狭窄症的典型症状为腰腿疼痛、间歇性跛行等，是老年人常见致残原因之一，且伴随着人口老龄化进程，其发病率不断上升。本病属于传统医学"腰腿痛"、"痹证"范畴。

（一）病因病理

中医学认为本病的病因可分为内因和外因两个方面。一方面先天肾气不足，后天肾气虚衰，气血不足，筋骨失于濡养；另一方面风寒湿邪侵袭机体，经脉阻滞，或劳损日久气滞血瘀，血痹阻络，经脉不通。肾气亏虚，血虚失养，经络不通是造成腰腿痛、功能不利的主要中医病机。

现代医学认为，腰椎管狭窄症的主要病理改变可分为骨性狭窄和非骨性狭窄。骨性狭窄如椎板增生、关节突增生内聚、椎体后缘骨刺增生等。非骨性椎管狭窄，如黄韧带肥厚、钙化，腰椎间盘突出，椎管内占位性病变等。退行性改变导致的椎管狭窄，往往是多种原因并存。

本病起病缓慢，病程长，是引起腰腿痛的常见疾病，多见于中老年人，男性较女性多见，体力劳动者多见。一般将腰椎椎管划分为中央椎管、侧隐窝和神经根管三部分。腰椎椎管一处或多处管腔的狭窄压迫马尾神经或神经根均可引起相应的临床症状（图 8-2-5）。

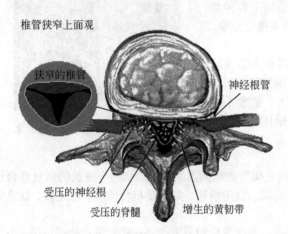

椎管狭窄上面观

狭窄的椎管

神经根管

受压的神经根

受压的脊髓

增生的黄韧带

图 8-2-5　腰椎管狭窄症的病理示意图

本病主要分为原发性、继发性及合并型三种类型。

（1）原发性腰椎管狭窄症　可能是先天性的，也可能是发育性的，其原因是出生后腰椎发育不良。后者包括软骨发育不全性狭窄和结构性狭窄。原发性腰椎管狭窄症的特点是神经结构受压，这完全是由于先天性或发育性狭窄。

（2）继发性腰椎管狭窄症　主要由于椎管周围组织结构退行性改变、脊椎失稳或滑脱、外伤骨折产生解剖结构关系失常，以及手术后医源性损伤等造成椎管内径和容积较正常状态下变小而狭窄。

（3）合并型腰椎管狭窄症　"合并狭窄"一词指的是在同一椎体水平上，原发性腰椎管狭窄与继发性腰椎管狭窄（通常为脊椎病）相关的病例。合并狭窄由于先天或发育原因，椎管的中矢状径等于或略低于正常值的下限。脊椎病的变化与单纯退行性狭窄相似，但通常比单纯退行性狭窄轻。在发育性狭窄的椎管内，即使是轻微的退行性改变也会导致严重的神经压迫。

临床上退行性改变是引起腰椎管狭窄症的主要病因。当狭窄到一定程度时，马尾和神经根由于受压导致缺血缺氧加重，进而出现神经功能障碍。病变节段以腰 4、腰 5 平面最常见，其次是腰 5、骶 1 和腰 3、腰 4 平面（图 8-2-6）。

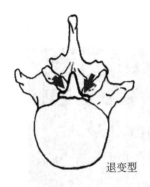
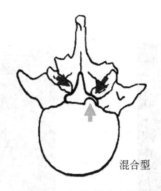
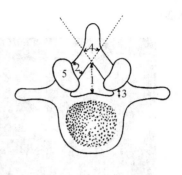

退变型　　　　　　　　　　混合型

图8-2-6　腰椎管狭窄症的分型

1.椎管；2.椎板；3.椎弓根；4.棘突；5.上关节突

（二）临床表现与诊断

1. 症状体征

本病主要表现为腰痛、腿痛和马尾神经源性间歇性跛行。临床表现具有以下特点：①下腰痛常伴有单侧或双侧臀部、大腿外侧胀痛，感觉异常或下肢无力。行走或站立时症状较重，下蹲或平卧时症状减轻或消失，骑自行车的体位比较舒适。②脊柱后伸时症状加重，前屈时症状减轻或消失。脊柱位于后伸位时椎间盘突入椎管内，黄韧带皱缩折叠随之突入椎管，压迫神经根，所以腰腿痛症状加重；脊柱前屈位时可使椎间盘在椎管内突出减少，椎管后壁明显增长，黄韧带伸展，椎管内容积相对增加而使症状趋缓或消失（图 8-2-7）。③马尾神经源性间歇性跛行是腰椎管狭窄症的典型症状，也是诊断本病重要的临床依据。行走数十米或百米即出现下肢酸胀、乏力、疼痛或者麻木、步态失稳，难以继续行走。坐或下蹲休息后症状可缓解或消失，但继续行走后又可重复上述表现。④主诉多而体征少。

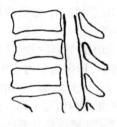
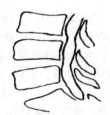
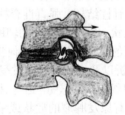
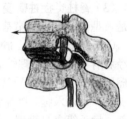

图 8-2-7　前屈位症状减轻，后伸位症状加重

2. 辅助检查

（1）**X 线检查**　腰椎正位片可显示不同程度的骨质增生，关节突增生肥大，或继发性腰椎侧突畸形等；侧位片可见相应节段椎间隙狭窄、椎弓根短粗、腰椎滑脱等；动力位片可明确是否伴有椎体松动；双斜位片可明确是否伴有椎弓根峡部裂。

（2）**CT 检查**　显示椎体后缘的骨赘、小关节的增生内聚、侧隐窝的狭窄等病理改变。CT 检查能准确地测定椎管的形状和管径，椎管横径为双侧椎弓根的内侧缘距离，小于 13mm 时为绝对狭窄；矢状径为椎体后缘中央至棘突根部的距离，小于 10mm 时为绝对狭窄；神经管口宽度为小关节至椎体后缘的垂直距离，小于 3mm 时为绝对狭窄（图 8-2-8）。

（3）**MRI 检查**　清晰地分辨椎管内各种组织；利用 T_1 加权像信号的特点，能清楚地显示椎间纤维环突出的程度大小及脊髓、马尾神经和神经根受压的状态，而且根据 T_2 加权像能清楚显示蛛网膜下腔的真实形态、硬膜囊受压的部位，是骨性压迫还是软组织性压迫，为手术提供直观的资料

（图 8-2-9）。

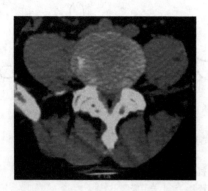

图 8-2-8　腰椎管狭窄症腰椎 CT 检查

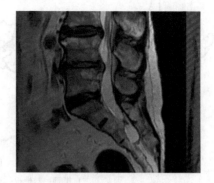

图 8-2-9　腰椎管狭窄症 MRI

3. 诊断

根据症状体征及辅助检查可诊断。

4. 鉴别诊断

本病需与血管源性跛行、腰椎间盘突出症、脊柱炎症性病变、肿瘤性病变和脊柱骨折鉴别。

（1）**血管源性跛行**　主要见于血栓闭塞性脉管炎等下肢动脉闭塞性疾病。血栓闭塞性脉管炎是缓慢性、进行性动、静脉同时受累的全身性疾病，患者多有动脉硬化病史。此病症虽有下肢麻木、酸胀、疼痛和间歇性跛行症状，但患者症状不受姿势影响，后期静息痛逐渐加重、休息后也不能缓解。体格检查会发现同时伴有足背动脉和胫后动脉搏动减弱或消失，可产生肢体远端溃疡或坏死。腰椎椎管狭窄症的患者，其胫后动脉搏动正常，不会发生坏死。下肢血管彩超有助于鉴别。

（2）**腰椎间盘突出症**　多见于青壮年，起病较急，咳嗽及腹压增加时疼痛加重，有反复发作的病史。腰痛常合并下肢放射痛。体征上多显示脊柱侧弯，生理前凸减弱或消失，下腰椎棘突旁有压痛及下肢放射痛，直腿抬高试验和加强试验阳性。

（3）**脊柱炎症性病变**　脊柱结核、强直性脊柱炎、类风湿关节炎等也会引起腰腿痛，如果症状不是典型的腰椎管狭窄症症状，需要进一步的辅助检查甚至实验室检查来鉴别。

（4）**肿瘤性病变**　肿瘤的早期可以没有任何症状。当肿瘤突破椎体侵犯和压迫邻近的软组织、神经和脊髓，椎体病理性骨折以及脊柱的稳定性受到影响时，就会出现以腰背痛、腿痛为主的症状。肿瘤引起的腰痛常常异常剧烈，难以忍受，卧床休息和改变体位常常不能缓解，逐步加重，夜间疼痛加剧，难以入睡。肿瘤还有原发肿瘤的症状或手术史，伴有全身消瘦、体重短期内明显下降、食欲差、疲乏等全身表现。通过 X 线检查、CT 检查、MRI 检查、同位素骨扫描等明确椎体骨质破坏的形态、部位等多数患者就可明确诊断。

（5）**脊柱骨折**　以前有过脊柱骨折病史或者近期有外伤史的患者，特别是绝经后女性，轻微外伤即可发生骨折，出现腰腿痛需警惕出现骨折后遗症或者发生新鲜骨折。

（三）辨证论治

1. 手法治疗

一般建议使用轻柔、温和的手法，起到提高神经肌肉调节功能、减少或矫正筋骨失衡、增大椎间孔、促进血液循环的作用。

常用的手法：①患者取俯卧位，胸部垫薄枕，触诊寻找腰部及臀部压痛点，按法、**揉法**放松腰背肌肉，采用点穴手法以消除痛点；②取侧卧位行斜扳摆腰，重点为健侧卧位，注意询问患者疼痛及放射痛程度，以疼痛消失的位置为最佳斜扳角度，如果疼痛缓解不明显，医者可将腿置于患者双腿之间向上提拉，辅助完成大角度前屈，动作柔和，循序渐进；③再取仰卧位行屈髋抱膝**揉腰**，扩大椎管及神经根管体积，医生可在患者头尾帮助滚动，以使患者放松腰部肌肉，防止使用暴力；④治疗后采用体位维持，如弯腰步行、严格卧床（半卧位），防止过伸。每2天1次，连续3次为1个疗程，共治疗1～2个疗程（图8-2-10）。

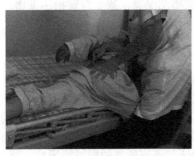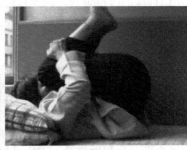

图 8-2-10 腰椎管狭窄症手法治疗

2. 牵引治疗

腰椎屈曲位牵引术适应于非急性期、无明显神经功能损害的轻中度腰椎管狭窄症患者。牵引重量：体重≤50kg 为 25kg，体重每增加 5kg，牵引重量增加 1kg。选用腰部屈曲位或俯卧位持续牵引，每次 20 分钟，每天 1 次。

3. 药物治疗

（1）中医治疗

1）风寒痹阻：腰腿酸胀重着，痛处游走不定，时轻时重，拘急不舒，遇冷加重，得温痛缓。舌质淡，苔薄白或白腻，脉沉紧。治宜祛风散寒，蠲痹止痛。方选独活寄生汤加减。若腰腿疼痛沉着，加萆薢、淫羊藿以加强祛风除湿功效；若下肢疼痛剧烈，加蜈蚣、全蝎以通络止痛。中成药用伸筋片等。

2）湿热痹阻：腰腿疼痛，痛处伴有热感，或见肢节红肿疼痛，口渴不欲饮，烦闷不安，小便短赤，或大便里急后重，舌质红，苔黄腻，脉滑数。治宜清热利湿，通络止痛。方选清火利湿汤加减。若苔黄厚腻明显，加白蔻仁、竹茹以芳香化湿；若腿痹痛明显，加蜈蚣、乌梢蛇以通络止痛。中成药可用痛风定胶囊。

3）气滞血瘀：近期腰部有外伤病史，腰腿疼痛剧烈，痛有定处，刺痛，腰部俯仰困难，痛处拒按，舌紫暗，或有瘀斑，苔薄白，脉弦细。方选复元活血汤加减。若疼痛明显，可加香附、泽兰以加强行气活血止痛之功。中成药用元胡止痛片。

4）肾气不足：腰腿酸痛缠绵日久，反复发作，腰腿无力，遇劳更甚，卧则减轻，形羸气短，肌肉瘦削，舌质淡，苔薄，脉沉细。偏于阴虚者治宜滋补肾阴，方选左归丸加减。若面色白，神疲纳呆加黄芪、党参以补益气血；若口咽干燥加麦冬、玄参以养阴生津；偏于阳虚者治宜温补肾阳，方选右归丸加减；若食少便溏加党参、砂仁（后下）以补气健脾。中成药偏阴虚用六味地黄丸，偏阳虚用肾气丸。

（2）西药 予以非甾体抗炎药（如双氯芬酸钠、塞来昔布）、神经营养药物等治疗。

4. 手术治疗

手术治疗目前主要用于椎管严重狭窄、症状严重，伴马尾神经症状或保守治疗无效的患者。手术目的主要是减压，必要时同时行内固定融合术。复杂的腰椎管狭窄症，除有腰椎椎管狭窄症状之外，尚伴有腰椎退变性侧弯，伴有椎间不稳定、退变性滑脱、椎间孔狭窄等，需要综合对症处理。

5. 其他治疗

本病可予以针灸治疗如选用体针、灸法等；物理治疗主要有光疗（包括红外线光疗、激光疗法）、电疗（离子导入法、低频电疗、中频电疗、高频电疗）、热疗（热敷、蜡疗、透热疗法等）；也可用封闭疗法进行治疗。

（四）预防与调护

患者多合并不同程度的腰椎退变，因此须注意腰部保养，避免弯腰抬举重物，避免久坐久行，适当进行腰背肌功能锻炼，远离潮湿寒冷处所，鼓励患者在恒温池内游泳锻炼。

六、腰椎滑脱症

腰椎滑脱症是指腰椎椎体间因先天或外伤等因素造成腰椎上位椎体相对于下位发生不同程度向前滑移，并由此引起的以腰腿痛、间歇性跛行或（和）大小便功能异常的综合征。腰椎滑脱症可分为真性及假性滑脱，其中无椎弓根峡部不连，仅一个或数个椎体向前或向后移位，滑脱程度一般在 30%以内者，称假性滑脱；因椎弓根峡部不连所致的腰椎滑脱症，称为真性滑脱。腰椎滑脱好发于腰 4 和腰 5，女性发病率高于男性，发病率约为 5%。本病属传统医学"腰痛"或"痹证"范畴。

（一）病因病理

1976 年，Wiltse-Newman-Maenab 分类法根据病因将腰椎滑脱症分为先天性发育不良性、峡部病变性、退行性、创伤性、病理性和医源性五种。

1. 先天发育不良性腰椎滑脱

由于骶骨上部、小关节突发育异常或 L_5 椎弓缺损，从而缺乏足够的力量阻止椎体前移，可分为轻度和重度不良。峡部可以是正常的，也可能狭长而薄弱，甚至发现断裂。由于先天性异常的存在，行走后会发生滑脱，这种类型的腰椎滑脱通常<30%，仅少数滑脱严重，同时可伴有移行椎、骶裂、浮棘、菱形椎等其他下腰部畸形，有遗传因素。后弓完整时滑脱一般不超过 25%，并容易引起马尾神经的压迫。

2. 峡部病变性腰椎滑脱

其基本病变在关节突间椎弓峡部，可分峡部疲劳性骨折、峡部狭长而薄弱及峡部急性骨折三个亚型。多发生于腰骶部；多发生于儿童，其现有症状和无症状峡部骨折在运动员和军队新兵中出现的概率较高。仅有峡部病变而椎体向前滑移者又称峡部崩裂。

（1）**峡部疲劳性骨折** 最常见于 50 岁以下者，是滑脱中最常见的类型。与患者进行剧烈活动和长时间处于背伸的坐位有关。背伸时，腰椎峡部要承受更大的压力和剪切应力，由于峡部疲劳性骨折而分离或吸收，使上位椎体向前滑出。

（2）**峡部狭长而薄弱** 由于峡部重复多次的疲劳性微小骨折，其愈合时使峡部延长但未断裂，同时允许椎体前移。现多数学者认为狭长的峡部是先天发育不良所致，并将其归入第一类。薄弱的峡部最终会断裂，但在 X 线片或手术中发现残根的长度要大于正常人，这一点与单纯的峡部疲劳性骨折不同。

（3）**峡部急性骨折** 严重的创伤，可同时伴有椎体滑脱，但更常见的是仅有腰椎峡部崩裂而无滑脱。

3. 退行性腰椎滑脱

退行性腰椎滑脱是由于长时间持续的下腰不稳或应力增加，使相应的小关节发生磨损，发生退行性改变。关节突逐渐水平化，加之椎间盘退变、椎间不稳、纵韧带松弛，从而逐渐发生滑脱，但峡部仍保持完整，故又称假性滑脱，退行性腰椎滑脱多于 50 岁以后发病，女性的发病率是男性的 3 倍，多见于 L_4，其次是 L_5。常出现 L_5 神经根受压的症状和体征，伴有腰椎椎管狭窄，也是症状加重的原因。滑脱程度一般在 30%以内。

4. 创伤性腰椎滑脱

创伤引起椎体的各个结构如椎弓、小关节、峡部等骨折，不是峡部孤立骨折，由于椎体前后结构连续性破坏导致滑脱。L_4、L_5位置处为其好发部位。

5. 病理性腰椎滑脱

由于肿瘤、炎症或全身及局部的其他病变，如佩吉特（Paget）病、梅毒病变、骨质疏松等，累及椎弓、峡部、上下关节突，使骨质破坏，或是椎间盘韧带结构的病变破坏了局部的稳定性，造成椎体后结构稳定性丧失，发生滑脱。

6. 医源性腰椎滑脱

腰椎手术后，脊柱后柱结构被过分破坏，后柱过分减压，导致腰椎滑脱。有学者报告腰骶融合术后，因应力上移，于上位腰椎发生峡部疲劳性骨折的病例。

（二）临床表现与诊断

1. 症状体征

大多数的腰椎滑脱早期没有症状，出现症状时主要表现为下腰痛，以钝痛和腰部空虚感为主，在腰部屈伸中可感到坠空感，有时伴有臀部和腿部疼痛。其程度多数较轻，疼痛与腰椎的活动有关，腰部负荷加大时腰腿痛加重，卧位时减轻，可有缓解期。腰痛初为间歇性，以后可呈持续性，严重影响正常生活，休息不能缓解，部分患者疼痛可波及小腿和足部，并伴行走无力，少数可有马尾神经损伤的症状，如会阴部麻木、小便潴留或失禁。若合并腰椎间盘突出症，则可表现为坐骨神经痛症状。通常生理曲度加大，棘突、棘间或棘突旁可有压痛，可触及明显的阶梯，腰部前屈可无受限，受累神经根支配区域的肌力、感觉减退，甚者可出现一侧或双侧下肢肌张力减低，肌力下降，并伴轻至中度的肌肉萎缩。有马尾神经损伤者可出现会阴部麻痹、肛门括约肌松弛等。

2. 辅助检查

（1）**X 线检查**　腰骶正侧位和斜位 X 线可显示腰椎峡部裂、椎间滑移程度、椎间隙的宽度及骨质增生等情况。侧位片是重要的诊断手段，可观察并测量滑脱的程度。根据 Meyerding 分类：Ⅰ度滑脱的移位为 0%～25%，Ⅱ度滑脱为 25%～50%，Ⅲ度滑脱为 50%～75%，Ⅳ度滑脱＞75%。Ⅳ度滑脱也被称为完全滑脱，即上位滑脱的椎体已经部分位于下位椎体以下。

斜位片可清晰显示椎弓峡部图像，此位置正常椎弓附件投影形似"猎犬"，犬嘴为同侧横突，犬耳朵为上关节突，犬眼为椎弓根纵断面，犬颈为峡部，犬身为同侧椎板，前后腿为同侧及对侧下关节突，犬尾为对侧横突。椎弓根崩裂时，峡部可见一带状裂隙，称"犬戴项圈征"。腰椎过伸过屈位 X 线片可显示滑脱椎体随体位改变而出现进一步的位移改变（图 8-2-11）。

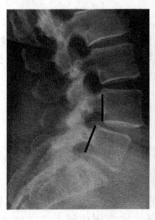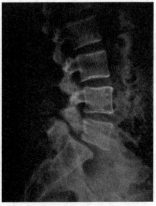

图 8-2-11　腰椎滑脱症 X 线影像

（2）**椎管造影、CT 检查、MRI 检查**　椎管造影可清楚显示椎管狭窄、硬膜囊受压的情况，滑脱明显者碘柱呈阶梯状，有时中断。CT 在切层时要沿椎弓根行径切层，否则容易引起漏诊。CT 检查尚可显示椎管狭窄的情况，以及受累节段的椎间盘的膨出等情况。MRI 检查有助于观察腰椎神经根受压情况及各椎间盘的退变程度，了解硬膜囊及马尾神经的受压情况。

3. 诊断

临床诊断依靠症状、体征和 X 线片，尤其是腰椎左右斜位片，通常并不困难，必须明确：①椎弓崩裂、脊椎滑脱与腰痛的关系，是否为腰痛的原因。②是否有神经根或马尾神经受压的症状。

4. 鉴别诊断

同时本病需与能够引起腰痛和下肢放射痛的腰部其他疾病，如腰椎间盘突出症、腰椎管狭窄症、腰肌急慢性损伤、椎管内肿瘤、多发性神经根炎等相鉴别。除临床症状外，X 线片是否有峡部裂与椎节滑脱，是鉴别的特征。

（三）辨证论治

1. 手法治疗

本病手法原则是改善腰肌高张力状态，恢复腰椎稳定，改善局部血液循环，松解肌肉粘连，改善腰椎承重力线。但手法应"轻、巧、柔、和"。切忌强力按压和扭转腰部，以免造成更严重的损害，适用于Ⅰ度腰椎滑脱症或是退变性滑脱症。

2. 药物治疗

（1）**中医治疗**

1）内服药：证属肝肾亏虚者，治以补益肝肾、强壮筋骨，方用补肾壮筋汤加减；证属肝肾不足夹风寒湿阻者，治以补益肝肾、祛风散寒、除湿止痛，方用独活寄生汤加减。

2）外用药：麝香壮骨膏或温经通络膏外贴，或局部涂搽正骨水、麝香止痛喷雾剂等。

（2）**西药**　可予以止痛、消炎等对症治疗。

3. 手术治疗

腰椎峡部骨裂引起的腰椎滑脱其病理改变是不可逆的，产生疼痛后，经过非手术治疗，部分是可以缓解的，但相当的患者只是短时间的缓解，随着时间的推移，滑脱可能加重，伴随椎管和神经根出口的狭窄也逐渐加重，有时引起持续性的神经牵拉和压迫，症状不能解除，需用手术的方法来解决。手术原则是减压、复位、融合和稳定脊柱。

4. 功能锻炼

本病首选卧床休息，其次通过锻炼增强腰腹部肌肉力量，牵伸椎体周围韧带，提高脊柱的稳定性，减轻椎体滑脱程度，常见的腰椎周围肌肉功能锻炼包括三点支撑法、五点支撑法、燕飞法等。

（四）预防与调护

指导患者功能锻炼，恢复肌肉的弹性及韧性，对于维护腰椎稳定起到重要作用。若患者进行手术，手术治疗后约 3 个月内，多数患者需要腰围保护；术后少做腰部扭转、弯腰及负重活动。

第三节　肩部筋伤

一、冻结肩

冻结肩（frozen shoulder）是因肩关节周围肌腱、腱鞘、滑囊和关节囊等软组织慢性炎症粘连，限制肩关节活动，引起肩部疼痛、活动障碍的病证。本病属传统医学"痹证"范畴，因多发生在

50 岁左右，故称"五十肩"，因其主要特征呈肩部活动障碍，故亦称"凝肩"或"肩周炎"。易发于中、老年人，发病率为 2%～5%。

（一）病因病理

本病病因尚不甚清楚，可能与下列因素有关：①肩部活动减少，可因冠心病、颈椎病神经根痛等引起肩部疼痛、活动受限；②肩关节损伤，如肩袖撕裂、骨折、脱位，固定时间太长；③组成肩关节囊的结构因退变而产生无菌性炎症、粘连，如冈上肌腱炎、肱二头肌长头腱鞘炎；④相邻滑囊产生炎症粘连，如肩峰下滑囊炎、肩胛下肌滑囊炎。上述因素单独或联合作用，促成肩关节囊粘连。

Depalma（1983 年）将本病的病理过程分为三期：①急性期或冻结前期，关节囊本身粘连，其下部皱襞因互相粘连而消失，使肩外展受限，肱二头肌腱鞘亦有粘连而滑动困难，肩痛渐重；②冻结期或粘连期，关节囊及其周围结构，如冈上肌、冈下肌、肩胛下肌、喙肱韧带挛缩，滑膜充血、肿胀，失去弹性，关节几乎冻结，不能活动，疼痛持续；③缓解期或恢复期，经半年至 1～1.5 年时间，炎症逐渐好转，疼痛缓解，肩关节活动亦渐恢复，但往往最后活动范围不如病前。

（二）临床表现与诊断

1. 症状体征

肩周炎多发生于单侧，双肩同时发生者只有大约 8%，女性患者多于男性。起病缓慢，少数可有轻微外伤，慢性病程者开始症状轻微，为慢性疼痛不适，患者常未特别注意，后来逐渐加重，活动多时更痛。肩痛可放射到手，但无感觉障碍。症状时重时轻地发展，病程半年至 1 年时最重。严重者可影响夜间睡眠。急性发作时不敢侧卧于患侧，穿衣困难，患侧之手不能洗脸、梳头，不能摸背，肩部肌肉痉挛，以后出现肌萎缩，一年半之后疼痛减轻。在疼痛的基础上出现肩部活动受限亦逐渐加重，在发病 1 年左右时最重，主动与被动活动皆受限，持续 1.5～2 年而自行好转。少数患者可突然发病，肩部疼痛严重者，盂肱关节几乎完全不能活动。

（1）摸口试验 正常手在外展上举时，中指尖可触至对侧口角。根据受限可分为：轻度，仅触及对侧耳翼；中度，仅触到顶枕部；重度，达不到顶枕部。

（2）摸背试验 或摸肩胛，为肩内收、内旋动作，正常中指尖可经背后触及对侧肩胛下角。轻度受限者可屈 90°，中指能过背中线；中度受限者达不到背中线；重者仅能过同侧腋后线。

压痛点不太固定，可在肩前方的喙突外侧肱骨结节间沟、肩峰下及肩峰后等处。可见肩胛肌，冈上肌、冈下肌及三角肌萎缩。

2. 辅助检查

X 线检查早期阴性，日久可显示骨质疏松，偶有肩袖钙化。

3. 诊断

大多数患者多因关节囊粘连引起本病。

4. 鉴别诊断

本病需要与肩袖损伤等疾病相鉴别，肩袖损伤的患者肩关节被动活动多为正常，仅表现为主动活动受限。必要时进行肩关节 MRI 检查可以明确诊断。

（三）辨证论治

1. 手法治疗

本病手法松解方法很多，有常规按摩逐渐松解法，适用于早期或活动受限较轻者，每日稍加松解，以保持肩关节有一定活动范围；严重者可以用麻醉下松解法，建议在肌间沟麻醉或全身麻醉下，术者左手扶肩部，右手持上肢做伸屈、外展，逐渐增加幅度，目的在于撕开关节囊与肱骨头、肱二头肌长头腱与腱鞘及关节周围组织的粘连，如果手法后关节肿胀明显，可以抽出积血，注入普鲁卡因、泼尼松龙混悬液止痛，次日起协助患者做肩部活动。但此法必须经由有经验的医师执行；对骨质疏松者慎用，勿用暴力，避免骨折、脱位或造成臂丛神经损伤。

2. 药物治疗

本病以肝肾不足为本，经络阻滞为标，方可用独活寄生汤加减。外治法可用通络祛痛膏、五子散等外敷。西药予以口服非甾体抗炎药物消炎镇痛。

3. 手术

本病一般不需要手术治疗。但对粘连重、影响活动、上述方法治疗无效、年龄较轻、要求改善活动范围者，可考虑肩关节镜探查、关节囊松解术、肩峰下滑囊切除术、肱二头肌肌腱炎清理术等操作。如果合并肩袖损伤，可以镜下修补缝合固定。肩周炎一般不主张进行手术治疗。

4. 功能锻炼

指导患者进行患肢功能锻炼，如梳头、揽腰、爬墙、划圈等。

5. 其他疗法

本病可予以针灸及针刀治疗；可予以频谱、冲击波等物理治疗；肩关节腔封闭治疗。

（四）预防与调护

本病属于中医"痹证"范畴，多与正气不足，加上风、寒、湿邪入侵有关，所以防寒保暖对预防肩周炎的发生很重要。此外，鼓励患者积极进行功能锻炼对恢复患肢功能，预防复发有着重要的作用。

二、肩袖损伤

肩袖（rotator cuff），又称旋转袖，由冈上肌、冈下肌、肩胛下肌和小圆肌的肌腱共同组成，呈一个袖套状包绕肱骨头，维持盂肱关节的稳定，同时提供肩关节活动时所需的动力。肩袖止点附着于肱骨大结节和肱骨解剖颈的边缘，其内面与关节囊紧密相连，外面为三角肌下滑囊。其解剖结构如图 8-3-1 所示。肩袖组织中冈上肌附着于肱骨大结节最上部，经常受肩峰骨刺或喙肩韧带的磨损，是肩袖组织力学上的薄弱点，冈上肌止点解剖结构上也属于乏血管区。当受到外力损伤或长期磨损时，肩袖组织特别是肩袖肌腱止点区域容易发生退变或者撕裂。肩袖破裂损伤后因肢体的重力和肩袖牵拉，以及局部缺乏血运的原因导致长期的肩痛及力量减弱。本病属于中医学"肩部筋伤"范畴，是中老年人最为常见的肩痛原因之一。

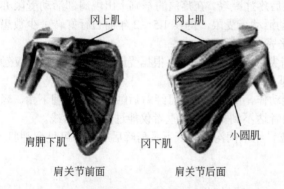

冈上肌　　　冈上肌

肩胛下肌　　　冈下肌　小圆肌

肩关节前面　　　肩关节后面

图 8-3-1　肩袖解剖结构

（一）病因病理

肩袖损伤的病因有退变学说、血运学说、撞击学说及创伤学说等四种主要论点。

肩袖损伤的内在因素是肩袖肌腱随年龄增长而出现组织退化，以及其在解剖结构上存在乏血管区的固有弱点。而创伤与撞击则加速了肩袖退化和促成了断裂的发生。四种因素在不同程度上造成肩袖的退变过程，没有一种因素能单独导致肩袖的损伤，其中的关键性因素应依据具体情况分析得出。

肩袖损伤按损伤程度及部位可分为挫伤、部分损伤及完全断裂三类（图 8-3-2）。部分损伤又可分为肌腱关节面（深面）损伤、滑囊面（浅面）损伤及肌腱内损伤三种情况。

肩袖挫伤使肌腱充血、水肿乃至发生纤维变性，是一种可复性损伤。肌腱表面的肩峰下滑囊伴有相应的损伤性炎性反应，滑囊有渗出性改变。肩袖肌腱纤维的部分断裂可发生于冈上肌腱的关节面侧

（下面）或滑囊面侧（上面），以及肌腱内部。不完全性断裂未获妥善处理或未能修复时常发展为完全性断裂。完全性断裂是肌腱全层断裂，使盂肱关节与肩峰下滑囊发生贯通性的损伤。此种损伤多见于冈上肌腱，其次为肩胛下肌腱，冈下肌腱较少发生。冈上肌腱与肩胛下肌腱损伤可同时累及。

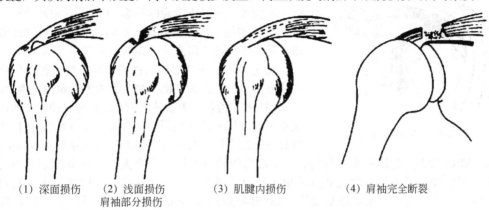

(1) 深面损伤　(2) 浅面损伤　　(3) 肌腱内损伤　　　(4) 肩袖完全断裂
　　　　　　　肩袖部分损伤

图 8-3-2　肩袖损伤示意图

肌腱断裂后裂口方向与肌纤维方向垂直者，称为横形断裂；裂口方向与肌纤维方向一致者，称纵形断裂。肩袖间隙的分裂也属于纵形断裂，是一种特殊的损伤类型。根据肌腱断裂的范围又可分为小型撕裂、大型撕裂与广泛撕裂三类。

（二）临床表现与诊断

1. 症状体征

本病有急性损伤史，以及重复性或累积性损伤史。疼痛与压痛常见部位是肩前方，位于三角肌前方及外侧。肩袖损伤的患者特征性表现为夜间疼痛，甚至因疼痛而无法睡眠。压痛多见于肱骨大结节近侧，或肩峰下间隙部位。触诊时将手放在肩关节上方，被动活动肩关节，在一些肩袖损伤患者中能触摸到捻发感。触诊时需检查肩锁关节、大结节及结节间沟压痛情况，对应是否存在肩锁关节病变、撞击或肩袖损伤及肱二头肌长头腱病变。通常肩坠落试验、疼痛弧征和盂肱关节内摩擦音阳性。

2. 辅助检查

（1）X线检查　用于评估肩峰形态，肱骨头和肩盂、肩峰的关系，以及鉴别和排除肩关节骨折、脱位及其他骨关节疾患。在正位片上，大结节的硬化、增生或者囊肿，都是肩袖损伤的间接征象。

观察肩峰下间隙，如果间隙明显减小或者肱骨头相对肩盂出现明显上移，都提示巨大肩袖损伤（图 8-3-3）。在冈上肌出口位上，可以观察肩峰的形态及是否存在肩峰下骨刺等。如果存在明显的肩峰下骨刺，也提示可能存在肩袖损伤（图 8-3-4）。

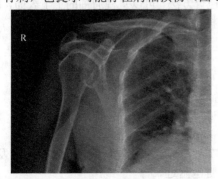 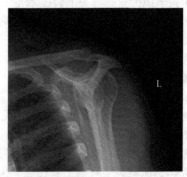

图 8-3-3　巨大肩袖损伤的患者，肱骨头，　　　图 8-3-4　冈上肌出口位 X 线片显示肩峰及肩
　　　　　明显上移，继发退行性关节炎改变　　　　　　　　　锁关节骨刺增生，提示可能肩袖损伤

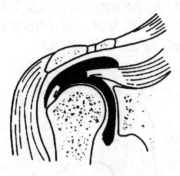

图 8-3-5　肩袖撕裂

（2）**关节造影检查**　盂肱关节在正常解剖情况下，与肩胛下肌下滑液囊及肱二头肌长头腱腱鞘相通，但与肩峰下滑囊或三角肌下滑囊不相交通。若在盂肱关节造影中，出现肩峰下滑囊或三角肌下滑囊的显影，则说明其隔断结构——肩袖已发生破裂，导致盂肱关节腔内的造影剂通过破裂口外溢，进入了肩峰下滑囊或三角肌下滑囊内（图 8-3-5）。

盂肱关节腔的造影对肩袖完全断裂是一种十分可靠的诊断方法，但对肩袖的部分性断裂则不能做出正确诊断。

（3）**CT 检查**　单独使用 CT 检查对肩袖病变的诊断意义不大。在肩袖广泛性撕裂伴有盂肱关节不稳定时，CT 检查有助于发现肩盂与肱骨头解剖关系的异常及不稳定表现。

（4）**MRI 检查**　是目前诊断肩袖疾病最常用的检查方法，完全无创、软组织分辨率高，而且能多平面成像，可更为直观地观察肩袖肌腱及其损伤情况，包括肩袖肌腱的质量、撕裂的大小、肌腱退缩的程度、二头肌腱病变等。这些信息对于疾病的诊断、治疗计划和判断预后非常关键。图 8-3-6 为肩袖全层撕裂 MRI 检查图像。

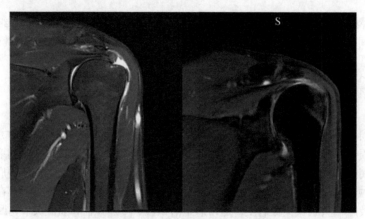

图 8-3-6　肩袖全层撕裂 MRI 检查图像

（5）**超声检查**　属于非侵入性诊断方法，简便、可靠，能重复检查是其优点。超声诊断对肩袖损伤能做出清晰分辨，高分辨率的探头能显示出肩袖水肿、增厚等挫伤性病理改变。其在肩袖部分断裂时显示肩袖缺损或萎缩、变薄；在完全性断裂时则显示断端和裂隙，并显示肌腱缺损范围。超声诊断对肌腱不全断裂的诊断优于关节造影。但是 B 超检查的准确性对操作者的依赖性较强。

（6）**关节镜检查**　肩关节镜技术是一种微创手术检查方法，可以直视肩袖的上下表面，同时可以进行病变的处理，是目前诊断和治疗肩袖损伤的金标准。

3. 诊断

根据症状体征以及辅助检查可诊断。

4. 鉴别诊断

本病需要与冻结肩、肩锁关节炎、二头肌腱炎等相鉴别。

（1）**冻结肩**　以肩痛、肩关节活动受限为主要表现，初期以肩关节外旋活动受限为主，后期表现为全肩关节活动受限，为自愈性疾病，患者多有肩关节活动度逐渐自行好转。

（2）**肩锁关节炎**　疼痛、压痛主要局限在肩锁关节处。肩内收活动时肩锁关节处可诱发疼痛。

（3）**二头肌腱炎**　疼痛主要在肱二头肌长头腱及腱沟附近。

（三）辨证论治

1. 手法治疗

手法适用于亚急性或慢性期。医者先于肩峰下做轻轻揉按手法，继用旋肩的方法，使该滑膜囊在肩峰、三角肌与肱骨头之间进行间接按摩，以促进炎症吸收与组织修复。再于局部以分拨理筋手法理顺筋络，以行气活血。

2. 药物治疗

（1）中医治疗

1）内服药

A. 瘀滞型：多见于肩袖损伤急性期。局部肿痛、压痛，皮肤暗红，舌红，苔薄黄，脉弦略数。治宜活血，通络，止痛。方用舒筋活血汤加减。

B. 虚寒型：多见于肩袖损伤后期。局部酸胀、困累，畏寒喜暖，神疲体倦，舌淡，苔薄白，脉沉细。治宜补气血，温经通络。方用桂枝汤加味。

2）外用药：急性期可应用活血止痛膏，慢性期可适当选用通络祛痛膏或中药热敷等外治方法。

（2）西药治疗 以口服非甾体抗炎药治疗，如塞来昔布等；疼痛剧烈者可考虑局部封闭治疗，但一年内应少于两次。

3. 手术治疗

肩袖全层创伤性撕裂及长期顽固性疼痛而非手术治疗无效时，可行肩关节镜探查，肩峰下骨刺成形，肩峰下滑囊清理，肩袖修补术。术后配合适当肩关节功能锻炼，多能取得良好的效果。术前应行肩关节 X 线片及 MRI 检查评估肩袖组织的可修补性，对于肩袖撕裂范围过于巨大、回缩及脂肪浸润严重的陈旧肩袖损伤患者，以及过往手术修补失败病例，为改善患者肩关节功能，必要时可行肌腱转移移位或反式肩关节置换手术治疗。

4. 功能锻炼

肩袖损伤初期肩关节康复锻炼以轻柔缓慢的肩关节活动为主，不宜做强力牵拉、抖动等动作，也不宜做过多的过头上举的锻炼以免加重疼痛，可做弯腰肩关节摇摆划圈等运动。经久不愈的肩袖损伤可能导致肩关节僵硬，功能锻炼应当加强肩关节前屈上举、体侧外旋、内旋等动作的训练。肩袖修补术后的肩关节康复锻炼应当根据肩袖撕裂的大小及修补缝合方式做循序渐进的肩关节康复运动。

（四）预防和调护

预防肩袖损伤，需注意肩部防寒保暖以减少疾病的诱发因素，避免过度的过肩活动，以减少肩峰下撞击的发生；避免长时间侧睡以防对肩袖肌群压力过大；避免长期姿势不良而致肩胛骨周围动力失衡。可适当行肩关节功能锻炼，加强肩部及肩胛带肌的肌力训练稳定肩关节，可降低肩袖损伤的发病概率。

第四节 肘 部 筋 伤

一、肘管综合征

肘管综合征又称迟发性尺神经炎、慢性尺神经损伤、迟发性尺神经麻痹，是临床上常见的神经卡压性疾病，发病率仅次于腕管综合征。

（一）病因病理

尺神经沟是一骨性纤维性管道，也称为肘管。肘管位于肘关节的内后方，为一个椭圆形的骨性纤维通道，其管腔为一尖向下的漏斗形，尺侧上下副动静脉、尺侧返动脉和尺神经从中通过。

肘管综合征的病因可分为原发性和继发性。出现压迫点、肘管内持续性压力、器质性病变等原因是产生尺神经压迫的主要因素，包括：①机械性卡压和缺血；②肘管内持续性压力与体位；③器质性病变。除反复摩擦造成的机械性损伤外，肘管内压力增高也可压迫血管，导致神经缺血、缺氧，并影响轴突传导通路，引起一系列病理变化。

（二）临床表现与诊断

1. 症状体征

患者一般有肘部外伤、手术史，或肘部有肿物生长，或有枕肘睡眠史及其他长期屈肘工作、长期持续接打电话史等。

（1）早期　本病起病较隐匿，早期患者感觉工作时手易疲劳、握力减弱，伴环指、小指及手尺侧麻木不适，干燥无汗、酸痛，有麻刺感或蚁行感，肘部或前臂近端尺侧酸痛或刀割样疼痛，向远端或近端放射。

（2）后期　患者手部尺侧、环指及小指麻木进行性加重；小鱼际肌、拇内收肌、小指麻木或感觉障碍，肘部内侧出现疼痛感，捏力或手握力下降，灵活性差，不能进行精细操作，手部肌肉进行性萎缩，甚至出现爪形手的畸形。麻刺感或蚁走感，间歇出现变成持续性，并与体位有关，或有夜间痛醒。尺神经沟处可触及变硬增粗的神经，手部骨间肌发生不同程度萎缩呈爪状手、矩形掌；各指内收外展受限，小指与拇指对捏受限，尺侧腕屈肌肌力减弱。屈肘试验、肘部 Tinel 征等出现阳性体征也可以判断肘管综合征的发生。

2. 辅助检查

（1）肌电图检测　显示尺神经支配的诸条肌肉出现失神经支配的自发电位，经过肘部的神经传导速度减慢是最有意义的诊断依据，体感诱发电位丧失是较敏感的指标。

（2）超声检查　简单、无创、无痛，对于肘管综合征具有重要的诊断参考价值，可准确发现尺神经各种病理变化如神经肿胀、外膜增厚等，更直观地观察肘管综合征病因，明确病变范围。

（3）X 线检查及 CT 检查　也有重要参考价值，可观察到骨刺生长或肱骨内上髁骨赘形成。

（4）MRI 检查　也广泛应用于肘管综合征诊断及预后评估。

辅助检查尤其对肿物、骨骼畸形愈合、骨赘、肱骨内上髁炎、异位钙化等所致肘管综合征具有重要诊断价值。

3. 分级与分型

（1）McGowen 标准

1 级：尺神经分布区感觉变化或减退，不伴肌萎缩或手无力。

2 级：伴肌萎缩、手内在肌功能减退及两点辨别觉异常。

3 级：严重感觉障碍伴明显肌萎缩、手内在肌麻痹或爪形手畸形。

（2）顾玉东分型　参见表 8-4-1。

表 8-4-1　肘管综合征顾玉东分型

分型	感觉	运动	爪形手	NCV	治疗
轻	间歇性振动，感觉敏感	主觉无力，灵活性差	−	>40m/s	保守
中	间歇性刺痛，感觉减退	捏握力差，手指内收外展受限	−	30~40m/s	减压术
重	持续性感觉异常，2-PD 感觉异常	肌萎缩，内收异常，外展不能	+	<30m/s	前置术

注：NCV 为肘部神经传导速度；2-PD 为两点分辨觉。

4. 诊断

根据症状体征及辅助检查可诊断。

5. 鉴别诊断

本病常与肘部屈肌腱炎相鉴别,后者表现为局部压痛,肘关节活动时疼痛,但结合症状、体征不能鉴别,对于早期病例,肌电图可以鉴别。

(三)辨证论治

1. 固定

对于症状较重者,可将肘关节暂时制动于伸肘位 3~4 周,其余的在于减少尺神经刺激。

2. 药物治疗

(1)**中药治疗** 根据具体证候分而治之。

1)风寒痹阻:肘内侧部疼痛,环、小指麻木,遇寒加重,得温痛缓,舌苔薄白或白滑,脉浮紧。治宜祛风散寒、温经通络,方用舒筋汤加减。

2)气虚血瘀:肘内侧部酸痛,环、小指麻木不仁,屈伸无力,并见少气懒言,面色苍白,舌苔暗,脉弦细。治宜益气养血、活血通络,方用黄芪桂枝五物汤加减。

(2)**西药治疗** 包括神经营养药物、非甾体抗炎药等治疗。

3. 手术治疗

对于非手术治疗无效或有明确病因,如肘部外伤史,查体有肘外翻、肘部伸直受限、尺神经滑脱等表现,肘部 X 线片检查示有骨质增生、畸形,并出现明显肌萎缩的患者,应积极手术干预。手术方式包括原位松解术、尺神经前置术(包括皮下前置、肌内前置和肌下前置)、肱骨内上髁切除术和内镜下尺神经松解术等。

4. 其他治疗

本病患者可予以小针刀松解等治疗。

(四)预防与调护

良好的休息,良好的生活习惯(如戒烟等),是避免肘管综合征发生和加重的基础。

二、肱骨外上髁炎

肱骨外上髁炎是以肘外侧疼痛,提物及前臂扭转时疼痛加重为主要症状的病证,疼痛有时向前臂放射。因网球运动员常见此病,故又称"网球肘"。本病又称肱骨外上髁综合征、肱骨外上髁骨膜炎、肱桡关节外侧滑膜囊炎等,多见于家庭主妇、打字员、电脑操作人员、文秘人员及网球运动员,因伸腕动作过多,或前臂长期抬举,提拉重物而致。

(一)病因病理

起于肱骨外上髁部的有桡侧腕长伸肌、桡侧腕短伸肌、肱桡肌、旋后肌等,主要功能为伸腕、伸指,其次是使前臂旋后。本病多因气血虚弱,血不荣筋,肌肉失却温煦,筋脉失于濡养,加上在肱骨外上髁腕伸肌附着点慢性劳损及牵拉引起。如乒乓球、网球中的"反拍"击球,泥瓦工、理发员、会计及偶然从事单纯收缩臂力活动工作的人,都会引起附于肱骨外上髁部肌腱、筋膜的慢性劳损。而腕背伸或前臂旋外过度都会使附着于肱骨外上髁部的腕伸肌腱、筋膜受到牵拉而致伤。本病的病理变化较为复杂,常有肌纤维在外上髁部分撕脱,或关节滑膜嵌顿或滑膜炎,或支配伸肌的神经分支的神经炎,或桡骨环状韧带变性,或肱骨外上髁骨膜炎等。其局部反应多有充血、水肿或渗出、粘连等。

（二）临床表现与诊断

1. 症状体征

本病症状往往逐渐出现。初始为做某一动作时肘外侧疼痛，休息后缓解，以后疼痛转为持续性，轻者不敢拧毛巾，重者提物时有突然"失力"现象。一般在肱骨外上髁部有局限的压痛点，压痛可向桡侧伸肌腱总腱方向扩散。局部无红肿现象，肘关节屈伸活动一般不受影响，但有时前臂旋前或旋后时局部疼痛，急性发作期时局部有轻度肿胀。晨起时肘关节有僵硬现象。因患肢在屈肘、前臂旋后位时疼痛常缓解，故患者多取这种位置。部分患者每在肘部劳累、阴雨天时疼痛加重。查体腕伸肌紧张试验（Mills 征）阳性，即肘、腕、指屈曲，前臂被动旋前并逐渐伸直时，肱骨外上髁部出现疼痛。

2. 辅助检查

X 线检查多无异常表现，偶见肱骨外上髁处骨质密度增高的钙化阴影，或在其附近可见浅淡的钙化斑。

3. 诊断

根据症状体征及影像学表现可诊断。

4. 鉴别诊断

本病需与肘关节扭伤相鉴别，肘关节扭伤多有外伤史，关节处于半屈伸位，肘部呈弥漫性肿胀疼痛，功能障碍，有时出现青紫瘀斑，多以桡后侧较明显，压痛点往往在肘关节的内后方和内侧副韧带。

（三）辨证论治

1. 手法治疗

本病急性期过后可使用手法辅助治疗，手法可消除炎症、松解粘连。

（1）剥筋法 在肱骨外上髁及前臂桡侧用弹拨法和指揉法刺激桡侧腕伸肌和肱桡肌，如有明显痛点可用拇指剥筋。

（2）屈肘旋前过伸推肘法 患肢伸直，医者一手虎口对手腕背面，握住腕部，另一手掌心顶托肘后部，拇指置于肱桡关节处，然后，握腕部之手使桡腕关节掌屈并使肘关节做屈曲和伸直相交替的动作，另一手于肘关节由屈曲变伸直时在肘后部向前顶推，使肘关节过伸，此时可听到"咯吱"声，有时发出撕布样声音，患者立即可感轻松。

2. 固定制动

本病急性期需休息和制动，避免引起疼痛的活动。可使用颈腕带悬吊制动休息 1～2 周。急性发作时可冰敷肘外侧，每天 4 次，每次 15～20 分钟。毛巾包裹冰块时不要将冰块接触皮肤以免冻伤皮肤。

3. 药物治疗

本病治宜养血荣筋、舒筋活络，内服活血汤、舒筋汤等，外敷定痛膏或用海桐皮汤洗热敷患处。

4. 手术治疗

如经多次正规保守治疗无效，病程长、症状顽固和影响生活工作者，可以采取手术治疗。手术方法有微创的关节镜手术和创伤亦不大的开放性手术，可施行伸肌总腱起点剥离松解术或卡压神经血管束切除结扎术，以清除不健康的组织，改善或重建局部血液循环。

5. 其他治疗

（1）局部封闭疗法 以醋酸泼尼松龙或复方倍他米松等激素类药物加利多卡因 1～2ml 肱骨外上压痛点注射，一般都能取得较好的近期疗效。

（2）体外冲击波治疗 可以改善局部血运，减轻炎症，对肌腱末端病的疗效较好。

（3）小针刀疗法 对一些顽固性肱骨外上髁炎患者，可用小针刀治疗，选取伸肌总腱在肱骨外髁附着点，在压痛点标记，消毒，麻醉后针刀在骨面进行纵疏横拨松解后加压包扎。

（四）预防与调护

肱骨外上髁炎容易反复发作，日常生活和工作中需注意保养和锻炼才能避免和减少复发。平时避免用患肢提拿重物，避免快速频繁地屈伸患肘，加强前臂伸肌肌力锻炼，如可握拳主动用力绷紧前臂肌肉来锻炼前臂伸肌肌力等。

第五节 腕 部 筋 伤

一、腕管综合征

腕管综合征是指由于腕管内容积减少或压力增高，使正中神经在管内受压而形成的综合征，表现为桡侧 3 个半手指麻木疼痛，鱼际肌萎缩，拇指外展、对掌无力，正中神经分布区域感觉迟钝，是神经卡压综合征中最常见的一种。腕管系指腕掌侧的掌横韧带与腕骨所构成的骨-纤维性隧道。正中神经位于示指浅屈肌腱、拇长屈肌腱、腕横韧带三者之间（图 8-5-1）。

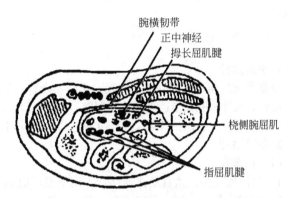

图 8-5-1 腕管横切面图

（一）病因病理

在腕管内通过的组织排列紧密。任何原因引起的腕管内压力增高，均可使正中神经受压而造成其功能障碍，产生临床症状。

（1）**腕管的容积减小** 腕横韧带可因内分泌病变或外伤后瘢痕形成而增厚；腕部的骨折、脱位使腕管壁突向腔内；腕和腕关节进行性增生性关节炎；先天性腕管管腔狭窄。

（2）**腕管内容物增加** 腕管内腱鞘囊肿；肿瘤（神经鞘膜瘤、脂肪瘤等）；滑膜炎；外伤后血肿肌化；屈指肌肌腹过低、蚓状肌肌膜过高等都将过多占据管腔体积，使腕管内各种结构相互挤压，从而刺激压迫正中神经。

（3）**职业因素** 长期过度使用腕部，如木工、厨师等，腕内压力反复出现急剧变化，在腕关节过度屈伸时腕管内压力明显上升。这种压力改变也容易刺激正中神经，发生慢性损伤。

（二）临床表现与诊断

1. 症状体征

本病好发于中年女性，双腕发病率约占 1/3，其中绝经女性占双侧发病者的 90%。患者桡侧三个手指末端麻木、疼痛，以中指为甚，可向肘、肩部放射，疼痛以夜间更加明显、劳累后加重，适当甩手后症状可减轻，或伴有手握力减弱，拇外展对掌无力。严重者可出现大鱼际萎缩。Tinel 征阳性，即轻叩腕部正中神经，其分布的手指有放射性触电样刺痛。腕掌屈试验（Phalen 征）阳性，即屈肘、前臂上举、腕完全屈曲位做持续伸、屈活动约 1 分钟，出现正中神经支配区麻木。

2. 辅助检查

（1）**电生理检查** 肌电图检查可见正中神经腕部损害征象。

图中标注：腕横韧带、正中神经、拇长屈肌腱、桡侧腕屈肌、指屈肌腱

（2）**X 线、MRI 检查**　可见腕管内骨骼改变，骨性突出或占位等。MRI 对显示腕横韧带病理改变及正中神经受压情况有一定帮助。

3. 诊断

患者根据症状体征及辅助检查可诊断。

4. 鉴别诊断

本病需要与颈椎病、多发性神经炎相鉴别。

（1）**颈椎病**　神经受压引起的麻木区不单在手指，前臂也有感觉减退区。但腕掌屈试验与 Tinel 征阴性，X 线检查示颈椎改变。肌电图对鉴别腕管综合征与 C_6、C_7 神经根刺激有帮助，特别是手部感觉区有可疑或当腕管综合征有放射至前臂、肩等症状时更具其价值。

（2）**多发性神经炎**　常是双侧发病，不局限于正中神经。尺、桡神经也受累，呈手套状感觉麻木区。

（三）辨证论治

1. 手法治疗

理筋手法按压、揉摩外关、阳溪、鱼际、合谷、劳宫等穴及痛点；然后将患手在轻度拔伸下，缓缓旋转、屈伸桡腕关节；再用左手握腕，右手拇、示两指捏住患手拇指远节，向远心端迅速拔伸，以发生弹响为佳；依次拔伸第 2、3、4 指。以上手法可每日 1 次，经 1～2 周后可望缓解。

2. 药物治疗

（1）**内服药**

1）气滞血瘀型：治宜活血通络。方用舒经活血汤加减。

2）阳虚寒凝型：治宜养气调血，温经通络。方用当归四逆汤加减。

（2）**外用药**　可贴宝珍膏、消肿止痛膏或万应膏，用八仙逍遥汤熏洗。

3. 手术治疗

对于病史长，反复发作，已有大鱼际肌萎缩的患者，经多次局部封闭疗效不显著等经保守治疗无效者，可在臂丛麻醉下行腕管切开减压术。采用横切口或"S"切口，切断腕横韧带进行减压，或采取内镜腕管松解术，在内镜下切断腕横韧带。术后加压包扎 2～3 天，三角巾悬吊患手于胸前，避免下垂。术后即可开始手指的活动和锻炼，手术后，疼痛和感觉异常一般即可立即消失。

4. 功能锻炼

除练习各指屈伸活动外，逐步练习腕屈伸及前臂旋转活动，防止失用性肌萎缩和粘连。

5. 其他治疗

针灸治疗和封闭治疗本病有较好的优势。

（四）预防与调护

对腕部的创伤要及时、正确处理，尤其腕部的骨折、脱位，要求对位良好，以保证腕管的正常形状。对腕管综合征患者，施行手法后要固定腕部，可将前臂及手腕部悬吊，也可用纸壳夹板固定。待症状消失后，练习手指、腕关节的屈伸及前臂的旋转活动，防止失用性肌萎缩和粘连。经非手术治疗无效者应尽快手术治疗，防止正中神经长时间严重受压而变性。

二、下尺桡关节半脱位

下尺桡关节半脱位常为 Colles、Smith、Galeazzi 骨折的后遗症，约占全身关节脱位的 14.4%，以青壮年发病率较高，且以女性较为常见。患者跌倒，腕部处于背伸位触地，受到旋转、剪切应力，或长期从事前臂回旋活动的工作而致桡尺远侧关节损伤。单纯下尺桡关节半脱位并不少见，但常被忽视，以致延误治疗。下尺桡关节由桡骨尺骨切迹与尺骨小头构成。关节间隙为 0.5～2.0mm，三角纤维软骨的尖端附着尺骨茎突，三角形的底边则附着在桡骨下端尺骨切迹边缘，前后与关节滑膜连贯。下桡尺关节的稳定性，主要由坚强的三角纤维软骨与较薄弱的掌、背侧下桡尺韧带维持。前臂骨间膜、旋前方肌对下尺桡关节的稳定也发挥一定的作用。下尺桡关节半脱位在传统医学中属"脱位"或筋伤范畴。

（一）病因病理

下尺桡关节半脱位多因间接暴力所致，常见于跌倒、扭伤，或忽然提起重物。下尺桡关节的稳定性，由下尺桡掌侧韧带、下尺桡背侧韧带及三角纤维软骨盘维持，当前臂旋前时，下尺桡背侧韧带及三角纤维软骨盘的背侧缘紧张；反之，当前臂旋后时，下尺桡掌侧韧带及三角纤维软骨盘之掌侧缘紧张。

跌倒、扭伤，或忽然提起重物，使腕关节桡偏，背屈或旋转的应力均可造成下尺桡背侧或掌侧韧带撕裂。当下尺桡背侧韧带断裂时，旋前过程即会发生尺骨小头向背侧的半脱位，此类半脱位最为常见；当下尺桡掌侧韧带断裂时，旋后过程会发生尺骨小头向掌侧的半脱位。如没有三角纤维软骨盘的撕裂或尺骨茎突的骨折，不可能发生完全的尺骨头脱位。当尺骨小头完全脱位，而无尺骨茎突骨折时，则必有三角纤维软骨盘的撕裂，这种撕裂可在该软骨盘中心部，或横形，或舌形；反之，纤维软骨盘完好时，必有尺骨茎突骨折，这种骨折常在尺骨茎突的基底部，是纤维软骨盘及尺侧副韧带牵拉所致。

（二）临床表现与诊断

1. 症状体征

本病多有明显外伤史，伤后腕部可见肿胀、疼痛，并有压痛，被动活动下尺桡关节，可感知较正常侧松弛，并伴有疼痛，偶有弹响，腕关节背伸时医者下压尺骨小头部疼痛加重，患手不能端举重物，自觉腕部无力，尺骨头可向背侧或掌侧突出，前臂旋转活动受限。桡尺远端前后被动活动增加，指压尺骨小头有浮动感或捻发感。

2. 辅助检查

腕部 X 线检查正位片可显示桡尺骨间隙变宽，X 线检查侧位片可显示尺骨小头向掌侧或背侧脱位。

3. 诊断

本病可根据病史、症状体征及辅助检查诊断。

4. 鉴别诊断

本病要与腕舟骨骨折、桡骨远端骨折鉴别。

（1）**腕舟骨骨折** 疼痛、压痛局限于鼻烟窝处；腕关节局部的肿胀，以鼻烟窝部位的肿胀更为明显。结合 X 线检查可以确诊。

（2）**桡骨远端骨折** 疼痛、压痛局限于桡骨远端，移位者可以出现畸形、骨擦音、异常活动等典型骨折症状，X 线检查显示桡骨远端骨折特征。

此外，还应注意下尺桡关节半脱位是否合并桡骨干下 1/3 骨折，即 Galeazzi 骨折。

（三）辨证论治

1. 手法治疗

本病复位时患者掌心向下，将患臂伸平，医者右手拇、示二指分别握住桡骨远端的背侧与掌侧，余三指扶持手掌桡侧鱼际部；左手示指半屈曲，以末节的桡侧顶住尺骨小头，拇指扶持尺骨小头的背面，视尺骨小头移位情况沿顺时针或逆时针方向环转腕关节，并将尺骨小头向桡侧和掌侧或背侧挤压靠拢，再用两拇指由桡尺侧向中心扣紧下尺桡关节，复位后无浮动感，患者自觉症状减轻。下尺桡关节半脱位合并骨折者先整复脱位再整复骨折。

2. 固定方法

关节脱位整复后,将备妥的合骨纸压垫置于腕背侧,由桡骨茎突掌侧 1cm 处绕过背侧到尺骨茎突掌侧 1cm,做半环状包扎,再用 4cm 宽绷带缠绕 4～5 圈固定,松紧合适,固定 4～8 周。若合并骨折,整复后可同时放置小夹板固定。

固定方法也可采用石膏托固定,尺骨小头向背侧脱位时,复位后以短臂石膏托固定于旋后位。尺骨小头向掌侧脱位时,复位后以短臂石膏托固定于旋前位,固定时间为 5～6 周。

3. 药物治疗

（1）**中医治疗**　可予以内服和外用配合使用。

1）内服药:初期肿痛并见,治宜祛瘀活血、消肿止痛,方选活血止痛汤。后期肿胀消退,关节活动尚不利者,治宜养血荣筋、舒筋活络,方选补筋丸或小活络丹。

2）外用药:外敷驳骨油纱布、消肿止痛膏或双柏散,或用五加皮汤熏洗以活血化瘀、舒筋通络。

（2）**西医治疗**　以消炎止痛为主,在急性期根据疼痛程度,选择性使用非甾体抗炎药等对症治疗。

4. 手术治疗

对骨折移位和腕部韧带撕裂较重、保守治疗失败、陈旧性脱位的患者,均应考虑手术治疗,以重建下尺桡关节的稳定性结构及减轻前臂旋转时的疼痛。手术方式:软组织修复重建术、腕关节镜、尺骨头切除术及半切除术、尺骨远端缩短术、假关节成形术、人工尺骨头置换术等。

5. 功能锻炼

复位固定后,即鼓励患者开始积极进行指间关节、掌指关节屈伸锻炼,以及肩、肘关节的各向活动。老年患者常见肩关节僵硬的合并症,即肩手综合征,应注意肩关节活动,加强锻炼,预防合并症产生。解除固定后,做腕关节屈伸、旋转及前臂旋转活动。

（四）预防与调护

复位固定后即进行手指屈伸活动以减轻患肢肿胀,并可使两骨折端紧密接触而增加稳定性,严禁做前臂的旋转活动。中期可进行肩关节的活动和肘关节的伸屈活动。后期解除固定后,可逐步进行前臂旋转和腕关节伸屈旋转活动。

三、桡骨茎突狭窄性腱鞘炎

桡骨茎突狭窄性腱鞘炎发生于桡骨茎突纤维鞘管处,是由于拇长展肌腱和拇短伸肌腱在桡骨茎突部位的腱鞘内过度摩擦或反复损伤,以致该部位发生无菌性炎症,引起腱鞘管壁增厚、粘连或狭窄而出现的症状。

（一）病因病理

拇指及腕活动时,折角加大,增加肌腱与腱鞘管壁的摩擦。由于频繁的活动,肌腱在狭窄的鞘内不断运动、摩擦,使腱鞘在早期发生充血、水肿、渗出等无菌性炎症反应,经过反复创伤或迁延日久后,可造成其慢性纤维结缔组织增生、肥厚等病理改变,从而导致腱鞘狭窄,肌腱在管腔内滑动困难而产生相应的症状。

（二）临床表现与诊断

1. 症状体征

本病好发于中年妇女,发病缓慢。可见桡骨茎突部疼痛明显,可放射至手及前臂。局部可有轻微肿胀,病程长者可触及硬结。有时于桡骨茎突部可触及摩擦音。拇指和腕关节活动受限,活动后疼痛加剧。

2. 辅助检查

X 线检查多无阳性发现。握拳同时向腕内尺侧倾斜时，会引起桡骨茎突部剧痛，即握拳尺偏试验阳性。

3. 诊断

结合患者症状体征及辅助检查不难诊断此病。

（三）辨证论治

1. 手法治疗

取手三里、偏历、阳溪、列缺、合谷、阿是穴等揉、**滚**、擦、点一套按摩手法进行治疗，同时配合患侧腕关节在尺偏活动时的牵拉松解手法，以疏通局部阻滞经络筋膜的粘连、放松肌肉、解除肌肉痉挛，从而逐渐恢复。

2. 固定方法

夹板、石膏、佩戴支具等固定能减少腕部活动，限制肌腱与鞘管壁的摩擦，缓解肌腱与腱鞘之间的粘连，使炎症容易吸收。

3. 药物治疗

（1）内服药

1）气滞血瘀型：治宜活血化瘀、行气止痛，方用活血止痛汤加减。

2）阳虚寒凝型：治宜温经止痛、调养气血，方用桂枝汤加减。

（2）外用药 可选扶他林软膏、云南白药膏、消肿止痛膏，也可以用海桐皮汤熏洗。

4. 手术治疗

对于病程时间长、鞘管壁较厚、局部隆起较高、反复发作或封闭无效的狭窄性腱鞘炎，可在局部浸润麻醉、小儿采用氯胺酮基础麻醉下行狭窄性腱鞘炎切开松解术，术后悬吊患肢，次日开始自主活动。在做皮肤切口及分离过程中，防止损伤血管神经束；切开鞘管时，避免损伤屈指肌腱。

5. 其他

本病可予以针刀治疗、封闭治疗。

（四）预防与调护

本病有反复发作倾向，需注意预防。平时尽量避免手腕部活动过大，减少局部受寒。疼痛者，可固定腕关节于桡偏位 3～4 周。

四、腕三角纤维软骨损伤

腕三角纤维软骨损伤是指因受直接暴力或间接暴力作用，伤后腕部出现以肿痛伴有活动时有弹响旋转受限等为主要临床特征的疾病。可发生于任何年龄，以青壮年女性多见。腕三角纤维软骨为三角形的纤维软骨复合组织，又称腕关节盘，其底边附着于桡骨远端尺骨切迹的边缘，软骨尖端附着于尺骨茎突基部，边缘较厚，掌、背侧缘均与腕关节囊相连，中央部较薄，呈膜状。腕三角纤维软骨是桡尺远侧关节的主要稳定结构，具有限制前臂过度旋转的功能。一般在前臂旋后位时，三角纤维软骨掌侧部分紧张度增大，而在旋前位时背侧部分紧张度增大。正常时，腕三角纤维软骨在任何旋转角度均处于紧张状态。

（一）病因病理

由于下尺桡关节的解剖结构相对不稳定，突发扭转暴力可使下尺桡关节过度旋转，超出正常范围，导致三角纤维软骨损伤。另外，长期劳损也可引起三角纤维软骨退变。按受伤原因不同，可分为外伤性损伤和退行性损伤。

（1）**外伤性损伤**　腕关节受到直接或间接暴力作用，导致腕关节处于过伸或过屈位并伴随旋转，造成三角纤维软骨与周围组织的纤维连接断裂，软骨结构损伤甚至破裂，腕关节失去正常的生理功能。

（2）**退行性损伤**　由于腕关节长期、反复旋转挤压运动导致关节软骨变性、破坏，或腕关节炎症反应改变了软骨所处的生化环境，诱发腕三角纤维软骨复合体退变。

此外，本病也常并发于桡骨远端骨折或腕部严重的其他损伤后，此时腕三角纤维软骨损伤的早期症状常被其他严重损伤所掩盖。

（二）临床表现与诊断

1. 症状体征

多数患者有腕部外伤史或过度重复使用史，表现为持续腕尺侧慢性疼痛，关节无力、肿胀、活动受限，腕关节活动及前臂旋转时腕疼痛加剧，尤以旋前时疼痛更甚，活动时可有弹响声，握力显著下降。腕关节尺侧挤压试验阳性。

2. 辅助检查

X线检查可见桡尺骨远端分离、重叠，也可见尺骨茎突骨折；CT检查、MRI检查及放射性核素扫描等均可辅助诊断。

3. 诊断

本病可根据症状体征及辅助检查进行鉴别。

4. 鉴别诊断

本病需要与腕部扭挫伤、桡尺远侧关节损伤相鉴别。

（1）**腕部扭挫伤**　两者均可见腕部肿痛，活动受限。但腕部扭挫伤肿痛较重，屈伸受限明显，前臂旋转活动受限不明显，且下尺桡关节无弹响声。

（2）**桡尺远侧关节损伤**　两者均可见患处肿胀、压痛，前臂旋前或旋后受限，桡尺远侧关节损伤，前臂旋转时偶有弹响，而腕三角纤维软骨损伤前臂旋转时，弹响声更明显。桡尺远侧关节损伤关节稳定性破坏，尺骨小头可能向尺侧或掌侧、背侧突起，前臂远端变平或变宽，而本病无此症状。

（三）辨证论治

1. 手法治疗

本病采用拔伸捺正法。患者坐位，掌心向下，术者在患者前方，先行腕部牵引，维持牵引下环转摇晃腕关节，再轻揉尺骨头与桡骨远端的尺侧缘，后适度力量按压此处，屈伸并再次摇晃腕关节，最后维持腕部于功能位并固定。

2. 固定手法

损伤初期，行理筋手法后，用与腕部贴合适宜的夹板将腕关节固定于功能位4～6周，后期佩戴护腕保护。

3. 药物治疗

（1）**内治法**　急性损伤治宜祛瘀消肿、活血止痛，方可选用定痛活血汤加减或七厘散；慢性损伤治宜温经、通络、止痛，方可选用补筋丸加减或小活络丸。

（2）**外治法**　急性损伤可外敷三色敷药或消瘀止痛膏；慢性损伤可外用海桐皮汤熏洗。

4. 手术治疗

如果保守治疗效果不满意，可考虑手术治疗，主要有尺骨短缩术、三角纤维软骨清创术、腕关节镜下三角纤维软骨清创术等。

5. 功能锻炼

早期避免腕部旋转活动，可行手指屈伸锻炼。解除固定后在护腕保护下逐渐加强腕关节功能活动。

6. 其他治疗

本病可予封闭、理疗等治疗。

（四）预防与调护

本病具有易复发、难愈的特点，损伤早期应注意固定休息，为软骨修复提供良好环境，4～6
周后再逐渐进行腕关节屈伸及旋转功能锻炼。平时佩戴护腕保护，注意腕部保暖防寒。

五、腱鞘囊肿

腱鞘囊肿（ganglion cyst）是发生在关节囊附近或腱鞘内的囊性肿物，内含有无色透明或微呈
白色、淡黄色的浓稠冻状黏液。它与关节囊或腱鞘密切相连，但并不一定与关节腔或腱鞘的滑膜腔
相通。囊腔多为单房，但也有多房者。囊壁为致密坚韧的纤维结缔组织，囊壁内无衬里细胞，囊内
为无色透明或微白色、淡黄色浓稠胶冻样黏液，多发生于腕关节的背侧面。本病可发生于任何年龄，
但多见于青年及中年，女性多于男性，属传统医学"筋结"、"筋聚"范畴。

（一）病因病理

本病发病原因不明，目前主要认为其与关节囊、韧带、腱鞘上的结缔组织因局部营养不良，发
生退行性黏液性变性或局部慢性劳损有关。

（二）临床表现与诊断

1. 症状体征

腱鞘囊肿最常见于腕背，起自手舟骨及月骨关节的背侧，位于拇长伸肌腱及指伸肌腱之间；其
次多见于腕掌面偏桡侧，在桡侧腕屈肌腱与拇长展肌腱之间（图 8-5-2）；发生于腘窝内者，伸膝时
可见如鸡蛋大的肿物，屈膝时则在深处，不易触摸清楚。此外，踝背部也是多发部位之一。

囊肿生长缓慢，多数患者除出现肿物外，无其他不适，少数有局部胀痛。如发生在腕部，则腕
力减弱，握物时有挤压痛。囊肿的大小与症状的轻重无直接关系。也有的囊肿坚如骨质，但仍存在
一定弹性。

2. 辅助检查

本病 X 线检查提示骨关节无改变。

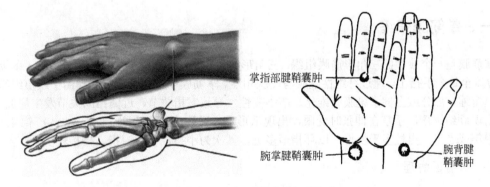

掌指部腱鞘囊肿

腕掌腱鞘囊肿

腕背腱
鞘囊肿

图 8-5-2 手腕部腱鞘囊肿好发部位

3. 诊断

本病可根据症状体征及辅助检查诊断。

（三）辨证论治

1. 手法治疗

对囊壁较薄者，可用指压法压破囊肿。如囊肿在腕部，将手腕尽量掌屈，使囊肿尽量高突和固定，医者用两拇指相对挤压囊肿，并加大压力压破之。再用按摩手法散肿活血，局部用绷带加压包扎 1～2 日。

2. 手术治疗

反复发作者，可做手术切除。于囊肿最突出处，沿皮纹做稍长于囊肿的横切口，分离囊肿，沿囊肿壁周围分离至蒂部，全部摘除囊肿。如与关节相通，可用细丝线将关节囊开口处缝合。局部加压包扎 2 周，使囊腔发生粘连愈合而消失。

3. 针灸治疗

囊壁较厚、囊内张力不大、难以压破者，可先用三棱针刺入囊肿，起针后在囊肿四周加以手法挤压，使囊肿内容物外溢或散入皮下，然后外用消毒敷料加压包扎。也可用 5～8 支普通针灸针在囊肿周围进行穿刺，穿刺后用手在囊肿处加压压迫，将囊内液挤出皮下，加压包扎。

4. 封闭治疗

腱鞘囊肿有的为多囊性，可于局部麻醉后，换用大号注射针头，尽可能抽尽囊内黏液，然后固定针头，更换注射器，以泼尼松龙 12.5～25mg 加 1%普鲁卡因 2～4ml 做局部封闭，并予加压包扎（图 8-5-3）。

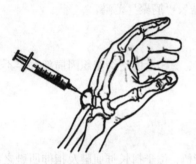

图 8-5-3　大号针头抽出囊肿
内液体后，封闭注射

（四）预防与调护

腱鞘囊肿预后一般比较好，但亦有部分病例复发。

第六节　手部筋伤

一、掌筋膜挛缩

掌筋膜是一个典型的三角形筋膜组织，三角形的顶在近端，底位于掌指关节处，由 4 条纵束组成，覆盖至每个手指上，通过纤维性隔膜与皮肤相连。掌筋膜挛缩是手部掌腱膜由于瘢痕组织增殖增厚、短缩，部分或全部掌腱膜纤维化、挛缩变性，导致掌指关节、近侧指间关节发生屈曲挛缩、皮肤出现硬结皱褶，手掌在伸张时受限，出现爪形手，又称为迪皮特朗（Dupuytren）挛缩。多发生在中年或老年，男性多于女性，以环指最多见，其次为小指，示、中指、拇指较少。

（一）病因病理

本病发病原因尚不清楚，可能与以下因素有关。

（1）**代谢因素**　酒精中毒及门脉性肝硬化患者中有19%出现掌筋膜挛缩，另有报道在癫痫患者中亦可出现掌筋膜挛缩。此两种病可能通过缺氧或巨噬细胞吞噬功能降低，影响结缔组织代谢，引起结缔组织增生。

（2）**创伤因素**　工作及生活中手掌反复受的创伤，容易被认为是诱发掌腱膜挛缩的原因。

（3）**遗传因素** 国外此病发病率较高，一家中常有数人或在几代人中发病。

（4）**其他因素** 营养不良为其诱发因素，尺动脉分支异常可能是易患此病的先天因素。

（二）临床表现与诊断

1. 症状体征

本病多见于中老年，起病于手部掌侧面之掌筋膜，其挛缩以环指为最高，示指次之，中指、拇指较少见。早期在第四掌骨头水平之掌腱膜处有小结节，在皮下渐形成纵行之挛缩带，皮肤出现皱褶和硬结。病情发展，首先影响掌指关节，呈屈曲状不能伸直，但不影响远端指间关节，亦不影响屈指肌腱。病程大多进展缓慢，可达10～20年，也可以较快，一般无疼痛，偶有局部不适、轻微疼痛或麻木。体格检查可见掌筋膜增厚，并出现结节。近指关节背侧皮下纤维组织增厚。

（1）**局部表现** 掌筋膜增厚，并出现结节；掌指关节与近侧指间关节伸直受限，而远侧指间关节不受累；病变皮肤失去原有弹性，变得粗糙，厚韧。

（2）**全身表现** 掌筋膜挛缩患者其手部表现可能为全身表现的一部分，故应检查全身其他部位有关结缔组织增生情况。

2. 诊断

一般的挛缩，多有外伤史；先天性关节挛缩，多有家族史、挛缩关节较多。

（三）诊断

1. 夹板固定

本病用支具或者用夹板固定，特别是晚上睡觉的时候可以绑直，避免持续的在夜间放松状态下挛缩。

2. 外治法

本病外治法包括手法理筋、针灸疗法、针刀松解术、中药熏洗、药物外用等。

3. 手术治疗

有明显的手指功能障碍，掌腱膜挛缩比较严重，要积极手术治疗，手术治疗是目前唯一有效的治疗方法。手术适应证：

（1）**皮下掌筋膜切断术** 适于条索状挛缩者，但有损伤血管神经的危险，慎用。

（2）**部分掌筋膜切除** 适于中年患者，仅尺侧1～2指受累者。

（3）**全部掌筋膜切除** 适于年轻患者，病变广泛，进展快者。

（4）**筋膜切除术加植皮** 同上述筋膜切除术，但皮肤病变严重者。

（四）预防与调护

本病应注意保暖，避免受凉，可进行热敷、熏洗治疗，平时加强手腕部屈伸和手指的伸直、握拳锻炼，以牵拉挛缩的掌筋膜。

二、屈指肌腱腱鞘炎

屈指肌腱腱鞘炎又称"扳机指"、"弹响指"，是以患指屈伸时疼痛，并出现弹跳动作为主要症状的疾病。以拇指、示指和中指受累较多见，其中拇指受累最常见，亦有少数患者多个手指同时发病。儿童的拇指"扳机指"可能与籽骨肥大或韧带肥厚有关。屈指肌腱腱鞘炎属传统医学"筋伤"范畴。

（一）病因病理

大多数屈指肌腱腱鞘炎为特发性。腱鞘是包绕肌腱的鞘状结构，外层为纤维组织，附着在骨及邻近的组织上，起到固定及保护肌腱的作用，内层为滑膜，可滋养肌腱，并分泌滑液有利于肌腱的滑动。屈指肌腱腱鞘炎是由于屈指肌腱与掌指关节处的屈指肌腱纤维鞘管反复摩擦，引起腱鞘发生充血、水肿、渗出等，产生慢性无菌性炎症反应，出现慢性纤维结缔组织增生、肥厚、粘连等变化，鞘管壁变厚，肌腱局部变粗，阻碍了肌腱在该处的滑动而引起临床症状。当肿大的肌腱通过狭窄鞘管隧道时，可发生一个弹拨动作或响声，故又称为"扳机指"或"弹响指"。

（二）临床表现与诊断

1. 症状体征

本病有手部劳作史。手指活动时不灵活，发生交锁或弹响，交锁不一定在每次活动中都会出现；早晨起床后和劳累后症状尤其明显。体格检查时嘱患者完全张开手或握拳即可证实这些现象。手指根部的疼痛或压痛，即肌腱跨过掌指关节处的正上方。也可能有压痛性结节。拉伸伸展的肌腱或等张对抗手指屈曲可加重疼痛。

按狭窄性腱鞘炎的病情程度将其分为Ⅰ～Ⅲ度。

Ⅰ度：患指仅表现为晨僵，局部疼痛及触痛，无弹响及交锁。

Ⅱ度：局部除疼痛外，尚可扪及腱鞘的肿胀与结节，但可独立完成伸屈功能。

Ⅲ度：Ⅱ度症状进一步加重，局部结节增大，出现频繁的交锁与弹响，患指需借以外力完成伸屈动作。

2. 辅助检查

若有疑问时，应做 X 线检查以排除其他病变。

3. 诊断

本病可根据症状体征及影像学进行诊断。

4. 鉴别诊断

本病需与下列疾病鉴别：①掌腱膜挛缩；②糖尿病性手关节病；③掌指关节扭伤；④腱鞘内感染；⑤钙化性腱鞘炎或关节周围炎；⑥腱鞘炎（非感染性）。

（三）辨证论治

1. 手法治疗

患者先主动屈曲指间关节，术者左手托住患侧手腕，右手拇指在结节部做按揉弹拨、横向推动、纵向拨筋等动作，最后握住患指末节向远端迅速拉开，再伸直指间关节重复上述动作 3～5 次。每日或隔日做 1 次。

2. 外治法

本病外治法包括手法理筋、针灸疗法、中药外洗、药物外用等。

3. 药物治疗

使用非甾体抗炎药来缓解疼痛，除非患者因胃肠道、肾脏或心脏疾病而禁用非甾体抗炎药。非甾体抗炎药持续使用的时间最多为 2～4 周。

4. 制动

疾病初始阶段，可予适当制动。患手活动时，要避免可能加重症状的活动，如手指的拿捏或抓持。

5. 手术治疗

保守治疗和至少 1～2 次局部糖皮质激素注射后仍持续存在疼痛及交锁时，建议行手术治疗，特别是Ⅲ度患者常需行手术松解方能缓解。

6. 其他治疗

本病可予以糖皮质激素封闭、针刀松解。

（四）预防与调护

1）连续工作时间不宜过长，工作结束后，要揉搓手指和手腕，再用热水泡手。

2）冬天洗衣服时，建议用温水，必要时可穿戴手套，维持手部温暖，防止受寒。

3）缓解期时可轻轻握起拳头，然后张开，将手指伸直。如此反复练习有助于缓解疼痛。

第七节 髋部和大腿筋伤

一、大转子疼痛综合征

大转子疼痛综合征是由于大转子局部软组织无菌性炎症所引起的大转子附近的组织结构发生病变或者局部损伤，而导致髋关节外侧疼痛的一系列大转子周围间隙疾病的总称。主要表现为大转子区域出现突发放射性疼痛、弹响，发作症状比较明显，夜间疼痛加重。本病属中医学"伤筋"范畴。

（一）病因病理

大转子疼痛综合征的病因包括大转子滑囊炎、外展肌腱腱索病（臀中肌和臀小肌撕裂）以及髂胫束摩擦综合征，临床上常常同时存在 2 种或 2 种以上的病理改变。其本质是大转子附近组织在长期反复的过度牵拉下造成的慢性损伤及继发性的无菌性炎症。

（二）临床表现与诊断

1. 症状与体征

本病患者多有感受风寒湿等病史，或髋部劳伤史，发病时局部肿胀，疼痛，弹响，局部按压后疼痛加重，并且会出现睡觉时不能患侧卧位或将患处压在身体下的症状。走路会出现不适、疼痛感觉，休息之后疼痛可得到缓解。特殊检查，髋外侧及大转子处有压痛，上后面（后上角）最为明显。患侧侧卧位时疼痛加重。

2. 辅助检查

（1）**MRI 检查** 在脂肪抑制 T_2WI 及质子加权成像脂肪抑制（PDFS）序列上，①肌腱炎和腱鞘炎，前者表现为沿肌肉及其肌腱走行区的高信号，后者表现为沿腱鞘走行区周围分布的高信号；②肌腱撕裂，部分撕裂表现为臀肌肌腱内不连续线状高信号；完全撕裂表现为肌腱内连续的线样高信号；③转子滑囊炎，表现为极高信号；④大转子局部骨质改变，大转子骨质内见局限性高信号灶。⑤髂胫束增厚，表现为不均匀、杂乱的信号。

（2）**X 线检查及 CT 检查** 对大转子综合征的诊断意义不大。

3. 诊断

目前本病可根据症状体征及影像学进行诊断。

4. 鉴别诊断

本病应注意与股骨头髋臼撞击征、中晚期骨关节炎等相鉴别。

（1）**股骨头髋臼撞击征** 两者均有髋外侧疼痛的临床表现，股骨头髋臼撞击征 MRI 表现为头颈交界区的骨髓水肿，单髋 MRI 检查时会表现为盂唇损伤、髋关节积液等，可据此鉴别诊断。

（2）**中晚期骨关节炎** 当关节间隙轻度变窄，出现软骨下囊性变时可能会混淆，但其 CT 表现为硬化并有囊变，MRI 改变以低信号为主，可据此鉴别。

（三）辨证论治

1. 手法治疗

患者俯卧位，术者立其患侧，施四指推法于臀部肌群 5 分钟，频率约 120 次/分。然后用拇指弹拨臀部痛点及股骨大转子处痛点各 2 分钟，弹拨时拇指指腹垂直肌肉或肌腱走行方向，手法轻重适度，以患者能耐受为度。

2. 药物治疗

（1）**内服药**　可选择口服活血类的药物或者跌打损伤的药物，能够加速局部的血液循环，促进肌肉新陈代谢，起到缓解疼痛的作用。

（2）**外用药**　可选择具有活血化瘀、消肿止痛的金黄膏，也可以外敷具有通络止痛、祛风除湿的消结膏，或者采用骨科的中医洗药，进行局部的中药熏洗。

另外如果患者自觉局部疼痛程度较重，还可以口服镇痛药物进行对症治疗。

3. 其他疗法

本病还可选择体外冲击波治疗、富血小板血浆注射治疗。

（四）预防与调护

急性期疼痛严重者应卧床休息，疼痛缓解后应加强髋关节及腰部活动和功能锻炼，以减少肌肉萎缩，促进血液循环。

二、梨状肌综合征

梨状肌综合征是指由梨状肌损伤后刺激或压迫坐骨神经而引起的以一侧臀腿疼痛为主要症状的病症。

梨状肌起始于第2、3、4骶椎前面骶前孔外侧和坐骨结节韧带，抵止于股骨大转子。梨状肌是股骨外旋肌，将坐骨大孔分为上下两部分，称为梨状肌上孔和梨状肌下孔。梨状肌的体表投影，为尾骨尖至髂后上棘作连线，此线中点向股骨大转子顶点作连线，此直线刚好为梨状肌下缘。坐骨神经大多从梨状肌下孔穿出骨盆到臀部，但有的发生解剖变异，坐骨神经由梨状肌内穿过。本病属中医学"痹证"范畴。

（一）病因病理

梨状肌综合征多由间接暴力所致，如闪、扭、跨越、反复下蹲等动作及慢性劳损等。当腰部遇有跌闪扭伤时，髋关节急剧外展、外旋，梨状肌猛烈收缩；或髋关节突然内旋，使梨状肌受到牵拉，均可使梨状肌遭受损伤。梨状肌的损伤可能为肌膜破裂或部分肌束断裂，导致局部充血、水肿，肌肉痉挛，肥大或挛缩，常可压迫、刺激坐骨神经而引起臀部及大腿后外侧疼痛、麻痹。久之可引起臀大肌、臀小肌的萎缩。

（二）临床表现与诊断

1. 症状体征

本病多有髋部扭闪外伤史或感受风寒湿等病史，部分患者有过度旋转髋关节及夜间受凉病史。臀部酸胀疼痛，可向小腹部、大腿后侧及小腿外侧放射，一般为单侧发病，肌痉挛严重者，呈"刀割样"或"烧灼样"疼痛，大声咳嗽、喷嚏等引起腹内压增高时可使疼痛加剧，睡卧不宁，甚至出现跛行，偶有会阴部不适、小腿外侧麻木。

特殊检查，梨状肌紧张试验、直腿抬高试验阳性。腰部无压痛和畸形，活动不受限。梨状肌肌腹有压痛和放射痛：有时可触及条索状隆起的肌束或痉挛的肌肉，有钝厚感，或者肌腹呈弥漫性肿胀，肌束变硬、坚韧，弹性减低，臀肌可有轻度萎缩，沿坐骨神经可有压痛。

2. 辅助检查

X线检查无异常，可用于排除髋部骨性病变。

3. 诊断

本病可根据症状体征以及辅助检查诊断。

4. 鉴别诊断

本病需与腰椎间盘突出症、臀上皮神经损伤相鉴别。

（1）腰椎间盘突出症 两者均有下肢症状，但腰椎间盘突出症常有病椎旁深压痛，叩击放射痛，直腿抬高试验和加强试验阳性，挺腹试验阳性，且CT扫描可见腰椎间盘膨出或突出像。

（2）臀上皮神经损伤 两者均有一侧臀部及大腿后侧疼痛，但臀上皮神经损伤在髂嵴中点下方2～3cm处有一压痛明显的条索状物，梨状肌紧张试验阴性。

（三）辨证论治

1. 手法治疗

手法治疗常作为本病首选疗法，通过局部手法缓解梨状肌痉挛，改善局部营养供应，解除对神经的压迫，修复受损的组织。患者俯卧位，术者先按摩臀部痛点数分钟，然后用拇指或肘尖用力深压来拨动梨状肌，弹拨方向与梨状肌纤维方向相垂直，最后按压痛点和牵抖患肢。

2. 药物治疗

（1）中医方面 可根据证型给药。

1）气滞血瘀型：可见一侧臀部刺痛、酸胀，部位固定。舌质紫暗，苔白，脉涩。治宜活血化瘀，通络止痛，方用桃红四物汤、活血止痛汤加减。

2）风寒湿阻型：可见臀部疼痛、沉重，伴活动不利、跛行、恶寒畏风。舌质淡红，苔薄白，脉弦紧。治宜温筋和络，祛风除湿，方用独活寄生汤、蠲痹汤加减。

（2）西医方面 主要为止痛治疗，常用非甾体抗炎药塞来昔布、布洛芬、双氯芬酸等，用于疼痛症状的控制。当使用非甾体抗炎药后，症状改善不明显，可适量加用非阿片类中枢性镇痛药。此外，症状严重者还可考虑采用局部或痛点封闭治疗：在局部或痛点注入局麻药（如利多卡因、普鲁卡因等）和类固醇药物（如曲安奈德、地塞米松等），可以有效减轻局部无菌性炎症、解除痉挛，能明显缓解疼痛症状。

3. 手术治疗

本病保守治疗无效以及症状严重，严重影响生活和工作的患者，可考虑梨状肌切断术或坐骨神经松解术等，从而解除神经压迫，缓解症状。

4. 其他疗法

（1）针刺治疗 取阿是穴及秩边、环跳、承扶、殷门、阳陵泉、足三里等穴进行针刺，急性期采用强刺激，运用泻法大幅度提插捻转，以有酸麻感向远端放射为佳。对于病久、病情较轻者，应轻刺激，采用平补平泻法或补法。

（2）针刀治疗 小针刀松解粘连，减轻肌肉内压，缓解肌肉痉挛，消除水肿，临床应用具有较好疗效。

（3）理疗 采用经络频谱仪、红外线透热照射仪、超短波等物理治疗，若配合药物外用则疗效更佳。

（四）预防与调护

急性期疼痛严重者应卧床休息，将伤肢保持在外旋、外展位，避免髋关节的旋转动作，使梨状肌处于松弛状态。疼痛缓解后应加强髋关节及腰部活动和功能锻炼，以减少肌肉萎缩，促进血液循环。

三、臀肌挛缩症

臀肌挛缩症是以多种原因引起的臀肌及其筋膜纤维变性、挛缩为病理特点的疾病，临床表现为特有的步态和体征，并腿下蹲困难、"蛙式腿"、交腿试验阳性、髋部弹响等髋关节功能受限及步态异常。主要好发于亚洲人群，在欧美人群中较为少见，大多发病始于儿童，该疾病国内外相继报道，但其发病机制和临床分型目前仍不明确。

（一）病因病理

臀肌挛缩症是多种致病因素引起臀部肌间隙内压力增高，肌肉压迫性缺血或化学性肌炎，导致肌肉纤维化和瘢痕挛缩。其中臀部注射因素被认为是最主要的危险因素，当肌肉被注射后，由于针刺的机械性损伤造成局部肌纤维内出血、水肿，以及药物吸收不良和药物的刺激作用等因素，引起化学性、无菌性肌纤维组织炎甚至变性，最终导致肌肉纤维化及瘢痕挛缩。臀部肌肉及其筋膜的纤维变性，以及产生的挛缩纤维束带，限制了髋关节的内收、内旋，不能在中立位屈髋。当挛缩累及臀中肌、阔筋膜张肌及髂胫束时，症状更加明显。

目前臀肌挛缩症的病因尚不完全明确，大多考虑以下原因：①臀部反复接受青霉素等药物注射；②儿童易感因素，即免疫因素和特殊的瘢痕体质；③外伤、感染等，如先天性髋关节脱位术后并发症、臀部局部感染等；④遗传，但目前此类报道较少，国外曾报道1例患儿患双侧三角肌和臀肌挛缩，而其母也患双侧三角肌挛缩。

（二）临床表现与诊断

1. 症状与体征

本病可见髋关节功能障碍及骨盆倾斜变形。髋关节功能障碍多表现为髋关节内旋、内收活动受限。患者站立位时下肢外旋位，双膝关节不能完全靠拢，行走常呈"外八字"、摇摆步态，快步走时呈跳跃状态。病变严重者双膝下蹲时双髋呈外旋和外展位，如同蛙的姿势，称为"蛙式腿"。特殊检查，交腿试验、划圈征试验、骨盆挤压分离试验、髂胫束紧张试验（Ober征）阳性。臀区外上1/4象限可见皮肤凹陷，沿臀大肌肌纤维方向可触及条索状物或硬结节，髋关节内收内旋时尤为明显。

2. 辅助检查

骨盆X线检查示骨质多无异常改变，臀肌挛缩症患者早期X线检查无明显改变。在临床表现不明显时，骶髂关节旁致密线影即双侧骶髂关节旁髂骨纵行、条状致密线影可作为诊断臀肌挛缩症标志之一，但其阳性检出率并非100%。

3. 临床分型

Shresth等根据屈髋90°、屈膝90°时髋关节内收角度将臀肌挛缩症分为4型。

Ⅰ型：髋关节内收−5°～−20°。

Ⅱ型：髋关节内收−20°～−40°。

Ⅲ型：髋关节内收−40°～−60°。

Ⅳ型：髋关节内收＞−60°。

根据临床表现可分为三型：

（1）**轻型** 同时屈髋屈膝90°时，强力内收，双膝可以并拢，但交腿试验阳性。无尖臀畸形，无外八字步态，Ober征弱阳性。

（2）**中型** 行走时少许外八字步态，但上下楼梯或跑步时有明显外八字步态。同时屈髋屈膝90°，双膝无法并拢，交腿试验阳性，臀部外上方塌陷，有尖臀畸形，Ober征阳性。

（3）**重型** 行走时明显外八字步态，跑步困难，难以自己穿上袜子，下蹲时髋关节被迫强力外展、外旋，Ober征强阳性，有明显尖臀畸形，有的患者出现骨盆倾斜，双下肢不等长，跛行。

临床症状逐级加重，手术难度逐级增加，松解效果也逐级变差，该分型方法具有较大的临床价值，可进行术前手术效果预测，从而用于指导治疗及术前医患沟通。

4. 诊断

患者可根据症状与体征以及影像学进行诊断。

5. 鉴别诊断

本病需要与弹响髋、小儿麻痹后遗症相鉴别。

（1）**弹响髋** 两者均有髋部弹响，但弹响髋多见于青壮年，于大腿突然屈曲及内收时出现弹响，且无步态异常及髋关节活动受限。

（2）**小儿麻痹后遗症** 两者均有步态异常、臀肌挛缩，但小儿麻痹后遗症还涉及其他下肢肌肉，且存在各种骨性畸形。

（三）辨证论治

1. 手法治疗

患者取俯卧位，先在臀部施以**滚**法、拿揉法，用拇指触摸清楚髂前上棘上方的髂嵴部、臀大肌及大粗隆处的索状物和硬结，弹拨数分钟，以充分放松臀部肌肉及其筋膜的纤维变性挛缩。再取仰卧位，先屈膝屈髋并将患髋内收、内旋、伸直活动数次，范围由小到大、力量由轻到重，最后牵抖患肢。

2. 辨证论治

（1）**内服药**

1）早、中期为瘀阻筋络型，治宜益气活血、通络止痛，方用补阳还五汤加减。

2）晚期为筋脉失养型，治宜养血壮筋、和营通络止痛，方用壮筋养血汤加减。

（2）**外用药** 可选用海桐皮汤熏洗患处或选用活血舒筋类中药行烫浴治疗。

3. 手术治疗

对于重度患者或经非手术治疗无效者，应选择手术治疗。主要术式有臀肌挛缩带切除术、臀肌挛缩带"Z"形延长术、臀大肌止点松解术等。近年来，国内许多学者开展了关节镜下臀肌挛缩松解术，该手术具有创伤小、出血少、术后恢复快等优点。应针对不同的病情及病变程度选择不同的手术方案。

以关节镜下松解术为代表的微创手术逐渐成为主要的一种手术方式。对比传统手术而言，具有创伤小，术后疼痛轻，并发症少等优点。据研究表明：关节镜下松解挛缩臀肌，可减少髌骨倾斜和侧移，能通过髂胫束松解提高髌骨稳定性。

4. 功能锻炼

可加强股四头肌锻炼和步行练习以防止肌肉萎缩，做屈髋下蹲、仰卧举腿、蹬空增力等增加髋关节活动度。

（四）预防与调护

避免在臀部过多的肌内注射，可两侧轮流交替注射药物，且注射后可采用热敷以促进药物吸收，并且可以做一些适当的理疗。平时适当做一些臀部训练动作，如臀桥，深蹲等，来预防臀肌挛缩的发生。

第八节 膝 部 筋 伤

一、膝关节半月板损伤

膝关节半月板损伤多由外伤暴力所致，亦有少数由于关节退变、炎性疾患等因素引起，属于传统医学的"筋伤"范畴。

（一）病因病理

半月板的结构与功能特点使其成为膝关节内最易损伤的组织之一。引起半月板破裂的外力因素有撕裂性外力和研磨性外力两种。当膝关节处于轻度屈曲位并做内、外翻或向内、外旋转运动时，半月板上面虽紧贴股骨髁部随之活动，但下面与胫骨平台之间形成的扭转碾挫力极大，若动作突然，扭转碾挫力超过了半月板的承受能力，即可发生半月板撕裂损伤。此外，长期蹲、跪工作，由于积累性挤压损伤，会加速半月板的退变，容易发生外侧半月板慢性撕裂性损伤。半月板损伤有边缘性撕裂，中心型纵行撕裂（如桶柄式撕裂，此型易套住股骨髁发生交锁），横行撕裂（多在中部偏前，不易发生交锁），水平撕裂及前、后角撕裂。

（二）临床表现与诊断

1. 症状与体征

患者多有膝关节突然旋转扭伤或跳起落地时扭伤史，伤后立即出现疼痛，渐渐肿胀；有的无明确急性外伤，仅有长期蹲位工作史；或曾有韧带扭伤史，关节不稳定。症状：常在关节间隙位置上有较固定的疼痛点，活动膝关节或可引出弹响并伴有疼痛；出现交锁现象，当行走或做某一动作时，伤膝突然被卡住交锁，不能屈伸，有酸痛感，若轻揉膝关节并做小范围的屈伸晃动，则多可解除交锁、恢复行走。膝关节间隙前方、侧方或后方有压痛点，屈伸功能障碍，后期出现股四头肌萎缩。半月板损伤可通过回旋挤压试验、麦氏征试验及研磨试验进行诊断，确定侧别和部位。

2. 辅助检查

（1）**X 线检查**　膝关节正侧位 X 线片对鉴别诊断有参考价值，通过检查可除外骨软骨损伤、关节游离体、骨肿瘤等疾病。

（2）**磁共振检查**　可以显示半月板的内部实质结构，是目前诊断价值最高的辅助检查方法，现已广泛应用。另外，CT 对诊断有一定价值，但敏感性和准确性不如造影和 MRI。

（3）**关节镜检查**　对半月板有损伤，只有临床上高度怀疑而经体检、MRI 等均无法肯定或排除时，才需要行关节镜检查。

（4）**关节造影检查**　可判定不同部位的半月板损伤。因是有创检查，且准确性有限，现并不常用。

3. 诊断

本病可根据症状体征及辅助检查进行诊断。

4. 鉴别诊断

本病应注意与关节软骨损伤、关节游离体相鉴别。

（1）**关节软骨损伤**　两者均有关节间隙位置固定的疼痛点，通过 MRI 及关节镜检查可助确诊。

（2）**关节游离体**　两者均有交锁征，但关节游离体疼痛位置经常变换，且在 X 线片上多有显影。

（三）辨证诊治

1. 手法治疗

急性损伤者，可做一次被动的伸屈活动，嘱患者放松患肢，先轻轻挤压患部，以消散血肿，然后在牵引状态下，徐徐屈曲膝关节并内外旋转小腿，然后伸直患膝，可使局部疼痛减轻。进入慢性期并有交锁者，可采用手法解除交锁，患者仰卧，屈膝屈髋 90°，助手握持股骨下端，术者握持踝部，二人相对牵引，同时加以内外旋转小腿数次，然后使小腿尽量屈曲，再伸直下肢，即可解除交锁。

2. 固定治疗

急性损伤期，特别是半月板边缘损伤，因血运较好有修复可能者，可用超关节夹板或石膏托固定于屈膝 10°休息位，限制膝部活动，并禁止下床负重。3～5 天后，肿痛稍减，应鼓励患者进行股四头肌的主动舒缩锻炼，防止肌肉萎缩。3～4 周后解除固定，可指导患者进行膝关节的屈伸活动和步行锻炼。边缘型的损伤大部分可以自行愈合。

3. 药物治疗

（1）**内服药** 血瘀气滞证治宜活血化瘀，消肿止痛，方用桃红四物汤或舒筋活血汤；痰湿阻滞证治宜温化痰湿，方用二陈汤之类；肝肾亏损证治宜补益肝肾，方用补肾壮筋汤或健步虎潜丸。

（2）**外用药** 早期局部瘀肿者可外敷三色敷药；局部红肿者，可敷清营退肿膏。后期可用四肢损伤洗方或海桐皮汤熏洗患膝。

4. 手术治疗

经保守治疗无效的半月板损伤或严重损伤者，应尽量早期手术治疗，以防止后期发生膝关节退行性变，继发创伤性关节炎。使用关节镜治疗半月板损伤，可获得满意效果，术后 24 小时内可活动膝关节，4～5 天后即可下地部分负重。手术方式有缝合修复、部分切除及全切除。近年来，愈合增强技术、半月板移植替代治疗等新技术已开始运用。

5. 其他疗法

本病其他治疗方法包括直流电离子导入、频谱照射、超声波疗、音频电疗、磁疗、蜡疗等保守治疗方法。

近年还出现了半月板移植术，以及通过组织工程技术利用功能细胞及基质支架培育出工程组织重建或替代损伤的半月板，这些方法为半月板损伤的治疗带来美好前景，但仍在实验阶段。

（四）预后与调护

半月板边缘性撕裂伤，如治疗正确及时，恢复期锻炼得法，可获得满意疗效。但如果损伤严重，由于半月板缺乏血运，故其自行修复的可能性较小。因此半月板损伤未能早期修复者，则可能长时间存在膝关节疼痛和功能障碍。

二、膝关节交叉韧带损伤

膝关节交叉韧带损伤是指因外伤暴力引起前、后交叉韧带单独或同时发生的撕裂或断裂伤。交叉韧带位于膝关节之中，有前后两条，交叉如十字，常称十字韧带。前交叉韧带起于股骨髁间窝的外后部，向前内止于胫骨髁间隆突的前部，前交叉韧带限制胫骨向前移位。后交叉韧带起于股骨髁间窝的内前部，向后外止于胫骨髁间隆突的后部，后交叉韧带限制胫骨向后移位。因此交叉韧带对稳定膝关节起着重要作用。

（一）病因病理

交叉韧带断裂多发生于中部，骨附着处断裂者少见。严重暴力导致的膝交叉韧带损伤，多与内外侧副韧带损伤及膝关节脱位等同时发生。当膝关节处于伸直位时，暴力撞击大腿前方，使股骨向后移位，胫骨相对向前移位，造成前交叉韧带损伤，可伴有胫骨髁突撕脱骨折。暴力强大时，前后交叉韧带可同时断裂；如受伤时膝处于外展、外旋位，可同时伴发内侧副韧带或内侧半月板损伤。当膝关节处于屈曲位时，暴力撞击小腿上端的前方时，可使胫骨向后移位，造成后交叉韧带损伤。暴力强大时，前后交叉韧带可同时断裂，并伴有膝后关节囊破裂、胫骨隆突撕脱骨折和外侧半月板损伤。

（二）临床表现与诊断

1. 症状体征

本病患者有明显的外伤史。受伤时多有撕裂感，伤后膝关节剧痛并迅速肿胀，关节内积血。

（1）**症状** 疼痛，肿胀，行走时膝关节不稳感。

（2）**体征** 早期出现皮下瘀斑，晚期出现股四头肌萎缩；浮髌试验阳性；膝关节呈半屈曲状态，关节松弛，失去原有的稳定性，膝关节间隙压痛明显。

2. 辅助检查

（1）**X 线检查**　膝关节正侧位 X 线片可显示有无合并胫骨隆突撕脱骨折或膝关节脱位。

（2）**MRI 检查**　可以显示前后交叉韧带的损伤程度，患膝在矢状位倾斜 15°时是观察前交叉韧带损伤的最重要辅助检查。

（3）**关节镜检查**　其诊断准确率近 100%。

3. 诊断

诊断首先依据患者明确的外伤史，交叉韧带断裂主要发生于车祸或剧烈的运动损伤等严重外伤，临床以前交叉韧带损伤为多见。其次依据患膝局部的严重肿痛等临床表现，尤其是抽屉试验、侧向试验等检查。但损伤早期由于局部肿痛剧烈，患者往往拒绝接受抽屉试验等检查，此时可先行 X 线检查，排除胫骨髁间隆突撕脱骨折；然后可考虑行 MRI 检查，必要时可行膝关节造影、关节镜检查，以确定诊断。

（三）辨证论治

1. 固定治疗

交叉韧带不全断裂，可行非手术治疗，将患膝用管形长腿石膏固定于屈膝 20°～30°位 6 周，使韧带处于松弛状态，以便修复重建，并指导患者早期进行股四头肌舒缩锻炼，防止肌肉萎缩。解除固定后，可练习膝关节屈曲，并逐步练习扶拐行走；后期也可适当进行膝部及股四头肌部的手法治疗，以帮助改善膝关节伸屈功能及活动度。

2. 药物治疗

（1）**内服药**　瘀血留滞证治宜活血化瘀，消肿止痛，方用桃红四物汤加味；筋脉失养证治宜养血壮筋，方用壮筋养血汤或补筋丸；湿阻筋络证治宜除湿通络，佐以祛风，方用羌活胜湿汤、薏苡仁汤之类。

（2）**外用药**　局部瘀肿者，可外敷消瘀止痛药膏或清营退肿膏。伤后日久关节活动不利者，可用四肢损伤洗方或海桐皮汤熏洗患膝，洗后外贴宝珍膏。

3. 手术治疗

交叉韧带完全断裂或伴有半月板、侧副韧带损伤者，需早期手术治疗，全面处理。晚期修复效果不理想，现代临床多主张用髂胫束、髌韧带、腘肌腱、半腱肌腱等行关节外或关节内重建。对伴有撕脱骨折并有移位的患者，应视其骨片大小，分别应用钢丝或螺钉固定。

4. 功能锻炼

膝关节制动期间进行股四头肌舒缩锻炼，防止肌肉萎缩。解除固定后，可练习膝关节屈曲，并逐步练习扶拐行走；后期也可适当进行膝部及股四头肌部的手法治疗，以帮助改善膝关节伸屈功能活动度。

（四）预后与调护

交叉韧带不全损伤，经过 6 周良好的固定及康复训练，可望恢复膝关节功能。交叉韧带完全断裂者，由于血运中断，正常张力丧失，2 周左右韧带即可发生变性，3～6 个月后会完全自溶，故保守治疗或晚期手术治疗效果不佳。患膝易合并关节面退行性变、肌肉萎缩、半月板损伤及创伤性关节炎等并发症。故正确地选择治疗方法和进行功能锻炼，是膝交叉韧带损伤康复的关键。

三、膝关节侧副韧带损伤

膝关节侧副韧带损伤是指因外伤暴力引起内、外侧副韧带发生撕裂或断裂伤。膝关节的内侧及外侧各有坚强的副韧带所附着，是维持膝关节稳定的重要结构。临床上内侧损伤较外侧常见。内侧副韧带起于股骨内髁结节，下止于胫骨内髁的内侧面，分深浅两层，上窄下宽呈扇状，其深部纤维与关节囊及内侧半月板相连，内侧副韧带具有限制膝关节外翻和外旋的作用。外侧副韧带起于股骨外上髁结节，下止于腓骨头，为束状纤维束，外侧副韧带具有限制膝关节内翻的作用。

（一）病因病理

膝关节于轻屈状态下，韧带松弛，关节不稳，易受损伤。如强大外力迫使膝关节过度内翻或外翻，超出韧带或其附着点的承受能力，即可发生损伤。因膝关节存在 0°～10°生理性外翻，且膝外侧易受到外力的打击或重物压迫，故内侧副韧带损伤在临床多见。内侧副韧带损伤若与前交叉韧带及半月板损伤同时发生，则称为膝关节损伤三联征。少数情况下，外力迫使膝关节过度内翻，可发生外侧副韧带的损伤或断裂。若暴力强大，损伤严重，可伴有关节囊的撕裂、腓骨头撕脱骨折、腘绳肌及腓总神经损伤。

（二）临床表现与诊断

1. 症状与体征

本病一般有外伤史，症状：伤后膝关节内外侧副韧带局部出现疼痛、肿胀，严重者有膝关节肿胀，膝关节内外侧有皮下瘀斑；压痛：沿内、外侧副韧带行程有位置固定的压痛点，或可扪及凹陷；浮髌试验阳性：因损伤后关节内积血所致，如轻度损伤，未涉及关节囊则无关节腔积血，浮髌试验可为阴性；膝关节内外翻应力试验阳性：单纯扭伤者仅有局部压痛，韧带完全断裂者侧向应力试验阳性（局封后再做此检查假阴性率更低）。

2. 辅助检查

（1）**X 线检查** 在负重位下或内外翻应力下行膝关节正位 X 线片检查可发现侧副韧带损伤处关节间隙增宽，同时需注意观察有无合并骨折。

（2）**MRI 检查** 可以显示内、外侧副韧带损伤的程度及有无合并半月板及交叉韧带损伤。

3. 诊断

膝关节侧副韧带损伤的诊断，应重视临床检查，如压痛部位、侧向试验等。普通 X 线片对排除撕脱骨折有重要意义，但要确诊则需拍摄应力位片或做 MRI 检查。早期因疼痛肿胀严重，故欲通过麦氏征、抽屉试验等与半月软骨损伤或交叉韧带断裂鉴别，难以实现。因而 MRI 检查显得更为重要。

（三）辨证论治

1. 手法治疗

本病损伤较轻或不完全断裂者可用手法治疗。侧副韧带部分撕裂者，初诊时应予屈伸一次膝关节，以恢复轻微之错位，舒顺筋膜。后期可运用手法以解除粘连，恢复关节功能。

2. 固定方法

韧带撕裂伤较轻者仅压迫包扎即可。较严重者，局部冷敷或敷消肿止痛膏药如双柏膏，再加压包扎，然后用石膏或夹板固定于屈膝 30°位，也可使用防内、外翻膝关节支具护膝。一般固定 3 周。3 周后若仍有症状，可加用中药熏洗、理疗。

3. 药物治疗

局部瘀肿者，可外敷消瘀止痛药膏或三色敷药。伤后日久者，用下肢损伤洗方或海桐皮汤熏洗患处，洗后贴宝珍膏。

4. 手术治疗

膝关节外侧副韧带完全断裂者，亦不致引起严重功能障碍，因髂胫束与股二头肌能部分代替侧副韧带之作用，故手术可酌情施行。若内侧副韧带完全断裂，则应尽早做修补术。

5. 功能锻炼

加强股四头肌及腘绳肌练习。有外固定时进行肌肉等长训练，解除外固定后进行等张锻炼或等动锻炼。

（四）预后与转归

侧副韧带损伤如果治疗及时，有效固定，多能康复。但固定时间必须至韧带愈合，否则过早活动及负重行走，则可导致修复不全而遗留关节功能障碍或活动痛。固定期间，应做股四头肌的等张练习，4～6 周解除固定后，应在不负重下练习膝关节屈伸活动，还可配合物理治疗，如超短波、磁疗、蜡疗、光疗、热疗等，以减轻疼痛，以促进功能恢复。避免下肢过度或持久的外展，患膝关节应限制内、外翻动作。

第九节　足踝部筋伤

一、踝关节扭伤

踝关节扭伤是踝关节在外力作用下，关节骤然向一侧活动超过其正常活动度时，引起关节周围软组织如关节囊、韧带、肌腱等发生撕裂伤，称为踝关节扭伤。轻者仅有部分韧带纤维撕裂、重者可使韧带完全断裂或韧带及关节囊附着处的骨质撕脱，甚至发生关节脱位。踝关节扭伤占运动创伤总数的 21%，仅次于膝关节。踝关节扭伤包括踝关节周围韧带损伤、软组织或骨性撞击综合征、距骨骨软骨损伤、肌腱损伤及骨折等。在此主要论述踝关节韧带损伤。本病属于中医学"筋伤"范畴。

（一）病因病理

踝关节韧带扭伤主要包括外侧副韧带扭伤、内侧副韧带扭伤和下胫腓联合韧带扭伤。外侧副韧带包括距腓前韧带、跟腓韧带和距腓后韧带（图 8-9-1）。踝关节旋后损伤是外侧副韧带的最常见损伤机制，旋后损伤时距腓前韧带最先撕裂，如果损伤暴力持续，跟腓韧带随后断裂，距腓后韧带很少发生断裂。单纯内翻损伤也可导致外侧副韧带撕裂。踝关节内侧副韧带为三角韧带，通常和其他损伤同时存在。外翻或旋前损伤是其损伤机制。下胫腓联合韧带损伤是由外旋或背伸损伤导致的。下胫腓联合韧带损伤多同时合并内外踝骨折或三角韧带撕裂，有时表现为下胫腓联合韧带的胫骨侧止点撕脱骨折（图 8-9-2）。

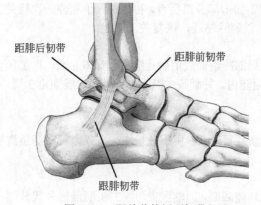

图 8-9-1　踝关节外侧副韧带组成

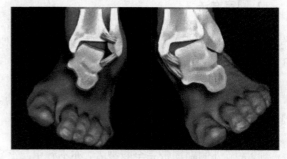

图 8-9-2　踝关节旋后损伤、外侧副韧带损伤（左），旋前损伤、内侧副韧带（右）

踝关节韧带急性损伤后诊治不及时，或反复的损伤可造成踝关节慢性不稳定，称为陈旧性韧带损伤。踝关节外侧副韧带陈旧损伤临床最多见，踝关节容易反复内翻或旋后扭伤，尤其是在不平的地面或进行体育运动时。内侧三角韧带陈旧损伤较少见，容易外翻扭伤。下胫腓联合韧带损伤多由于在踝关节骨折脱位合并下胫腓联合的治疗中忽视处理，而造成下胫腓关节分离。

（二）临床表现与诊断

1. 症状体征

本病有明确的踝关节扭伤病史。临床表现为伤后踝关节韧带对应部位的软组织肿胀、疼痛，严重时有瘀斑，伴有不同程度的活动受限，严重者患侧不能负重行走。韧带受损部位不同而有相应的不同体征：外侧副韧带的压痛点主要在踝关节外侧，即距腓前韧带和跟腓韧带所在的部位；内侧副韧带（三角韧带）在内踝尖下方压痛最为明显；而踝关节前方下胫腓联合处压痛提示下胫腓联合韧带损伤。

根据踝关节韧带损伤的轻中重分为三度。Ⅰ度为仅在微观上有韧带纤维的损伤，无关节不稳定，疼痛轻微；Ⅱ度部分韧带纤维断裂，可能存在关节不稳，中等程度的疼痛和肿胀，活动度受限。Ⅲ度韧带完全断裂，关节不稳定，存在明显的肿胀和疼痛。

1）踝内翻试验阳性，说明距腓前韧带和（或）跟腓韧带断裂。

2）抽屉试验阳性：踝关节中立位抽屉试验阳性说明距腓前韧带断裂，跖屈位抽屉试验阳性说明跟腓韧带断裂（图8-9-3）。

3）足旋后（旋前）试验阳性：旋后试验阳性提示外侧副韧带损伤，旋前试验阳性提示内侧副韧带损伤。

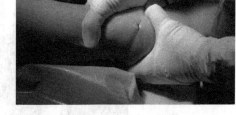

图8-9-3 踝关节抽屉试验

4）足外旋试验阳性，提示下胫腓联合损伤。

5）小腿横向挤压试验阳性，提示下胫腓联合损伤。

6）下胫腓联合分离试验（Cotton试验）阳性，提示下胫腓联合损伤。

2. 辅助检查

（1）X线检查 应包括踝关节前后位（正位）、侧位、踝穴位和应力位片。正侧位片主要用来排除踝关节骨折。踝关节前后位X线检查如果发现距骨外移，踝穴内侧关节间隙>4mm，可诊断三角韧带断裂。前后位X线片上腓骨和胫骨远端的重叠部分<10mm，内侧关节间隙>3mm，踝穴位片上腓骨和胫骨远端的重叠部分<1mm，可诊断下胫腓联合韧带损伤。内翻应力位X线片检查距骨倾斜角较对侧>5°，提示外侧副韧带断裂。外翻应力位X线检查距骨倾斜角>10°，可诊断内侧三角韧带断裂。前抽屉应力位X线片发现距骨前移距离>3mm或者距骨向前半脱位，提示外侧副韧带断裂。

（2）MRI检查 正常踝关节韧带的MRI影像为低信号连续。急性损伤期可发现低信号的韧带中出现片状高信号、韧带连续性中断、周围软组织水肿及关节腔积液等（图8-9-4）。

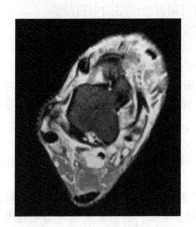

图8-9-4 踝关节距腓前韧带断裂

（三）辨证论治

1. 手法治疗

踝关节急性扭伤后不建议在急性期行过多过重的按摩。可以轻微拔伸牵引以利于韧带复位。损伤严重、局部瘀肿者，不宜行重手法。对单纯的踝部伤筋或部分撕裂者，可使用理筋手法，使局部筋络松舒。

恢复期或陈旧性踝关节扭伤者，手法宜重。特别是血肿机化、产生粘连、踝关节功能受限者，可施以牵引摇摆、摇晃屈伸等手法，以解除粘连，恢复功能。

2. 固定方法

理筋手法之后，Ⅰ度和Ⅱ度踝关节韧带损伤可使用弹力绷带或护踝保护，运动员在防护绷带或踝关节支具等保护下进行功能康复。Ⅲ度韧带损伤需要应用夹板、石膏或支具进行固定。一般固定于中立位，也可以将踝关节外侧副韧带损伤固定于轻度外翻位，内侧副韧带损伤固定于轻度内翻位（图 8-9-5）。

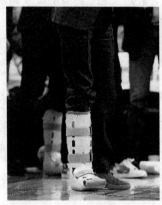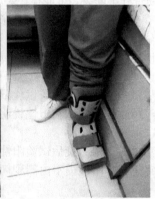

图 8-9-5　踝关节负重保护支具

3. 药物治疗

（1）**内服药**　按中医骨伤科三期治疗，结合具体体质因素辨证用药。

（2）**外用药**　初期肿胀明显者，可外敷消肿止痛膏、双柏膏之类。中、后期肿胀较轻，可外贴狗皮膏，并可配合活血舒筋的中药外洗。陈旧性踝关节扭伤可用温经通络的中药外洗。

在急性期根据疼痛程度，选择性使用非甾体抗炎药等对症治疗。

4. 手术治疗

新鲜踝关节韧带Ⅲ度损伤，距腓前韧带和跟腓韧带复合损伤，或内侧三角韧带损伤合并下胫腓联合损伤等复合韧带损伤，韧带损伤合并撕脱骨折或骨软骨损伤等，适合手术治疗，特别是对于运动员等对活动要求高的人群。陈旧性踝关节韧带损伤致踝关节不稳定，保守治疗失败，踝关节功能和稳定性不能满足正常生活运动要求者，应考虑手术治疗。

5. 功能锻炼

（1）**踝关节急性扭伤**　在外固定之后，原则上受伤后的炎症期需要局部制动，之后可以开始功能锻炼。功能锻炼一般分为三期：

1）Ⅰ期（急性期）（1 周）：为了改善外伤引起的出血和肿胀要确保 1 周的局部制动。可以应用弹性绷带、护踝绷带、踝关节支具或石膏进行固定。Ⅰ度和Ⅱ度损伤病例只有在没有明显疼痛时才可以负重行走。此时以练习跖趾及趾间关节屈伸活动为主。

2）Ⅱ期（亚急性期）（2～6 周）：Ⅱ度和Ⅲ度损伤病例应用弹性绷带或踝关节支具保护 5～6 周，在局部肿胀和疼痛改善的基础上可以进行局部锻炼和肌力增强锻炼，如踝关节内翻、外翻的功能活动，以防止韧带粘连，增强韧带的力量。Ⅲ度损伤伴明显不稳患者，应用下肢短腿石膏固定 3～4 周。伤后 2 周不负重行走，疼痛减轻后可在石膏保护下负重行走至满 6 周。

3）Ⅲ期（慢性期）（6 周后）：疼痛消失、活动范围和肌力恢复后可以进行平衡板锻炼、敏捷性锻炼，以达到恢复正常活动水平或竞技水平的目的。

2012 年《英国运动医学杂志》提出踝关节扭伤急性期应采用的 POLICE 原则：保护（protect），适当负重（optimal loading），冰敷（ice），加压包扎（compression），抬高患肢（elevation）。

（2）对于陈旧踝关节韧带扭伤合并关节不稳 主要是进行肌力锻炼。如外侧副韧带陈旧损伤则进行提踵训练、内外翻抗阻练习等，以练习腓骨长短肌等外翻肌群为主。对于内侧副韧带则以胫骨后肌、胫骨前肌、姆长屈肌等协同内翻的肌力锻炼为主。

（四）预防与调护

踝关节急性扭伤早期应注意制动，在无疼痛的情况才能开始负重行走，早期负重应使用弹性绷带或者护具保护，同时可配合理疗，以及指导肌力和关节活动度练习。如韧带撕裂严重，制动时间相应增加，以免形成陈旧损伤，关节不稳。

韧带缝合或重建术后，应根据具体情况用短腿石膏保护固定 3～6 周，固定的时期也可早期负重锻炼。去除石膏后可用护踝等软性支具保护 2～3 个月。

二、跟腱断裂

跟腱断裂是指多种原因导致的跟腱组织连续性中断，是一种常见的肌腱损伤类型，好发于男性运动者，特别是经常从事体育锻炼的成年人。本病属中医学"筋伤"范畴。

（一）病因病理

本病多为直接及间接暴力所致。

（1）直接暴力 多为刀、铲、斧等锐器直接切割所致，造成跟腱开放性断裂，断裂口较整齐，腱膜也多同时受损伤。

（2）间接暴力 多由于跟腱本身存在的病理变化引起，如职业性运动员损伤造成的小血管断裂、肌腱营养不良、发生退行性改变或跟腱钙化等，再受到骤然猛力牵拉，如从高处跳下前足着地或剧烈奔跑等，均可使跟腱受过度牵拉而产生部分甚至完全性的断裂。断端可参差不齐，一般损伤在跟腱的附着点以上 2～3cm 处，腱包膜可能完整；多见于演员及运动员。

（3）直接与间接暴力联合损伤 多发生于跟腱处于紧张状态时，如足部受到垂直方向的重物砸伤，加之小腿三头肌的突然猛力收缩造成跟腱断裂；局部皮肤挫伤较严重，周围血肿较大，或跟腱断端参差不齐；常见于产业工人。

（二）临床表现与诊断

1. 症状与体征

70%以上的跟腱断裂在运动时发生，如羽毛球、篮球、足球、网球等球类运动或跑步等田径运动。患者受伤时可听到跟腱断裂的响声，随即出现跟部疼痛，肿胀，瘀斑，行走无力，不能提跟等表现。具体分类及分型如下所示：

（1）根据受伤时间 分为急性、亚急性和陈旧性跟腱断裂。

1）急性跟腱断裂：损伤在 2 周内的跟腱断裂。

2）亚急性跟腱断裂：损伤在 2～4 周的跟腱断裂。

3）陈旧性跟腱断裂：损伤时间超过 4 周的跟腱断裂。对于初次跟腱断裂治疗（包括保守或手术）后的再次撕裂，一般也认为是陈旧性跟腱断裂。

（2）**根据断裂的程度**　分为不完全断裂和完全断裂。

（3）**根据断端是否与外界相通**　分为开放性断裂和闭合性断裂。

（4）**根据断裂的部位**　可以分为跟腱-跟骨连接部、跟腱-肌腹连接部、跟腱组织本身断裂。

开放性损伤，易于诊断，肉眼可见到跟腱部断裂。闭合性损伤，局部有明显肿胀、疼痛，跖屈无力，不能踮脚站立，跛行，外观可见腱部失去原有形态而凹陷。但立即出现跛行和不能单足提跟；以后逐渐出现足跟上方的肿胀瘀血。也有部分患者跛行并不明显。局部有压痛，断裂处可触及凹陷（但足跟上方的肿胀瘀血可能会掩盖跟腱断裂导致的凹陷）；肌腹上移；踝跖屈力量减弱；轻微用力可使踝关节背屈被动活动增加；捏小腿三头肌试验（Thompson 试验）阳性；提跟试验阳性。

2. 辅助检查

①X 线检查常无骨折发生，可见局部软组织肿胀影；②MRI 及超声检查可以确诊跟腱断裂。MRI、超声、X 线检查对确诊跟腱断裂有一定的作用，但不是必须常规进行。

3. 诊断

本病可根据病史、症状体征以及辅助检查进行诊断，常与跟骨骨折相鉴别，跟骨骨折表现为局部压痛、叩击痛，或有骨擦音、畸形（跟部变短，横径增大），X 线检查有骨折征象等。

（三）辨证论治

1. 手法治疗

对跟腱部分撕裂者，可将患足跖屈，在肿痛部位做轻轻地按压、揉摩，并在小腿三头肌肌腹处做按摩，使肌肉松弛以减轻近端跟腱回缩。

2. 固定方法

膝关节屈曲、踝关节跖屈位，跖屈 30°位，使跟腱处于无张力状态，管形石膏固定 4～6 周。4～6 周后改用小腿石膏固定足于轻度马蹄位，扶拐行走，逐渐持重 2 周，再过 4～6 周去除石膏，逐渐功能锻炼至正常行走。而保守治疗的急性跟腱断裂患者，对患者恢复体育运动的具体时间相对更难预判，需根据病情而定。

3. 药物治疗

本病初期治宜活血祛瘀止痛，内服续筋活血汤、舒筋丸等。后期治宜补益肝肾，强壮筋骨，内服壮筋续骨丸，外用四肢损伤洗方、海桐皮汤熏洗。

4. 手术治疗

急性跟腱完全断裂者可以端端缝合；跟腱下止点断裂可用缝合锚钉加强固定及缝合；陈旧性跟腱完全断裂者有多种方法修复。术中注意保护软组织及皮瓣。术后下肢多数需外固定，石膏固定轻度足跖屈位，如果缝合质量好，可以石膏固定在踝关节中立位。

（四）预防与调护

避免在疲劳时进行运动，在运动前要进行充分的准备活动，在运动中少进行强力对抗性活动，有利于避免跟腱断裂。

三、跟痛症

跟痛症，又称足跟痛，是跟部周围疼痛的疾病总称，指多种急慢性疾患所引起的跟部包括跟后、跟跖、跟内和跟外侧急、慢性疼痛，是一个以足跟部疼痛为主症的症候群。本病多发生于 40～60 岁的人群，男性多于女性，特别是男性肥胖者及运动员，可一侧或两侧同时发病。

随着机体素质的下降，长期慢性的劳损，以及某些持久的站立、行走的刺激，可发生跟骨周围的痛症（图 8-9-6）。

（一）病因病理

跟痛症的发生与劳损和退变有密切关系。其发病机制包括如下几个方面。

（1）**足跟内高压**　是指跟骨内压力高而产生的跟部疼痛。由于跟骨由海绵样松质骨构成，髓腔内静脉窦大，动脉易注入而静脉回流困难，导致跟骨内瘀血或充血，使内压升高，引起足跟疼痛。

（2）**小神经根卡压**　跟骨骨刺、跟下软组织炎及慢性劳损等无菌炎症刺激和增生性压迫足跟部皮神经，可导致足跟痛。

（3）**脂肪垫老化**　跟部皮肤厚，具有特有的脂肪垫，以缓冲压力，减轻震动，由于久病或长期卧床，足跟部皮肤及脂肪垫呈废用性萎缩，感觉过敏，患者站立行走出现跟部疼痛。

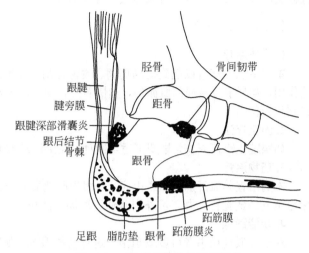

图 8-9-6　跟痛症常见的发病部位

（4）**跟骨骨刺**　由于反复牵拉引起跟骨慢性损伤性炎症，炎症刺激进而诱发骨刺形成。

（5）**足部炎症**　局部的反复牵拉损伤，形成局部的慢性炎症，由于局部慢性炎症的存在，使组胺类物质释放，刺激神经血管，引起疼痛症状。

（6）**足部异常结构**　外翻足可产生跟骨内侧结节的牵扯引起疼痛。另外，平跖足患者也可以有足跟痛的表现，是由于趾短屈肌和跖腱膜受到牵拉及软组织因外翻受到挤压。

（7）**与某些疾病有关**　本病与某些疾病如痛风、强直性脊柱炎、类风湿关节炎、全身性红斑狼疮、赖特综合征、骨关节炎、银屑病关节炎、周围神经炎等有密切关系。

（8）**外伤因素**　多次损伤积累可发生应力骨折，在休息、停止运动、减少运动量或减缓运动速度时可缓解疼痛。

本病乃劳损过度所致，长期过度奔走、负重，导致跟骨部位瘀血阻滞不通作痛；或足跟部长期浸于泥水之中劳作，感受风、寒、湿邪，寒性凝滞，湿浊缠绵，导致瘀血阻滞不通作痛；或因年老体衰、肝肾不足，筋弛髓枯，导致足跟部气血不荣而痛。

（二）临床表现与诊断

1. 症状体征

本病起病缓慢，多为一侧发病，可有数月或数年的病史。足跟部疼痛，行走加重。典型者晨起后站立或久坐起身站立时足跟部疼痛剧烈，行走片刻后疼痛减轻，但行走或站立过久疼痛又加重。跟骨的跖面和侧面有压痛，局部无明显肿胀。若跟骨骨质增生较大时，可触及骨性隆起。

2. 辅助检查

（1）**X 线检查**　本病 X 线摄片常见有骨质增生，但临床表现常与 X 线征象不符，不成正比，有骨质增生者可无症状，有症状者可无骨质增生。

（2）**MRI 检查**　显示跖筋膜增厚，并伴信号强度的变化。

（3）**超声检查**　可显示跖筋膜增厚表现。

（4）**肌电图检查**　怀疑神经卡压者，可进行趾外展肌肌电图帮助诊断。

3. 诊断

本病可根据症状、体征及影像学表现予以诊断。跟痛症通常需要和下列疾病相鉴别：①跟骨囊肿；②跟骨的应力骨折；③跖管综合征；④高弓足；⑤全身性疾病，如全身性狼疮、痛风、强直性脊柱炎、赖特综合征等，可做血液生化检查排除。

（三）辨证论治

1. 手法治疗

本病手法治疗可以起到提高痛阈、改善骨刺与软组织的关系、疏通经络、活血散瘀、松解粘连的作用，有利于改善局部血循环，加快新陈代谢，促进炎症、水肿吸收，对缓解或消除临床症状也起到积极作用。

2. 固定疗法

如跟腱止点撕裂伤，早期可适当制动，在手法理顺肌筋后采用夹板外固定1～2周，卧床休息。

3. 药物治疗

本病治宜养血舒筋、温经止痛，内服当归鸡血藤汤。肾虚者治宜滋补肝肾、强壮筋骨，内服六味地黄丸、金匮肾气丸。可外用八仙逍遥汤熏洗患足，或用熨风散做热熨。

4. 功能锻炼

对于骨质疏松患者可以适当指导进行功能锻炼，如膝、踝关节伸屈训练，以增强下肢力量，继之可以步行，逐渐加大运动时间，使之逐渐恢复人体正常生理功能，减少跟骨骨质疏松。

5. 其他疗法

（1）**封闭治疗**　局部封闭疗法是通过消炎作用来达到治疗目的的。方法是在压痛点用醋酸泼尼松龙12.5mg加1%普鲁卡因1～2ml作局部封闭，每周1～2次，2～3周为一个疗程。操作时应注意无菌。

（2）**自疗疗法**　一般认为当患儿长到跟骨骨骺发育成熟时，症状多数可以自行消失。为了减轻跟腱紧张，可将鞋后跟部垫高行走，并避免跟骨后部受压，可在鞋的后帮上留一个洞，以解除滑囊炎的形成，一般不需手术治疗。

（四）预后与调护

跟痛症病因及发病机制较复杂，在临床上应根据不同患者的病理变化进行分析归类，并采用相应的治疗方法，方能取得较好的治疗效果。如病情较轻，病史短，绝大多数患者均可采用中药外洗、按摩、针灸及局部封闭等方法进行治疗缓解；对病情反复，病程长，经保守治疗无效的病例选择手术治疗。

四、跖痛症

跖痛症是指发生于跖骨头下方的前足痛，可由解剖结构异常、病理性或医源性因素诱发。目前认为，跖痛症主要由步行过程中前足集中的局部应力负荷反复作用造成。因此，彻底认识前足的生物力学及跖痛症病理学类型，是选择正确治疗方法的前提。了解患者不同的病因及个体所选择的适宜的治疗方法，是取得良好疗效的关键。祖国医学并无跖痛症的病名记载，而是将本病相关表征归属于俗语"鸡眼"、"胼胝"范畴。

（一）病因病理

（1）**第1跖骨过短及踇外翻**

（2）**前足横弓的塌陷**　足横弓具有缓冲人体直接应力的作用，同时又可以起到落地时吸收震荡的作用，前足横弓发生塌陷时，各跖骨头下的负重状态随之改变（图8-9-7、图8-9-8）。行进时，足底增加了对走路侧皮肤和软组织的压力与摩擦力，继而发生足底胼胝体疼痛（图8-9-9）。

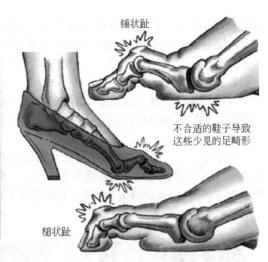

图 8-9-8 足趾畸形

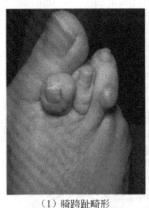
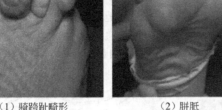

（1）骑跨趾畸形　　（2）胼胝

图 8-9-7 跖痛症足部畸形

（3）**鞋袜因素**　合适的鞋袜应该依据正常足底压力的分布来设计，若长期穿着高跟鞋，由于双足跟被垫高，正常的足弓关系被破坏，足部负重明显前移，以前足为主，前足负重过度导致相应跖骨头下压力增大而形成跖骨头下疼痛。

（4）**跖趾关节病变**　跖趾关节骨性关节炎、类风湿关节炎等足部常见疾病，都可以引起前足跖趾关节及趾间关节的病变。

（5）**跖板损伤**　跖板的损伤同样是导致跖痛症发生的原因。跖板位于跖趾关节底部，参与构成跖趾关节。

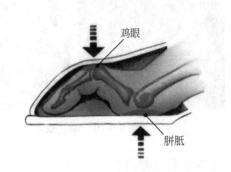

图 8-9-9 胼胝体及疼痛部位

（二）临床表现与诊断

1. 症状体征

跖趾关节疼痛、肿胀，跖骨头下压痛明显，病变发展到一定阶段可出现近节趾骨向背侧移位形成背伸固定，跖骨头向足底移位，形成明显跖趾关节脱位及锤状趾畸形。前足跖骨头下因负重过度，压力过大行走摩擦后出现胼胝体疼痛，行走时疼痛加重。

2. 辅助检查

（1）**足部 X 线**　包括非负重与负重位检查，对于跖痛症的诊断及治疗方式选择尤其重要。正位 X 线片可见跖趾关节间隙狭窄或消失，严重的患者可见跖趾关节脱位。负重位足部 X 线片可见近节趾骨基底部与跖骨头重叠，同时通过正位片可对每个跖骨的长度情况进行评估。

（2）**双足 CT 扫描重建**　可进一步明确跖骨头塌陷程度及局部三维形态。

3. 诊断

本病根据症状体征、辅助检查可以明确诊断。本病需与下列疾病鉴别：趾间神经瘤、机械性不平衡、免疫性疾病、神经肌肉性疾病、创伤或创伤后改变、跖骨头软骨病等。

（三）辨证论治

1. 支具

此方法可有效地减少与慢性化骨底部角化有关的疼痛，短期内是有效的，但未消除致病因素，常易复发。近年来，个体化足垫的应用解决了不愿手术或者有手术禁忌证患者的痛苦。矫形鞋也是根据个人足底压力的不同而设计的，个体化的矫形鞋可以重新分布前足及责任跖骨头下的应力，继而减轻过度负重的跖骨头，减轻其压力，改善症状。局部跖趾关节及跖骨头下封闭治疗，可明显缓解疼痛。

2. 药物治疗

本病早期治疗宜活血祛瘀，消肿止痛，选用续骨活血汤、七厘散等；后期可选用六味地黄丸、壮筋续骨丹等以滋补肝肾。

3. 手术治疗

对于保守治疗无效、严重的跖趾关节脱位畸形的跖痛症，手术治疗是最有效的治疗方法。其目的在于纠正及缓解跖骨头病理性负重改变、重新建立前足的负重分配。通过手术治疗，恢复协调的跖骨弧线（Maestro 曲线），合理分布跖骨头下压力（图 8-9-10，图 8-9-11）。

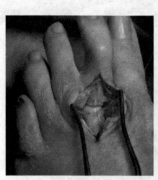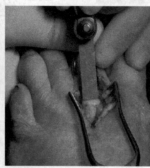

图 8-9-10　Weil 截骨术

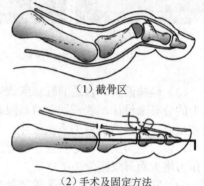

（1）截骨区

（2）手术及固定方法

图 8-9-11　跖骨头切除，跖趾关节成形术

（四）预防与调护

保持正常的步态，选择合适的鞋、鞋垫、袜，少穿高跟鞋及窄头鞋，均有利于避免跖痛症的发生和加重。

第九章 骨 病

第一节 髓系骨病

"髓"在《说文解字》中被理解为"骨中脂",后指事物的精要部分。髓是维持人体生命活动的基本物质,为奇恒之腑之一。《素问·脉要精微论》曰"骨者,髓之府;髓者,骨之充也"。表明髓是填充于骨腔内的精微物质,其中填充于颅腔者为脑髓,填充于脊柱管腔者为脊髓,填充于骨腔者为骨髓,此三者可统称为"三髓",由此可衍生出髓系病证。

肾为髓主,骨为髓府,髓藏骨中,濡养骨骼,骨骼得到髓的滋养,则生长发育正常,保持其坚刚之性。若骨骼失去髓的滋养,就会出现骨骼脆弱无力,或发育不良,出现各种疾病,由此可见骨病的一个重要病机就是骨枯髓萎,"诸骨病萎,皆属于髓"。"髓"的概念与现代医学的干细胞及其组织微环境在生物学上存在着高度相似性,将干细胞及其微环境功能紊乱引起的骨与关节病损的骨伤疾病定义为"髓系骨病"。

一、骨质疏松症

骨质疏松症是一种以骨量低下,骨微结构破坏,导致骨脆性增加,易发生骨折为特征的全身性骨病。正常成年人的骨量随年龄增长而减少,故老年人常有生理性骨质疏松。骨质疏松是一种衰老的表现,如果骨质疏松伴有骨折、明显腰背痛或神经症状,则应视为一种疾病(图9-1-1)。

骨质疏松症可分为原发性骨质疏松症和继发性骨质疏松症。原发性骨质疏松症是指不伴随引起骨质疏松状态的其他疾患或紊乱;继发性骨质疏松症,多由于内分泌腺功能紊乱引起。原发性骨质疏松症又分为绝经后骨质疏松症(Ⅰ型)、老年性骨质疏松症(Ⅱ型)和特发性骨质疏松症(包括青少年型)三种。绝经后骨质疏松症一般发生在妇女绝经后5~10年内;老年性骨质疏松症一般指老人70岁后发生的骨质疏松;而特发性骨质疏松症主要发生在青少年,病因尚不明。

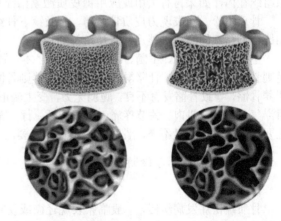

图9-1-1 左侧为正常骨小梁,右侧为骨质
疏松后的骨小梁

男女性的骨量在35~40岁以后开始下降,女性在绝经期以后的骨量丢失远远大于男性,故女性骨质疏松症的发病率大大高于男性。除此之外,骨质疏松症的发病率与年龄、种族、地区、饮食习惯等因素有关。

本病属于中医"骨痹"、"骨痿"范畴。

（一）病因病理

1. 内分泌因素

（1）**正常人性腺激素** 对骨组织的合成与肾上腺皮质酮对骨组织的抗合成作用处于一个动态平衡；老年人由于性腺功能减退，合成代谢类固醇（雌激素、雄激素）的生成减少，影响蛋白质的合成，使骨基质形成不足。雌激素能刺激成骨细胞，制造骨基质。雌激素水平下降，会使成骨细胞活性降低，骨形成减少。雌激素减少又可使骨对甲状旁腺激素的敏感性增加，从而使骨吸收加重。

（2）**降钙素** 可减少骨吸收，其缺乏可能为绝经后骨质疏松症发生的原因。甲状腺功能亢进症（简称甲亢）可引起并加重骨质疏松，绝经后妇女如合并甲亢，其骨质疏松出现较早且较重。糖皮质激素包括内源性分泌过多如库欣综合征及药物治疗持续超过1年以上，终将产生骨量减少。糖皮质激素可以抑制维生素D，引起矿物质吸收不良，并可抑制肾小管对矿物盐的再吸收，引起尿中钙、无机磷、镁增多，造成血清钙、镁及无机磷水平降低，致负氮、负钙平衡，抑制骨形成，增加骨质吸收。

2. 营养因素

骨量的维持很大程度上依靠营养及矿物盐的补充，蛋白质及钙尤为重要。钙摄入减少、吸收不良、排出增加是造成负钙平衡的主要原因。长期蛋白质营养缺乏，造成血浆蛋白降低，其骨基质蛋白合成不足，新骨生成落后，如果同时再有钙缺乏，骨质疏松症就会加快出现。维生素C是骨基质羟脯氨酸合成不可缺少的物质之一，若缺乏即可使骨基质合成减少。

3. 废用因素

骨量的大小与机械负荷密切相关。负荷越大骨骼越发达。各种原因的废用如石膏固定、瘫痪或严重关节炎，由于不活动、不负重，对骨骼的机械刺激减少，成骨细胞活性减弱，而破骨细胞活性相对增强。卧床较久的患者、其尿钙和粪钙亦明显增加，产生负钙平衡，故发生骨质疏松。

4. 遗传、免疫因素

成骨不全症系一常染色体显性遗传，成骨细胞产生骨基质较少，状如骨质疏松，常伴有蓝色巩膜及耳聋。高半胱氨酸尿症主要由于胱硫醚合成酶缺乏所致，系一常染色体隐性遗传病，临床上表现为脊柱及下肢畸形，骨细胞减少，栓塞性病变。类风湿关节炎常伴随结缔组织萎缩，包括骨骼胶原组织在内，如果再有失用或应用糖皮质激素治疗更易引起骨质疏松。

骨质疏松一般表现为皮质骨变薄，显微镜下骨结构正常，但骨小梁少、变细。小梁骨与皮质骨相比，其微细的变化最能反映骨质疏松的程度。

中医认为肾主骨、生髓、藏精，为先天之本，肾精的盛衰与骨骼的生长代谢有密切关系。肾精足则骨髓之生化有源，骨骼得到髓的充分滋养则骨骼坚。肾精亏，骨髓生化不足，髓腔空虚而不能营养骨骼，导致骨骼发育不良，脆弱无力，变生畸形。元气不足，卫外功能减退，外邪易乘虚深入，阻滞气血，引起肌肉、关节疼痛。本病与肝、肾、脾等多个脏腑相关联，但以肾虚为主。髓系骨病主要病机是肾虚精髓不充，骨失所养，骨枯髓萎。

（二）临床表现与诊断

1. 症状体征

骨质疏松症发病缓慢，一般临床表现轻微或仅有腰背部酸痛，棘突压痛不是很明显，少数患者有神经根压迫症状。患者多以骨折就诊，一般无明显的外伤或损伤轻微。患者腰背部疼痛突然加剧，预示可能发生骨折。患者述可有腰背肌痉挛，不敢活动。轻微动作如咳嗽、排便均可引起不可忍受的疼痛，少数患者由于胸廓畸形，呼吸时肋骨活动幅度减少，可有呼吸障碍，影响心肺功能。

身高短缩、驼背也是骨质疏松症的重要临床体征之一。由于松质骨容易发生骨质疏松改变，脊椎椎体几乎全部由松质骨组成，而脊椎是身体的支柱，负重很大，因此容易产生以上体征。

许多骨质疏松症患者早期常无明显的自觉症状，往往在骨折发生后经X线检查或骨密度检查时才发现已有骨质疏松改变。病久下肢肌肉往往有不同程度的萎缩。

2. 辅助检查

（1）实验室检查

1）生化检查　血清钙、磷一般在正常范围。由于骨吸收增加血清钙亦可升高，伴有骨折时血清钙显著低于无骨折者，而血清磷显著高于无骨折者。碱性磷酸酶一般在正常范围，若伴发骨折则可升高。

2）尿常规尿　羟脯氨酸可增高。

3）骨活检　可观察骨代谢及骨量的微细改变。骨活检的常用部位为髂前上棘后方及下方各 2cm 处，此处可同时得到两层皮质骨及其中的小梁骨。

4）骨代谢指标　骨形成指标血清Ⅰ型前胶原氨基端前肽（PINP）、血清骨钙素（OCN）；骨吸收指标血清Ⅰ型胶原交联羧基末端肽（ICTP）、血清抗酒石酸酸性磷酸酶（TRACP）等。

（2）骨密度（BMD）测定　简称骨密度，是目前诊断骨质疏松症、预测骨质疏松性骨折风险、监测自然病程及评价药物干预疗效的最佳定量指标。骨密度仅能反映大约 70%的骨强度。双能 X 射线吸收法（DXA）是目前国际学术界公认的骨密度检查方法，其测定值作为骨质疏松症的诊断金标准。骨密度值低于同性别、同种族健康成人的骨峰值不足 1 个标准差属正常；降低 1～2.5 个标准差为骨量低下（骨量减少）；降低程度等于和大于 2.5 个标准差为骨质疏松症；骨密度降低程度符合骨质疏松症诊断标准同时伴有一处或多处骨折时为严重骨质疏松症。

（3）X 线检查　可观察骨组织的形态结构，是对骨质疏松症所致各种骨折进行定性和定位诊断的一种较好的方法，也是一种将骨质疏松症与其他疾病进行鉴别的方法。常用摄片部位包括椎体、髋部、腕部、掌骨、跟骨和管状骨等。受多种技术因素影响，用 X 线检查摄片法诊断骨质疏松症的敏感性和准确性较低，只有当骨量下降 30%时才可以在 X 线检查摄片中显现出来，故对早期诊断的意义不大（图 9-1-2）。

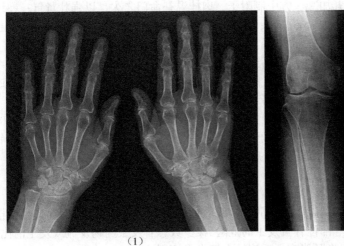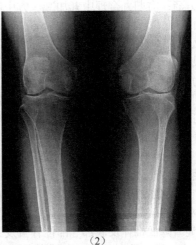

（1）　　　　　　　　　　　　　　　　（2）

图 9-1-2　骨质疏松症 X 线检查影像

（4）脆性骨折　是骨强度下降的最终体现，有过脆性骨折临床上即可诊断骨质疏松症。

3. 诊断

本病结合患者临床表现以及相关辅助检查，可以明确诊断。

4. 鉴别诊断

本病与以下疾病鉴别：

（1）骨软化症　为骨有机基质增多，但矿物化发生障碍。表现为维生素 D 缺乏或日光照射不足，常有胃肠道疾病或肾脏病史。骨骼变形，后期 X 线检查表现可见假骨折线。实验室检查可见血清钙、磷降低，碱性磷酸酶增高，尿钙、磷降低，肝肾功能的损害，用维生素 D 及钙剂治疗效果好。

（2）骨髓瘤 X 线检查表现为骨骼边缘清晰的脱钙，血清钙可高可低，血清碱性磷酸酶正常，但血免疫球蛋白必增高，尿中出现凝溶蛋白。

（3）成骨不全症 本病有家族遗传史，遗传概率高达 50%左右。由于周身骨胶原组织缺乏，成骨细胞数量不足，软骨成骨过程正常，钙化正常，致使钙化软骨不能形成骨质，因此骨皮质菲薄，骨质脆弱。由于本病患者的巩膜变薄，透明度增加，使脉络膜色素外露而出现蓝巩膜；因听骨硬化，不能传达音波，而出现耳聋。

（三）辨证论治

1. 中药治疗

（1）肾精不足

1）治法：滋补肝肾，强筋壮骨。

2）方药：左归丸合虎潜丸加减。方中熟地黄、龟板、山萸肉、菟丝子、白芍滋阴养虚，补肝肾之阴；锁阳、鹿胶温阳益精，养筋润燥；枸杞子益精明目；黄柏、知母泻火清热；虎骨（现已不用，可用牛骨代替）、牛膝强腰膝，健筋骨；山药、陈皮、干姜温中健脾。

3）加减：关节烦疼或发热加鳖甲、地龙、秦艽、桑枝；骨蒸潮热以生地黄代熟地黄，加青蒿、银柴胡、胡黄连；筋脉拘急加木瓜、汉防己、络石藤、生甘草；小儿虚烦、易惊、多汗、抽搐者加牡蛎、龙骨、钩藤；若出现肌肉关节刺痛、拒按或有硬结，皮肤瘀斑，干燥无泽，面晄唇暗，舌质淡紫或有瘀点，脉弦涩等血瘀的表现，可选用血府逐瘀汤合复元活血汤加减治疗，以养血活血，活络软坚。

（2）脾肾气虚

1）治法：补益脾肾。

2）方药：右归丸合理中丸加减。方中制附子、肉桂温补命门之火，以强壮肾气；熟地黄、枸杞子、山萸肉、杜仲、菟丝子养血补肾生精；党参、山药、白术、炙甘草健脾益气；干姜温振脾阳；当归养血和营；鹿角胶为血肉有情之品，温养督脉。

3）加减：腹痛拘急者加乌头、细辛、全蝎、蜈蚣；浮肿、关节肿胀者加茯苓、泽泻、薏苡仁；身倦乏力者加黄芪；肌肉萎缩者加灵芝、何首乌、鸡血藤、阿胶。对骨质疏松症合并畸形或骨折的患者采用夹板或支架固定制动，并鼓励患者早期进行适当的功能锻炼。

尚可用防风、威灵仙、川乌、草乌、透骨草、续断、狗脊各 100g，红花 60g，川椒 60g，共研细末，每次用 50～100g 醋调后装纱布袋敷于皮肤上，并在药袋上加敷热水袋，每次 30 分钟，每日 1～2 次，平均疗程 30 天，用于骨质疏松疼痛者。

2. 西药治疗

（1）抗骨吸收药物

1）双膦酸盐类：可有效抑制破骨细胞活性、降低骨转换。阿仑膦酸盐可明显提高腰椎和髋部骨密度，显著降低椎体及髋部等部位骨折发生的危险。极少数患者发生药物反流或发生消化道溃疡，故有食管炎、活动性胃及十二指肠溃疡、反流性食管炎者慎用。

2）降钙素类：能抑制破骨细胞的生物活性和减少破骨细胞的数量，可预防骨量丢失并增加骨量。降钙素类药物的另一突出特点是能明显缓解骨痛，对骨质疏松性骨折或骨骼变形所致的慢性疼痛，以及骨肿瘤等疾病引起的骨痛均有效，因而更适合有疼痛症状的骨质疏松症患者。

3）选择性雌激素受体调节剂（SERMs）：可有效抑制破骨细胞活性，降低骨转换至妇女绝经前水平。少数患者服药期间会出现潮热和下肢疼挛症状。潮热症状严重的围绝经期妇女暂时不宜用。有静脉栓塞病史及有血栓倾向者如长期卧床和久坐期间禁用。

4）雌激素类：只能用于女性患者。雌激素类药物能抑制骨转换，阻止骨丢失。适应证有绝经期症状（潮热、出汗等）和（或）骨质疏松症和（或）骨质疏松危险因素的妇女，尤其提倡绝经早期开始用收益更大，风险更小。有雌激素依赖性肿瘤（乳腺癌、子宫内膜癌）、血栓性疾病、不明原因阴道出血及活动性肝病和结缔组织病为绝对禁忌证；子宫肌瘤、子宫内膜异位症、有乳腺癌家族史、胆囊疾病和垂体泌乳素瘤者慎用。

（2）促进骨形成药物甲状旁腺激素 小剂量重组人甲状旁腺激素有促进骨形成的作用，能有效地治疗绝经后严重骨质疏松，增加骨密度，降低椎体和非椎体骨折发生的危险，因此适用于严重骨质疏松症患者。该药物治疗时间不宜超过 2 年，用药期间要监测血钙水平，防止高钙血症的发生。

（3）活性维生素 D 适当剂量的活性维生素 D 能促进骨形成和矿化，并抑制骨吸收，它包括1-羟基维生素 D（骨化醇）和 1，25-双羟基维生素 D（骨化三醇）两种，前者在肝功能正常时才有效，后者不受肝肾功能的影响。用药期间应定期监测血钙和尿钙水平。

3. 其他治疗

针灸治疗可作为本病辅助治疗；部分骨质疏松合并胸/腰椎压缩性骨折可行骨水泥加强成形术。为改善绝经后骨质疏松症的骨量丢失和脂肪堆积，可使用肾髓同治法靶向调节间充质祖细胞。肾髓指人体中的肾脏和髓（即骨髓），肾主骨生髓。在中医理论中，肾藏精，髓藏神，肾髓同治指通过调整人体内的肾和骨髓等因素，来调节和增强人体的精、气血等生命体质。需要注意的是，肾髓同治调髓治疗骨质疏松只是一种中医辅助治疗方法，不能完全替代现代医学。

（四）预防与调理

本病应养成良好的饮食及生活习惯，使骨量维持相对稳定，减少其丢失。有规律地积极锻炼身体，适当负荷，避免过度吸烟、饮酒、服用过多的咖啡因，合理的营养，摄入较高的钙量，如食用牛奶、豆制品、鱼、虾、蟹。应控制服用影响钙利用的药物或营养物，如含铝的制酸药，长期严格素食或低盐饮食者更应注意钙的补充。对于绝期后妇女可考虑小剂量雌激素治疗。

二、股骨头缺血性坏死

股骨头缺血性坏死是指股骨头内以骨细胞为主的骨活性成分受一种或多种因素单独或联合作用，引起坏死的病理进程。其病变最终累及整个髋关节，导致股骨头塌陷，关节软骨破坏，进而使关节功能丧失。股骨头缺血性坏死发病高峰在 40～50 岁，男性多于女性，常为单侧起病，近年来的发生率有逐年上升的趋势。传统医书中称之为"骨蚀"、"骨痹"、"骨痿"等。

（一）病因病理

（1）创伤性股骨头缺血性坏死 股骨头最主要的血供是骺外侧动脉，圆韧带动脉和股骨干滋养动脉对股骨头的血供只起次要作用。虽然分布于股骨头的各细小血管之间有吻合，但仍保持各自相对独立的血供区域，所以，股骨头的血供比较贫乏。正是由于股骨头、颈部血管分布的特殊性，所以供应股骨头的主要血管在股骨颈骨折或治疗时易被损伤，当前研究表明，造成股骨头缺血性坏死的概率可达 30%～40%，甚至高达 69%。

（2）非创伤性股骨头缺血性坏死 非创伤性股骨头缺血性坏死的原因十分复杂，发病的原因较多，其中绝大多数的原因及发病机制尚不明确。相关因素主要有：①长期大量使用皮质类固醇药物；②饮酒；③减压性股骨头缺血性坏死；④结缔组织病；⑤痛风和高尿酸血症；⑥血管栓塞性股骨头缺血性坏死，包括镰状细胞贫血病、戈谢病，某些确定的栓塞性动脉炎、动脉硬化、肿瘤压迫营养动脉等；⑦某些毒性物质（包括铁、四氧化碳、砷、苯等）中毒；⑧黏多糖代谢病；⑨辐射损伤；⑩自身免疫病和特发性疾病。激素和酗酒是主要危险因素，除了上述原因外，还有病因不能明确的特发性股骨头缺血性坏死。

干细胞及其微环境正常，骨系细胞阴平阳秘，髓足骨强，为健康骨组织。反之干细胞功能紊乱，髓的转化异常，骨系细胞阴阳失衡，为病态骨组织。中医认为本病有多种病因，包括创伤、慢性劳损、六淫之邪侵袭、七情内郁、饮食不节所致内损或过用伐损之药等。这些原因均可致气血损伤，致使气血运行不畅滞于局部而为"瘀"，不通则痛，除此之外，正气衰弱导致肌肉筋骨失荣而发生痹痛，此乃不荣则痛。归纳起来证分气血瘀滞、肝肾亏虚、湿热痰火、肝火留筋等。

（二）临床表现与诊断

1. 症状体征

（1）**疼痛** 是股骨头缺血性坏死最常见的症状。早期主要表现部位在髋关节或膝关节，可为持续性或间歇性。静息时疼痛，行走活动后疼痛可加重，可为局部刺痛、钝痛或酸胀不适等。疼痛可向腹股沟或臀后侧或膝部放射，亦可有麻木感。

（2）**活动受限** 早期患者髋关节活动正常或轻微丧失，主要表现为某一方向活动受限，以内旋最为多见，是股骨头缺血性坏死早期的一个重要体征。随着病情的进一步发展，髋关节各个方向活动范围将逐渐减少，晚期髋关节各个方向活动严重受限。

（3）**跛行** 早期患者由于股骨头内压增高、髋关节内压增高等导致缺血改变而产生疼痛，可出现间歇性跛行，经休息后疼痛可好转。后期由于股骨头塌陷、骨性关节炎及髋关节半脱位可有持续性跛行。股骨头塌陷者，因患肢短缩而跛行。晚期患者由于髋关节各个方向活动受限而出现跛行。

（4）**髋关节无明显肿胀、畸形，可有股四头肌及臀大肌萎缩** 常见有跛行步态，股骨头塌陷严重者可伴有患肢短缩畸形。患者常有腹股沟区局部深压痛，内收肌止点压痛，大转子叩痛，部分患者患肢纵向叩痛阳性。早期由于髋关节疼痛，Thomas 征、"4"字试验阳性。晚期由于股骨头塌陷，髋关节半脱位，Allis 征及单腿独立试验可呈阳性。伴阔筋膜肌或髂胫束挛缩者 Ober 征可呈阳性。其他体征还有外展、外旋受限或内旋活动受限，患肢可有短缩，肌肉萎缩，半脱位体征。

2. 辅助检查

（1）**X 线检查** 常用的投照位置是前后位、外展正位、蛙式位及侧位。X 线检查在股骨头缺血性坏死不同阶段有不同的影像表现，在早期表现为硬化、囊变及"新月征"，坏死区与正常区域之间往往可见硬化征象等；晚期股骨头因塌陷失去原有球面结构，以及呈现退行性关节炎表现。目前国内外比较常用的 Ficat 分期，根据 X 线检查表现进行临床分期，对临床治疗及预后的判断有一定指导意义。

股骨头缺血性坏死的 Ficat 临床与 X 线检查分期：

1）0 期：X 线检查无异常改变，无临床症状。

2）Ⅰ期：X 线检查正常，有时可有散在的骨质疏松，50%有临床症状。

3）Ⅱa 期：X 线检查示有广泛的骨质疏松，有散在的骨硬化或囊性变，股骨头轮廓无明显改变，临床症状明显（图 9-1-3）。

4）Ⅱb 期：X 线检查有骨小梁改变，局部广泛硬化或形成弧形的硬化带，软骨下骨质疏松或囊性变，头塌陷在 2mm 以内，关节间隙正常，临床症状明显（图 9-1-4）。

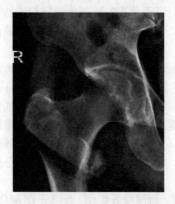

图 9-1-3　Ficat Ⅱa 期 X 线检查表现

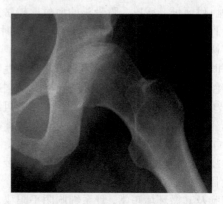

图 9-1-4　Ficat Ⅱb 期 X 线检查表现

5）Ⅲ期：X 线检查有头内硬化或囊变，头塌陷>2mm，有新月征，关节间隙正常，临床症状明显加重（图 9-1-5）。

6）Ⅳ期：为骨关节炎期。X 线检查髋关节间隙狭窄，股骨头扁平、肥大、增生，可出现向外上方半脱位或脱位。髋臼边缘增生硬化。临床症状疼痛明显（图 9-1-6）。

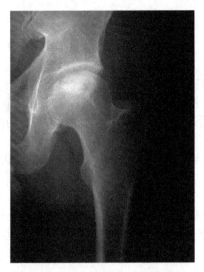
图 9-1-5 Ficat Ⅲ期 X 线检查表现

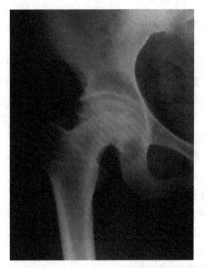
图 9-1-6 Ficat Ⅳ期 X 线检查表现（单侧）

（2）**CT 检查** 早期改变为股骨头完整无碎裂，或有轻微的散在碎裂。星状征变形，从股骨头中央到表面有点状或小道样致密增生，星状征周围部分呈丛状和相互融合。晚期改变为股骨头碎裂变形，于碎骨片之间有骨吸收区，星状征明显变形或消失，负重区骨小梁缺失断裂，骨硬化带包绕囊变区或软骨下骨断裂，坏死骨与修复骨交错存在，丛状影出现和骨小梁融合不仅发生于星状征中央亦见于周围区。

CT 检查可早期确定是否存在骨塌陷、变形和显示病变范围，较 X 线检查平片显示股骨头缺血性坏死更为敏感，但不如核骨素扫描及 MRI 检查敏感。CT 检查三维重建图像可以更好地评价股骨头的变形和塌陷程度（图 9-1-7）。

（3）**MRI 检查** 不仅可显示骨坏死及修复期的改变，还可显示在骨坏死病灶周围的骨髓水肿。MRI 检查诊断股骨头缺血性坏死敏感度达到 85%～100%，其特异度高达 100%，表现为 T_1WI 局限性软骨下线样低信号或 T_2WI "双线征"。

（4）**发射计算机断层显像（ECT）检查** 非创伤性股骨头缺血性坏死早期影像初期为患侧整个股骨头区放射性减少，以后逐渐出现"炸面圈"样改变，即股骨头中心放射性仍减少，而周

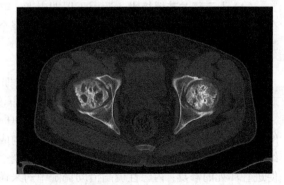
图 9-1-7 股骨头缺血性坏死的 CT 检查表现

边放射性增多。周边放射性增高是由于坏死变形的股骨头磨损髋臼所致。

（5）**数字减影血管造影** 表现为股骨头血供减少、受损和中断。非创伤性股骨头缺血性坏死，早期出现静脉淤滞、回流受阻，中期表现为动脉缺血，晚期为动脉闭塞。建议明确诊断后，对拟进行保髋手术治疗的患者进行数字减影血管造影（DSA）检查，为手术方案的制定提供依据。

3.诊断

结合患者病史、临床表现以及影像学，可以明确诊断。

4. 鉴别诊断

本病当注意与类风湿关节炎、强直性脊柱炎、髋关节感染及结核、色素沉着绒毛结节性滑膜炎等疾病相鉴别，通过检查风湿三项、血沉、HLA-B27等可资鉴别。

（三）辨证论治

1. 中药治疗

（1）**气血瘀滞** 髋部胀痛或刺痛，痛处固定不移，久坐久卧疼痛加重，适当活动后疼痛减轻；劳累后疼痛明显。舌质略黯，脉沉弦。治宜活血祛瘀，行气止痛。方选桃红四物汤加减。

（2）**肝肾亏虚** 髋部疼痛较轻，活动后加重，休息后减轻。自汗盗汗，健忘失眠，五心烦热，患肢肌肉萎缩、乏力，舌质淡，苔薄白，脉细涩。治宜滋补肝肾，强壮筋骨。方选知柏地黄丸加减。

（3）**湿热痰火** 髋关节疼痛，烦躁，下肢沉重，舌质红，苔黄厚，脉弦滑数。治宜清热和中化痰。方选二陈汤加减。

（4）**肝火留筋** 口干口苦，髋部疼痛，小便赤，舌红苔黄，脉弦数。治宜清肝利湿，泻火通络。方选龙胆泻肝汤加减。

2. 西药治疗

非甾体抗炎药可以减轻疼痛及骨髓水肿。双膦酸盐（阿仑膦酸钠）能抑制骨吸收及延缓股骨头缺血性的破坏，因此可用于减轻疼痛。没有足够证据支持对股骨头缺血性坏死患者使用抗凝血药（华法林等）。

3. 手术治疗

手术类型需根据股骨头病变（坏死）状况而定。

（1）**股骨头钻孔减压术** 适用于Ⅰ、Ⅱ期患者，其目的为减低骨内压，改善股骨头血供，以期股骨头恢复血运。

（2）**带肌蒂或血管蒂植骨术** 适用于Ⅱ、Ⅲ期患者，根据病情，可选择缝匠肌蒂骨块植骨术或旋髂深血管蒂骨块植骨术，既减低股骨头骨内压，又通过植骨块对股骨头血管渗透以改善血供。

（3）**血管移植术** 适用于Ⅱ、Ⅲ期患者，先从股骨颈到股骨头钻1条或2条骨性隧道，再把游离出来的旋股外侧动、静脉血管支植入。

（4）**人工髋关节置换术** 适用于Ⅳ期患者，年龄最好选择在50岁以上，对年轻患者必须慎用。在股骨头置换和全髋置换术的选择上，最好选择全髋置换术，以避免或减轻术后疼痛，避免术后因髋臼被磨损而发生人工股骨头中心性脱位。

4. 其他疗法

（1）**制动与适当牵引** 适用于ARCO 1、2期的病例。体外震波、高频电场、高压氧、磁疗等对缓解疼痛可能有一定帮助，具体作用有一定争议。

（2）**"调髓"法治疗** 现代医学发展起来的干细胞移植疗法等外源性充髓的疗法，是一种有效的外源性补髓法，结合内源性调髓治法，共同构成髓系骨病的"调髓"治法。经旋股内动脉骨髓干细胞移植为外源性补髓法，观察到干细胞在股骨头缺血性坏死区域内分布，血管得到修复和再生，促进骨坏死的修复；内源性调髓借助调髓中药来调内外源性干细胞的迁移、分化与归巢，恢复并维持骨稳态。

（四）预防与调护

生活中要注意少饮酒，最好不饮酒；髋关节部因创伤骨折后，要及时正确的治疗，避免发生创伤性股骨头无菌性坏死。因病使用激素治疗，要在医嘱下进行，医务人员也不能滥用激素；接触放射线要注意防护。一旦发生本病，要早诊断，早治疗，不要延误病情。患病后减轻负重，少站、少走，以减轻股骨头受压。早期患者可于患髋应用活血化瘀中药液湿热敷，并做推拿按摩手法，以促进局部血液循环，缓解关节周围肌肉痉挛，防止肌肉萎缩。手术治疗患者需做好手术后护理。

三、髋关节撞击综合征

髋关节撞击综合征是由股骨头颈交界处结构异常或髋臼解剖异常导致髋关节运动过程中股骨与髋臼撞击时发生盂唇撕裂和关节软骨损伤引发髋关节疼痛的一种综合征。髋关节撞击综合征易发于从事运动的年轻人中，尤其是需要较大髋关节活动度，甚至是超过髋关节生理活动范围的项目（如足球、舞蹈、体操等），此外，久坐人群也是高发群体之一。

（一）病因病理

对于髋关节撞击综合征的病因学尚无共识。目前的证据表明，这种情况是多因素造成的，并基于潜在的形态变化。在骨骼发育不成熟的个体中，股骨近端骨骺对髋关节在极端运动范围内的重复和剧烈负荷的适应性反应似乎与凸轮型的发展有关。参与高强度运动（如曲棍球、篮球和足球）的运动员的患病率是非运动员的2～8倍。

髋关节撞击综合征是髋关节内结构异常发生的撞击，引起髋臼盂唇撕裂和软骨损伤。凸轮撞击与头颈局部隆起并引起撞击有关。钳型病变的特点是髋臼异常覆盖，当突出的髋臼与股骨头颈交界处异常接触时，就会发生撞击。钳状撞击最初影响盂唇，引起盂唇变性或骨化。钳状撞击中的软骨病变通常是良性的，与凸轮撞击中可见的深层软骨病变和广泛的唇状撕裂相比局限于髋臼边缘较小的区域。

中医"肾主骨生髓"的理论提示，髓的物质基础是干细胞及其组织微环境，功能是维持内环境稳态，骨髓间充质干细胞不仅是骨组织工程的种子库，可向骨原细胞、成骨细胞、破骨细胞等骨系细胞分化，而且能促进骨髓组织修复，为骨骼的生长发育提供稳定的内环境。这种内环境稳态一旦被打破就会发生骨系细胞消长失衡，骨的正常代谢活动出现障碍，动态的骨破坏、修复过程失去平衡，最终形成以骨稳态失衡为特征的疾病，髋关节撞击综合征属于"髓系骨病"的病证范畴。

本病有多种病因，有由六淫之邪侵髓或瘵虫伤髓所致的实证，可由先天禀赋不足或后天过劳，脏腑功能受损，髓生化乏源，引发髓虚病证，也包括七情内郁、饮食不节所致内损等。这些原因在一定条件下相互影响，相互转化，引起经络痹阻，气血运行不畅，从而导致血脉瘀阻，津液凝聚，痰瘀互结，痹阻经络，出现髋关节肿胀僵硬活动受限。归纳起来证分痰瘀互结、肾虚髓萎、寒热错杂等。

（二）临床表现与诊断

1. 症状体征

（1）**疼痛**　其主要症状为与运动或姿势相关的腹股沟或髋部的慢性疼痛，疼痛也可能会蔓延到腰背部、臀部或大腿，疼痛处一般不低于膝关节平面；疼痛性质为酸痛、钝痛，在疾病初期为间歇痛，在长时间行走、久坐后会逐渐加剧，变为持续性疼痛。

（2）**活动受限**　早期患者髋关节活动正常或轻微丧失，主要表现为屈曲内收内旋活动受限；随着病情的发展，患者还可能出现髋关节弹响、绞索、僵硬、打软腿等症状。

（3）**前方撞击试验阳性**　若撞击发生在髋臼前外侧时，患者仰卧位，当髋关节被动屈曲接近90°和内收时，髋关节内旋。屈曲和内收导致股骨颈和髋臼缘接近；额外的内旋应力导致在盂唇上的剪切力，并且当有软骨损害，关节盂唇损害，或两者都存在时产生剧烈的疼痛。

（4）**后方撞击试验阳性**　若撞击发生在髋臼下后方时，患者仰卧在床边，并且让患肢悬空于床尾外，从而使髋关节伸展。伸展位外旋产生腹股沟深部疼痛表明后下方撞击（图9-1-8）。

（5）**"4"字征阳性**　患者仰卧在检查台上将腿部呈4字型，接受检查的髋关节屈曲外展外旋，检查者一手固定患者骨盆，另一手向下施加力，若患者对侧骶髂关节或同侧腹股沟疼痛出现则表示试验阳性。

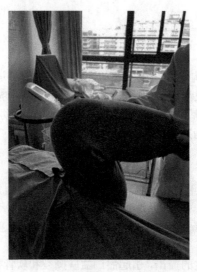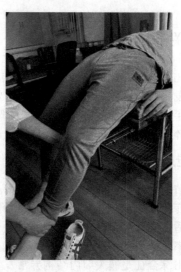

图 9-1-8　撞击试验

2. 临床分型

根据其形态学可分为以下三型：

（1）**凸轮型（CAM 型）**　是指髋关节股骨侧畸形，正常股骨头颈交界处呈局限性凹陷，如果此凹陷变浅、消失，会出现局部隆起，即所谓的"手枪柄"样畸形。此型多见于运动量大的年轻男性。

（2）**钳夹型（Pincer 型）**　是指髋关节髋臼侧异常解剖结构（髋臼后倾、髋臼过深、髋臼前突、髋臼后壁过度覆盖等），在髋部活动时异常突起的髋臼缘与股骨头颈处发生碰撞，导致髋关节周围组织，特别是软骨、髋臼唇的损伤。这一型常见于喜好运动的中年女性。

（3）**混合型（又称凸轮钳夹型）**　此型是指上述两种异常解剖形态同时存在，研究结果显示凸轮型撞击和钳夹型撞击很少独立发生，临床上多为混合型（图 9-1-9）。

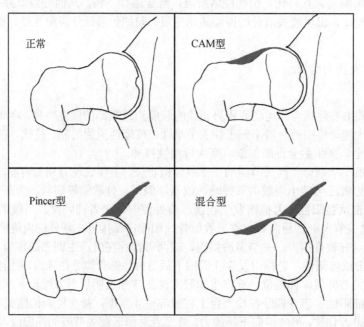

图 9-1-9　髋关节撞击综合征分型

3. 辅助检查

（1）X 线检查

1）CAM 型的髋关节撞击综合征患者，X 线检查正位片可观察到股骨头颈之间的凹陷不足，股骨头突起部向外侧伸延，出现典型的"枪柄样"畸形，有时伴有局部骨质增生和软组织钙化（图 9-1-10）。

2）由髋臼后倾造成的 Pincer 型髋关节撞击综合征患者则在 X 线检查正位平片上可见髋臼后缘位于其前缘内侧，前后缘线相交呈"8"字征（图 9-1-11）；由髋臼过深而引起的 Pincer 型髋关节撞击综合征患者 X 线检查表现为髋臼窝线位于髂坐线内侧、中心边缘角（the lateral center edge angle，LCEA，即在骨盆前后位 X 线片上，股骨头中心点和髋臼最外侧点两点的连线与身体中线的平行线之间的夹角）≥40°，其正常值为 >25°，若 LCEA<20°即可诊断为髋关节发育不良，

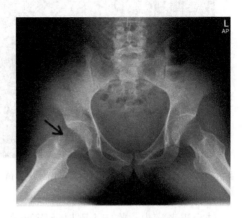

图 9-1-10　"枪柄样"畸形

但若 LCEA>45°则说明存在髋臼过度覆盖的倾向；髋臼前突引起的 Pincer 型髋关节撞击综合征患者 X 线检查则表现为股骨头和髂坐线相交（图 9-1-12）；由髋臼后壁过度覆盖造成的 Pincer 型髋关节撞击综合征患者的 X 线检查可见髋臼后壁缘位于股骨头中心的外侧，即所谓的"后壁征"（图 9-1-13）。

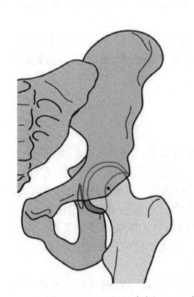
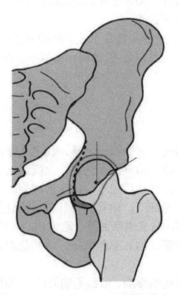
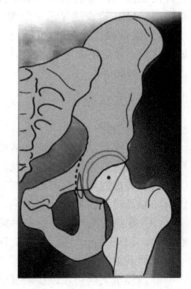

图 9-1-11　"8"字征　　　　图 9-1-12　LCEA>45°及髋臼前突　　　　图 9-1-13　后壁征
（股骨头和髂坐线相交）

（2）CT 检查　髋关节撞击综合征的 CT 检查表现与 X 线检查平片基本相同，只是 CT 检查相较 X 线检查能更直观、敏感地显示股骨近端、盂缘的细微骨性解剖异常，如髋臼边缘的骨赘、股骨颈疝窝、关节面下囊性变等。CAM 型髋关节撞击综合征可见股骨头颈联合处前上缘的骨性突起；由髋臼后倾引起的 Pincer 型髋关节撞击综合征在横断位 CT 检查上表现为髋臼前后缘连线与水平线之间的夹角呈锐角，髋臼更多地覆盖股骨头前方。

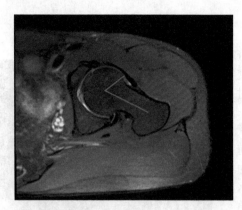

图 9-1-14 MRI 检查盂唇（前侧）损伤及α角>50°

（3）**MRI 检查** 与 X 线检查平片和 CT 检查相比，对髋臼唇和关节软骨损伤的检出有更高的敏感性和特异性。除此之外，MRI 检查还能显示关节积液、滑膜增生及骨髓水肿等。CAM 型髋关节撞击综合征的斜轴位 MRI 检查扫描可见α角（以股骨头中心为圆心，股骨头正常最大半径为 r 画圆，此圆与股骨头颈连接处骨质的交点 A 点与股骨头中心 O 点的连线 OA 与股骨颈中轴线的夹角即为α角）增大，并将α角>50°作为诊断髋关节撞击综合征的标准（图 9-1-14）。对于髋关节盂唇损伤的观察，MRI 造影或 3.0T 的 MRI 效果较好。

4. 诊断

结合患者病史、临床表现以及影像学，可以明确诊断。

5. 鉴别诊断

本病仍需与以下疾病相鉴别。

（1）**圆韧带撕裂** 圆韧带撕裂患者出现疼痛导致髋关节活动范围减小，以及直腿抬高试验出现疼痛和髋关节绞锁症状。磁共振及造影可准确诊断，关节镜检查是鉴别圆韧带撕裂的金标准。

（2）**强直性脊柱炎** 累及髋关节多见于 30 岁以下男性，早期下背部酸痛和僵硬不适，逐渐沿脊柱向上发展，最后出现畸形和强直。90%患者 HLA-B27 阳性，血沉加快。X 线检查片为主要检查手段，MRI 检查能显示早期髋关节改变。

（3）**坐骨股骨撞击综合征** 由于坐骨和股骨小转子间的异常接触并伴随对股方肌的压迫可致髋后方疼痛。骨盆正位 X 线检查片上可见坐骨-股骨间距离减小（正常为 23mm±8mm，病理学改变后为 13mm±5mm）。

（三）辨证论治

1. 中药治疗

（1）**痰瘀互结** 髋部胀痛或刺痛，痛处固定不移，久坐久卧疼痛加重，适当活动后疼痛减轻；日轻夜重。舌质紫黯有瘀斑，脉沉弦。治宜活血祛瘀，化痰通络。方选桃红四物汤合二陈汤加减。

（2）**肾虚髓萎** 髋部疼痛绵绵，活动后加重，休息后减轻。腰膝酸软，患肢肌肉萎缩、乏力，伴有眩晕耳鸣，舌质淡，苔薄白，脉细涩。治宜滋补肝肾，强壮筋骨。方选独活寄生汤化裁。

（3）**寒热错杂** 关节灼热肿痛，而又遇寒加重，恶风怕冷，苔白罩黄；或关节冷痛喜温，而中心灼热，口干口苦，舌红苔白，脉弦。治宜温经散寒，清热除湿。方选桂枝芍药知母汤加减。

2. 西药治疗

非甾体抗炎药可以减少炎症引起的疼痛，增加无痛的活动范围，使患者可以耐受症状或提高其他治疗方案的疗效。关节腔内注射透明质酸可以减轻髋臼和股骨头的压力，减少撞击和疼痛，还能减轻滑液的炎症和在关节内产生阵痛的作用。关节腔注射皮质类固醇可以抑制炎症细胞积聚，阻止炎症介质的分泌和合成，从而减轻疼痛的产生。

3. 手术治疗

对于病变较重，临床症状明显（特别是出现跛行、绞索及弹响），影响日常生活活动，保守治疗无效的患者，可以考虑手术治疗。髋关节撞击综合征手术治疗通常分为开放手术和关节镜微创手术两类，无论是开放手术还是关节镜手术，均是通过切除股骨头颈结合部或者髋臼处引起撞击的异常解剖结构来重建股骨颈髋臼边缘的轮廓，并使用锚钉或清创术修复损伤的盂唇。对于 CAM 型撞击者，手术主要包括股骨头及股骨颈成形术以消除骨性撞击。对于 Pincer 型撞击者，切除髋臼周围的增生骨组织，对于撕裂或骨化的盂唇行修整术、修复术或重建术。

目前，髋关节镜手术是髋关节撞击综合征的首选手术方式，术中刨除增生滑膜、打磨突起的骨质、清理变性的软骨、处理甚至缝合修复撕裂的臼唇，从而消除撞击，解除疼痛，恢复功能。且有创伤小、恢复快、效果好等优点。

（四）预防与调护

骨关节炎起病隐袭，发展可致关节畸形及关节功能障碍，严重影响患者的生活质量。早期预防，及时诊治，阻止或延缓病情进展，改善关节功能，可解除患者痛苦，提高生活质量。

首先让患者充分了解本病的性质和后果，避免关节剧烈活动和过度负重，以减轻反复损伤，但可有一般轻微活动及静止性肌力训练，以保护关节稳定性。避免过寒过凉。超重者宜减轻体重，纠正不正确的姿势。其他如饮食疗法、药浴疗法、练功疗法可根据具体情况选择应用。

四、膝骨关节炎

膝骨关节炎是指由于膝关节软骨原发或继发的退行性改变，引起软骨下及关节周围骨质增生，使关节逐渐被破坏甚至产生畸形，影响膝关节功能的一种退行性骨关节疾病（图 9-1-15）。男女均可发病，女性患病率较男性高，中老年女性尤其体型肥胖者更为多见。本病是一种筋骨共病、痿痹共存的疾病，属中医"痹证"、"骨痹"等范畴，属于"髓系骨病"体系。

（一）病因病理

膝骨关节炎有原发性和继发性两种。原发性膝骨关节炎的发病原因目前尚不明确，是一种多因素导致的全关节疾病，发病与年龄、体重、损伤及遗传因素等有关。

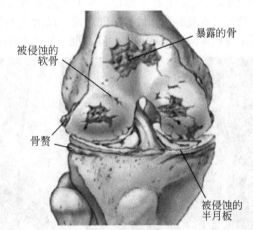

图 9-1-15　膝关节退变示意图

（1）年龄　是本病最重要的致病危险因素之一，患病率随年龄的增长而增高，特别是到中老年患病率明显升高。可能与以下因素有关：①中年以后神经-肌肉功能逐渐减退，运动不协调而导致关节损伤。②随着年龄的增长，骨骼中无机盐的含量进行性升高，骨的弹性和韧性减低。同时，由于供应关节的血流量减少，使关节软骨变薄、基质减少、纤维化，使关节内负重分布发生改变，关节面及关节软骨易受损伤。③绝经前后的妇女，雌激素失衡使骨质丢失增加，发生骨质疏松。

（2）体重　体重指数（BMI）高者发生骨关节炎的危险大。体重升高导致膝关节负重增加，关节活动时受到的机械损伤增加。另外，体重增加导致的姿势、步态和运动习惯的改变等也可能与膝骨关节炎的发病有关。

（3）损伤和过度使用　是较为公认的原因之一，包括关节内骨折、半月板损伤、关节内游离体等均容易导致关节软骨过度磨损从而引发骨关节炎。

（4）遗传　许多继发性膝骨关节炎有明显的家族遗传倾向。

（5）其他　包括关节软骨基质的改变、骨内压升高等。

关节软骨是膝骨关节炎最早病变的部位，在以上因素的单独或共同作用下，早期关节软骨表面的胶原纤维退化，软骨间质破坏不断发展，后期软骨面磨损，最终导致关节功能逐步丧失。其次就是软骨下骨的改变，骨关节炎时，软骨剥脱，软骨下骨质裸露，骨髓内血管和纤维组织增生，产生新骨，形成硬化层，硬化区在应力作用下，骨质发生微骨折、坏死及囊性变，继而软骨边缘出现新生骨赘，软骨下骨髓内骨质增生，囊肿形成。

滑膜的病变在膝骨关节炎进程中起重要作用。滑膜和关节囊在骨关节炎初期虽无变化，但后期剥脱的软骨附着在滑膜上，刺激滑膜增生、肥厚，关节滑膜受脱落软骨碎片的刺激而充血、水肿、增生、肥厚、滑液增多，肥大的滑膜或形成皱襞，嵌夹在关节间，造成关节交锁、滑膜卡压等引起滑膜炎。滑膜炎促使血管增生及释放大量炎性介质，进一步降解软骨，如此周而复始，造成恶性循环。

中医将关节软骨视为骨的从属结构，皆秉先天之精而生，其生长衰亡，与肾精和髓的盈衰密切相关，膝骨关节炎纳入中医"痹证"、"骨痹"等范畴，其归属于髓系骨病理论体系，病位在骨。

（二）临床表现与诊断

1.症状体征

膝关节疼痛和功能障碍是其主要临床表现。本病起病缓慢，初起时多因受凉、劳累或轻微外伤后出现膝关节疼痛和酸胀感，疼痛多为间歇性，负重后加重，休息后减轻。随着病情进展，疼痛逐渐加重，休息时甚至夜间疼痛也较为明显。疼痛性质可发生改变，为持续性胀痛、刺痛或撕裂样疼痛，在下蹲、起立及上下台阶时明显，或同时伴有打软腿、关节交锁等体征。严重的膝骨关节炎患者还可伴有关节肿胀、周围水肿、肌肉萎缩等。关节功能障碍包括关节僵硬、不稳、活动受限，并伴行走能力下降等。关节僵硬是指经过休息，或长时间处于某一体位后，自觉活动不利，特别是起动困难，胶滞。伸膝支撑稳定的力量减弱和侧向不稳，表现为步态摇摆。屈伸活动范围减少常常由于膝关节疼痛肿胀，被迫轻度屈曲位以增加关节腔内容积，久之则腘绳肌痉挛，伸直受限，至后期可出现明显的关节畸形，如膝内翻、屈曲挛缩畸形等，严重影响膝关节功能。

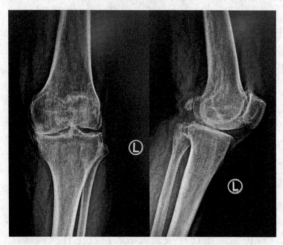

图 9-1-16　膝骨关节炎 X 线检查片

2.辅助检查

（1）**X 线检查**　是膝骨关节炎诊断和观察病情进展的主要手段。早期可无明显变化，随着病情的进展可出现关节周围组织增生、关节间隙不对称狭窄、软骨下骨硬化和囊性变等（图 9-1-16）。

目前 X 线检查分级多参照 Kellgren-Lawrence 影像分级方法，具体如下：①0 级，无改变（正常）；②Ⅰ级，可疑骨赘，关节间隙正常；③Ⅱ级，明确骨赘，关节间隙可疑变窄；④Ⅲ级，中等量骨赘，关节间隙明确变窄，有硬化性改变；⑤Ⅳ级，大量骨赘，关节间隙明显变窄，有严重硬化性病变及明显畸形。

（2）**MRI 检查**　可直接观察到关节软骨、滑膜、半月板、韧带和关节周围软组织的情况，可对早期细微变化的创伤进行观察和诊断。目前其分级标准多参照 Recht 标准，具体如下：①0 级，正常关节软骨，软骨弥漫性均匀变薄但表面光滑；②Ⅰ级，软骨分层结构消失，软骨内出现局灶性低信号区，软骨表面光滑；③Ⅱ级，软骨表面轮廓轻至中度不规则，软骨缺损深度未及全层厚度的 50%；④Ⅲ级，软骨表面轮廓中至重度不规则，软骨缺损深度达全层厚度的 50%以上，但未完全脱落；⑤Ⅳ级，软骨全层缺损、剥脱，软骨下骨质暴露，有/无软骨下骨质信号改变。

3.诊断

临床诊断膝骨关节炎多采用美国风湿病学会的诊断标准。

1）近 1 个月内反复膝关节疼痛。

2）年龄≥50 岁。

3）晨僵≤30 分钟。

4）活动时有骨摩擦音（感）。

5）X 线检查（站立位或负重位）示关节间隙变窄、软骨下骨硬化和（或）囊性变、关节缘骨赘形成。

符合 1）和 2）～5）中任意 2 条即可诊断。

4. 鉴别诊断

本病需与风湿性关节炎、类风湿关节炎、膝关节非特异性滑膜炎、髌骨软化症、色素绒毛结节性滑膜炎等病相鉴别。

（1）风湿性关节炎 一般有链球菌感染史，并常于再次接触链球菌感染而复发，关节疼痛表现为游走性。活动期血沉增快，抗链球菌溶血素 O 阳性。X 线检查多无异常发现。

（2）类风湿关节炎 发病年龄多为 30～50 岁，女性多于男性，以多发性对称性四肢小关节受累为主，疼痛呈游走性，有晨僵现象，类风湿因子多为阳性，久发病例 X 线检查片常见关节骨质疏松及不同程度骨质破坏。

（3）膝关节非特异性滑膜炎 表现为反复出现的膝关节积液，浮髌试验阳性。关节肿胀程度与疼痛不一致，肿胀常很严重，但关节疼痛相对较轻。X 线检查片仅显示软组织肿胀。

（4）髌骨软化症 亦属于退行性疾病，重点累及髌股关节，表现为上下楼梯、下蹲起身膝前疼痛，髌骨研磨试验阳性，髌骨内侧关节面常有压痛，X 线检查髌骨轴位片可见髌股关节间隙狭窄，关节面不光滑。

（5）色素绒毛结节性滑膜炎 多见于膝、髋和踝关节，表现为受累关节反复肿胀，全身无症状，血沉不快，X 线检查早期仅可见软组织肿胀，晚期可见边缘骨性破坏，关节液穿刺呈暗红色或咖啡色。

（三）辨证论治

1. 手法治疗

手法具有舒筋活络、活血化瘀、松解粘连和滑利关节等作用，可改善关节僵硬，减轻关节疼痛，增加关节活动度，常用的方法有拿捏法、按揉法、运膝法、弹拨法、屈伸法、拔伸法等。

2. 中药治疗

（1）痰瘀互结证 活血行气，化痰通络，方用桃红四物汤合二陈汤的基础上加用牛膝、地龙、续断等。

（2）湿热痹阻型 清热除湿，方用四妙散化裁，加秦艽、豨莶草等抗炎镇痛。

（3）寒湿痹阻型 温经散寒，除湿通络，方用乌头汤化裁，常用羌活、独活等散寒除湿之品。

（4）肾虚髓萎型 治则补肾益髓，方用独活寄生汤化裁。偏阴虚者，加用麦冬及鹿角霜等滋润及血肉有情之品；偏阳虚者，喜用淫羊藿、仙茅等补阳生髓药物；同时注意其兼有证候，根据兼证不同，可分别加入不同作用的调髓药物。

3. 西药治疗

（1）西药口服 有改善症状和改善病情两种。

1）改善症状的药物最常用的是非甾体抗炎药，如布洛芬、双氯芬酸等。持续性疼痛或中度疼痛患者宜选择使用该类药物，使用时需评估消化道和心血管系统安全性，如有消化道不良反应等，优先选择特异性 COX-2 抑制剂，如塞来昔布、依托考昔等。如无效可选择阿片类止痛剂如曲马多等，但需注意长期应用的不良反应和成瘾性等。

2）改善病情的药物（DMOAD）和软骨保护剂既可抗炎、止痛，又可保护关节软骨，有延缓膝骨关节炎发展的作用，但尚无公认的理想药物。目前常用的有氨基葡萄糖、双醋瑞因、硫酸软骨素、双膦酸盐等。

（2）西药局部使用 包括局部外用和关节腔注射。

1）局部外用药主要是含非甾体抗炎药的乳胶制剂、贴剂、擦剂等。

2）关节腔注射常用糖皮质激素、玻璃酸钠和医用几丁糖等，注射时须严格掌握适应证，并注意严格无菌操作，以免发生关节内感染。

4. 手术疗法

手术疗法适用于经规范的非手术治疗无效，膝关节肿痛反复发作或呈进行性加重，关节功能明显受限的患者。手术方法主要包括关节镜手术、自体骨软骨移植术、截骨矫形术和人工关节置换术等。

（1）**关节镜手术**　兼有诊断和治疗的作用，是膝骨关节炎的一种姑息性手术，创伤小，术后恢复快。可在诊断的同时行关节镜下关节冲洗清理术，对关节内机械性刺激物进行清理，如削除游离的软骨面，切除妨碍关节活动的骨刺或游离体，咬除或修复撕裂的半月板并用大量生理盐水冲洗，能有效改善膝关节内环境，减轻关节症状。

（2）**自体骨软骨移植术**（图 9-1-17）　适用于有症状的股骨关节面的全层软骨损伤，患者年龄介于 15～55 岁，软骨损伤为 outbridge 分级Ⅲ～Ⅳ级，病损范围<2cm^{2}者。病损≥2cm^{2}者，可以使用保存软骨活性的异体骨软骨移植，目前该方法使用较少。

（3）**截骨矫形术**　适用于膝关节力线不佳的单间室手术，常用的方法有胫骨高位截骨术，适用于年龄<55 岁，体形无肥胖，要求活动量大，术前屈曲达到 90°，屈曲挛缩<15°，内翻<10°的单间室关节炎，膝关节稳定性好者（图 9-1-18）。

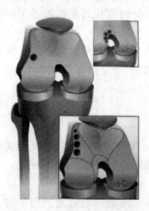

图 9-1-17　自体骨软骨移植术

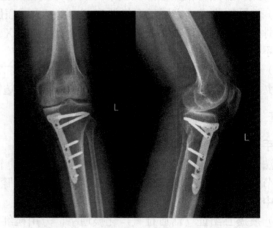

图 9-1-18　胫骨高位截骨术

（4）**人工关节置换术**　是膝骨关节炎终末期有效的治疗方法。方法有单髁置换术和全膝关节置换术。单髁置换术适用于力线改变为 5°～10°、韧带完整、屈曲挛缩不超过 15°的膝关节单间室骨关节炎患者（图 9-1-19）。全膝关节置换术适用于严重的膝关节多间室骨关节炎，尤其伴有明显关节畸形，严重影响生活的患者（图 9-1-20）。

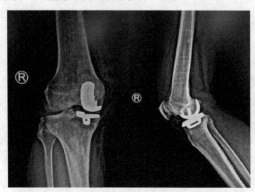

图 9-1-19　膝关节单髁置换术

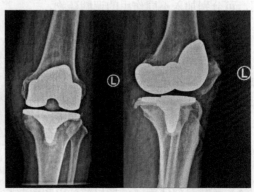

图 9-1-20　全膝关节置换术

5. 其他治疗

其他治疗是膝骨关节炎重要治疗方法之一，可以与有氧运动结合使用，常用的方法有热疗、蜡疗、磁疗、电疗、红外线照射、超声波疗法等，有助于促进局部血液循环和炎症吸收，缓解疼痛和肌肉紧张，改善关节活动范围，增强膝关节功能。可适当配合针灸治疗。

（1）**针刺**　包括毫针、温针、电针等疗法，能缓解膝关节疼痛和改善关节功能，针刺疗法前须先进行辨证并评估患者功能状态，对处于饥饿、疲劳或紧张状态下的患者切勿施行，以免发生危险。

（2）**灸法**　集热疗、光疗、药物及特定腧穴刺激于一体，能有效改善局部血液循环，可缓解关节疼痛，改善关节功能。使用时需避免引起烧伤、感染等问题。

（四）预防与调护

提高目标人群对膝骨关节炎的认识，改善患者的生活方式，通过信息的交流，促进目标人群自愿采纳有利于健康的行为和生活方式，消除或减少膝骨关节炎的危险因素，使患者达到最佳的健康状态。适量运动可保护关节，如游泳、打太极拳和步行等，尽量减少上下楼梯，以减轻膝关节的负荷。老年人多晒太阳，不可过度负重；避免受凉受潮，避免久坐，尤其不宜长久屈膝＞90°；肥胖患者应减肥，以减轻负重，避免过多下蹲，座椅位置适当升高，如厕时使用坐厕；天气变化时注意膝关节的保暖。总之，注意保持健康的生活方式有利于膝骨关节炎的病情缓解和控制。

第二节　骨关节感染

一、化脓性骨髓炎

急性化脓性骨髓炎

急性化脓性骨髓炎是指由化脓性细菌引起的骨膜、骨质和骨髓组织的一种急性化脓性炎症，可反复发作或转为慢性骨髓炎，遗留畸形、强直、残废等，严重影响机体功能和健康。属于中医"附骨疽"范畴。

（一）病因病理

化脓性骨髓炎是骨、骨膜和骨髓遭受化脓性细菌感染引起的炎症，致病菌可为溶血性金黄色葡萄球菌（约占 75%）、β溶血性链球菌（约占 10%）等。在原发病灶处理不当或机体抵抗力下降的情况下，可引发细菌入血，发生菌血症或诱发脓毒症菌栓进入骨营养动脉后使该处血流缓慢，受阻于长骨干骺端的毛细血管内，形成局限性脓肿，脓液沿哈弗斯（Haversian）管扩散到骨膜下，形成骨膜下脓肿，穿破骨膜形成深部脓肿，或穿破皮肤形成窦道。骨组织失去血供后缺血坏死，大块的死骨难以排出，长期滞留在骨包壳内，使窦道经久不愈，疾病进入慢性期，免疫功能缺陷会增加骨髓炎的发病。

根据感染途径可以将化脓性骨髓炎分为血源性骨髓炎、创伤后骨髓炎和蔓延性骨髓炎（图9-2-1）。临床上以前两种感染较常见。

（1）血源性骨髓炎　细菌从体内其他感染灶，如疖痈、脓肿、扁桃体炎、中耳炎等经血行到达骨组织，在身体抵抗力差或细菌具有高度感染力的情况下发病，这是最常见的途径。尤其好发于儿童长骨的干骺端，此阶段是人体骨生长最活跃的时期，干骺端有很多终末小动脉，循环丰富，血流缓慢，细菌易于停留、聚集、繁殖，形成栓塞，使血管末端阻塞，导致局部组织坏死，感染化脓。

（2）创伤后骨髓炎　因外伤感染引起的骨髓炎症，常常发生于开放性骨折，伴随现在的交通事故和大型建筑的工伤事件的发生，发病率呈上升趋势，属高能量骨折之后常见的并发症。

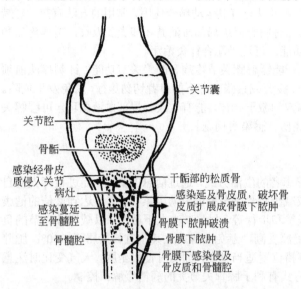

图 9-2-1　化脓性骨髓炎脓肿蔓延途径

关节囊
关节腔
骨骺
感染经骨皮质侵入关节
病灶
感染蔓延至骨髓腔
骨髓腔
干骺部的松质骨
感染延及骨皮质，破坏骨皮质扩展成骨膜下脓肿
骨膜下脓肿破溃
骨膜下脓肿
骨膜下感染侵及骨皮质和骨髓腔

（3）**蔓延性骨髓炎**　由邻近软组织直接蔓延扩散导致，如指（趾）端感染引起的指（趾）骨骨髓炎，齿槽脓肿累及的上、下颌骨等。

骨质破坏、坏死和由此诱发的修复反应（骨质增生）同时并存为本病的病理特点。早期以骨质破坏和坏死为主，晚期以增生为主。

（二）临床表现与诊断

1.症状体征

（1）**症状**　本病起病急，开始即有明显的全身中毒症状，小儿可出现惊厥，多有弛张型高热，可达 39～40℃，有时并发寒战、脉搏快、精神不振、口干、食欲不振等，可有头痛、呕吐等脑膜刺激症状，严重者可有中毒性休克和谵妄、昏迷等败血症表现。外伤引起的急性骨髓炎，除有严重并发症或大量软组织损伤及感染外，一般全身症状较轻，感染较局限而少发生败血症，但应警惕并发厌氧菌感染的危险。局部表现早期局部疼痛和搏动性疼痛，皮温增高，肿胀不明显，患肢呈半屈曲制动状态，拒绝活动和负重。数日后，骨膜下脓肿形成，局部皮肤水肿、发红。当脓肿穿破骨膜至软组织后，压力减轻，疼痛缓解，但软组织受累的症状明显，局部红、肿、热、痛，可触及波动感。脓液进入髓腔后，整个肢体剧痛肿胀，骨质因炎症而变疏松，常伴有病理性骨折。

（2）**体征**　早期压痛不一定严重，脓肿进入骨膜下时，局部才有明显的肿胀和压痛；被动活动肢体时疼痛加剧，常引起患儿啼哭。

2.辅助检查

（1）**实验室检查**　白细胞计数及中性粒细胞明显升高，一般伴有贫血，白细胞计数可高达（30～40）×10⁹/L，中性粒细胞可占 90%以上，常伴有 C-反应蛋白（CRP）增高，血沉增快。血中 CRP 水平在骨髓炎的诊断中比血沉更有价值、更敏感。早期血培养阳性率较高，局部脓液培养有化脓性细菌，应做细菌培养及药物敏感试验，以便及时选用有效药物。如骨穿刺抽得的脓液、混浊液或血性液体涂片检查有脓细胞或细菌，即可确诊。

（2）**X 线检查**　在起病 2 周内多无明显异常，故阴性结果不能排除急性骨髓炎。2 周后，髓腔内脓肿形成，松质骨内可见小的斑片状骨质破坏区，进而累及骨皮质甚至整个骨干。因骨膜被掀起，可出现骨膜反应（层状或葱皮样）及层状新骨形成（图 9-2-2）。与骨干平行的骨膜反应，层状新骨形成，范围一般同骨的病变范围一致。如感染继续向髓腔内和骨干方向扩展，则骨皮质内、外侧面均出现虫蚀样改变、脱钙及周围软组织肿胀阴影，有时出现病理骨折。

（3）**CT 检查**　可提前发现骨膜下脓肿，明确

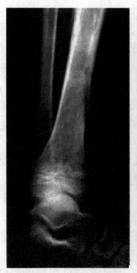
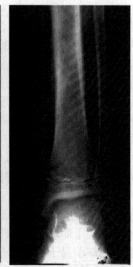

图 9-2-2　急性化脓性骨髓炎 X 线检查表现

其病变范围，表现为边界较清楚的囊状低密度区，增强后脓肿壁明显强化，而脓腔不强化，使脓肿范围更清楚。此外，对显示死骨 CT 检查比平片优越（图 9-2-3）。软组织肿胀，肌间隙模糊，有骨膜增生，骨周围脓肿，髓腔密度高，骨增生硬化。

（4）**MRI 检查** 对早期骨髓的炎性渗出与水肿，尤其敏感，表现为 T_1 加权像骨髓正常的高信号被低信号取代，T_2 加权像病变的骨髓信号比正常更高。MRI 检查能够全方位显示早期的骨膜下和软组织脓肿的范围，脓肿在 T_1 加权像为低信号，在 T_2 加权像呈均匀高信号影，增强见脓肿壁明显强化。正常皮质骨在 T_1 加权像和 T_2 加权像均呈低信号，骨破坏表现为低信号的骨皮质不规则变薄或消失，被高信号取代。MRI 检查对死骨的发现不如平片和 CT 检查敏感（图 9-2-4）。

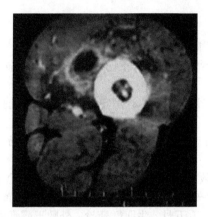 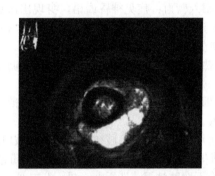

图 9-2-3 急性化脓性骨髓炎 CT 检查　　图 9-2-4 急性化脓性骨髓炎 MRI 检查

3. 诊断

结合患者病史、临床表现以及影像学，可以明确诊断。

4. 鉴别诊断

（1）**软组织化脓性炎症** 局部红肿较早，感染中毒症状较骨髓炎轻，发病部位常不局限于长骨干骺端。疼痛没有急性骨髓炎剧烈，症状较轻。

（2）**感染性关节炎** 包括病原体直接侵犯关节，表现为寒战、高热、受累关节剧烈疼痛，以下肢负重关节发病最多，多为单关节炎，关节腔穿刺可作为鉴别，感染性关节炎关节穿刺液呈化脓性改变，涂片或培养可找到细菌。

（3）**急性风湿性关节炎** 多见于儿童及青年，以急性发热及关节肿痛起病，主要侵犯大关节，如膝、踝、腕、肘、肩等关节，呈游走性关节痛。关节炎症状消退后不留永久性损害，X 线检查关节摄片骨质无异常，血清类风湿因子阴性，抗链球菌溶血素、抗链激酶及抗透明质酸酶阳性。

（4）**恶性骨肿瘤** 特别是尤文（Ewing）肉瘤，常伴发热、白细胞增多、X 线检查示"葱皮样"骨膜下新骨形成等现象，尤文肉瘤常发生于骨干，范围较广，疼痛夜间加重，全身症状不如急性骨髓炎重，活检找到肿瘤细胞可明确诊断。

（三）辨证论治

1. 中药治疗

急性化脓性骨髓炎的中医辨证宜分期论治，灵活运用消、托、补三法，主要分为初期、成脓期、溃脓期。

（1）**初期** 相当于化脓性骨髓炎的急性炎症期。"急则治其标"，此时应用"消"法，以清热解毒、行瘀通络为治疗原则。

1）邪热在表：初起症见恶寒发热，肢痛不剧烈，苔薄白，脉浮数。治宜清热解毒。方选仙方活命饮加黄连解毒汤或五味消毒饮。

2）热毒炽盛：症见高热寒战，舌红苔黄腻，脉滑数。治宜清营退热。方选黄连解毒汤合五味消毒饮，加乳香、没药等。如便秘尿赤者，加大黄、车前子。

3）毒入营血：症见高热昏迷，身现出血点，烦躁不安。治宜清营、凉血、开窍。方选清营汤合黄连解毒汤，配服安宫牛黄丸、紫雪丹等，静脉滴注醒脑静注射液。亦可按感染性休克处理，积极行中西医结合治疗。

（2）成脓期　成脓前期，即骨膜下脓肿刚形成时，若能得到及时、有效的治疗，预后仍佳。本期治疗方法为"托"法，治疗原则是先清营托毒，后托里透脓。

1）热毒瘀结：症见高热，肢端肿痛剧烈。治宜清热止痛。方选五味消毒饮、黄连解毒汤合透脓散加减。

2）火毒蕴结：症见患肢肿胀，红热疼痛。治宜托里止痛。方选托里消毒饮加减。

3）毒入营血：症见神昏谵语，身现出血点。治疗同初期。

（3）溃脓期　脓毒已溃。治疗方法为"补"法，治疗原则是扶正托毒，去腐生新，扶助正气，助养新骨生长，促使疮口愈合。

1）热胜肉腐：初期溃疡，脓多稠厚，略带腥味，为气血充实。治宜托里排脓。方选托里消毒散加减。

2）邪去正虚：溃后脓液清稀，量多质薄，为气血虚弱。治宜补益气血。方选八珍汤合十全大补汤加减。

尚可用中药外治。患肢初期红肿无溃破口，可外敷黄金膏、双柏散或蒲公英、紫花地丁、犁头草、野菊花等清热解毒中药；成脓期选用拔毒消疽散等外敷化瘀消痈；溃脓期疮口可用冰黄液冲洗，并根据有无腐脓情况，选用九一丹、八二丹、七三丹、五五丹、生肌散药捻，外敷玉露膏或生肌玉红膏等。

2. 西药治疗

本病早期采用足量、广谱抗生素，多主张联合用药。常用的抗生素主要有青霉素类、头孢类、氨基糖苷类、喹诺酮类、磺胺类，以及甲硝唑、万古霉素、克林霉素等，获得细菌培养及药敏检测结果后，再调整为对细菌敏感的抗生素。金黄色葡萄球菌或革兰氏阴性杆菌引起的感染至少要治疗3周，直到体温正常，局部红、肿、热、痛等减轻。此外，抗生素应继续使用至体温正常、症状消退后2周左右。另外，在停止应用抗生素前，实验室检查必须显示血沉和CRP水平正常或明显下降。如经治疗后体温不退，或已形成脓肿，则药物应用需与手术治疗配合进行。

3. 手术治疗

手术治疗目的一是引流脓液，降低髓内压，减少毒血症症状；二是阻止其转变为慢性。手术方式主要有骨膜切开、钻孔引流和开窗减压。方法是在病灶一侧切开显露有病变的骨，不剥离骨膜，在骨膜外先对病灶钻孔，如有脓液溢出，表示已进入病灶；再钻一系列孔形成方框，沿骨孔方框凿开一骨窗，既可充分减压，又可置放引流。于骨窗内放置两根导管，以便术后予以灌洗，一根导管用以连续滴注抗生素，另一根持续负压引流。最后再次消毒并缝合手术切口。维持2周后，如引流液清亮无脓，先将滴注管拔除，3日后再考虑拔出引流管。一般而言，多数急性化脓性骨髓炎患者，经过早期、及时、有效的治疗，可免于手术。

但出现以下情况，应考虑手术治疗：①如脓肿不明显，足量应用抗生素2～3天后，全身症状无缓解或加重，局部疼痛明显，行诊断性穿刺时在骨膜下或骨髓腔内抽吸到脓液或渗出液者，应早期切开排脓引流，以免脓液自行扩散，造成广泛骨质破坏；②脓液在骨髓腔内广泛蔓延伴死骨形成者，应考虑行开窗减压或穿孔引流排脓和死骨摘除术。

4. 其他治疗

本病应加强全身支持疗法包括充分休息与良好护理，注意水、电解质平衡，必要时少量多次输新鲜血，给予易消化的富含蛋白质和维生素的饮食，也可静脉补充大量维生素，促进病情的恢复。若疼痛剧烈，可用镇静止痛药物。

（四）预防与调护

患者应进食高蛋白、高热量、富含维生素的清淡可口的食物，少食多餐，以补充营养，增强机体抵抗力。高热时，建议患者及时进食温糖盐开水，以防虚脱，并加速毒物排泄。尽量卧床休息，减少患肢活动以减轻疼痛，防止病理性骨折和关节畸形。坚持使用抗生素至体温正常后2周，以巩固疗效，防止转为慢性。若伤口愈合后又出现红、肿、热、痛、流脓等，则不转为慢性，需及时诊治。

慢性化脓性骨髓炎

慢性化脓性骨髓炎是整个骨组织发生的慢性化脓性炎症，多数由急性骨髓炎治疗不及时或不彻底发展而来，少数由开放性骨折继发感染或邻近组织感染直接蔓延至骨组织而成。本病的病理特点是感染的骨组织增生、硬化、坏死、包壳、瘘孔窦道、脓肿并存，反复化脓，缠绵难愈，病程可长达数月、数年，甚至数十年，易造成病残。本病中医书中称"附骨疽"。

（一）病因病理

本病的致病因素与急性化脓性骨髓炎相同，大多数慢性骨髓炎是因急性化脓性骨髓炎治疗不当或不及时，病情发展的结果。小部分患者为开放性骨折合并感染或术后内置物感染所致。

这是一个逐渐发展的过程，一般认为发病4周后为慢性期，但时间只作参考，若急性炎症消退后，仍有死骨、窦道、无效腔存在，即为慢性骨髓炎。

慢性骨髓炎病理及影响伤口愈合的因素有：

（1）**死骨**　急性感染期未能彻底控制，形成死骨，游离的死骨，相当于异物，留于体内可引起异物反应，使伤口不愈合。小块死骨可以通过瘘道自行排出，大块死骨需手术摘除。

（2）**骨内空腔形成**　骨质破坏后，死骨自行排出或溶解吸收，或大块死骨经摘除后残留的空腔，腔内存在炎性肉芽及坏死组织，腔内积脓引流不畅时，影响伤口愈合。有时死骨未能排出，虽脓液穿破皮肤后得以引流，急性炎症逐渐消退，但其周围骨质增生，成为无效腔。有时大片死骨不易被吸收，骨膜下新骨不断形成，可将大片死骨包裹起来，形成死骨外包壳，包壳常被脓液侵蚀，形成瘘孔，经常有脓性分泌物自窦道流出。

（3）**窦道**　瘢痕组织长期慢性感染，病灶死腔内含炎性肉芽组织和脓液，脓液及炎性分泌物长期刺激伤口形成窦道，使骨空腔内或周围软组织产生坚韧的瘢痕组织，瘢痕组织缺乏血液供应，一方面影响伤口愈合，另一方面瘢痕组织有细菌潜伏，局部血药浓度降低后，无法清除病菌使病菌残留，导致窦道常时愈时发，因脓液得不到引流，死骨、弹片等异物存在，或因患者抵抗力降低，即出现急性炎症症状。待脓液重新穿破流出，炎症渐趋消退，伤口可暂时愈合。如是反复发作，成为慢性化脓性骨髓炎。

慢性化脓性骨髓炎多因他处感染性病变（如疗疮等）未能及时彻底治愈，余毒未清，随经络串犯筋骨，以致气血瘀滞，经络不通；或因跌打损伤局部肿胀，气血瘀滞，积瘀化热，瘀热化腐成脓；或因开放骨折，外来热毒之邪乘虚而入，致血瘀阻络，伤筋蚀骨，久虚毒滞，迁延不去。慢性骨髓炎的演变过程，始终存在着"正"与"邪"的抗争。即"正邪相搏"，正气与病邪的斗争一直贯穿于本病的始末，而正气的强弱主导着整个疾病演变的转机。若正气旺盛，抗邪力强，能及时消除其病理影响，抑制细菌的毒力和修复病理损害，使得无效腔变小，骨髓炎愈合；反之，若正气虚弱，抗邪无力，疾病迁延不愈，时而发作。

（二）临床表现与诊断

1.症状体征

患者全身症状不明显，常为形体消瘦，面色苍白，神疲乏力，食少纳差，舌淡苔白，脉细弱等脾肾不足，气血两虚的症状，或有低热，急性发作时才出现体温升高，恶寒，发冷等全身感染中毒症状。

局部症状主要是局部疼痛，时轻时重，局部有压痛和叩击痛。皮肤上有长期不愈或反复发作的窦道口一个至数个，时常流出稀薄脓液，淋漓不尽，有时会夹杂小碎死骨片排出。窦道口常有肉芽组织增生，周围有色素沉着，用探针沿窦道往下探，往往可探到骨窦孔和死骨块。当脓液排出不畅时，局部肿胀、疼痛加剧，并有发热和全身不适等症状。窦道口往往在排出脓液和死骨后，或经局部清创和全身用药后会慢慢愈合。但当身体抵抗力低下或某些刺激因素作用时，局部感染灶又会发作，患肢突发疼痛，伴有全身恶寒发热，局部红肿，继而破溃流脓，并再次形成窦道。这种发作可在瘘口愈合后数月或数年不等，并反复多次发作，甚至伴随终身。由于慢性病变反复发作，骨质反复破坏、增生，甚或出现病理性骨折，致使骨形状变得不规整。骨周围软组织亦由于炎症反复刺激，局部肌肉萎缩，软组织瘢痕化，患肢增粗，表面凹凸不平，轮廓不规则，皮下组织变硬。

2. 辅助检查

（1）**实验室检查**　本病静止期血常规常无明显变化。当急性发作时，血常规中白细胞升高，血沉、CRP 可升高。若窦道溃脓，脓液涂片检查及培养可发现致病菌。

（2）**X 线检查**　见受累骨失去原有外形，骨干增粗，骨质增生、增厚、硬化，骨腔不规则、变窄或消失，有大小不等的死骨，如是火器伤偶可见金属异物存留。死骨密度较周围密度高，有不规则的锯齿状边缘，周围可见一透亮带，为肉芽组织或脓液将死骨与正常组织分离所致，此为慢性骨髓炎的特征，死骨外包壳常被脓液侵蚀形成瘘孔。可见骨质增生和骨质破坏并存，而增生范围大于破坏范围。死骨往往不止一块，要注意甄别。松质骨病变时以破坏为主，很少形成死骨，X 线检查片上主要为密度不均的破坏区及骨内空腔。

（3）**CT 检查**　可以显示出脓腔与小型死骨，并可了解窦道的方向、范围和深度。部分病例行窦道造影可以充分显示窦道和脓腔。

（4）**MRI 检查**　对病灶敏感性高、特异性强，T_2 加权像炎症病变信号加强，有早期诊断价值。

3. 诊断

结合患者病史、临床表现以及辅助检查，可以明确诊断。

4. 鉴别诊断

本病应注意与硬化性成骨肉瘤、骨样骨瘤、骨结核等病相鉴别，通过临床表现、实验室及影像学检查可资鉴别，如鉴别诊断困难时，可行病理检查以确诊。

（三）辨证论治

1. 中医治疗

慢性化脓性骨髓炎的辨证治疗分为急性发作期和非急性发作期。

（1）**急性发作期**　治宜清热解毒，托里排脓。方选透脓散合五味消毒饮加减，或用托里金银地丁散等。严重者参照"急性化脓性骨髓炎"辨证用药，随症化裁。

（2）**非急性发作期**　治宜扶正托毒，益气化瘀。方选神功内托散加减，可配服醒脑消丸、小金片、十菊花汤等。正气亏虚、气血两亏者，宜用十全大补汤、八珍汤、人参养荣汤加减。

尚可用中药外治，急性发作期选用黄金膏、玉露膏、双柏散、拔毒消疮散或蒲公英、紫花地丁、犁头草、野菊花等外敷清热解毒；非急性发作期选用冰黄液冲洗，对外有窦道内有死骨难出者可选用八二丹、七三丹、五五丹等药捻插入疮口，以腐蚀窦道疮口排除死骨和脓腐，脓尽后改用生肌散。

2. 西药治疗

慢性化脓性骨髓炎的治疗原则是清除死骨，消灭骨死腔，切除窦道，根治感染源。应根据细菌培养及药物敏感试验，选择大剂量的有效抗生素，进行为期 6~12 周的治疗，抗生素先予静脉给药，病情稳定后改口服维持。并配合全身营养支持治疗，予高蛋白、高营养、高维生素饮食等，必要时输血。

3. 手术治疗

（1）**手术指征** ①有死骨形成；②有骨死腔及流脓窦道；③死骨并伴有充分新骨形成包壳，可替代原有骨干而支持肢体者。术前、术后、术中应给予足量有效的抗生素。术前改善全身情况，如予高蛋白饮食、输血等，增强抵抗力。

（2）**手术禁忌证** ①慢性骨髓炎急性发作期不宜做病灶清除术，应以抗生素治疗为主，积脓时宜切开引流。②大块死骨形成而包壳尚未充分生成者，过早取掉大块死骨会造成长段骨缺损，该类病例不宜手术取出死骨，须待包壳生成后再手术。但近来已有在感染环境下植骨成功的报告，因此可视为相对禁忌证。

（四）预防与调护

体质的强弱直接影响病变是否复发及治疗的转归。故平时应保持良好的生活及饮食习惯，适当锻炼，保持良好的身体素质，这样就能控制病变的复发。

二、化脓性关节炎

关节内的化脓性感染称为化脓性关节炎，临床上常表现为急性过程，多见于儿童，好发部位为髋关节和膝关节。相当于中医的"无头疽"、"关节流注"。常为败血症的并发症，也可因手术感染、关节外伤性感染、关节火器伤等所致。一般病变多系单发，儿童亦可累及多个关节，最常发生在大关节，以髋、膝关节多发，其次为肘、肩和踝关节。本病中医书中称"关节流注"和"骨痈疽"，而发于髋关节者称"环跳疽"，发于膝部者称"疵疽"，发于肘部者称"肘疽"，发于肩关节者称"肩中疽"，发于足踝部者称"足踝疽"等。

（一）病因病理

现代医学认为本病最常见的致病菌为金黄色葡萄球菌，占 85% 左右。其次为溶血性链球菌、肺炎球菌和大肠埃希菌等。婴幼儿化脓性关节炎常为溶血性链球菌引起。感染途径最常见的是血源性感染，细菌从身体其他部位的化脓性病灶经血液循环播散至关节；或从关节邻近组织的化脓性感染蔓延而来；或为关节开放性损伤、关节穿刺继发感染；也可为关节手术后感染和关节内注射皮质类固醇后发生感染。

化脓性关节炎的病理变化大致可分为三个阶段。

（1）**浆液性渗出期** 滑膜肿胀、充血，白细胞浸润，渗出液增多，关节液呈清晰的浆液状，多呈淡黄色，内含有大量白细胞。如患者的抵抗力强，细菌毒性小，并得到及时治疗，渗出液可逐渐减少而获得痊愈，软骨基质糖蛋白尚可恢复，关节功能可恢复正常。治疗不当，虽然表现暂时的好转，但可再复发或进一步恶化。

（2）**浆液纤维蛋白性渗出期** 滑膜炎程度加剧，滑膜不仅充血，而且有更明显的炎症，滑膜面上形成若干纤维蛋白，渗出液增多，因细胞成分增加，关节液混浊黏稠呈絮状，含有大量粒性白细胞及少量单核细胞，细菌培养多呈阳性，但关节软骨仍未受累。关节周围亦有炎症，由于关节感染时，滑膜出现炎症反应，滑膜和血管对大分子蛋白的通透性显著增高，通过滑膜进入关节腔的血浆蛋白增加，关节内有纤维蛋白沉积，常附着于关节软骨表面，妨碍软骨内代谢产物的释出和滑液内营养物质的摄入，如不及时处理，软骨失去滑润的表面，滑膜逐渐增厚，进而发生软骨面破坏，关节内发生纤维性粘连，引起关节功能障碍，出现不同程度的关节软骨损毁，部分病理已成为不可逆性。

（3）**脓性渗出期** 为炎症的最严重阶段。渗出液转为脓性，脓液中含有大量细菌和脓细胞，关节液呈黄白色，这是由于脓液内死亡的白细胞所释放出的蛋白分解酶将关节软骨面溶解所致。关节内积脓而压力增加，可以破坏韧带及关节囊引起穿孔，使关节周围软组织发生蜂窝织炎或形成脓肿。

如脓肿穿破皮肤，则形成窦道。病变严重者，虽经过治疗，得以控制炎症，但关节功能无法完全复原，常遗留有纤维性或骨性强直、病理性脱位及各种关节畸形。

中医认为本病总的病机是机体正气不足，邪毒壅滞关节。主要可概括为以下四个方面。

（1）**余毒流注**　疖疮或麻疹病后，正气未复，余毒留滞或走散，注于关节。或外感风寒，表邪未尽，客于经络，郁而化热，流注关节。

（2）**暑湿流注**　暑为阳邪，乃夏季火热之气所化，致病有明显的季节性，常见于夏秋之间。暑邪为病，常兼夹湿邪侵犯人体。而暑湿之邪客于营卫之间，阻于经络之内，不得宣通外泄，郁久化热，凝注于关节而发病。

（3）**瘀血流注**　又称瘀血泛注。清代《医宗金鉴·正骨心法要旨》指出"乃跌仆血滞所致，盖气流而注，血注而凝，或注于四肢关节……漫肿，或结块"。损伤后，恶血留内，郁而化热，流注关节致病。或因积劳过累，肢体经脉受损，郁久化热，恶血热毒，流注于关节而发病。

（4）**损伤感染**　因开放损伤，或因关节手术、关节腔封闭治疗，邪毒随之而入引起。

（二）临床表现与诊断

1. 症状体征

（1）**全身症状**　主要表现为急性发病、畏寒、寒战、高热、周身不适、食欲减退等全身菌血症症状。小儿患者可因高热引起抽搐，甚至出现谵妄与昏迷。

（2）**局部症状**　关节处疼痛、红肿，皮温增高；患肢不能承受重力，关节稍一活动即有剧痛，常处于半屈曲状态。较表浅的关节，如膝关节、肘关节、踝关节等，局部红、肿、压痛，关节积液多，肿胀明显。位于较深部的关节，如髋关节，因周围有较厚的肌肉，早期局部常无明显的红、肿、热、痛。如髋关节发生化脓性感染，常出现大腿内侧向膝部内侧的放射性疼痛。肩关节化脓感染时，患肢常处于半外展位，腋窝部肿胀。关节囊腔被积液膨胀而扩大，加上强烈的肌肉痉挛，常发生病理性脱位。慢性阶段，伤口常形成瘘道，经久不愈。

（3）**不典型表现**　婴幼儿、老年衰弱患者，以及使用免疫抑制剂、糖皮质激素治疗患者，发生关节化脓性感染时，全身和局部症状可不显著，但关节的损害却不会因此稍轻。在遇到上述不典型的化脓性关节炎时，要注意辨别化脓性感染所带来的细微变化，通过详尽检查，争取及早做出诊断以免延误治疗而导致严重的关节破坏和运动丧失。

（4）**体征检查**　可发现体温增高，脉搏快而有力，关节部位有红肿、有压痛，各方面的被动活动均引起剧烈疼痛，浅表关节积液时可有波动感，膝关节积液时浮髌试验阳性。

2. 辅助检查

（1）**实验室检查**　90%的化脓性关节炎患者白细胞总数及中性粒细胞百分比明显增多，白细胞总数可达 $20 \times 10^9 / L$ 以上，血沉增快，CRP 升高，血培养可为阳性。关节穿刺和关节液检查是确定诊断和选择治疗方法的重要依据。

（2）**X 线检查**　早期 X 线检查无明显改变，但可证实以前的病变，可评估功能恢复的程度，X 线检查的定期复查有助于监测治疗结果。X 线检查的表现早期见关节周围软组织肿胀影、积液、关节间隙增宽；稍后可见附近骨质疏松，后期关节软骨被破坏则关节间隙变窄或消失，关节面毛糙。当感染侵犯软骨下骨质时，可有骨质破坏和增生，晚期病变愈合后，关节有纤维性融合或骨性融合，间隙消失。病变周围呈硬化反应，有时尚可见骨骺滑脱或病理性关节脱位（图9-2-5）。

（3）**关节造影**　除显示关节内的各种结构外，还能显示关节囊和韧带的损伤。经窦道造影可显示窦道的径路及与关节的关系，为手术清除病灶提供帮助。

（4）**CT 检查**　解剖结构复杂的部位及病变的部位为骨组织包围时，CT 检查的诊断价值较高。CT 检查可以显示骨的破坏、空洞形成、死骨及周围组织脓肿，还可以显示体内较深部位肿胀和渗出。

（5）**MRI 检查**　能全方位显示早期的骨膜下和软组织脓肿的范围，脓肿在 T_1 为低信号，在 T_2

呈均匀高信号影，增强可见脓肿壁明显强化。如出现骨破坏则表现为低信号的骨皮质不规则变薄或消失，被高信号取代（图 9-2-6）。

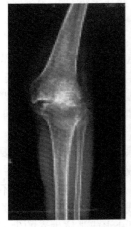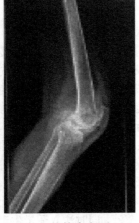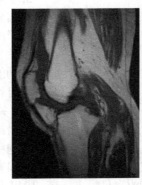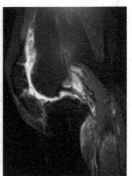

图 9-2-5　化脓性关节炎 X 线检查表现　　　　图 9-2-6　化脓性关节炎 MRI 检查表现

3. 诊断

结合患者病史、临床表现以及辅助检查，可以明确诊断。

4. 鉴别诊断

本病需注意与风湿性关节炎、类风湿关节炎、创伤性关节炎和关节结核鉴别。根据全身、局部症状和体征，实验室检查及影像学检查可鉴别。必要时行关节液检查或滑膜活检有助于区别。

（三）辨证论治

1. 中药治疗

（1）**初期**　起病急骤，有寒战高热、食欲减退及全身不适等急性感染全身表现，以及关节疼痛、伸直时疼痛加重、肿胀、灼热等局部表现，舌红苔黄，脉弦数。治宜清热解毒，利湿化瘀。方选黄连解毒汤、五神汤加减。感受暑湿发病者，加佩兰、薏苡仁、六一散等；热毒余邪发病者，加生地黄、牡丹皮；蓄瘀化热而成者，加桃仁、红花、丹参、三七等。

（2）**酿脓期**　寒战高热持续，体温可达 40℃ 以上。局部肿胀加剧，拒按，皮肤发红灼热（在表浅关节尤为明显）。患处不敢活动或负重，呈半屈曲状态。舌绛红，脉洪数。治宜清热解毒，凉血利湿。方选五味消毒饮和黄连解毒汤加减。湿甚者，加薏苡仁、茯苓、泽泻、车前子等；高热神昏、谵语或身现出血点者，合用犀角地黄汤，并配服安宫牛黄丸或紫雪丹等；若热盛伤阴、气阴亏损见心烦口燥、舌光红无苔者，加生脉饮。

（3）**溃脓期**　将溃未溃，或初溃泄脓不畅。治应用托法，治宜托里透脓。方选托里消毒饮或透脓散加减。热毒甚者，加薏苡仁、黄连、蒲公英、败酱草等。溃后正虚，治宜补益气血。方选八珍汤或十全大补汤加减。中焦虚弱，胃纳欠佳者，加陈皮、山楂、鸡内金等健运中焦之品；正虚而热毒未尽，或初溃不久，选用补药不宜过温，以防助热为患。

（4）**恢复期**　经过治疗，炎症消退，病灶愈合，全身情况恢复良好，即开始指导关节功能锻炼。治宜行气活血，舒筋活络。方选大红丸、活血舒筋汤等。

尚可用中药外治，初期、溃脓期选用拔毒消疽散、玉露膏、金黄膏或生肌玉红膏等外敷；溃脓期局部外用五加皮、白莲、芒硝水湿敷；恢复期中药五加皮汤或海桐皮汤外洗，配合手法、理疗促进血液循环和粘连松解，以早日恢复。

2. 西药治疗

抗生素的应用是治疗化脓性关节炎的重要手段。应及早采用足量、有效、敏感的抗生素，一般采用静脉给药途径，并根据感染的类型、致病菌种、抗生素药敏试验结果及患者机体状态选择抗生素，并及时调整。若未找到病原菌，应选用广谱新型抗生素，如头孢菌素等。不可为了等待细菌培养及药物敏感试验结果而延误病情，以免失去有效抗生素治疗的最佳时机。抗生素的使用至少应持续至体温下降、症状消失后 2 周。

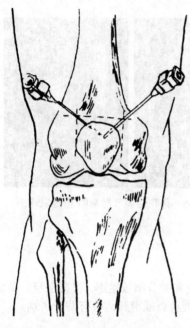

图 9-2-7　膝关节穿刺冲洗

3. 手术治疗

根据病变轻重、发展阶段及时选择外科处理。对于关节内脓液形成，应尽早切开排脓。如关节破坏严重，功能丧失，必须使关节强直固定在功能位，以免关节非功能位强直而严重影响功能。对于关节强直在非功能位者，在炎症治愈一年后，才可行手术矫形或关节成形术，以防止炎症复发。

（1）**关节穿刺引流**　关节穿刺除用于诊断外，也是重要的治疗措施。其目的为吸出关节渗液，及时冲洗出纤维蛋白和白细胞释出的溶酶体等有害物质，避免对关节软骨造成不可逆的损害。通常在关节离皮肤最浅处，用较粗针头刺入关节，吸出关节液，同时注入适量生理盐水或带抗生素的生理盐水，用以洗涤关节，抽取注入的液体。如此反复冲洗几次，直到吸出液体转为清亮为止，术后局部注入抗生素（图9-2-7）。

（2）**经关节镜冲洗清理**　在关节镜直视下反冲洗关节腔，彻底清除脓性渗液、脓苔与组织碎屑，彻底切除病变的滑膜，冲洗完后在关节内留置敏感的抗生素，必要时置管持续灌洗。关节镜下引流比手术创伤小，可重复，而且关节活动度丧失小。

（3）**关节腔持续冲洗**　对某些较表浅关节，如膝关节，可持续行关节冲洗负压吸引。其目的在于清除关节内原有坏死组织和去除产生的有害介质。通过冲洗方法还可去除再产生的炎性分泌物，既能闭合关节，又能维持关节不再受有害分泌物危害，最大限度地保护关节。开始冲洗时，冲洗液每天需 6000～10 000ml。3 天后，每天 3000～6000ml，冲洗应持续 2～3 周。引流管转清，经培养无细菌生长可停止灌洗。冲洗时要防止渗漏。保持持续通畅冲洗，一般可获得满意效果。

（4）**关节切开引流术**　经过非手术治疗无效，全身和局部情况仍不见好转，或关节液已成为稠厚的脓液，或较深的大关节，穿刺难以成功的部位，应及时切开引流，用大量的生理盐水冲洗，去除脓液、纤维块和坏死脱落组织，注入抗生素，伤口用抗生素滴注引流或做局部湿敷，以控制感染和防止关节面软骨破坏，缓解疼痛，防止肌肉挛缩和关节畸形。

（5）**关节矫形术或关节成形术**　严重的化脓性关节炎，未及时采取有效的措施，遗留严重畸形，有明显功能障碍者，可以考虑行矫形手术或关节成形术。对于关节强直于功能位无明显疼痛者，一般无须特殊治疗；如果关节强直于非功能位或有陈旧性病理脱位者，须行矫形手术，如关节融合、截骨矫形术或关节成形术等。手术须在炎症治愈3～6 个月后才可以进行，以防止炎症复发。

4. 其他治疗

本病应采用全身支持疗法，改善全身状况。患者卧床休息，补充足够的液体，注意水、电解质平衡，防止酸中毒；给予足够的营养，如高蛋白质、多维生素饮食；必要时，少量多次输新鲜血浆，以减少全身中毒症状，提高机体抵抗力。

同时，应嘱患者早期患肢制动，应用夹板、石膏、支具固定或牵引等制动，限制患肢活动；有关节脱位或半脱位者，可用持续皮牵引或骨牵引复位。一旦急性炎症消退或伤口愈合，即开始关节的主动及轻度被动活动，以恢复关节的活动度。关节已有畸形时，可应用牵引逐步矫正。后期 X 线检查显示关节骨面已有破坏及增生，关节强直已不可避免时，应用石膏固定于功能位，使其在功能位强直。

（四）预防与调护

由于骨质受炎症侵犯后，髓腔破坏，骨质疏松，一旦局部缺乏保护，容易发生病理性骨折，所以应观察邻近关节是否有红、肿、热、痛及身体其他部位有无病灶转移，警惕骨组织感染后发生骨质疏松及破坏而骨折。

同时要预防肌肉萎缩、关节僵直。

（1）**肢体位置** 患肢制动，保持患肢关节功能位，以防感染扩散，减轻肌肉痉挛及疼痛，防止畸形及病理脱位，减轻对关节软骨面的压力及软骨破坏，防止非功能性痉挛或僵直。

（2）**关节活动** 急性炎症消退后，关节未明显破坏者，体温平稳后两周，即可逐渐进行关节伸屈练习。关节腔灌洗管拔除后，开始主动练习关节功能活动，做股四头等长收缩练习；拔管后5～7日，做关节屈曲运动。根据关节功能改善、肌力恢复及肌肉恢复情况，逐步增加活动量。功能锻炼贵在坚持，直到恢复正常活动为止。

除了以上这些，还应该增加营养，多食牛奶、瘦肉、鸡蛋及豆类等营养丰富且易消化之食物，并遵医嘱坚持使用抗生素至临床症状消失后2～3周。

三、骨与关节结核

骨与关节结核是结核菌经血行引起的继发性慢性感染性疾病，由结核杆菌侵入骨或关节进而引起继发性的局部关节病变并影响全身。本病的发病与卫生条件、生活水平、机体免疫力、局部生理解剖、结核杆菌的数量和毒力有关，好发于儿童及青少年，尤以10岁以内者多。发病部位以脊柱最多见，其次是膝、髋、肘、肩、腕关节。好发于负重大、活动多、容易发生劳损的骨与关节，肌肉附着多的部位极少发病。本病病期长，除了影响全身外，也易损坏骨骺和关节，对儿童的生长发育影响较大，所造成的病残也较严重。随着人口的增长、流动人口的大量增加以及耐药菌的出现，骨与关节结核的发病率有回升的趋势，应引起重视。

本病中医称为骨痨，又称流痰。因发病不同又有不同的命名，如发生在脊背的称"龟背痰"，腰椎两旁的称"肾俞虚痰"，在髋关节的称"环跳痰"，在膝关节的称"鹤膝痰"，在踝部的称"穿拐痰"。本病的特点是发病缓慢，化脓亦迟，溃后流脓清稀，窦道经久不愈。

（一）病因病理

现代医学认为骨与关节结核多为继发性疾病，约95％继发于肺结核，少数继发于消化道结核、淋巴结结核。结核杆菌绝大多数是通过血液，少数通过淋巴管，到达骨、关节，或由胸膜或淋巴结病灶直接蔓延到椎体边缘、肋骨或胸骨等处。骨与关节结核依其病变部位分为单纯骨结核、单纯滑膜结核和全关节结核。

1. 单纯骨结核

依其发生部位不同分为松质骨结核、皮质骨结核和干骺端结核。

（1）**松质骨结核** 分为两种类型：①中心型，病灶位于松质骨中心部，以浸润及坏死为主，骨坏死明显，骨质破坏后，容易形成死骨与空洞；②边缘型，病灶发生在松质骨的边缘部，松质骨血液循环丰富，骨质破坏范围一般不大，多不形成死骨，仅表现为骨质被侵蚀缺损。

（2）**皮质骨结核** 多自髓腔开始，以局限性破坏为主，脓液沿着福尔克曼管（Volkmann）扩散至骨膜下，反复掀起并刺激骨膜形成新骨，使骨膜新生骨呈葱皮样增殖性改变，多无大块死骨形成，而有大量的骨膜新骨形成。

（3）**干骺端结核** 同时具有上述两种病变的特点，局部既可能有死骨形成，又有骨膜新骨增生。病变扩大时脓液可侵入关节或穿破皮肤向外破溃。

2. 单纯滑膜结核

单纯滑膜结核多发生在滑膜丰富的关节如膝、髋、肘、踝关节等,腱鞘和滑囊结核则比较少见。滑膜分布于关节、腱鞘和滑囊的内衬,滑膜感染结核杆菌后,开始出现充血、水肿,白细胞浸润,渗液增加。此后滑膜细胞增生,形成结核结节及干酪样坏死,滑膜病变晚期,滑膜可因纤维组织增生而肥厚变硬。

3. 全关节结核

全关节结核由单纯骨结核或单纯滑膜结核演变而来。滑膜病变的肉芽组织由关节组织面边缘侵入,破坏软骨面和其下方的骨组织,并在软骨下扩散;骨的结核病变形成的脓液亦可突破软骨面,进入关节腔而累及滑膜。其早期为单纯性结核阶段,此阶段关节面软骨完整无损,故关节功能多无明显障碍。如能在此阶段进行正确治疗,关节功能往往能得以保存或基本保存。如单纯性结核进一步发展使构成关节的骨端、软骨面和滑膜都被累及,形成全关节结核,这阶段软骨面破坏范围在1/3以下,如能有效治疗,大部分的关节功能可恢复至正常的2/3。

本病多因先天不足,后天失养或久病体虚而造成正气亏损,肝肾虚弱,筋肉骨骼不健,腠里不密或偶有外伤,瘀血停滞,感风寒湿邪,外邪乘虚而入,沿经脉深窜入里,留着筋骨,致气血失调,津液不得输布,凝聚为痰而成本病。先天不足,肾亏髓减,骨骼不坚为病之本,痰浊凝滞,气血不和,筋骨被伤,为病之标。在整个病变过程中虚实互见,寒热交错,但由于病久耗伤精血,长期窦道不愈,后期多出现气血两虚,以阴虚为主的证候。

（二）临床表现与诊断

骨与关节结核的全身表现一般多为单发病灶。起病多缓慢,病程为数月或1～2年,甚至更长时间。

1. 全身表现

（1）初期　多无明显全身症状,随着病情的发展,渐感全身不适,倦怠乏力,食欲减退,体重减轻。继而午后低热,夜间盗汗,心烦失眠,咽干口燥,形体日渐消瘦,两颧发赤,舌红苔少等。病变每次恶化可表现为急性特征,突然发热38.5～39℃,易与其他急性感染混淆。病变好转时全身症状减轻,少数患者可无全身症状。如有高热恶寒,全身热毒症状明显者,应考虑其他化脓菌混合感染。可发生于任何年龄,青少年及10岁以下儿童多见,男女发病率无明显区别。关节病变大多为单发性,少数为多发性,对称性十分罕见。30%～50%的患者起病前往往有局部创伤史。病变部位隐痛,活动后加重。

（2）晚期　病变静止时可遗留如下不良后果:①关节腔纤维性粘连或纤维性强直产生关节功能障碍;②畸形,如关节屈曲挛缩畸形、脊柱后凸畸形;③小儿骨髓破坏,肢体不等长等。

2. 局部表现

（1）疼痛　初期仅感患处隐隐作痛,有叩击痛,活动痛增,呈渐进性加重。当病变侵及关节时,疼痛日趋明显,且多于夜间加剧,因熟睡后,患处肌肉松弛,病变关节失去控制,无意中活动该关节可引起剧痛,故成年人常在夜间痛醒,儿童可有夜啼或夜间惊叫现象。由于髋关节与膝关节神经支配有重叠现象,所以髋关节结核患者亦可主诉膝关节疼痛。部分患者因病灶脓液破入关节腔而产生急性症状,此时疼痛剧烈,浅表关节检查可见关节肿胀和积液,并有压痛,此时患者关节常处于半屈曲状态,以缓解疼痛。

（2）肌肉痉挛　表现为局部肌肉紧张、敏感,使关节拘紧,活动不利。如腰椎结核,可出现腰部肌肉僵直如板状,伸屈等活动受限。

（3）肿胀　晚期患者因肌肉萎缩,关节呈梭形肿胀,不红不热。主要由于滑膜增厚、关节内积液和组织渗液所致。日久周围肌肉萎陷,局部肿胀更加明显。

（4）患肢肌肉萎缩　病变部位的上下肢体肌肉因活动减少、营养不良,而明显瘦削无力。

（5）功能障碍　早期因疼痛和肌肉痉挛而出现强迫体位,功能受限;后期则因关节结构破坏和肌肉挛缩而产生功能障碍。

（6）**寒性脓肿**　全关节结核进一步发展，导致病灶部位积聚了大量脓液、结核性肉芽组织、死骨和干酪样坏死组织。由于缺乏红（将溃时中央可有透红）、肿、热、痛等急性炎症反应，局部肿胀隆起，按之柔软，有波动，故结核性脓肿被称为"冷脓肿"或"寒性脓肿"。脊柱结核的寒性脓肿可沿软组织间隙向下流注，出现在远离病灶处，按之饱满且有囊性感，压痛不著，不易破溃。

（7）**窦道、瘘管形成**　寒性脓肿也可以向体表溃破成窦道（sinus tract），经窦道流出米汤样脓液，有时还有死骨及干酪样坏死物质流出。脓肿也可与空腔内脏器官沟通形成内瘘，如与食管、肺、肠道和膀胱相通，可咳出、经大便或尿排出脓液。脓肿若经皮肤穿出体外则形成外瘘，有时内瘘和外瘘相通，如合并其他化脓细菌感染，窦道排脓明显增多。

3. 辅助检查

（1）**实验室检查**

1）血常规：红细胞和血红蛋白可能偏低，患者常有轻度贫血（血红蛋白<110g/L）。白细胞计数正常，仅约10%患者有血白细胞升高。如合并混合感染或巨大脓肿时，白细胞总数、中性粒细胞均明显上升。

2）血沉：病变活动期，血沉增快，高出正常 3～4 倍，甚至 10 倍以上；稳定期或恢复期，血沉多数正常。故血沉可用来检测病变是否静止和有无复发。

3）结核菌素试验：现多用结核菌素纯蛋白衍生物（人型 PPD）做皮内试验，48～72 小时观察注射局部，凡硬结平均直径>5mm 为阳性；5～9mm 为一般阳性；10～19mm 为中度阳性；20mm以上或不足 20mm，但有水疱、出血、坏死及淋巴管炎者为强阳性。由于我国人群普遍接种过卡介苗，患者未感染结核，也可有阳性表现；而骨关节结核患者约有 14%结核菌素试验为阴性，故结核菌素试验不能作为诊断结核病的主要方法。

（2）**X 线检查**　对诊断骨与关节结核十分重要，但不能做出早期诊断，一般在起病 2 个月后方有 X 线检查片上可见的改变。

关节结核早期可见关节滑膜肿胀，骨端骨质密度降低，或有局限性干骺端骨质模糊、虫蚀样改变；中后期可见关节骨端虫蚀样破坏，关节面模糊，关节间隙变窄或消失，关节畸形或强直，多为单关节发病。在手和足的短骨结核时，整个骨干有新骨包绕增粗。

脊柱结核可见椎体呈虫蚀样破坏，成人患者破坏大多位于椎体边缘，椎间隙狭窄，甚至消失；而儿童患者破坏则常位于椎体中心，逐渐向四周扩张，早期椎间隙无明显改变，破坏波及椎间隙时方有相应椎间隙狭窄等改变，椎旁可见脓肿阴影。

（3）**MRI 检查**　对早期脊椎结核的诊断较其他任何影像学检查包括 ECT 检查在内更为敏感。临床症状出现 3～6 个月，疑为椎结核患者，X 线检查摄片无异常，MRI 检查可显示受累椎体及椎旁软组织（脓肿），T_1 加权像为低信号，T_2 加权像为高信号（图 9-2-8）。MRI 检查可以发现 X 线检查片不能发现的问题，确定病灶的

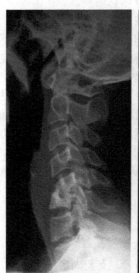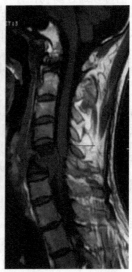

图 9-2-8　颈椎结核的 X 线检查与 MRI 检查表现

准确位置与软组织病变的程度。B 超可探测软组织脓肿的大小和位置。关节镜检查及滑膜活检有助于诊断滑膜结核。

（4）**细菌学检查**　抽取脓液或关节液做结核菌培养，或涂片寻找抗酸（结核）杆菌。从单纯性

冷脓肿获得脓液的结核分枝杆菌培养阳性率约为 30%。

（5）**病理学检查** 脓肿穿刺或病变部位的组织学检查是结核感染确诊的重要途径。通过培养或组织学检查，70%～90%的病例可以确诊，但混合性感染时结核杆菌培养阳性率极低。可穿刺或切取病变组织或肿大之淋巴结，做活体组织检查。应与结核菌培养同时进行。但仍有20%左右的阴性率。必要时可行豚鼠接种试验。

4. 诊断

结合患者病史、临床表现以及辅助检查，可以明确诊断。

5. 鉴别诊断

本病当注意与类风湿关节炎、化脓性关节炎、化脓性骨髓炎、骨肿瘤、色素性绒毛结节性滑膜炎、夏科特关节病、嗜酸性肉芽肿等病鉴别，很多时候临床上不易鉴别，需要靠切取病理组织活检，行关节液或局部病灶的细菌学检查进行确诊。

（三）治疗

1. 抗结核治疗

遵循我国《骨关节结核诊疗共识》"早期、联合、适量、规律、全程"治疗的原则实施。①早期：此期病变多属可逆性，应及早治疗；另外早期病灶内结核菌生长旺盛，对药物敏感，同时病灶部位血液供应较丰富，药物易于渗入病灶内，达到高浓度，可获良好疗效；②联合：联合用药可提高疗效、降低毒性、延缓耐药性，并可交叉消灭对其他药物耐药的菌株，避免使其成为优势菌而造成治疗失败或复发；③适量：应当采用既能发挥药物有效抗菌作用，又不发生或少发生不良反应的适宜剂量；④规律：在规定的时间内有规律地用药是化疗成功的关键；⑤全程：按规定的疗程用药是确保疗效的前提。

2. 手术治疗

在系统抗结核治疗的基础上配合手术疗法是常见的治疗手段。但随着抗结核药物的不断涌现，保守治疗的治愈率已提高到 95%左右，手术适应证已日趋减少。即使脊椎结核并截瘫中 50%的病例也可以通过药物治疗及休息恢复。

（1）**冷脓肿切开排脓** 对于冷脓肿有混合感染、体温高、中毒症状明显者，因全身状况不好，不能耐受病灶清除术，可以做冷脓肿切开排脓。不能耐受病灶清除术时，可先行脓肿切开引流手术，在抗结核药物及其他支持疗法配合下，待全身情况改善后，再及时正确地施行病灶清除术，可使疗程大为缩短，治愈率明显提高。

（2）**病灶清除术** 由于结核病灶周围常发生栓塞性动脉炎，使病灶周围成为无血供区，阻碍抗结核药物进入病灶，这就是病灶清除术的病理学依据。病灶清除时一般要将骨关节结核病灶内的脓液、死骨、结核性肉芽组织和干酪样坏死组织彻底清除。由于手术可能造成结核杆菌的血行播散，因此从手术的安全性考虑，通常在病灶清除手术之前，进行4～6周的全身抗结核药物治疗。

1）适应证：①骨与关节结核有明显的死骨和大脓肿形成；②窦道流脓经久不愈；③脊柱结核引起脊髓受压。

2）禁忌证：①伴有其他脏器活动期结核者；②病情危重，全身情况差；③合并其他疾病而不能耐受手术者。

3. 其他治疗

（1）**局部制动** 有石膏、支架固定与牵引等。为了保证病变部位的休息，减轻疼痛，固定制动甚为重要。临床实践证明，全身药物治疗及局部制动，其疗效优于单独抗结核药物治疗。固定时间要足够，一般小关节结核固定期限为 1 个月，大关节结核要延长到 3 个月。皮肤牵引主要用来解除肌痉挛，减轻疼痛，防止病理性骨折、脱位，并可纠正关节畸形。骨牵引主要用于纠正成人重度关节畸形。

（2）**局部应用抗结核药物** 局部注射主要用于早期单纯性滑膜结核病例。特点是用药量小，局部药物浓度高，全身不良反应轻。选用链霉素或异烟肼，或两者合用。链霉素剂量为 0.25～0.5g，异烟肼剂量为 100～200mg，每周注射 1～2 次，视关节积液的多少而定。每次穿刺时如果发现积液逐渐减少，液体转清，说明有效果，可以继续穿刺抽液及注射抗结核药物；如果未见好转，应及时更换治疗方法。对冷脓肿不主张穿刺抽脓及脓腔注射，原因是可能诱发混合感染和产生窦道。

（3）局部使用中药　药线适用于脓肿外溃或窦道形成。可根据局部情况选用五五丹（升丹、熟石膏等份）、七三丹（升丹三份、熟石膏七份）、八二丹（熟石膏八份、升丹二份）药线插入引流。如脓水将尽，可改敷生肌膏，促其收口。如窦道久不愈合，或形成瘘管，或脓腐难脱落者，可用三品一条枪（白砒、明矾）或白降丹药线，插入疮口内以化腐蚀管。仍无效，可改行手术切除窦道或瘘管。

（四）预防与调护

本病患者必须定时足量、全程服用抗结核药，并积极防治原发的结核病灶，以降低骨关节结核的发病率。注意环境卫生和个人卫生，避免接触结核病环境。加强休息、制动和营养。休息使机体代谢降低，消耗减少，体温下降，体重增加，有利于体力的恢复。局部制动使病变处负重减轻，活动减少，既能减少疼痛，又能防止病变扩散，有利于组织修复。局部还可用皮牵引、夹板、石膏托或支架制动，但也不应制动过久，观察肢体血液循环，有无压疮；并发截瘫患者需按截瘫常规护理。改善患者营养状态也很重要，一般患者以多种食物杂食为佳，避免偏食，乳类、蛋类、鱼类、青菜、水果都可用。

四、脊柱与椎间盘感染

脊柱与椎间盘感染可分为非特异性感染与脊柱手术后感染。

（1）非特异性脊柱感染　主要是由于金黄色葡萄球菌、大肠埃希菌等致病菌感染导致的化脓性炎症，该病的发病原理是细菌通过血液循环感染椎间盘，任何年龄均可发病，但多见于老年人。男性发病率约为女性的 4 倍，发病部位多为腰椎与胸椎，颈椎发病较为少见。

（2）脊柱手术后感染　是指脊柱手术后出现的感染，可出现在术后任一时段，它与手术创伤的大小、时间的长短、有无内植物、患者年龄和抵抗力等多种因素有关。

（一）病因病理

（1）根据感染的机制分型

1）外源性感染：是由创伤、手术或邻近组织的感染引起的。脊柱手术是医源性感染的最常见因素。

2）血源性感染：通常源于皮肤、呼吸道、泌尿生殖道、胃肠道或口腔的感染，主要经静脉或动脉循环传播。泌尿生殖道感染是血源性感染的最常见原因。呼吸道和皮肤感染发生的血源性感染率较低。颈椎丰富的颈前咽后静脉是细菌扩散的重要通道。

（2）根据侵犯的范围分型　根据侵犯的范围可将脊椎及椎间盘感染分为椎体感染、椎间盘感染、椎间盘炎、化脓性骨髓炎及硬膜外脓肿。椎体终板是脊柱感染病灶最常见的部位，脊柱的其他组成部分包括关节突、关节面，甚至是齿状突均可以是原发感染的部位，但这些一般都为孤立的个案报道。有研究表明胸椎和腰椎是最常发生化脓性感染的部位，而胸腰段是最常发生脊柱结核的部位。

（3）常见的致病菌　脊柱与椎间盘感染致病菌中最常见的是金黄色葡萄球菌，其次是大肠埃希菌、变形杆菌、绿脓杆菌、链球菌等。此外，结核菌和非细菌性感染常不累及椎间盘。这一病理特征有助于手术时确认感染菌。

（二）临床表现与诊断

1. 症状体征

非特异性脊柱感染病变处局限性疼痛是最常见的临床症状，疼痛最初发生于患者体位变化、行走和其他形式的活动时。感染急性期常伴有椎旁肌痉挛，颈椎感染可出现痉挛性斜颈，患者常采取不同姿势来缓解疼痛。由于脊柱感染位置较深，对化脓性病例体检中一般难以发现脓肿形成，椎旁脓肿可沿腰大肌引流至腹股沟处，从而于腹股沟处呈现肿胀；而硬膜外脓肿可贯穿硬膜外间隙并进入脑脊膜间隙和脊髓。全身症状有食欲缺乏、全身不适、夜间盗汗、间歇发热、体重下降等。脊柱畸形则为本病的晚期表现，截瘫是本病的一种严重的并发症，但极少成为就诊的主诉。患者常有免疫抑制性疾病的病史或近期感染史，或两者皆有。

高位脊柱感染中神经症状较常见，而以颈、胸段感染最常见，胸腰段感染较少见。神经体征的发展提示脓肿形成、骨塌陷压迫神经或神经直接感染的可能性。

脊柱手术后切口感染的主要表现为发热、局部疼痛、肿胀，皮肤肤色变红，触诊时可见皮肤温度高，压痛阳性，同时可发现切口分泌物渗出。

2. 辅助检查

（1）**实验室检查**　包括三大常规、凝血功能、肝肾功能、电解质、心肌酶、血糖等。感染指标检查包括血沉、CRP、降钙素原等检查，以及早期针对特殊病史的特异性实验室检查（如结核分枝杆菌的培养、人型结核菌素纯蛋白衍生物检查等）。血沉是确认或衡量及临床监测椎体和椎间隙感染的最好的实验室检查，但血沉不是确诊性指标，只能提示炎症的进程。传染性疾病筛查乙型肝炎、丙型肝炎、艾滋病、梅毒等。

高度怀疑脊柱感染时，在应用抗生素前进行血培养，如有其他症状，如咳嗽咳痰、尿频尿急等，建议完善痰培养、中段尿培养等，查找细菌原。

（2）**X 线检查**　对于本病早期改变不敏感，12 周后才有显著的变化。椎间盘炎 X 线检查示椎间隙变窄（图 9-2-9），椎体骨髓炎终板破坏，骨质溶解，椎体塌陷，椎间隙变窄（后期）。

（3）**MRI 检查**　是本病最具有诊断价值的影像学方法，对于感染的敏感率达 99%。为检出感染，需在矢状面上做 T_1 和 T_2 两个加权扫描，在感染的椎体或椎间盘中，由于炎症和水肿出现使 T_1 加权像的信号强度降低，在 T_2 加权像中，椎间盘呈高信号，但椎体信号明显减低。围绕硬膜囊周围的椎旁软组织内的水肿呈高信号，因而能够清楚辨认。由于常可清楚地辨别椎旁组织感染灶的轮廓，及其延及硬膜组织的影像，所以不需要再做脊髓造影。MRI 检查也可以鉴别未累及硬膜或骨质的原发性脊髓感染（脊髓炎）（图 9-2-10）。

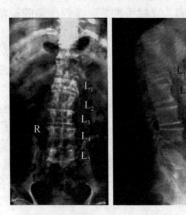
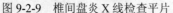

图 9-2-9　椎间盘炎 X 线检查平片

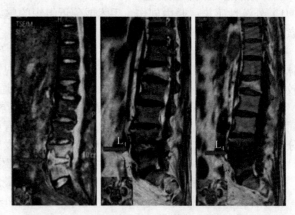

图 9-2-10　椎体及椎间盘炎感染 MRI 检查影像

（4）**CT 检查** 评估脊柱感染时，比 X 线检查更清楚地发现溶解性骨缺损，除此之外，CT 检查可以比较容易观察到软组织肿胀、椎旁脓肿，并能监测椎管大小的变化，因而可以较好地评价骨质的总体情况（图 9-2-11）。

（5）**组织活检** 当影像学和实验室检查提示感染，而无法确定致病菌时，有必要经皮穿刺、开放取材或直接手术取材（已经确诊的）进行组织活检。培养项目包括细菌培养＋药敏、真菌培养＋药敏、结核菌培养、涂片找结核菌、涂片找真菌、病理组织学检查等。

（三）治疗

1.手术治疗

（1）**手术适应证** 非手术治疗无效、需要手术切开取活检、脊柱周围脓肿、脓毒症、进展型的脊柱畸形、难以忍受的脊柱区疼痛、脊柱不稳、出现神经系统并发症。

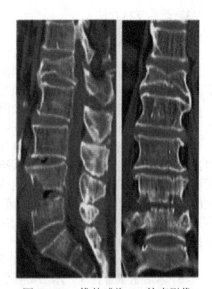

图 9-2-11 椎体感染 CT 检查影像

（2）**手术方式确定** 对于腰椎感染，如果感染部位以椎间隙（$L_2 \sim S_1$）感染为主，骨质破坏不严重，稳定性相对较好的患者，可以选择侧路镜下清创减压，取标本培养，留置或不留置引流管（图 9-2-12）。

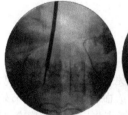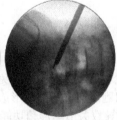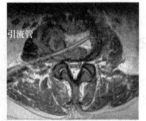

图 9-2-12 腰椎感染手术治疗

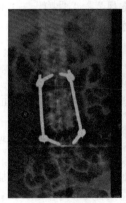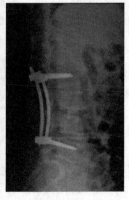

图 9-2-13 后路重建稳定

对于脊柱周围脓肿较多、进展型的脊柱畸形、不稳、出现神经系统并发症的患者，手术的目的在于彻底的清创、神经根的减压和脊柱确切的稳定。最常用的手术方式为后路清创、减压加融合术；如果脓肿在前方较多，也可选择侧前方或前方清创，后方辅助固定（图 9-2-13）。

对于脊柱术后伤口感染的患者如果为早期感染（术后 2 周内发生），感染部位局限在深筋膜和椎板者，局部有渗液或脓疡可先考虑敞开伤口放引流条，每日换药，使用足量敏感抗生素；感染部位在椎管内或椎间隙等深层，未成脓，局部伤口无明显红肿者，可参考非手术治疗。

2.其他治疗

1）卧床休息：脊柱的制动起重要作用，症状明显减轻后可佩戴支具适当起床活动。

2）抗生素的应用：在应用抗生素治疗前，重要步骤是通过血培养和穿刺活检培养明确感染细菌。应基于细菌培养和药敏试验结果来选择抗生素，静脉注射 4～6 周后再改口服 6 周至 3 个月不等。在细菌毒力强和细菌耐药时，还需多联用药。

3）营养支持疗法。

（四）预防与调护

（1）**手术部位外潜在感染灶**　龋齿、脚气、泌尿道感染等为最常见的感染，控制其感染灶。术前大量漱口水清洁口腔、泌尿道感染控制是术前准备的重中之重。

（2）**糖尿病管理**　建议在围手术期使用胰岛素治疗糖尿病，术前、术后连续监测血糖，术前血糖一般应小于6.9mmol/L，术后血糖应小于11.1mmol/L，这样有助于减少术后感染的发生。

（3）**预防性应用抗生素**　目的是使得宿主的防御力足以抵抗术中环境和手术操作引起的污染。清洁手术一般首选一代头孢菌素如头孢唑啉钠，因为其对许多革兰氏阳性和革兰氏阴性致病菌，包括金黄色葡萄球菌和表皮葡萄球菌这两种脊柱手术后切口感染最常见的致病菌都有效，而且血清浓度能迅速达到峰值。对青霉素或头孢菌素过敏的患者可单独给予万古霉素，但不推荐常规使用万古霉素作预防。可联合使用庆大霉素，因其能渗透至椎间盘，在增加杀菌效力的同时还有助于预防术后椎间盘炎。

（4）**大量盐水冲洗**　一般建议在手术结束前使用大量生理盐水冲洗（2000～3000ml）。

（5）**术后引流管管理**　术后留置引流应尽可能使用闭合负压引流，有利于血液、血凝块及其他体液的排出，这些物质的积聚也是术后感染的危险因素之一。

第三节　风湿免疫性关节炎

一、类风湿关节炎

类风湿关节炎是一种以关节滑膜慢性炎症为特征的自身免疫性疾病。主要表现为对称性、慢性、进行性多关节炎，因关节滑膜的炎症、细胞浸润、增生，形成血管翳，侵犯关节软骨、软骨下骨、韧带和肌腱等，造成关节结构破坏，最终导致关节畸形和功能丧失。因其发病率、致残率均高，病势缠绵，且病因病机尚不清楚，迄今尚无根治的办法，严重危害人类健康。本病多见于中年女性。类风湿关节炎属中医"痹证"、"历节病"、"痛风"、"鹤膝风"、"鼓槌风"、"骨痹"、"顽痹"等范畴，表明类风湿关节炎不同于一般痹证，在病因病机上有其特殊性。

（一）病因病理

类风湿关节炎的发病机制较为复杂。病因尚不明确，多数学者认为本病的致病因素可能与自身免疫、感染、遗传、内分泌失调、过敏、生活习惯与环境等因素有关，其病理变化包括以下几方面。

1. 关节病变

（1）**关节滑膜炎**　滑膜炎主要病变有充血、水肿、渗出、炎细胞浸润、肉芽形成和滑膜细胞增殖等。

（2）**关节软骨面改变**　软骨面的边缘常被血管翳覆盖，在血管翳的腐蚀作用下，表层软骨细胞退化，软骨逐渐混浊、不透明，最后萎缩、变薄甚至消失。血管翳机化后，形成关节内粘连。软骨面消失后，新骨在其间生长，则可形成关节的骨性强直。

（3）**软骨下骨质破坏**　滑膜与软骨面交界处的血管翳，可通过骨端血管孔进入软骨下骨质，使骨小梁吸收，形成囊性空洞。由于软骨下骨质的破坏，使软骨失去依托和仅有的少量血运，加速软骨的萎缩和破坏。

（4）**关节脱位或畸形的产生**　由于关节的软骨和骨破坏，同时关节滑膜炎累及关节囊和邻近的韧带、肌腱、腱鞘，最终可造成关节脱位或畸形导致功能丧失。

2. 关节外病变

（1）**类风湿结节** 多发生在受压或易摩擦部位的皮下，如尺骨鹰嘴、足跟、枕部、坐骨结节等处。

（2）**血管炎** 在类风湿关节炎中相当常见。受累的多为小动脉。其病变可为局限的节段性动脉炎，或严重的坏死性脉管炎。

（3）**肌腱、腱鞘和滑囊病变** 肌腱、腱鞘病变常见有肌腱及腱鞘炎，严重者肌腱断裂及粘连；滑囊病变常见滑囊炎，以跟腱、腘窝多见。

（4）**呼吸系统病变** 常见有肺间质病变、胸腔积液、肺内类风湿结节。

（5）**心血管病变** 类风湿关节炎患者合并心脏病变形式多样，有心包炎、心肌炎、心内膜炎、动脉粥样硬化、冠状动脉炎、传导阻滞等，以心包受累较为常见。

（6）**其他病变** 类风湿关节炎也可累及眼、神经系统等，引起相应症状。

本病是在正虚的基础上，外邪入侵所致。本病的正虚，主要是肾肝脾不足，气血营卫俱虚为内在的致病因素。风寒湿热等外邪，在正气不足的基础上入侵机体，流注关节，痹阻筋络，瘀结于关节，则为肿为痛，屈伸不利。久则筋骨失去濡养而枯萎，或因郁久化热，或因素体阴虚，邪从阳化热，腐筋蚀骨，最终导致骨骼破坏，关节畸形，功能障碍。在整个病程演变中，始终存在着正虚邪实、寒热夹杂、阴阳平衡失调。

（二）临床表现与诊断

类风湿关节炎有不同的分类方法。按起病的急缓分为隐匿型、亚急型、突发型三类。按发病部位分为多关节型、少关节型、单关节型及关节外型，后者多以腱鞘炎、滑囊炎、多发性肌痛起病，亦可表现为系统性血管炎，肺纤维化或乏力、消瘦等周身症状。主要是多关节对称性肿痛，伴有晨间关节僵硬为特征。

1. 症状体征

早期全身表现为低热，倦怠，乏力，全身肌肉酸痛，纳呆，消瘦，贫血等。常见的局部症状有关节红肿、痛及压痛，手掌指关节，近侧指间关节及腕、膝、踝、肘、趾依次受累，在病程的中晚期，由于炎症侵蚀关节，同时影响肌肉和肌腱，使局部的肌力平衡破坏，可出现关节畸形，肌肉和皮肤萎缩，常累及手、足的腱鞘和肌腱，典型畸形表现为腕关节尺偏畸形，手指的鹅颈畸形和扣眼畸形，握力减弱，足外翻畸形，导致关节功能障碍。

由于类风湿关节炎为弥漫性结缔组织疾病，其基本病理为血管炎，因此关节外表现被认为是类风湿关节炎的一部分，而不能认为是类风湿关节炎的并发症。类风湿关节炎的关节病变仅造成功能障碍致残，而关节外表现则是其死亡的主要原因。

（1）**皮肤病变** 约有20%的患者可出现类风湿结节（皮下结节），多发于受压或受摩擦部位。结节可呈移动性或固定性，无痛或稍有压痛，圆形或椭圆形，质地坚韧如橡皮，直径为1~3cm大小不等，一般有结节的患者，多示病情活动，预后较差。

（2）**眼部病变** 常见巩膜或角膜的周围深层血管充血，视物模糊，如慢性结膜炎、巩膜炎、角膜结膜炎等。

（3）**肺部病变** 常见胸膜炎、肺间质纤维化、肺结核等。

（4）**血管炎** 常见在手足小关节产生闭塞性血管炎，形成出血和坏疽。

（5）**其他病变** 神经系统上有末梢神经损害，指、趾的远端较重；淀粉样变，为继发性，沉积物见于肾、脾和肝、心等脏器，可有蛋白尿、肾病综合征等。

2. 辅助检查

（1）**实验室检查** 类风湿关节炎患者可有轻至中度贫血，血沉增快，CRP 增高，血清免疫球蛋白 IgG、IgM、IgA 升高，多数患者血清中可出现类风湿因子（RF）阳性。另外，多种自身抗体如抗环瓜氨酸肽（CCP）抗体、抗角蛋白抗体（AKA）、抗核周因子抗体（APF）、抗 Sa 抗体可以在类风湿关节炎患者中出现。关节滑液呈淡黄色，较混浊，白细胞为（2～7.5）×10⁹/L，中性粒细胞在50%以上，细菌培养阴性。

（2）**X 线检查**　双手、腕关节及其他受累关节的 X 线检查片对本病诊断有重要意义。早期 X 线检查表现为关节周围软组织肿胀及关节附近骨质疏松；随病情进展可出现关节面破坏、关节间隙狭窄、关节融合或脱位（图 9-3-1）。根据关节破坏程度可将 X 线检查改变分为四期（表 9-3-1）。

双手诸骨骨质密度减低，双腕关节、腕骨间关节及掌腕关节间隙狭窄，关节面密度毛糙硬化，腕骨内见囊变影。

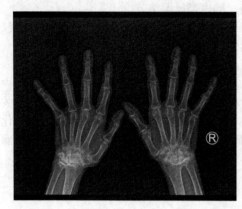

图 9-3-1　类风湿关节炎手部 X 线检查改变

（3）**MRI 检查**　类风湿关节炎最早表现为软组织改变，MRI 检查图像上显示关节滑膜增厚，尤其在 T 加权图像上显示更为清楚。二乙烯三胺五乙酸钆（Gd-DTPA）增强可显示增厚的滑膜强化而早期发现病变。关节软骨破坏而出现软骨面毛糙和低信号区，甚至软骨下骨端骨质缺损而显示骨皮质不规则，骨骺内因充血而 T 加权图像上显示信号增强。

（4）**超声检查**　根据类风湿关节炎不同阶段的病理变化，超声表现可有不同变化。

3. 诊断

1）晨僵至少 1 小时，持续 6 周以上。

2）3 个或 3 个以上的关节肿胀，持续至少 6 周以上。

表 9-3-1　类风湿关节炎 X 线检查分期

分期	表现
Ⅰ期（早期）	(1) *X 线检查表现为关节肿胀，无骨质破坏；(2) 可见骨质疏松
Ⅱ期（中期）	(1) *X 线检查显示明显骨质疏松，可有轻度的软骨破坏，伴或不伴有轻度的软骨下骨质破坏；(2) *可有关节活动受限，但无关节畸形；(3) 关节邻近肌肉萎缩；(4) 有关节外软组织病损，如结节或腱鞘炎
Ⅲ期（严重期）	(1) *X 线检查有骨质疏松伴软骨或骨质破坏；(2) *关节畸形，如半脱位、尺侧偏斜或过伸，无纤维性或骨性强直；(3) 广泛的肌萎缩；(4) 有关节外软组织病损，如结节或腱鞘炎
Ⅳ期（终末期）	(1) *纤维性或骨性强直；(2) Ⅲ期标准中各项

注：有*为各期标准的必备条件。

3）腕关节、掌指关节或近节指间关节肿胀。

4）对称性关节炎 6 周以上。

5）皮下类风湿结节。

6）RF 阳性。

7）手和腕关节 X 线检查片上有典型的类风湿关节炎影像学改变。

以上七条满足四条或四条以上并排除其他关节炎可诊断为类风湿关节炎。

4. 鉴别诊断

在类风湿关节炎的诊断中，应注意与骨关节炎、痛风性关节炎、风湿热、强直性脊柱炎、银屑病关节炎、系统性红斑狼疮、干燥综合征等多种疾病所致的关节炎鉴别。但上述疾病引起的关节炎较少出现明显的骨质破坏，且各病的特征性表现及实验室检查均有助于鉴别诊断。

（三）辨证论治

1. 中药治疗

（1）**风湿痹阻**　关节疼痛、肿胀，游走不定，时发时止，恶风，或汗出，头痛，肢体沉重，舌质淡红，苔薄白，脉滑或浮。治宜祛风除湿，通络止痛，方选羌活胜湿汤、蠲痹汤或大秦艽汤。

（2）**寒湿痹阻** 关节冷痛，触之不温，皮色不红，疼痛遇寒加重，得热痛减，关节拘急，屈伸不利，肢冷，或畏寒喜暖，口淡不渴，舌体胖大，舌质淡，苔白或腻，脉弦或紧。治宜温经散寒，祛湿通络，方选乌头汤、桂枝芍药知母汤加减或麻黄附子细辛汤。

（3）**湿热痹阻** 关节肿热疼痛，关节触之有热感或自觉有热感，关节局部皮色发红，发热，心烦，口渴或渴不欲饮，小便黄，舌质红，苔黄腻或黄厚，脉弦滑或滑数。治宜清热除湿，活血通络。方选宣痹汤、当归拈痛汤或二妙散。

（4）**痰瘀痹阻** 关节肿痛日久不消，关节局部肤色晦暗，或有皮下结节，关节肌肉刺痛，关节僵硬变形，面色黧黯，唇暗，舌质紫暗或有瘀斑，苔腻，脉沉细涩或沉滑。治宜化痰通络，活血行瘀。方选双合汤。

（5）**瘀血阻络** 关节刺痛，疼痛部位固定不移，疼痛夜甚，肢体麻木，关节局部色暗，肌肤甲错或干燥无泽，舌脉舌质紫暗，有瘀斑或瘀点，苔薄白，脉沉细涩。治宜活血化瘀，通络止痛。方选身痛逐瘀汤、桃红饮。

（6）**气血两虚** 关节酸痛或隐痛，伴倦怠乏力，面色不华，心悸气短，头晕，爪甲色淡，食少纳差，舌脉舌质淡，苔薄，脉细弱或沉细无力。治宜益气养血，通经活络，方选黄芪桂枝五物汤、十全大补汤、归脾汤。

（7）**肝肾不足** 关节疼痛，肿大或僵硬变形，腰膝酸软或腰背酸痛，足跟痛，眩晕耳鸣，潮热盗汗，尿频，夜尿多，舌质红，苔白或少苔，脉细数。治宜补益肝肾，蠲痹通络。方选独活寄生汤、三痹汤、虎潜丸。

（8）**气阴两虚** 关节肿大伴气短乏力，肌肉酸痛，口干眼涩，自汗或盗汗，手足心热，形体瘦弱，肌肤无泽，虚烦多梦，舌质红或有裂纹，苔少或无苔，脉沉细无力或细数无力。治宜养阴益气，通络止痛。方选四神煎。

尚可用中药外治，属寒湿者可选用通络祛痛膏、温通膏等外贴；瘀血型疼痛较重者可选用活血止痛膏等外贴；湿热者可选用四黄水蜜外敷。中药泡洗或熏蒸可缓解局部症状，改善关节功能，临床上可辨证使用。

2. 西药治疗

（1）**非甾体抗炎药** 具有抗炎、止痛、退热的作用，对缓解患者的关节肿痛，改善全身症状有重要作用，是最常用的类风湿关节炎治疗药物。其主要不良反应包括胃肠道症状、肝肾功能损害及可能增加的心血管不良事件。故肝肾功能异常者应慎用非甾体抗炎药，同时应注意定期监测血常规和肝肾功能等。为避免加大不良反应风险，不建议同时使用两种或以上非甾体抗炎药。

（2）**改善病情抗风湿药（DMARDs）** 发挥作用较慢，需1～6个月，故又称慢作用抗风湿药。这类药物不具备明显的止痛和抗炎作用，但通过抑制免疫反应，达到控制疾病活动、延缓骨侵蚀破坏的作用（图9-3-2）。

3. 手术治疗

对于保守治疗无效的患者，根据病变情况采用不同的手术方法治疗，以缓解症状，减少畸形，改进或重建关节功能。但手术只解决局部问题，并不能完全控制类风湿关节炎，故术后仍需药物治疗。主要手术方式包括滑膜切除术、软组织松解术及人工关节置换术或关节融合术等。

（1）**滑膜切除术** 适用于关节发病1年以上，经过有规范的系统保守治疗半年以上效果不佳者；关节持续性疼痛，肿胀明显，滑膜增厚及功能受限者；病情相对稳定，受累关节比较局限者。

（2）**软组织松解术** 适用于病情基本缓解，一般情况较好，关节畸形主要因关节囊、肌肉和肌腱挛缩引起，受累关节仍有30°以上的活动功能，可通过关节囊剥离术、关节囊切开术、肌腱松解或延长术等改善关节功能；腕管综合征可采用腕横韧带切开减压术；关节周围的滑囊炎，如经保守治疗无效，可手术切除；类风湿结节较大，有疼痛症状，影响生活时可手术切除。

（3）**人工关节置换术或关节融合术** 适用于晚期患者，关节破坏严重，负重时疼痛，关节不稳，活动范围小或明显畸形。

4. 其他治疗

（1）针灸治疗　治法通痹止痛。取病痛局部穴为主，结合循经及辨证选穴。

1）主穴：阿是穴，局部经穴。

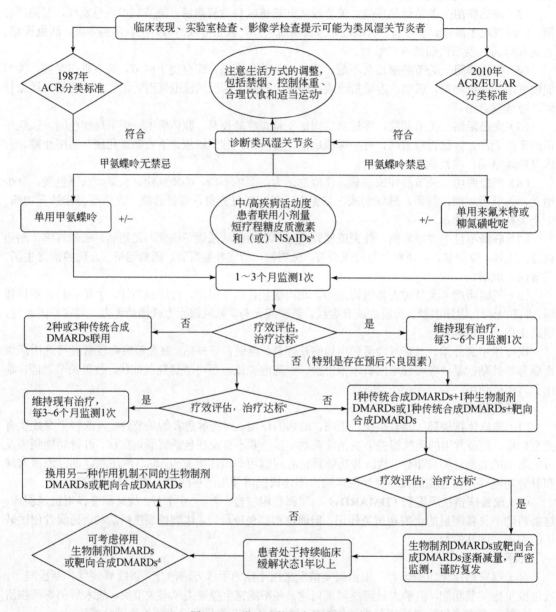

图 9-3-2　类风湿关节炎的诊疗流程

注：ACR 为美国风湿病学会；EULAR 为欧洲抗风湿病联盟；NSAIDs 为非甾体抗炎药；DMARDs 为改善病情抗风湿药；a. 类风湿关节炎（RA）患者在确诊后需要始终进行生活方式的调整；b. 根据症状和病情，短期联用或不联用糖皮质激素或 NSAIDs；c. 评价治疗方式是否具有显著效果，否为效果不显著，即 3 个月内 RA 疾病活动度无显著改善或 6 个月内未达到治疗目标；是为效果显著，即 3 个月内 RA 疾病活动度显著改善且 6 个月内达到治疗目标；d. 医师与患者共同决策是否停用生物制剂 DMARDs 或联合靶向 DMARDs

2）配穴：行痹者，配膈俞、血海；痛痹者，配肾俞、关元；着痹者，配阴陵泉、足三里；热痹者，配大椎、曲池。另可根据部位循经配穴。毫针法，行泻法或平补平泻法。痛痹、着痹可加灸法。大椎、曲池可点刺出血。局部穴位可加拔罐法。

（2）**穴位贴敷疗法** 按照中医经络学说将药物直接贴敷于穴位或阿是穴，亦可按风、寒、湿气的偏重以及病变部位进行配穴。可采用冬病夏治穴位贴敷、三九贴敷、春秋分穴位贴敷等，作为类风湿关节炎的辅助治疗。

（3）**针刀疗法** 针刀松解术是一种介于针灸针和手术刀之间的微创疗法，兼具两者优点，可以直接针对关节周围的粘连点进行治疗，从而增大关节活动度。

（4）**推拿按摩疗法** 可根据各部组织生理病理特点采用相宜的多种推拿按摩手法，配合中药可改善患者疼痛及晨僵症状。

（5）**物理疗法** 可选用中短波电疗法、超声波疗法、蜡疗等方法，缓解患者疼痛及晨僵症状。

（6）**穴位注射疗法** 根据中医辨证和经络理论，选用中西药物注入有关穴位，能起到减轻疼痛等作用。

（四）预防与调护

类风湿关节炎患者生存期与正常人生存期相比，没有缩短。功能锻炼是类风湿关节炎患者关节功能得以恢复及维持的重要方法。一般说来，在关节肿痛明显的急性期，应适当限制关节活动。但是，一旦肿痛改善，应在不增加患者痛苦的前提下进行功能活动。对无明显关节肿痛，但伴有可逆性关节活动受限者，应鼓励其进行正规的功能锻炼。

二、强直性脊柱炎

强直性脊柱炎是一种原因不明的慢性进行性自身免疫疾病。以中轴关节慢性炎症为主要表现，主要侵犯骶髂关节、脊柱骨突、脊柱旁软组织及外周关节，严重者可发生脊柱畸形和关节强直，也可累及内脏及其他组织。强直性脊柱炎是脊柱关节病的原型者称为原发性强直性脊柱炎；其他脊柱关节病并骶髂关节炎为继发性强直性脊柱炎，一般所指为前者。本病起因尚未明了，但比类风湿关节炎具有更强的家族遗传倾向。除心脏并发症、肾淀粉样变性和颈椎骨折脱位外，本病对患者寿命无明显影响。

本病属中医"痹证"范畴。我国强直性脊柱炎多发于男性，女性发病较缓慢且病情较轻。

（一）病因病理

强直性脊柱炎病因未明，其发生和进展可能与遗传因素、感染、免疫调节异常等相关。强直性脊柱炎的病变部位主要是肌腱、韧带、关节囊的骨附着点和滑膜，其病理变化包括附着点炎和滑膜炎，可并发骨关节外的病变。

本病多因患者禀赋不足，或调摄不慎，房劳过度，嗜欲无节，以及惊恐、郁怒、病后失调等，致肾精亏虚，骨失所养，肝阴不足，筋络失荣，筋骨缓弱，不足以抵御外邪。故本病多以素体阳气虚、肝肾阴精不足为内因，风寒湿热之邪为外因。

（二）临床表现与诊断

1. 症状体征

绝大多数的强直性脊柱炎发病于青年期，起病往往隐匿；40 岁以上发病者少见。女性病变发展缓慢，往往诊断延迟。强直性脊柱炎是一种全身性疾病，可有厌食、低热、乏力、体重下降和轻度贫血等全身性症状。可见局部症状如下：

（1）**腰痛和脊柱僵硬** 是最为常见的表现。腰痛发生缓慢，呈钝痛状，痛无定处，有时牵涉至臀部。也可以疼痛很严重，集中在骶髂关节附近，放射至髂嵴、股骨大转子与股后部，一开始疼痛或为双侧，或为单侧，但几个月后都变为双侧性，并出现下腰部僵硬。晨僵是极常见的症状，持续时间可以长达数小时之久。早期时体征不多，可有轻度腰椎活动受限，但只在过伸或侧屈时才能察觉。骶髂关节处可有压痛，但一般不严重，随着病变进展，骶髂关节强直，此时该部位可以完全无痛，而脊柱强硬成为主要体征之一。检查脊柱有无强直应该从脊柱的过伸、侧屈与旋转等方面全面检查。Schober 试验是检查强直性脊柱炎的方法：患者直立位时在第 5 腰椎棘突上做一记号，再在脊柱中线距该记号 10cm 处做第二个记号。嘱患者最大限度前屈脊柱而膝关节保持完全伸直位，在正常情况下，两点之间距离可增加 5cm 以上，即可达 15cm 以上。增加不足 4cm，可视为脊柱活动度减少。

（2）**胸廓扩张度减弱**　随着病变向胸段脊柱发展，肋脊关节受累，此时出现胸痛，并有放射性肋间神经痛。只有少数患者自己发觉吸气时胸廓不能充分扩张。因肋脊关节强直，在检查时可发现吸气时胸廓不能活动而只能靠膈肌呼吸。在正常情况下，最大限度吸气与呼气，于第 4 肋间处的活动度可达 5cm 以上。不足 5cm 者应视为胸廓扩张度减弱。早期很少有肺功能削弱的。至后期时，由于重度脊柱后凸与丧失胸廓扩张能力，使肺通气功能明显减退。

（3）**周围大关节炎症**　35%的强直性脊柱炎可有周围关节炎，以髋关节最为常见。通常为双侧性，起病慢，很快出现屈曲挛缩和强直，为保持直立位，往往膝部有代偿性屈曲。肩关节为第二个好发部位。偶有膝关节病变。其他关节少有发病。

（4）**关节外骨骼压痛点**　主要出现在胸肋交界处、棘突、髂嵴、股骨大转子、胫骨结节、坐骨结节和足跟，有时这些症状也可以早期出现。

（5）**骨骼外病变**　主要为眼部病变，可有急性葡萄膜炎，发生率可高达 25%。心血管疾患有主动脉炎，主动脉瓣关闭不全，心脏扩大，房室传导阻滞和心包炎等。肺部病变主要为肺上叶进行性纤维化。神经系统病变常为继发性，有自发性寰枕关节半脱位和马尾神经受压表现。后者表现为大小便障碍与会阴部鞍区麻木。

2. 辅助检查

（1）**实验室检查**　多无特异性。活动期患者可见血沉增快，CRP 增高。轻度贫血和免疫球蛋白轻度升高。RF 多为阴性，但 RF 阳性并不排除强直性脊柱炎的诊断。虽然强直性脊柱炎患者 HLA-B27 阳性率达 90%左右，但无诊断特异性，健康人也可呈阳性，而 HLA-B27 阴性患者只要临床表现和影像学检查符合诊断标准，也不能排除强直性脊柱炎的可能。

（2）**X 线检查**

1）骶髂关节炎：骶髂关节的 X 线检查对强直性脊柱炎具有极重要的诊断意义。骶髂关节有三期改变：早期为关节边缘模糊，并稍致密，关节间隙增宽；中期关节间隙狭窄，关节边缘骨质腐蚀与致密增生交错，呈锯齿状；晚期关节间隙消失，骨密度增高及关节融合。

2）脊柱的改变：椎间盘周围出现椎体骨质侵蚀和硬化，被称为"椎体炎"（即 Romanus 病灶）。Romanus 病灶愈合后在椎体终板于椎间盘纤维环附着处的椎体前角或后角呈现出反应性骨硬化，表现为以椎体前角或后角为中心的扇形或三角形亮白区，即"亮角征"。Romanus 病灶和"亮角征"是强直性脊柱炎早期重要的 X 线检查。病变晚期多见骨桥和"竹节样"脊柱，这是强直性脊柱炎的特征，常发生在胸腰段。除此之外，尚可见方椎畸形、普遍骨质疏松、脊柱关节突关节炎、脊柱畸形等（图 9-3-3）。

3）髋关节改变：X 线检查早期可见骨质疏

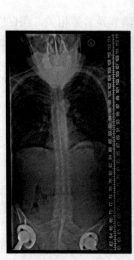
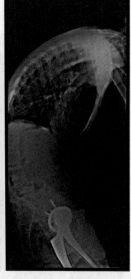

图 9-3-3　强直性脊柱炎脊柱后凸畸形

松、关节囊膨隆、髋臼囊变；中期关节部骨质破坏，有时呈穿凿状，间隙狭窄，髋臼外缘及股骨头下部骨赘增生；晚期关节间隙消失，呈骨性强直。

（3）**CT 检查** 骶髂关节炎的 CT 检查为软骨下骨硬化，单侧或双侧关节间隙狭窄（<2mm），软骨下骨侵蚀及关节部分或完全强直（图9-3-4）。

（4）**MRI 检查** 对于临床早期或可疑病例，可选择 MRI 检查。目前 MRI 检查已被广泛用于强直性脊柱炎的早期诊断和疗效评价。MRI 检查不仅能发现强直性脊柱炎的早期病灶，而且可以用于观察强直性脊柱炎患者治疗效果和恢

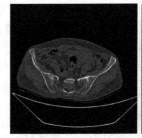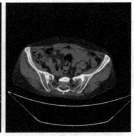

图 9-3-4 强直性脊柱炎骶髂关节炎

复过程。早期发现骶髂关节炎对早期诊断强直性脊柱炎十分重要，骶髂关节 MRI 检查能显示强直性脊柱炎骶髂关节 0 级病变，MRI 检查的优势在于通过观察强直性脊柱炎骶髂关节滑膜、软骨和软骨下骨的形态和信号改变，达到早期诊断强直性脊柱炎的目的。

3. 诊断

纽约修订版强直性脊柱炎标准：①下腰背痛持续至少 3 个月，疼痛随活动改善，但休息不减轻；②腰椎在前后和侧屈方向活动受限；③胸廓扩展范围小于同年龄和性别的正常值；④双侧骶髂关节炎Ⅱ～Ⅳ级，或单侧骶髂关节炎Ⅲ～Ⅳ级。如患者具备④并附加①～③条中的任何一条可确诊为强直性脊柱炎。

4. 鉴别诊断

本病应与类风湿关节炎相鉴别，具体鉴别要点参见表 9-3-2。

表 9-3-2 类风湿关节炎与强直性脊柱炎鉴别要点

鉴别要点	类风湿关节炎	强直性脊柱炎
性别（男：女）	1：7	9：1
好发年龄	30～50 岁	20～30 岁
家族史	不明显	有
皮下结节	多见	少见
眼合并症	干燥综合征或巩膜炎	结膜炎或葡萄膜炎
心脏并发症	二尖瓣	主动脉瓣
好发部位	四肢小关节为主，多对称，上肢，大关节多于小关节	以脊柱为主，其他关节下肢多于上肢
病变特点	关节破坏多	骨性强直多
RF 阳性率	60%～80%	少数阳性
HLA-B27 抗原	与正常对照相同	90%以上阳性
X 线检查	骨质疏松、骨侵蚀	钙化、骨化、骨强直
药物治疗	有效	无效
骶髂关节炎	罕见	95%以上有

（三）辨证论治

1. 中药治疗

（1）**寒滞督脉** 腰骶冷痛，连及背脊，甚至于颈项，拘急僵硬，转侧不利，得温则减，口淡不渴，舌淡红，苔薄白，脉弦紧。治宜散寒除湿，祛风通督。方选五积散加减。兼头痛恶寒者，加羌活、防风以疏风散寒解表；肢冷脉沉，加制附子温阳通脉；腰膝酸痛，加杜仲、续断壮腰健肾；痛

有定处，反复发作，加桃仁、制乳香、制没药以逐瘀止痛。

（2）**寒湿着腰** 腰骶部重着冷痛，骨节酸痛，身重，转侧不利，晨起尤甚，活动后减轻，阴雨天加剧，舌质淡，舌苔白，脉濡缓。治宜除湿散寒，温肾健脾，通督止痛。方选肾着汤加减。痛甚肢冷，加制附子以温肾祛寒壮督；苔腻脘闷，加苍术、厚朴以燥湿健脾。

（3）**湿热郁阻** 腰骶疼痛，痛处伴有热感或重坠，阴雨天或暑热天加剧，腰酸无力，不能俯仰，口渴不欲饮，小便短黄，苔黄腻，脉濡数。治宜化湿清热，通督止痛。方选加味二妙散加减。腰膝酸软，加木瓜、桑寄生以强筋骨，通经络，祛风除湿；若疼痛较甚者，可加海桐皮、络石藤以增强通络止痛之力。

（4）**肝肾不足** 腰背酸痛，转侧不利，喜按揉，劳则加剧，伛偻驼曲，步履不胜，怠惰嗜卧，舌淡苔白，脉细弱。治宜补益肝肾，壮腰通督。方选加味青娥丸加减。久病肾虚，加锁阳、肉苁蓉、巴戟天补肾濡筋；虚羸少气、面色不华、纳差者，加党参、炙黄芪、白术、甘草益气健脾。

（5）**肝肾阴亏** 腰背酸痛重着，脊柱强直、或畸形，活动受限，形体消瘦，五心烦热，或有低热，口干，心烦少寐，小便短黄，大便干结，舌红苔黄厚而腻，脉沉细，尺脉弱。治宜滋阴清热，补肾通督。方选当归地黄丸加减。痛连下肢，加海桐皮、地龙以祛风通络；湿热重者，加生薏苡仁，增加黄柏用量；脊柱强直、弯曲变形者，加白僵蚕、狗脊、鹿角霜以壮肾壮督通脉。

（6）**肾阳不足** 腰骶、脊背冷痛，酸楚重着，或晨起腰骶、项背僵硬疼痛，活动受限，喜得温按，畏寒肢冷，气衰神疲，少腹拘急，小便清长，舌淡苔薄或白，脉沉弦或细迟。治宜温补肾虚，散寒通络。方选金匮肾气丸加减。脊背痛甚者，加羌活祛风散寒，通督止痛；腰痛明显者，加桑寄生以补肝肾，强筋骨，止腰痛；肩背僵痛者，加片姜黄以行气活血，通络止痛。

2. 西药治疗

（1）**非甾体抗炎药** 可迅速改善患者腰背部疼痛和晨僵，减轻关节肿胀和疼痛及增加活动范围，对早期或晚期强直性脊柱炎患者的症状治疗都是首选的。使用非甾体抗炎药不仅为了达到改善症状的目的，同时希望延缓或控制病情进展，通常建议较长时间使用，而且持续在相应的药物治疗剂量下使用。要评估某个特定非甾体抗炎药是否有效，应持续规则使用同样剂量至少2周。如一种非甾体抗炎药治疗2～4周疗效不明显，应改用其他不同类别的非甾体抗炎药。治疗时不可同时使用两种或两种以上的非甾体抗炎药。非甾体抗炎药不良反应有胃肠道反应，少数可引起溃疡，另外还有心血管疾病、肝肾损害、血细胞减少、过敏反应等。常用的非甾体抗炎药有塞来昔布、双氯芬酸、尼美舒利、布洛芬、氯诺昔康、美洛昔康、依托考昔等。

（2）**抗风湿药** 最常用的有柳氮磺吡啶（SSZ）、甲氨蝶呤（MTX）及来氟米特（LEF）。目前无证据证明SSZ对于强直性脊柱炎的中轴病变有效，它可改善强直性脊柱炎的关节疼痛、肿胀和发僵，特别适用于改善强直性脊柱炎患者的外周关节炎。本品的不良反应包括消化系统症状、皮疹、血细胞减少、头痛、头晕及男性精子减少与形态异常（停药可恢复）。磺胺类药物过敏者禁用。MTX可明显改善外周关节炎，使炎性指标下降。MTX最常见的不良反应包括胃肠道反应和肝功能异常。LEF对强直性脊柱炎的外周关节炎治疗有效，但也不能改善中轴关节症状，不良反应主要有胃肠道症状、肝功能异常、白细胞数减少、皮疹等。

（3）**糖皮质激素** 对强直性脊柱炎，有抗炎止痛、控制症状的作用。一般不主张全身应用糖皮质激素治疗强直性脊柱炎，因其不良反应大，且不能阻止强直性脊柱炎的病程。

（4）**沙利度胺** 部分难治性强直性脊柱炎患者应用沙利度胺后，临床症状、血沉及CRP均明显改善。本品的不良反应有嗜睡、口渴、血细胞下降、肝酶增高、镜下血尿及外周神经炎等。

（5）**其他药物** 对强直性脊柱炎外周关节受累者可使用抗风湿植物药（如雷公藤总苷等），但它们对中轴关节病变的疗效不确定，还需进一步研究。

3. 手术治疗

手术治疗适用于晚期患者，脊柱、髋关节、膝关节等发生畸形强直，严重影响功能者。人工髋/膝关节置换术及脊柱矫形术较常用，术后大多数患者的关节痛得到控制，活动功能改善，部分患者的功能接近正常。

4. 其他治疗

属寒湿者可选用通络祛痛膏、温通膏等外贴，湿热者可选用四黄水蜜外敷。针灸可取大椎、身柱、脊中、肾俞、腰俞、腰阳关等穴，合并坐骨神经疼痛者选用环跳、委中、承山等穴。尚可配合耳穴按压、艾灸、穴位敷贴、中药熏蒸、药浴等治疗。按摩疗法可疏通经络，增加关节活动幅度。按摩疗法宜轻柔和缓，不可粗暴，以防骨折。对疼痛或炎性关节可给予必要的物理治疗。除此之外，应用光、电、磁、热等物理手段，对疼痛或炎性关节或软组织给予必要的物理治疗，能明显缓解疼痛症状。

（四）预防与调护

本病应避免强力负重，慎防外伤，使病变加重，避免长时间维持一个姿势不动，睡觉时最好是平躺保持背部直立，热敷对于缓解局部疼痛亦有部分疗效，不抽烟以免造成肺部伤害，注意保暖，避绝憋尿及便秘。

第四节　骨　肿　瘤

凡发生在骨内或起源于骨内各种组织成分如骨、软骨、纤维组织、脂肪组织、造血组织、神经组织和未分化的网状内皮结构等的肿瘤统称为骨肿瘤。骨肿瘤因其来源不同，可分为原发与继发两种。原发肿瘤起始于骨系统本身，分为良性和恶性。良性骨肿瘤复发率低，不易转移，预后好；相反恶性骨肿瘤复发率高，容易转移，预后差。身体中其他组织或器官的肿瘤细胞，可通过血液循环或淋巴系统（偶尔亦有因直接浸润而侵入骨质者）转移至骨组织中，形成转移瘤，可单发，也可多发，预后差。

一、骨囊肿

骨囊肿是一种类肿瘤良性病变，现在多称为单房性骨囊肿、单纯性骨囊肿、孤立性骨囊肿，是一种好发于儿童及青少年长骨干骺端髓腔内、充满淡黄色液体的膨胀性病变。本病好发于 4～20 岁，多见于 5～15 岁儿童，少见于成人，男性多于女性。

（一）病因病理

本病病因尚未明了，目前的主流学说主要有以下三种。

1）骨囊肿是由于骨内血管末梢阻塞，血液瘀滞所致。

2）本病系某种肿瘤、炎症组织的退行性变及其生长、代谢阻碍的结果，或与骨发育异常有关。

3）也有学者认为其可能系外伤出血形成的局限性包囊，进而局部吸收骨化而成。其中骨内循环障碍使压力增高的学说得到多数学者支持。

（二）临床表现与诊断

1. 症状体征

骨囊肿在其发展过程中很少出现明显症状，大部分患者是由于外伤造成病理性骨折后出现局部疼痛、肿胀、压痛、不能活动等症状而被发现。少数病例表现为局部包块或骨增粗，关节活动多正常，肌肉可轻度萎缩。发生在下肢的患者，偶有跛行。

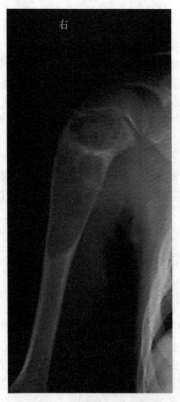

图 9-4-1　骨囊肿 X 线检查片

临床上骨囊肿可分为活动型骨囊肿和潜伏型骨囊肿。年龄在 10 岁以下，囊肿病灶距离骺板 5mm 以内的骨囊肿称活动型骨囊肿；年龄在 10 岁以上，病灶距骺板 5mm 以上的骨囊肿多属于潜伏型骨囊肿。活动型骨囊肿有复发倾向，而潜伏型骨囊肿一般不易复发。

2. 辅助检查

（1）**病理学检查**　大体标本示囊肿有包膜，内含少量黄色或血性稀薄液体，囊肿壁内衬一薄层纤维组织，囊内可有骨嵴分隔。镜下见囊壁为纤维状结缔组织，富含血管。

（2）**X 线检查**　本病 X 线检查表现为溶骨性病变，病损在长骨是为沿纵轴生长的界限清楚的透亮区，外可有薄的骨硬化边缘，皮质变薄，呈膨胀性生长，一般无骨膜反应（图 9-4-1）。合并病理骨折时，会出现骨膜反应，骨碎片向囊内移位，称为"碎片陷落征"（fallen fragment sign），也称"落叶征"。

病损在骨盆、肋骨等非好发部位时表现为具有圆形边缘硬化的透亮区。

（3）**CT 检查**　多用于非典型部位的诊断。CT 检查表现为圆形、卵圆形低密度骨质缺损，边缘清晰，无硬化；局部骨皮质变薄呈囊性膨胀；少数囊肿内可见骨性间隔，呈多房改变；病灶的 CT 检查值多为水样密度，有出血时密度可升高，增强扫描病灶不强化（图 9-4-2）。

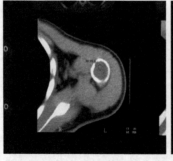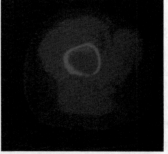

图 9-4-2　骨囊肿 CT 检查片

（4）**MRI 检查**　多发在长管骨的干骺端，病灶呈圆形或椭圆形，其长轴与长骨纵轴一致；病灶于 T_1WI 上多呈低或中等均匀信号，T_2WI 呈明显均匀高信号，若囊液内有出血或含胶样物质则 T_1WI 和 T_2WI 上均呈高信号，少数呈多房改变时 T_2WI 上可见低信号纤维间隔。病灶周边骨壳呈圆圈样低信号，边缘清晰，一般完整，局部骨皮质变薄，周围无骨膜反应（图 9-4-3），增强扫描不强化。

3. 诊断

结合患者临床表现和辅助检查，可以明确诊断。

4. 鉴别诊断

（1）**骨巨细胞瘤**　多见于 20 岁以上者，好发于骨端而非干骺端，病变区膨胀更明显，膨胀方向呈横行，肿瘤内实性部分有强化。

（2）**动脉瘤样骨囊肿**　膨胀明显，病变偏心发展，病灶内有骨嵴形成，气液平面较常见，囊变区之间实质部分可钙化或骨化。

（三）辨证论治

病灶囊内刮除、骨黏合剂或者异体骨植骨术是成年骨
囊肿首选手术方式；对于儿童骨囊肿，刮除植骨术等治疗
复发率高，目前对于儿童骨囊肿不合并病理性骨折的，特
别是活动期骨囊肿，建议行病灶穿刺，局部注射类固醇（醋
酸泼尼松龙 120mg），定期观察病情变化，必要时重复治疗。
合并病理性骨折者，可行小夹板或者石膏固定，骨折愈合
后部分病灶可自愈，如果复查 X 线检查片，病灶无缩小倾
向，可进一步治疗。

（四）预防与调理

一般情况下，若无明显症状体征，骨囊肿在由于其他
原因行 X 线检查片等影像学检查时被意外发现，这时需要
在治疗的基础上，预防出现病理性骨折，必要时行夹板或
者石膏等外固定；如果出现了病理性骨折，则应当注意防

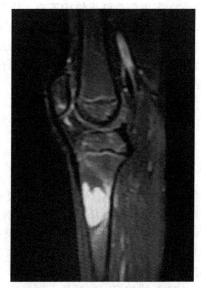

图 9-4-3　骨囊肿 MRI 检查片

止骨折移位。治疗后应该间隔 2 个月左右复查随访，以观察病情变化，决定是否进一步治疗。

二、骨纤维结构不良

骨纤维结构不良是一种以纤维、骨组织类肿瘤样增生为特点的先天性、非遗传性疾病，约占肿
瘤样疾病的 7%，又称骨纤维异样增殖症。病变可单发或多发，多发型的纤维异样增殖症偶可有内
分泌和皮肤异常，并伴有骨骼生长停滞者，称为奥尔布赖特（Albright）综合征。骨纤维结构不良
多发于儿童及青少年，临床上男女发病率为 1：（2～3），多在 10 岁左右发病，合并内分泌障碍者
常在 3～4 岁发病。在中医中无骨纤维异样增殖症病名，归属骨肿瘤类，称"骨疽"、"石痈"、"骨
瘤"或"石瘤"等。

（一）病因病理

目前骨纤维结构不良的病因和发病机制不明，大多数学者认为骨纤维结构不良的发病可以用基
因突变学说来解释。其机制可能与骨先天性发育异常、骨形成障碍、内分泌异常有关。

骨纤维结构不良是一种起源于纤维组织的骨瘤样病变，病变组织具有向骨质和纤维组织双向发
展的特点，可发生于全身任何骨骼，其中以四肢长管状骨多见，人体的其他组织或器官也可受累。

（二）临床表现与诊断

1. 症状体征

本病多数患者可无临床症状，有症状者主要表现为畸形（如髋关节内翻畸形、小腿内翻畸形等）、
间歇性疼痛或不适感、跛行。部分患者以骨折为首发症状，其特点为常有轻度外伤为诱因，骨折部
位疼痛、肿胀畸形、功能障碍，但很少移位。本病症状较轻，病程较长，可长达数年或数十年之久，
因此多于青年或老年时被发现。

根据患者的临床表现，可以将骨纤维结构不良分为三型，即单发型、多发型和 Albright 综合征。

（1）**单发型骨纤维结构不良**　病变过程通常是良性的，单发于某一骨内，是三种分型中最多见
的。长管状骨见于股骨近端，其次是胫骨，病变常侵犯干骺端。临床症状较轻，常感某局部有不适
感、酸胀、轻微疼痛，常因局部肿胀或发生病理骨折而就诊。

（2）**多发型骨纤维结构不良**　病变多侵犯全身多数骨骼，常偏于一侧肢体，双侧受累时并不对称，并产生各种畸形。发生于股骨，可因多次病理性骨折产生畸形如髋内翻，严重的呈牧羊杖畸形，产生跛行。发生在胫骨可出现膝内翻或膝外翻，胫骨前凸，小腿过长等畸形。发生在颅骨，可出现颜面不对称，上颚突起等，类似狮面孔，有时引起眼球突起，也可有视力、听力下降，内耳功能障碍及脑组织受压症状等。

（3）**Albright 综合征**　女性多见，其特点为皮肤色素沉着斑、性早熟，以及多发型纤维结构不良的骨质改变，表现为在儿童期骨骼发育比正常儿童快，身材略为高大，但因骨骺闭合稍早于正常人，因此成年后身高较矮。

2. 辅助检查

（1）**病理检查**　大体观察示肿块大多局限在骨皮质内，呈圆形或椭圆形，有的包膜完整，有的无包膜，切面实性灰白或红色，质硬韧。镜检示肿瘤主要由纤维组织与骨组织构成，在不同的病例或同一病例的不同区域两者的比例不同，在纤维组织较多的区域，纤维组织致密，呈漩涡状、编织状排列，其中可见少量骨样组织和未成熟的骨小梁。在纤维组织成分较少的区域可见有大量的骨小梁连接成网，骨小梁较厚，有的中心部为纤维性骨，周边部为板状骨，有的甚至完全为成熟的骨小梁。

（2）**X 线检查**　病变位于髓腔内，呈膨胀性溶骨性改变，X 线检查表现同毛玻璃相似，囊状阴影也可出现在部分病灶，可伴有钙化点但不规则，骨皮质因髓腔扩张而变薄，为不均一表现，表现为"鸡蛋壳"样。病变与周围界限清楚，无骨膜反应。单发病灶可分局限性和广泛性两种，局限性病灶如病灶位于长骨干者常发生在长管状骨两端靠近干骺端处，而侵犯长骨的一端或大部分者称为广泛性。侵犯数骨且多累及邻近数骨者称为多发性病灶（图 9-4-4、图 9-4-5）。

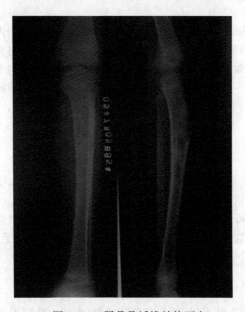

图 9-4-4　胫骨骨纤维结构不良

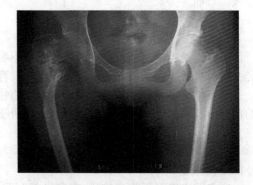

图 9-4-5　股骨近端骨纤维结构不良

（3）**CT 检查**　表现与 X 线检查相同，但弥补了 X 线检查片中多种组织结构重叠的缺陷，能更清楚地显示病变的细节、边界和累及范围。主要表现有两种，即囊状型和硬化型。囊状型以四肢骨多见，表现为囊状透光区，皮质变薄，骨干可有膨胀，囊内有毛玻璃样改变及钙化，边缘可有硬化。硬化型以颅面骨和颅底骨多见，表现为瘤骨密度非一致性增高，在硬化区内有散在的颗粒状透亮区（图 9-4-6、图 9-4-7）。

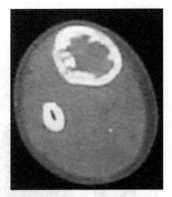

图 9-4-6 胫骨上端骨纤维结构不良 CT 检查片

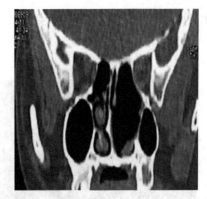

图 9-4-7 颅骨骨纤维结构不良 CT 检查片

3. 诊断

结合患者临床表现以及辅助检查，可以明确诊断。

4. 鉴别诊断

在单发型骨纤维结构不良病程早期和边界清楚时影像诊断比较困难，需与许多疾病鉴别，如骨化纤维瘤、嗜酸性肉芽肿。

（1）骨化纤维瘤 临床呈缓慢生长，为孤立的损害，侵犯下颌骨多于上颌骨，偶见于额骨和筛骨。好发于 15～26 岁，女多于男，X 线检查呈轮廓清晰而膨大透明的外观，其中心部呈斑点状或不透明。镜下，以纤维骨的纤维成分为主，不规则的骨小梁杂乱地分布于纤维基质中，并构成网状骨的中心，但在板状骨的外围与咬合缘有成骨细胞。

（2）嗜酸性肉芽肿 为一良性孤立的非肿瘤性溶骨损害，起源于网状内皮系统，常见于额骨、顶骨和下颌骨，多发于 30 岁以前，男性居多。在组织学上，由浓密的泡沫组织细胞组成，伴有不同数量的嗜伊红细胞和多核巨细胞。组织细胞核含有小囊，嗜伊红细胞含有细小的空泡，巨细胞为郎罕型和异物型。这些细胞呈灶性集聚。

（三）辨证论治

1. 药物治疗

骨纤维结构不良患者出现症状时可采用非手术治疗，如使用双膦酸盐药物和非甾体抗炎药，双膦酸盐类药物可减少疼痛并控制病灶进展。

2. 手术治疗

（1）单纯刮除术 不论自体或者异体骨移植都存在移植骨再吸收现象，并且如病灶治疗不彻底，病损会扩大，甚至破坏植入物。对良性肿瘤病灶单纯病灶清除而不行骨移植也取得了良好的效果。

（2）刮除、植骨 对于小范围病灶或者不伴有畸形、病理性骨折病变可考虑行刮除＋植骨术，推荐在行刮除、植骨术后采用常规外固定支具固定一段时间（8～10 周）或至少患肢制动保护（图 9-4-8）。

（3）病变切除＋带血管蒂骨重建 对于病变范围较大，单纯刮除、植骨术后骨折风险较高或术后复发风险较大的患者可考虑使用。应用广泛病灶切除的方法虽然可减少复发率，但破坏性较大且术后并发症较多，对于多发病变及病变广泛的患者来说手术难度系数较高且效果不尽人意。

（4）病灶清除、植骨、内固定 对于病灶持续性扩大、病灶范围较为广泛的患者（超出正常骨长度的 2/3），单纯刮除病灶空腔范围较大易造成骨骼不稳定进而出现继发性骨折，而使用外固定支具如石膏托/夹板等则会造成肌肉废用性萎缩、深静脉血栓形成/脱落造成栓塞、邻近石膏固定关节僵直影响术后功能恢复、长期卧床压疮形成及坠积性肺炎等卧床并发症。因此对于此类患者多建议采用病灶清除、植骨内固定的方式。采用内固定之后患肢可在术后早期非负重下行功能锻炼，从而防止出现上述并发症（图9-4-9）。

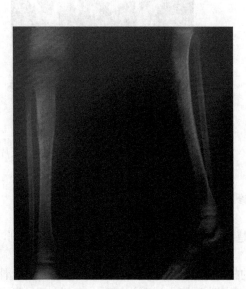

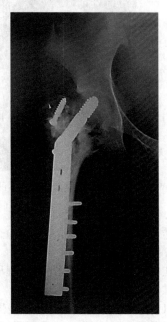

图 9-4-8 胫骨骨纤维结构不良刮除、植骨术　　　图 9-4-9 股骨近端骨纤维结构不良病灶
刮除＋植骨＋内固定术

（四）预防与调护

单发型骨纤维结构不良者较多发患者及有症状的患者预后好，骨纤维结构不良可发生恶变，其中多发型明显高于单发型，且发生恶变后导致本病预后变差。放疗对骨纤维结构不良患者没有效果，反而会引起恶变。Albright 综合征者，可因其他系统并发症于早年死亡。

三、骨巨细胞瘤

骨巨细胞瘤是一种由瘤性基质细胞和多核巨细胞为主要结构的骨肿瘤，是临床上常见的原发性骨肿瘤之一。骨巨细胞瘤罕见于青春期之前，女性多见。该病好发于四肢长骨的干骺端，尤以股骨远端及胫骨近端最为常见，多出现在骨骺或骨突旁。该肿瘤具有较强侵袭性，对骨质有很大溶蚀破坏作用但极少有反应性新骨形成和自愈倾向，可穿过骨皮质形成较大的软组织包块，采用通常的刮除法复发率甚高，少数病例可出现局部恶性变或肺转移，即所谓良性转移。基于上述特征，多数学者将其列为低度恶性或潜在恶性的肿瘤。

（一）病因病理

骨巨细胞瘤的病因尚不明确。骨巨细胞瘤具有良性肿瘤的组织细胞学特征，却有恶性肿瘤的生物学行为，不但呈侵袭性生长，还可以发生肺部转移。骨巨细胞瘤侵袭、复发和转移的生物学行为的发生机制主要与其组织细胞学特点、肿瘤的增殖活性和血管生成调节因子等相关。研究发现，肿瘤单核基质细胞核因子κB 受体激活蛋白配体（receptor activator of nuclear factor-κB ligand，RANKL）过度表达是其特征性发病机制，单核基质细胞通过核因子κB 受体激活蛋白（receptor activator of nuclear factor-κB，RANK）、RANKL 以及骨保护素组成的信号转导系统影响多核巨细胞的破骨活动，导致骨质吸收破坏。

（二）临床表现与诊断

1. 症状体征

（1）**疼痛** 是促使患者就医的主要症状，多为酸痛或钝痛，偶有剧痛及夜间痛，多见于病变范围较大者。部分病例有局部肿胀，多为骨性膨胀的结果。病变穿破骨皮质而侵入软组织时，局部包块更为明显。压痛及皮温增高普遍存在，皮温增高也是判断术后复发的依据之一。

（2）**神经功能障碍** 是除疼痛之外常见的临床症状，主要由肿瘤压迫脊髓或神经根而引起，其严重程度与脊髓和神经根受压的程度相关。由于骨巨细胞瘤呈偏心性生长，因此症状通常偏向一侧肢体。

（3）**其他** 脊柱畸形可由椎体病理性骨折引起，也可由肿瘤造成的疼痛刺激而出现脊柱侧弯。毗邻病变的关节活动受限，压迫直肠造成排便困难等。

2. 辅助检查

（1）**X 线检查** 为骨巨细胞瘤的诊断提供重要线索。长骨骨巨细胞瘤的主要 X 线检查表现为侵及骨骺的溶骨性病灶，呈偏心性、膨胀性，无硬化边缘且无反应性新骨生成；病变部骨皮质变薄，呈肥皂泡样改变（图 9-4-10）；常有病理骨折，系溶骨破坏引起，一般无移位。长骨以外部位的骨巨细胞瘤在 X 线检查片上无特征性表现，与其他溶骨病变无明显区别。

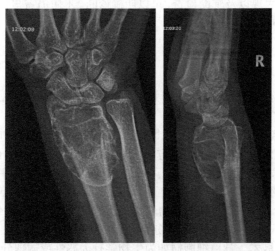

图 9-4-10 右桡骨远端骨巨细胞瘤 X 线检查片表现

（2）**CT 检查** 可清晰显示肿瘤的侵犯范围，一般来说须做增强扫描。CT 检查平扫可见椎体及附件呈溶骨性、膨胀性和偏心性改变，多数有椎旁软组织肿块形成；骨破坏区内可有粗细不一、数量不等的骨嵴，形成多房性的所谓"肥皂泡"样外观，也可呈均一性圆形或卵圆形溶骨腔；肿瘤大多无硬化性边缘和骨膜反应，有时肿瘤内含有囊腔（图 9-4-11）。

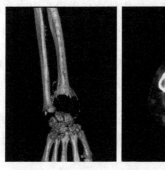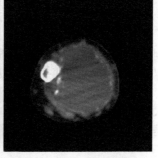

图 9-4-11 右桡骨远端骨巨细胞瘤 CT 检查表现

（3）**MRI 检查**　有助于明确肿瘤与椎管内及椎旁软组织结构的关系。肿瘤在纵向弛豫时间（T_1）加权像上呈低强度信号，在横向弛豫时间（T_2）加权像上多呈高强度信号，增强扫描后明显强化；合并动脉瘤样骨囊肿者表现为多囊状高信号，可见液-液平面（图9-4-12）。

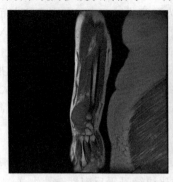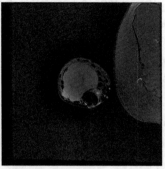

图 9-4-12　右桡骨远端骨巨细胞瘤 MRI 检查表现

3. 诊断

结合患者病史、临床表现以及辅助检查，可以明确诊断。本病仍需与含多核巨细胞的病变鉴别，如骨母细胞瘤和软骨母细胞瘤等。

（三）辨证论治

1. 手术治疗

（1）**局部切除**　骨巨细胞瘤切除后，若对功能影响不大，可完全切除，如腓骨上端、尺骨下端、桡骨上端、手骨、足骨等。

（2）**刮除植骨术加辅助治疗**　刮除植骨术即在肿瘤刮除后用小块含有皮质骨和松质骨的自体髂骨填充遗留空腔，是骨巨细胞瘤的标准治疗方法，适用于病理分级Ⅰ～Ⅱ级肿瘤较小者，但复发率高；采用扩大病灶清除术加病灶内灭活后再行植骨既可降低肿瘤的复发率，又可保留肢体的功能。灭活措施包括化学法和物理法。化学法包括应用酚溶液或无水乙醇涂抹刮除后的肿瘤空腔的内表面、细胞毒素物质应用于局部复发的表面。物理法包括冷冻或热治疗，如使用液氮低温或用骨水泥的致热使残存肿瘤组织坏死，但术后局部损伤和骨折并发症发生率较高。

（3）**瘤段切除术或截肢术**　骨巨细胞瘤如为生物学行为恶性或病理分级Ⅲ级，或侵犯重要神经血管，或有巨大肿块，或刮除术后多次复发有恶变倾向，应结合具体情况考虑局部切除术或截肢术。切除肿瘤可致关节功能丧失（如股骨颈），可考虑应用人工关节插入或关节融合术。属 $G_{1-2}T_{1-2}M_0$ 者，宜广泛或根治切除。

2. 放疗

放疗通常作为一种辅助的治疗方式用于治疗骨巨细胞瘤，主要适应证是：①手术切除困难者；②无法完全切除者；③肿瘤复发者。虽然骨巨细胞瘤放疗后有发生肉瘤变的风险，但仍然是一种有效的辅助治疗手段。经手术或放疗的患者，应长期随诊，注意有无局部复发，恶性改变及肺部转移。

3. 双膦酸盐治疗

双膦酸盐的作用机制是抑制骨巨细胞瘤中的基质细胞和巨细胞。使用双膦酸盐并不能抑制骨巨细胞瘤中的肿瘤细胞，但可有效缓解症状并降低复发率，这在近年的研究中得到证实。

4. 地舒单抗治疗

地舒单抗是一种全人源性高度亲和性 RANKL 单克隆抗体，能够抑制破骨细胞的活化及发展，减少病灶中增殖性肿瘤基质细胞的比例，代之以非增殖性分化良好的新生骨组织。

（四）预防与调护

本病绝大多数病例经过及时适当的治疗，可以得到治愈，且可保留满意的关节功能。所谓复发，系因原发灶肿瘤细胞去除不彻底之故。斯普尤特等通过大宗病例统计，发现所有的肺转移均发生于某种治疗措施如刮除或照射之后，无一例出现于原发灶未经处理之前。据此他认为截除法较为可靠。提高首次治疗的彻底性与可靠性是减少肺部转移的主要措施。肺转移多由局部反复发作和处理不彻底引起。有明显恶变的病例，截肢后的存活率也大大高于其他种类恶性肿瘤。

四、骨肉瘤

骨肉瘤是来源于间叶组织的成骨性恶性肿瘤，其特征是肉瘤基质细胞直接产生骨样组织。骨肉瘤在各年龄组均有出现，但大多数发生在 10～25 岁，10 岁以下很少，40 岁以上多因原有骨病或放疗后所致。男性多于女性。骨肉瘤可发生在任何骨骼，最好发于长管状骨干骺端，以股骨下端最多，胫骨上端次之，股骨及肱骨上端再次之，扁平骨较少见。属于中医"石痈"、"石疽"、"骨瘤"范畴。

（一）病因病理

骨肉瘤的确切病因尚未完全清楚。根据有关资料研究可能与创伤、放射治疗后的疾病、良性肿瘤如成骨细胞瘤、骨软骨瘤等，及某些骨骼疾病如畸形性骨炎（Pagat 病）、骨髓炎等恶变，金属假体等有关。但是目前没有足够的证据可证明这些疾病可引起骨肉瘤。

中医认为骨肉瘤的病因有内因、外因两种。外因是指自然中一切致病因素，如外感风、寒、暑、湿、燥、火六淫，饮食不洁等。内因是指机体本身所具有的致病因素，如七情失调、脏腑功能紊乱等。机体在致病因素作用下，如正胜邪衰，则免于发病；反之，正气亏损，邪气乘虚而入，留滞机体，阴阳失调，则导致脏腑功能紊乱，气血运行障碍，成为肿瘤发生、发展的诱因。

（二）临床表现与诊断

1. 症状体征

（1）**疼痛** 伴有或者不伴有可触及的肿块疼痛是经典骨肉瘤的主要症状。发病初期可无典型症状，仅有病灶局部轻中度间歇性疼痛，活动后疼痛加重。早期疼痛时轻时重，渐渐变为持续性疼痛，夜间明显。由于本病多发生于 15～19 岁青少年，有时候为运动后出现疼痛，可能误诊为劳损或者创伤，仅做对症治疗而延误诊治。随着病情进展，肿胀、疼痛逐渐加重，夜间尤甚，一般止痛药物无法止痛。

（2）**肿胀或肿块** 早期可无肿块，表现为局限性压痛，局部叩痛明显；早期也可出现局限于肢体骨端的一侧肿物或肿胀，大小不等，常无明显界限，有局限性压痛，质韧硬，与深部组织固定。临床上常表现为局部肿块，红肿，皮温增高，浅静脉可有怒张。较晚者肿胀明显，肢端周径变粗，皮肤发亮，偶有搏动和杂音可闻。

（3）**关节活动受限** 早期附近关节无症状，当肿块明显增大时可出现反应性积液，关节呈半屈曲位，活动受限。

（4）**淋巴结肿大** 晚期患者或者是肿瘤处于迅速进展期的患者出现淋巴结炎，但也有少数患者会淋巴结转移。

（5）**全身症状** 初起患者一般情况可良好，中后期或者出现肺转移患者可有不同程度的表现，如消瘦、贫血、乏力、食欲减退等。

2. 辅助检查

（1）**实验室检查**

1）血沉 骨肉瘤早期、硬化型骨肉瘤、分化较好的骨肉瘤血沉可在正常范围内。瘤体过大，分化差，有转移者血沉加快。血沉可以作为骨肉瘤发展过程中的动态观察指标，但并不十分敏感。

2）碱性磷酸酶　对骨肉瘤而言是最有价值的实验室检查，治疗前后碱性磷酸酶的变化对判断预后有一定参考意义。骨肉瘤早期、分化较好的骨肉瘤、硬化型骨肉瘤、皮质旁骨肉瘤碱性磷酸酶可以正常。瘤体较大，出现转移则碱性磷酸酶可以高达 2600U/L。采用大剂量化疗及手术后，大部分患者碱性磷酸酶下降，如果肿瘤多发或转移则碱性磷酸酶可再度升高。

（2）X 线检查　骨肉瘤的 X 线检查表现可以是多种多样的，一般病变内有三种类型：①溶骨型，骨小梁破坏，消失，皮层穿破；②成骨型，瘤骨广泛形成致密阴影，无骨小梁结构；③混合型，溶骨和成骨相夹杂。典型 X 线检查表现为在长骨干骺端偏心性局限或广泛溶骨或成骨或溶骨成骨混合性边界不清的骨破坏，伴有不同程度和方式的骨膜反应。溶骨性破坏主要有虫蚀样破坏和斑片样破坏。骨膜反应常见的有骨膜（Codman）三角，日光放射样，葱皮样，骨膜增厚。Codman 三角为肿瘤边缘部的三角形骨膜反应，是由于骨膜下新生骨顶起骨膜而形成。日光放射样（sun-ray）骨膜反应是指与骨骼纵轴垂直的梳状影，为与骨骼纵轴垂直的新生骨。葱皮样（onion-peel）骨膜反应是指与骨骼纵轴平行的分层状骨膜反应，最常见于尤因（Ewing）肉瘤，其次见于骨肉瘤，也可见于骨髓炎。在骨肉瘤的早期有时可以见到骨膜增厚，注意密切观察这种征象。

（3）CT 检查　可提供身体横断面的影像，能较清楚地显示肿瘤的骨骼破坏情况、软组织受侵范围及与周围血管的关系。

（4）MRI 检查　在肿瘤髓内病灶的范围显示方面优于 CT 检查及 X 线检查片，并可显示肿瘤在周围软组织中的情况及周围软组织水肿的范围（图 9-4-13）。

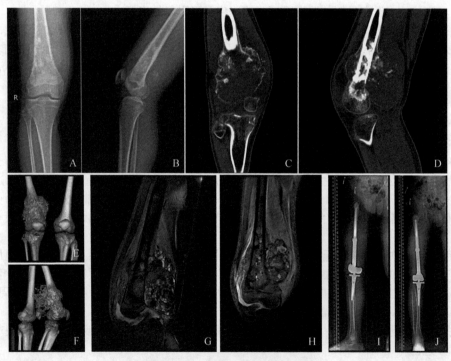

图 9-4-13　骨肉瘤的影像学改变

股骨 X 线检查片（A、B）示右侧股骨远端，骨质不规则破坏，其内密度不均匀，周围软组织区可见膨大肿瘤骨形成，病变上缘股骨内、外缘，可见 Codman 三角，周围软组织肿胀；CT 检查（C~F）示右股骨下段形态失常，骨质密度高低混杂，骨皮质毛糙，部分不连续，后缘见蛋壳样骨质密度影，病灶内后缘见云絮状、针芒状高密度影，并可见周围软组织肿块影，外缘见蛋壳样骨质密度影；MRI 检查（G、H）示右股骨远端骨质破坏，骨皮质毛糙、模糊、不连，髓腔信号混杂不均，骨干旁不规则混杂信号块影，内见条片状长 T_1、压脂短 T_2 信号影及多个液液平，边缘呈分叶状，见不完整低信号环，大小约 $11cm \times 12cm \times 12cm$，邻近肌肉软组织受压移位，局部境界不清，软组织区片状压脂高信号影，肌间隙界限不清。I、J：右膝关节置换术后。

（5）**ECT 检查** ᵀᵐ99 骨扫描可显示其余全身骨骼代谢情况，发现原发病变及全身骨转移病灶。

（6）**血管造影** 能描绘出病损软组织部分边缘的反应性所生血管区，可以提供骨外肿瘤部分的轮廓及肿瘤周围血管受压情况。

（7）**病理学检查** 是骨肉瘤诊断中必不可少的一环。根据标本采集方法的不同，外科活检分为闭合活检、切开活检及切除活检三种。切除活检适用于肿瘤周径＜2cm 的肿瘤，外科切除标本要求广泛完整切除后送病理检查，切勿进行囊内剥除（图 9-4-14）。

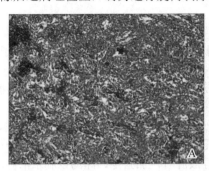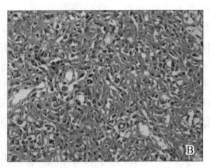

图 9-4-14　骨肉瘤病理检查结果

3. 诊断

结合患者症状、体征以及辅助检查，可以明确诊断。

4. 鉴别诊断

本病仍需与以下疾病鉴别：

（1）**疲劳性骨折** 常发生于胫骨中上 1/3 交界处，以及外踝、跖骨、肋骨、尺骨、桡骨等处，大都无明显外伤史。骨折局部有较多骨痂形成，骨折线多被遮盖。X 线检查片上易误认为骨膜反应，MRI 检查多数可见骨折线。应仔细询问有关病史，如单一工种连续劳动、负重、长途行军等。病情于短期内多无变化。而骨肉瘤则发展迅速。

（2）**骨髓炎** 位于干骺端的早期骨髓炎，可出现疼痛、肿胀、烧灼感、体温升高、白细胞增多，X 线检查片可见干骺端骨质破坏及骨膜反应，与骨肉瘤类似。但炎症产生的骨质破坏，骨膜反应较规则，抗炎治疗后症状减轻。

（3）**软骨肉瘤** 好发年龄为 30～60 岁，好发于躯干的骨骼，如骨盆、肋骨及脊柱，也可发于四肢骨。临床表现为长期的持续肿胀和疼痛。软骨肉瘤生长缓慢。X 线检查表现为骨皮质膨胀变薄或增厚，软组织内有大量棉絮状和砂粒状钙化阴影，但极少有骨膜反应，继发于内生软骨瘤者，则可见不规则的致密斑点。

（4）**纤维肉瘤** 中年人多见，好发于骨干或干骺端。起病缓慢，症状轻微，呈间歇性疼痛。X 线检查为局限性溶骨性破坏，无瘤骨形成及环形钙化，亦无骨膜反应。

（5）**尤因肉瘤** 发病年龄较骨肉瘤小，平均 15 岁。有发热及白细胞增多等全身症状，好发于长骨骨干。X 线检查表现为髓腔内不规则的斑点状溶骨性破坏及葱皮样骨膜反应。

（三）辨证论治

1. 中药治疗

（1）**阴寒凝滞** 骨瘤初起，酸楚轻痛，遇寒加重，局部肿块，皮色不变，压痛不著，甚至不痛。舌淡，苔薄白，脉细沉迟。治宜温阳开凝，通络化滞。方选加味阳和汤。寒甚者加吴茱萸、陈皮以加强散寒理气之力；胸脘痞闷、嗳气或呕吐者，为寒夹食滞，可加枳实、神曲、生姜以消食导滞，温胃降逆。

（2）**热毒蕴结** 骨瘤迅速增大，疼痛加重，灼热刺痛，皮色紫暗红瘀，肢体活动障碍，有时伴有发热，大便干秘。舌暗红有瘀点，脉细数或弦数。治宜清热解毒，化瘀散结。方选五味消毒饮加减。大便秘结者，加大黄、枳实以通便；小便短赤者，加通草、滑石、竹叶以清热利淋；口干欲饮者，去乳香、没药，加芦根、麦冬以生津止渴。

（3）**瘀血内阻** 患部持续疼痛，肿块固定不移，质硬，表面色暗紫或血管曲张，面色晦暗，唇暗红（紫），舌质紫暗（或瘀斑点），脉涩或弦细。治宜活血散瘀。方选身痛逐瘀汤加减。疼痛较剧者，加蒲黄、川楝子以加强化瘀止痛之力；低热者，去补骨脂，加青蒿、地骨皮、银柴胡以清退虚热；恶心呕吐者，加法半夏、竹茹降逆止呕。

（4）**湿毒留着** 身困倦怠，四肢乏力，虚肿，病变局部肿胀，疼痛。或破溃流液，大便溏或不爽利，舌体胖，有齿痕，舌质暗，苔白滑腻，脉滑。治宜健脾利湿，解毒。方选六君子汤合三仁汤加减。脘闷纳呆者，加厚朴、神曲以行滞消食；小便不利者加猪苓、泽泻以化气利湿，使湿从小便而出；精神困倦、大便溏薄、寒湿偏重者，加干姜、砂仁以增强温阳化湿之力；如湿盛而糜烂者，加苦参、土茯苓以燥湿。

（5）**脾肾两虚** 肿瘤后期或者化疗后，面白无华，疲倦乏力，腰膝酸软，唇甲淡白，动则汗出，纳差，消瘦，贫血等，舌质淡，苔薄白，脉沉细无力。治宜健脾补肾。方选归脾汤合肾气丸加减。食少便溏者加扁豆、升麻、莲子以健脾益气；面浮肢肿者，加猪苓、泽泻以利水消肿。

（6）**气阴两虚** 局部肿块肿胀疼痛，皮色暗红，疼痛难忍，朝轻暮重，或者手术切除肿瘤后或者化疗后疲乏无力，纳少气短，口干喜饮，五心烦热，大便干结，舌质红，苔少，脉沉细。治宜益气养阴。方选大补元煎。骨蒸潮热者，加鳖甲、地骨皮以滋阴清热；盗汗者加煅牡蛎、麻黄根以敛汗；咽干口燥者，加麦冬、天花粉以养阴生津。

2. 西药治疗

（1）**新辅助化疗** 具有较高化疗强度的新辅助化疗是目前公认的具有确切疗效的主要疗法之一，和相应的手术治疗配合，使骨肉瘤的无瘤生存率有了较大的提高，并使骨肉瘤的治愈率提高到50%或以上。几乎所有化疗药物均会出现骨髓抑制，包括白细胞减少、血小板减少、贫血等，其中白细胞减少是最常见、最早出现的并发症，严重的骨髓抑制往往使化疗难以正常进行，对于白细胞减少症，西药可使用重组粒细胞集落刺激因子、鲨肝醇、利血生等药物治疗。

（2）**免疫治疗及靶向治疗** 目前对骨肉瘤治疗的疗效均不确切。靶向药物目前在临床上主要运用于化疗不敏感，配合化疗以增加疗效的治疗，或者难以耐受化疗、不愿意进行化疗的患者单独治疗。免疫治疗包括非特异性免疫刺激剂及细胞因子治疗、肿瘤疫苗治疗等，是目前及以后研究的重点和热点，常用的免疫治疗为干扰素-α、干扰素-γ、IL-2等。

3. 手术治疗

（1）**保肢手术** 适应证：①病骨已发育成熟（14～16岁）；②ⅡA期肿瘤或对化疗敏感的ⅡB期肿瘤；③血管神经束未受累，被肿瘤机械推移者除外；④肿瘤能够完整切除；⑤术后肢体功能优于义肢；⑥术后局部复发率和转移率不高于截肢；⑦患者要求保肢。

有下列情况的不适宜行保肢手术：①肿瘤周围主要神经血管受到肿瘤侵犯。②在根治手术前或在术前化疗期间发生病理骨折，肿瘤组织和细胞破出屏障，随血肿广泛污染周围正常组织。③肿瘤周围软组织条件不好，如主要的肌肉随肿瘤被切除，或因放疗，反复手术而瘢痕化，或皮肤有感染者。④不正常的切开活检，污染周围正常组织或使切口周围瘢痕化，弹性差，血运不好。

（2）**截肢术或关节离断术** 作为骨肉瘤外科治疗的经典手段，目前仍为临床所采用。截肢或者关节离断术的适应证：①局部已有广泛浸润，神经、血管已被肿瘤组织侵犯而无法保留肢体者；②有远处转移，属外科分级ⅢA、ⅢB者；③肿瘤太大，外周的健康组织不丰富，肿瘤部位不适合做人工假体置换或瘤段灭活再植术者；④肿瘤对化疗不敏感者。截肢或者关节离断手术方式：股骨下段的骨肉瘤做股骨上端截肢术，位于股骨上端或髂骨的肿瘤做半侧骨盆切除术，位于肱骨上端的肿瘤做肩肱胸壁间离断术。

4. 放疗

对于放疗目前学术界仍有争论，大多数学者认为放疗对骨肉瘤的治疗效果较差。但有文献认为放疗可用于减轻局部复发后的疼痛，对已发生远处转移的患者也可用放疗来减轻局部疼痛症状，从而可避免为减轻疼痛而做姑息性截肢，目前放疗仅用于姑息治疗，如晚期患者，脊椎骨盆肿瘤切除不彻底和不能手术的患者，同时在结合化疗的情况下，能更好地有效消除肺转移，提高存活率。

5. 其他治疗

对于有溶骨性破坏的骨肉瘤，应当予以局部固定制动以防止出现病理性骨折，可采用石膏托、夹板等固定方式。对于局部红肿热痛明显的患者，可冰袋冷敷局部对症治疗，减少疼痛症状。

（四）预防与调护

骨肉瘤目前病因尚不清楚，没有特异性的预防措施。平时生活中要加强体育锻炼，增强体质，提高对疾病的抵抗力，增强免疫功能，预防病毒感染；减少和避免放射性辐射，尤其在青少年骨骼发育时期。尽量避免外伤，特别是青少年发育期长骨骺部；平时应该保持性格开朗，心情舒畅，遇事不怒。在治疗期，尚未行手术治疗时，应根据骨破坏程度及早行外固定，避免出现病理性骨折；在化疗间期，出现骨髓抑制，尤其是白细胞减少时，要避免到人多空气不流通的场所，避免出现感染；应鼓励患者树立坚定的信心，以顽强的意志与疾病做斗争；向患者充分说明治疗的必要性和可能发生的反应，使其精神和心理有所准备，主动配合。

五、骨转移癌

骨转移癌是指人体某器官、组织的癌、肉瘤或其他恶性病变转移至骨骼所产生的继发性肿瘤（不包括在骨骼附近生长的肿瘤直接侵犯骨骼的病例）。骨转移癌是恶性肿瘤最常见的形式，约 1/4 癌瘤患者发生骨转移，在人体各系统的转移率中，骨的转移仅次于肝、肺而居第三位，其发病年龄多在中年以上，以 40～60 岁最多见。就发病部位来说，脊柱、骨盆和长骨的干骺端为其好发部位；躯干骨多于四肢骨，下肢多于上肢，肘、膝关节以远诸骨很少发病。中医称之为"骨石痈"、"石疽"。

（一）病因病理

骨转移癌的病因尚未完全明确，现代医学认为其转移途径包括血行转移、淋巴转移、脊椎静脉系统。

本病多因虚而得病，因虚而致实，是一种全身属虚，局部属实的本虚标实疾病。初期邪盛而正气不显，故以气滞、血瘀、痰凝、湿聚、热毒等实证为主。中晚期癌瘤耗伤人体气血津液，出现气血亏虚、阴阳两虚等病机转变，由于邪愈盛而正愈虚，本虚标实，病情错综复杂，病势日益深重。肝主疏泄，条达气机，脾为气血生化之源，肾主髓，藏元阴元阳，故骨转移癌的发生发展与肝、脾、肾的关系较为密切。

（二）临床表现与诊断

1. 症状体征

（1）**疼痛** 是最常见的首发症状。早期仅有局部的疼痛或反射性疼痛，开始疼痛轻，为间歇性，用止痛药可以缓解。有过半数的转移癌位于骨盆和腰椎，腰痛常为首发症状，故误诊为风湿痛或腰腿痛；有时表现为腹痛，疑为脏器肿瘤。随病变进展，疼痛加重呈持续性。晚期疼痛剧烈，夜间尤甚，麻醉药物仅能暂时解除疼痛。

（2）**肿块** 位于深部的骨转移癌不易被发现。发生于相对表浅部的转移癌，局部出现肿块。一般质地较硬，无明显界限，与深部组织固定，或患肢表现为局限性肥厚。甲状腺癌、肾癌的骨转移瘤，多发生膨胀性的改变，或穿破骨质侵入软组织形成肿块而误诊为原发性肿瘤。

（3）**压痛和叩击痛** 不论有无肿块，在病灶区多有压痛和叩击痛。

（4）**病理性骨折** 约有 1/4 的患者并发病理性骨折，有的以病理性骨折为首发症状就诊。疼痛、肿胀明显，患肢表现畸形，在脊椎者很快出现截瘫。

（5）**压迫症状** 脊椎转移瘤常发生压缩性骨折，压迫神经根、脊髓引起剧烈疼痛和截瘫。有的表现为下肢神经痛、感觉减退、肌力减弱及麻痹，且合并括约肌功能障碍。骨转移癌发生在骨盆部位可引起直肠和膀胱压迫症状，引起二便异常。

（6）**全身症状** 大部分患者有原发癌的病史或症状，在治疗原发癌期间或治疗后几个月或几年后出现骨转移症状，但是由于各种条件的限制而不能全部发现，约 1/3 患者无原发癌的症状，骨转移症状成为首发，诊断比较困难。原发癌全身情况常表现为体质较差，如消瘦、贫血、低热、乏力、食欲减退等。无原发癌症状者，虽早期患者一般情况尚好，但随骨转移癌的逐渐加重，后来亦出现全身症状。多发性骨转移者，常伴有严重贫血、体重减轻和恶病质。

2. 辅助检查

（1）**实验室检查**

1）血常规：血红蛋白降低，红细胞减少，白细胞计数可略升高。

2）血沉：可增快。

3）血浆蛋白：下降，白蛋白和球蛋白比例倒置。

4）血清钙：溶骨性转移时升高。

5）血清碱性磷酸酶：成骨性转移时显著升高。

6）血清酸性磷酸酶：晚期前列腺癌转移时升高。

（2）**X 线检查** 一般行疼痛部位正侧位照片。影像学上骨破坏主要分为溶骨、成骨和混合三型。

1）溶骨型表现为不规则溶骨、皮质无膨胀，常呈多发性虫食或鼠咬状骨质破坏，边缘不规则硬化，可塌陷和折裂，无骨膜反应，可有软组织阴影，分布于同一骨内或多骨同时发病。常见于肾、甲状腺等肿瘤的骨转移。

2）成骨型病灶呈斑点状、棉絮状硬化影，边缘不规则，弥漫性病灶见患骨骨皮质增厚，骨膜形成放射状骨针，椎体广泛转移时均匀硬化，颇似石骨症。

3）混合型兼有溶骨型和成骨型变化。

（3）**CT 检查** 可以了解转移瘤的组织密度，也有助于发现小病灶。对脊椎的转移瘤可以了解受累骨破坏的范围及与周围组织的关系，更可明确转移瘤有无侵入椎管及与椎前大血管的关系。

（4）**MRI 检查** 可了解转移瘤的范围，对肿瘤内是否有出血、坏死有更进一步的了解。MRI 检查对脊椎的转移瘤敏感度高，可发现椎体的多发小转移灶，并可排除 ECT 检查骨扫描的假阳性结果（图 9-4-15）。

（5）**ECT 检查骨扫描** 是确认肿瘤有无骨转移或骨转移病灶大致部位的第一选择。没有症状和体征时小的多发骨转移也可发现。有症状时，X 线检查未发现病灶，骨扫描可以发现早期病灶。对前列腺癌、乳腺癌的激素治疗效果评定，可以根据治疗前后骨转移灶的浓聚情况来评定治疗效果，但有一定的假阳性。

（6）**PET/CT 检查** 是全身 CT 检查扫描和 PET 技术相结合的检查方式，比 ECT 检查更精确。通过扫描，可确认大部分骨转移癌的原发病灶及转移性病灶，尤其是内脏转移病灶。本检查对于经过病理检查确认是骨转移癌但找不到原发灶或者考虑是骨转移癌需要找到原发灶者更为适宜。缺点是有一定的假阳性率，检查费用昂贵。

（7）**病理检查** 是确诊骨转移癌的重要手段和依据，是确定有无转移及其类型的重要方法但并非唯一标准，应结合其他检查结果进行综合分析。方法主要有经皮穿刺活检和切开活检，临床中需要切开活检的病例较少。在 CT 检查或 X 线检查引导下进行穿刺活检，可提高诊断的准确率（图 9-4-16）。

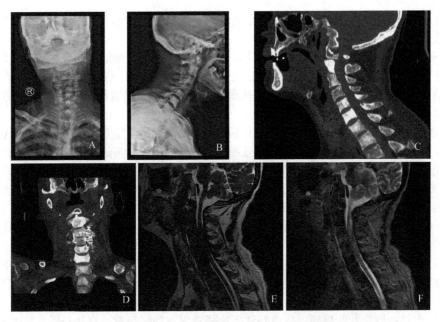

图 9-4-15 前列腺癌颈椎椎体转移影像学改变

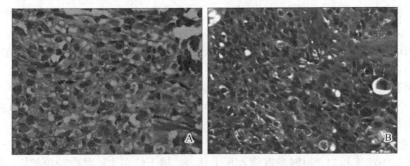

图 9-4-16 前列腺癌骨转移病理检查结果

A. 颈椎病变活检免疫组化结果：CK7（－），CK20（＋），P40（－），CK5/6（局灶＋），PSA（－），P504S（＋），TTF-1（－），Villin（－），NapsinA（－），SATB2（－），GATA-3（－），P63（－），CDX-2（局灶＋），符合低分化腺癌转移，多考虑前列腺来源；B.前列腺穿刺活检提示前列腺腺癌

3. 诊断

结合患者病史、临床表现以及辅助检查，可以明确诊断。

4. 鉴别诊断

多发性骨转移癌应与多发性骨髓瘤、淋巴瘤、甲状旁腺功能亢进症等相鉴别。单发性骨转移瘤需与骨肉瘤、骨嗜酸肉芽肿、骨巨细胞瘤等相鉴别。骨肉瘤好发于青少年，多在四肢长管骨。X线检查可见骨皮质破坏较广泛，骨膜反应及软组织肿块较明显。骨嗜酸肉芽肿患者多为儿童或青少年。一般情况良好，实验室检查多属正常。甲状旁腺功能亢进症也有多发性溶骨破坏，但伴全身骨质疏松。

（三）辨证论治

1. 中药治疗

（1）内服药

1）阴寒凝滞：骨瘤初起，酸楚疼痛，遇寒加重，局部肿块，皮色不变，压痛不著或不痛。舌淡，苔薄白，脉细沉迟。治宜温阳开凝，通络化滞。方选阳和汤加减。若寒甚，畏寒肢冷加吴茱萸、陈皮温经散寒。

2）热毒蕴结：骨瘤迅速增大，疼痛加重，灼热刺痛，皮色紫黯红瘀，肢体活动障碍，有时伴发热，大便干秘。舌暗红有瘀点，脉细数或弦数。治宜清热解毒，化瘀散结。方选仙方活命饮加减。若大便秘结，大便难加大黄、枳实以通便；热蕴膀胱，小便短赤加通草、滑石、竹叶清热通淋；津液耗伤，口干欲饮加芦根、麦冬以生津止渴。

3）瘀血内阻：患部持续疼痛，肿块固定不移，质硬，表面色黯紫或血管扩张，面色晦暗，唇暗红（紫），舌质紫黯（或瘀斑点），脉涩或弦细。治宜活血散瘀。方选身痛逐瘀汤加减。若瘀阻血络，疼痛较剧加蒲黄、川楝子化瘀止痛。

4）湿毒留着：身困倦怠，四肢乏力，虚肿，患部肿胀，疼痛。或破溃流液，功能失常，大便溏或不爽利，舌淡胖，有齿痕，舌质黯，苔白滑腻，脉滑。治宜健脾利湿，解毒止痛。方选六君子汤加减。若食滞胃脘，脘闷纳呆加川朴、神曲以行气消食；大便偏溏加干姜、砂仁温阳化湿；湿盛，糜烂者加苦参、土茯苓燥湿。

5）脾肾两虚：肿瘤后期，面色苍白无华，疲倦乏力，腰膝酸软，唇甲淡白，动则汗出，纳差，消瘦，贫血等，舌质淡，苔薄白，脉沉细无力。治宜健脾补肾。方选归脾汤合肾气丸加减，若水饮浸渍，面浮肢肿加猪苓、泽泻利水。

6）肾虚火郁：肿块肿胀疼痛，皮色黯红，疼痛难忍，朝轻暮重，身热口干，咳嗽消瘦，面色不华，行走不便，精神萎靡，舌黯唇淡，苔少或干黑。治宜滋肾填髓，降火解毒。方选左归丸加减。若阴虚内热，骨蒸潮热加鳖甲、地骨皮滋阴清热；盗汗者加牡蛎、麻黄根以敛汗；阴津耗伤，咽干口燥加麦冬、天花粉以养阴生津。

中成药可选用榄香烯注射液 200～500ml，快速静脉滴注，每天 1 次；康莱特注射液 200ml，缓慢静脉滴注，每天 1 次。

（2）外用药

1）骨癌止痛粉：商陆 10g，䗪虫 10g，血竭 5g，生川乌 10g，冰片 6g，麝香 0.3g。上药共研细末，用蜂蜜调和涂敷痛处，隔日 1 次。

2）消肿止痛膏：乳香、没药、龙胆草、铅丹、冰片、密陀僧、干蟾皮、公丁香、雄黄、细辛、生南星。上述共为细末和匀，用时酌取调入凡士林内，摊于纱布上，贴敷肿块部位，隔日一换，如局部出现丘疹或水疱则停止使用，待皮肤正常再使用。

2. 西药治疗

（1）**止痛**　按三阶梯方法进行，轻度疼痛，非甾体抗炎药是首选的止痛药物，如阿司匹林、布洛芬等；中度疼痛，应加用弱阿片类镇痛药，如可待因、曲马多；重度疼痛选用强阿片类药，如吗啡。

（2）**营养支持**　包括输血、输液及氨基酸、脂肪乳、白蛋白等静脉滴注，纠正癌症引起的恶病质。

（3）**抑制骨破坏的治疗**　双膦酸盐可以逆转骨转移瘤患者的高钙血症，有效缓解骨痛并促使溶骨性骨转移瘤重新钙化。主要药物包括帕米膦酸钠、唑来膦酸钠、氯曲膦酸钠等。

（4）**抗骨质疏松的治疗**　参照骨质疏松症治疗进行。

3. 手术治疗

骨转移癌的手术治疗是一种姑息性的治疗。如果化疗、内分泌治疗等有效，除非出现病理性骨折或者骨骼濒临骨折，或者由于脊椎肿瘤压迫出现神经症状或者截瘫，对于手术应采取慎重态度。如果全身情况不能耐受手术和主要脏器有广泛转移而心、肝、肺、肾功能较差者，或者经过专科评估，患者生存期<3 个月者，将不考虑进行外科手术，而需要局部制动预防骨折基础上使用双膦酸盐缓解骨痛。骨转移癌手术治疗的三个原则是肿瘤切除、骨缺损填充和功能重建。

4. 化疗

不管原发癌是否切除或复发，均可联合应用有效的化学药物，以消灭亚临床病灶及微小转移灶，降低转移率。方案根据原发肿瘤的化疗方案进行。

5. 放疗

（1）**局部放疗** 用于单发病或多发中的两三个主要病灶，能减轻疼痛，甚至缩小肿块，以至完全消失。以多次小剂量照射为妥。注意在治疗期间患肢多加保护，以免骨折；甚至有时可先做预防性内固定手术。手术后放疗能降低局部肿瘤进展的风险，但是会产生骨不愈合的并发症。

（2）**放射性核素治疗** 适应证为临床、影像学和病理确诊的骨转移癌患者，骨转移癌所致的疼痛，放、化疗或激素治疗无效者。

6. 免疫治疗

免疫治疗包括非特异性免疫刺激剂及细胞因子治疗、肿瘤疫苗治疗等，常用的免疫治疗为干扰素-α、干扰素-γ、IL-2 和 NK 细胞等。

（四）预防与调护

良性骨肿瘤多可痊愈，对机体的危害性较小。恶性骨肿瘤病理表现不同预后也不尽相同，但是保持健康乐观的心理、规律的作息习惯、合理的膳食和营养及避免过劳过累，对延缓病情的发展和提高生活质量至关重要。

第五节 其他骨病

一、发育性髋关节发育不良

发育性髋关节发育不良是较常见的先天性畸形之一，主要由于髋臼、骨盆、股骨头、股骨颈，以及关节囊、韧带和髋关节周围肌肉先天性发育不良或异常所致。根据病情严重程度分为髋关节发育不良、半脱位和全脱位。本病除了先天因素外，后天因素也起着重要的作用。出生时，髋关节不稳定率为 0.5%～1% 不等。其中，婴儿典型的发育性髋关节发育不良发病率为 0.1%，且存在地区、种族、性别差异，女多于男，男女比例约为 1:6。

（一）病因病机

本病发病原因迄今仍不明确，从几种常见的病因学说来看，与多种因素有关，其中遗传因素起着重要作用，20%～30% 的患儿有家族史；经临床统计，分娩时胎儿臀位产发病率高；我国北方地区有包裹新生儿的习惯，包裹中的新生儿髋关节保持在伸直、内收位，易导致其发病率明显增高。另外，原发性髋臼发育不良及关节囊松弛也是髋关节脱位的重要原因。

本病病理变化主要为髋臼变浅且朝向异常，股骨近端前倾角及颈干角增大，髂腰肌卡在股骨头与髋臼之间，阻挡了股骨头的复位。髋臼盂唇向内翻入关节，进一步增加了股骨头复位的难度。发育不良所致的功能障碍与脱位程度有关，脱位越高，关节功能障碍越严重。严重的半脱位或假臼内的关节运动常会引起疼痛。

中医认为肾主骨生髓，骨的生长发育，均须依赖肾之精气的营养和推动。根据肾精和肾气主司人体生长发育和生殖的理论，临床上对先天性疾病的发病原因主要考虑肾精的先天不足。小儿发育性髋关节脱位的病因病机为肾精的先天不足导致小儿骨骼发育异常，在生长发育过程中，关节囊、关节周围软组织不能正常发育，导致关节一系列病理改变，最终导致髋关节脱位。

（二）临床表现与诊断

1.症状体征

（1）**新生儿及婴儿期**　患侧肢体短缩，呈屈曲位且不能伸直，活动较健侧差，蹬踩时力量较健侧弱。牵拉时患肢可以伸直，放松后又恢复至屈曲位（偶伴有弹响声或弹响感）。臀部、大腿内侧皮肤皱褶不对称，患侧加深增多。患儿会阴部增宽，双侧脱位时更为明显（图9-5-1）。髋关节屈曲外展试验（又称蛙式试验）、Ortolani试验、Barlow试验以及Allis征可为阳性（图9-5-2，图9-5-3），Ortolani试验和Barlow试验一般应用于新生儿期检查髋臼发育不良，对3个月以上的婴幼儿，不宜采用上述检查方法，以免造成损害。

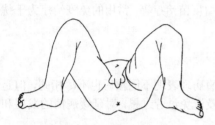 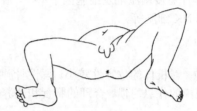 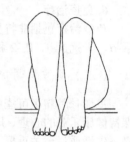

图9-5-1　两侧大腿内侧皮肤皱褶不对称，　图9-5-2　左髋屈曲外展试验阳性　图9-5-3　左侧膝关节低于
　　　　　患肢短缩，会阴部增宽　　　　　　　　　　　　　　　　　　　　　　　　　　右侧，Allis征阳性

（2）**幼儿及儿童期**　患儿开始站立行走较正常幼儿晚，站立时患肢短缩。患儿行走时，单侧髋关节脱位呈跛行步态，双侧髋关节脱位呈摇摆步态，出现典型的"鸭步"，且臀部明显后突，腰部前突增大（图9-5-4）。查体可见患侧下肢短缩，臀部、大腿内侧或髂窝处皮肤皱褶不对称，患侧皱褶加深，皮纹数目增加，会阴部加宽等，内收肌紧张时髋关节外展活动受限，检查时Trendelenburg征可呈阳性（图9-5-5）。

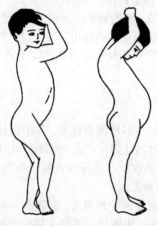
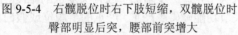
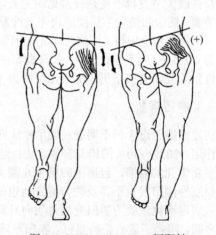

图9-5-4　右髋脱位时右下肢短缩，双髋脱位时　　　　图9-5-5　Trendelenburg征阳性
　　　　　臀部明显后突，腰部前突增大

2.辅助检查

（1）**X线检查**　一般检查骨盆正位片即可，年龄越大，X线检查片越可靠。一般来说，当患儿2~3月大时，就可以使用X线检查片检查了，检查时应做好放射线防护。常见的X线检查测量方法有以下几种。

1）Perkin 象限（波金方块）：在骨盆正位片上，通过两侧髋臼软骨（亦称 Y 形软骨）中心点连一直线称为 Y 线，再从髋臼外缘向 Y 线做一垂线 P（称 Perkin 线），即将髋关节划分为四个象限。正常情况下，股骨头骨骺位于内下象限，若位于外下象限为半脱位，位于外上象限为全脱位。

2）髋臼指数（髋臼角）：用来测定髋关节发育状况。从髋臼外缘向髋臼中心点连线与 Y 线相交形成的锐角称为髋臼指数，正常新生儿为 30°～40°，1 岁为 23°～28°，3 岁为 20°～25°，小儿步行后此角逐年减小，直到 12 岁时基本恒定于 15°左右，大于此范围者表示髋臼发育不良。

3）申顿（Shenton）线：正常情况下，闭孔上缘弧形线与股骨颈内侧弧形线连续为一个平滑的抛物线，髋关节脱位、半脱位时此线中断（图 9-5-6）。

4）臼-头指数：用于检查髋臼对股骨头的覆盖情况，指股骨头内缘到髋臼外缘的距离（A）与股骨头最大横径（B）之比，正常值为 85%，髋脱位时覆盖面积减小，比值降低（图 9-5-7）。

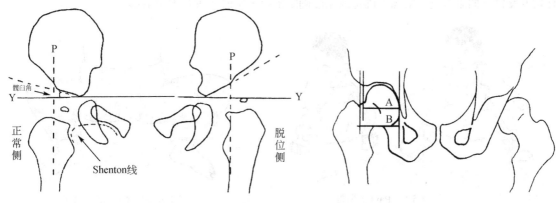

图 9-5-6 Perkin 象限、髋臼指数、Shenton 线　　　　图 9-5-7 臼-头指数

（2）**CT 检查**　利用 CT 检查三维重建技术对患儿髋关节进行轴、冠、矢状位及其他角度的观察，了解股骨头、髋臼及髋周软组织形态学改变，测量髋臼指数与股骨前倾角，对治疗具有指导意义。

（3）**超声检查**　新生儿期髋关节主要由软骨组成，X 线检查诊断困难，可采用超声检查用于筛查和评价新生儿的髋关节发育情况。超声可以清晰地显示髋关节的股骨头软骨、髋臼软骨、关节囊和关节盂唇等解剖结构。超声检查是发现发育性髋关节发育不良的一项非常有效的手段，并且可以对治疗效果进行追踪对比，但对于检查者技术要求非常高。如果已经发现髋关节明显不稳定，则不需进行该项检查。

3. 诊断
结合患者家族史、临床表现以及辅助检查，可以明确诊断。

4. 鉴别诊断
（1）**先天性髋内翻**　步态跛行或摇摆，髋关节外展明显受限，Trendelenburg 征阳性，单侧患病 Allis 征阳性。由于股骨头位于髋臼之内，髋关节望远镜征阴性。X 线检查片可明确诊断。

（2）**小儿股骨头缺血性坏死**　又称股骨头骨骺骨软骨病，早期也有无痛性跛行，髋外展、内旋活动受限，发病年龄在 3～9 岁，多发生于男孩，常有患髋屈曲内收畸形。X 线检查片显示股骨头骨骺致密、囊性变，或骨骺碎裂、变扁等变化，股骨头可稍向外移位，内侧关节间隙增宽，但髋臼指数正常，股骨头仍在臼中。

（三）辨证论治

1. 中医治疗
中医认为肝主筋，肾主骨，脾主肌肉，所以对于发育性髋关节发育不良其脏在肾、肝、脾，病性属本虚，先天不足为主，标为关节脱位。对此病的治疗是外治和内服相结合。外治主要运用手法对患病髋关节进行复位，然后借助外展支架、蛙式石膏等稳定复位后的髋关节，固定后以推拿舒筋活络，活血化瘀中药熏洗等治疗，结合内服具有补益脾肾、调和气血之中草药，预防髋关节僵硬和股骨头缺血性坏死，改善髋关节功能，促进关节的修复和发育。

2.西医治疗

（1）**从出生到6个月** 是治疗的最佳时期，治疗方法主要使用 Pavlik 吊带（图 9-5-8）。要求每周复查，确保合体，并使髋关节处于屈髋外展位，屈曲 100°～110°，外展 20°～50°。如果治疗 3 周仍不能使髋关节复位，则应放弃这种方法。

（2）**6～18个月** 此时患儿活动量和体重增加，股骨头脱位更为明显，已不能自然复位。首选麻醉下闭合复位，用髋人字石膏裤固定治疗（图 9-5-9），大多数可以成功。治疗过程包括牵引、复位、造影和随访，是否需要牵引视情况而定，多数情况下不需要牵引。如果闭合复位不成功，则可行切开复位。如果对复位情况不确定或无法确定治疗方案时，可行术中造影。

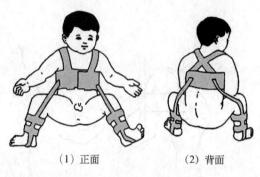

（1）正面　（2）背面

图 9-5-8　Pavlik 吊带

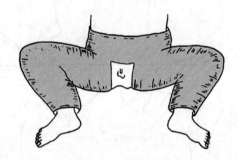

图 9-5-9　髋人字石膏裤

（3）**18～30个月** 一般需要手术治疗。手术方法主要使用髋关节前外侧入路的索尔特（Salter）或 Pemberton 骨盆截骨术。

（4）**30个月以上** 这个年龄段的小儿已经错过了早期闭合复位的最佳时机，并且股骨头缺血性坏死时刻威胁治疗结果，处理棘手且充满争议，并且很有可能在成年早期出现退行性髋关节炎。

（四）预防与调护

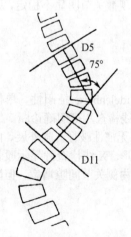

图 9-5-10　应用 Cobb 法测量侧弯角度

对孕产期妇女及家庭成员进行相关知识教育，是预防本病发生和获得早期诊断的关键。已明确诊断者，对患儿家长进一步教育，使之配合治疗，则是获得最佳疗效的保证。主要包括：

（1）**发病的危险因素** 如臀位胎产史、阳性家族史及不正确的抚育方式等。

（2）**下肢可疑情况的观察** 如下肢活动减少，或双下肢活动能力不一致，或牵拉下肢时出现异常哭闹，或双下肢外观不对称等。

（3）**对治疗及疗程的正确认识和心理准备** 如患儿治疗初期不适应，治疗中发生某些可逆性并发症等，强调不可随意中断治疗等。

二、脊柱侧凸

脊柱侧凸俗称脊柱侧弯，它是一种脊柱的三维畸形，包括冠状位、矢状位和轴位上的序列异常。应用 Cobb 法测量站立正位 X 线检查像的脊椎侧方弯曲，如角度≥10°则为脊柱侧凸（图 9-5-10）。

脊柱侧凸是一种症状，脊柱侧凸可由诸多原因产生，且各有特点。

（一）病因病理

脊柱侧凸发病原因复杂，按照病因分为非结构性和结构性两大类。

（1）非结构性脊柱侧凸　是指某些原因引起的暂时性侧弯，一旦原因去除，即可恢复正常，但长期存在者，也可发展成结构性侧凸。一般这种患者在平卧时侧凸常可自行消失，拍摄 X 线检查片，脊柱骨结构均为正常。

（2）结构性脊柱侧凸　是指伴有旋转的结构固定的侧方弯曲，即患者不能通过平卧或侧方弯曲自行矫正侧凸，或虽矫正但无法维持，X 线检查片可见累及的椎体固定于旋转位，或向两侧弯曲的 X 线检查影像表现不对称。

1）特发性最常见，占总数的 75%～85%，发病原因尚不清楚，椎体发育正常，所以称之为特发性脊柱侧凸。根据发病年龄不同，可分成三类：

A. 婴儿型（0～3 岁）：①自然治愈型，②进行型。

B. 少年型（4～10 岁）。

C. 青少年型（10 岁至骨骼发育成熟）。

上述三型中又以青少年型最为常见，多见于女性。对青少年特发性脊柱侧凸（AIS）（图 9-5-11），早期有 King 分型，现较少使用，现常用的是 Lenke 分型与协和分型（PUMC）。

2）先天性

A. 形成不良型：①先天性半椎体；②先天性楔形椎。

B. 分节不良型。

C. 混合型：同时合并上述两种类型。

这类患者往往同时合并其他畸形，包括脊髓畸形、先天性心脏病、先天性泌尿系畸形等。

3）神经肌肉源性可分为神经源性和肌源性，是由于神经或肌肉方面的疾病导致肌力不平衡，特别是椎旁肌左右不对称所造成的侧凸。常见的原因有小儿麻痹后遗症、脑瘫、脊髓空洞症、进行性肌萎缩症等。

4）神经纤维瘤病合并脊柱侧凸。

5）综合征所致脊柱侧凸如马方综合征、先天性多关节挛缩症等。

6）后天获得性脊柱侧凸如强直性脊柱炎、脊柱骨折、脊柱结核、脓胸及胸廓成形术等胸部手术引起的脊柱侧凸。

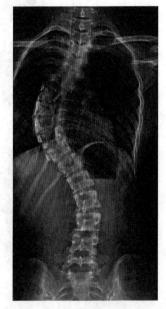

图 9-5-11　青少年特发性脊柱侧凸

7）成人退变性脊柱侧凸。

8）其他原因如代谢性、营养性或内分泌原因引起的脊柱侧凸。

（二）临床表现与诊断

1. 症状体征

正常人的脊柱从后面看应该是一条直线，并且躯干两侧对称。如果从正面看有双肩不等高或后面看到有后背左右不平，应怀疑"脊柱侧凸"。轻度的脊柱侧凸通常没有明显的不适，躯体外观也观察不到明显的畸形。较重的脊柱侧凸则会影响婴幼儿及青少年的生长发育，使身体变形，严重者可以影响心肺功能，甚至累及脊髓，造成瘫痪。临床检查时应关注患者的年龄、性别、生长发育情况等，应注意双肩是否等高，脊柱前屈时背部两侧是否对称，即有无剃刀背征。同时应注意皮肤的色素改变，有无咖啡斑及皮下组织肿物，背部有无毛发过长及囊性物。注意乳房发育情况，胸廓是否对称，有无漏斗胸、鸡胸、肋骨隆起及手术瘢痕等。检查脊柱屈曲、过伸及侧方弯曲的活动范围。检查各个关节的可屈性，如腕及拇指的接近，手指过伸，膝、肘关节的反屈等。应仔细进行神经系统检查，尤其是双下肢，确认神经系统是否存在损害。

2. 辅助检查

脊柱侧凸患者常规的 X 线检查片应包括站立位的脊柱全长正侧位和仰卧位左右侧弯位片（Bending 像）。通常还需行脊柱 CT 检查和 MRI 检查，必要时还需进行相关其他检查，如肌电图等。

3. 诊断

结合患者临床表现以及辅助检查，可以明确诊断。

（三）辨证论治

1. 非手术治疗

以常见的青少年特发性脊柱侧凸为例。

Cobb 角＜25°者应严密观察，如 Cobb 角＞20°，未进入生长发育高峰期，应行支具治疗。

Cobb 角在 25°～40°的应行支具治疗（图 9-5-12）。

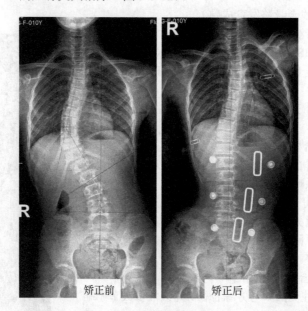

矫正前　　　　矫正后

图 9-5-12　脊柱侧凸支具治疗

Cobb 角 40°～50°的脊柱侧凸，如为腰弯，由于腰弯危害性大，进展的概率大，建议手术治疗；如为胸弯，平衡性良好，未发育成熟的患者可继续戴支具治疗，发育成熟的患者，可观察随访。

Cobb 角＞50°，多建议采取手术治疗。

2. 手术治疗

进展型的先天性脊柱侧凸应早期手术已达成共识，因其随年龄增长不仅畸形加重，且变得僵硬，难于矫治。但特发性脊柱侧凸如在儿童期过早行后路矫正融合，可能会影响其脊柱生长发育，后期很可能会出现畸形加重。手术方式有前路和后路两种，最常用的为后路椎弓根钉固定矫形植骨融合术；对严重的侧弯或合并有神经压迫、先天性椎体发育异常者，常需截骨、减压，甚至椎体切除。

（四）预防与调护

为预防脊柱侧凸的发生，应该加强对学龄儿童的日常教育，让他们养成良好的坐姿、站姿，并加强肌肉锻炼，要在儿童及青少年中进行普查，要早发现、早诊断、早治疗，对于已经发生脊柱侧凸的患者，应当尽早使用支具，并定期进行脊柱侧凸的筛查。

三、痛风性关节炎

痛风性关节炎主要是由血尿酸增高后，尿酸盐在关节组织沉积，刺激关节并引发一系列的炎性反应而造成的，所以又称为尿酸性关节炎。属于中医"痹证"、"痛风"、"历节"、"脚气"等范畴。痛风可并发肾脏病变，严重者可出现关节破坏、肾功能损害，常伴发高脂血症、高血压、糖尿病、动脉硬化及冠心病等。目前我国痛风的患病率为1%~3%，并呈逐年上升趋势。

（一）病因病理

现代医学将本病分为原发性和继发性两类，其中原发性痛风占绝大多数，原发性痛风多见于中、老年人，男性占95%，女性多于绝经期后发病，常有家族遗传史。

1. 原发性高尿酸血症和痛风

（1）**多基因遗传缺陷** 引起肾小管的尿酸分泌功能障碍，尿酸排泄减少，导致高尿酸血症。

（2）**嘌呤代谢酶缺陷** 如磷酸核糖焦磷酸合成酶活性增加、次黄嘌呤-鸟嘌呤磷酸核糖转移酶缺陷症、腺嘌呤磷酸核糖基转移酶缺乏症及黄嘌呤氧化酶活性增加均可致血尿酸增高。痛风患者中因尿酸生成增多所致者仅占10%左右，大多数由尿酸排泄减少引起。

2. 继发性高尿酸血症和痛风

1）某些遗传性疾病，如糖原贮积症Ⅰ型、莱施-奈恩（Lesch-Nyhan）综合征。

2）某些血液病，如白血病、多发性骨髓瘤、淋巴瘤及恶性肿瘤化疗或放疗后，因尿酸生成过多致高尿酸血症。

3）慢性肾病，因肾小管分泌功能受抑制，尿酸分泌减少而使尿酸增高。

4）药物如呋塞米、依他尼酸、吡嗪酰胺、阿司匹林等均能抑制尿酸排泄而导致高尿酸血症。

本病多由于素体阳盛、脾胃功能失调，又因饮食不节，多嗜膏粱厚味、肥甘等有碍脾胃运化之品，或因劳倦过度，情志过极，脾失健运，肝失疏泄，故聚湿生痰，血滞为瘀，久蕴不解，酿生浊毒。湿热瘀毒，外则流注经络骨节，肢体疼痛，甚则痰瘀浊毒附骨，出现痛风结节；内则流注于脏腑，使脾失健运，升降失常，久则累及肾，脾肾阳虚，浊毒内蕴，发为石淋、关格。本病以脾肾失调、脏腑蕴热为本，以湿痰浊瘀毒为标。其中"毒"是本病的关键因素，由体内湿热痰瘀之邪蓄积蕴化所成，若邪已化毒，则产生关节局部疼痛、肿胀、皮色潮红、瘀斑，甚则发亮。

（二）临床表现与诊断

1. 症状体征

（1）**无症状性高尿酸血症期** 无症状性高尿酸血症是指没有痛风性关节炎的高尿酸血症，其中包括尽管有与高尿酸血症有关的肾损害或尿路结石而无痛风性关节炎的高尿酸血症。此期由于没有痛风性关节炎发作往往被漏诊或误诊。

（2）**急性痛风性关节炎** 可由如精神紧张、过度疲劳、过食高嘌呤饮食、饮酒、受寒、关节损伤、穿紧鞋、走路多、手术、感染、某些减少尿酸排泄的药物、不正确地使用降尿酸药等因素诱发。发作特点：典型发作，起病急骤，多在夜间因关节剧痛而惊醒，关节局部明显红、肿、热、痛，疼痛性质为刀割样或咬噬样，疼痛在24~48小时内达到最高峰。早期多为单关节炎，以第一跖趾关节及足趾关节受累最多，其次为踝、膝、指、腕、肘等关节。可伴有全身症状，如发热、疲倦、畏寒、头晕，血沉可增快，外周血白细胞可升高。病情可自行缓解，一般持续1~2周。在第一次发作后6个月至2年内复发，一小部分患者终生可只有一次发作。

（3）**慢性痛风性关节炎** 绝大部分患者有再次反复发作，随着尿酸钠在关节处的沉积，病情日益进展而成为慢性痛风性关节炎，其临床特点为关节炎的发作日益频繁，间歇期缩短，甚至发作后关节疼痛也不能完全消失，多关节受累，除四肢关节外，脊柱、胸锁关节、胸肋关节也可受累，出现胸痛、腰背痛、肋间神经痛及坐骨神经痛；关节处可有痛风结节形成；由于痛风石侵蚀关节组织以及纤维增殖、骨质增生，导致关节肥大、畸形、活动受限而渐残疾（图 9-5-13，图 9-5-14）。

（4）**肾脏病变**　临床上长期痛风患者约 1/3 出现肾脏损害，表现为痛风性肾病、尿路结石、急性梗阻性肾病三种形式。

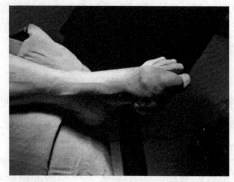 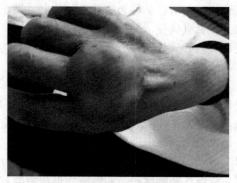

图 9-5-13　第一跖趾关节痛风石　　　　　图 9-5-14　手部痛风石

2. 辅助检查

（1）实验室检查

1）血尿酸增高，男性＞7mg/dl（420μmol/L），女性＞6mg/dl（360μmol/L），但少数患者在急性痛风发作时血尿酸水平可处于正常水平。

2）尿酸增高，限制嘌呤饮食 5 天后，每日尿酸排出量超过 3.57mmol/L（600mg）。

3）关节腔滑囊液旋光显微镜检查可发现白细胞内有双折光的针形尿酸盐结晶。

4）痛风石活检或穿刺检查可证实为尿酸盐结晶。

（2）X 线检查　在受累关节软骨缘有圆形或不整齐穿凿样透亮缺损（尿酸盐侵蚀骨质所致）。CT 检查见灰度不等的斑点状痛风石影像，或在 MRI 检查的 T_1 和 T_2 影像中呈低至中等密度的块状阴影。两项检查联合进行可对多数关节内痛风石做出明确诊断。

3. 诊断

美国风湿病学会（ACR）与欧洲抗风湿病联盟（EULAR）于 *Arthritis & Rheumatology* 上发布了痛风性关节炎的最新诊断标准。提出如果出现症状的关节、关节囊或痛风石中存在尿酸盐结晶，可以确诊；如果不符合上述条件，需进入下列按积分诊断的程序，按积分诊断累计达 8 分及以上确诊（表 9-5-1）。

4. 鉴别诊断

本病在急性关节炎期时需与风湿性关节炎、类风湿关节炎急性期、化脓性关节炎、创伤性关节炎等鉴别。慢性关节炎期需与类风湿关节炎及假性痛风等相鉴别。通过影像学检查、实验室检查、关节液及痛风石检测分析等可以鉴别。

（三）辨证论治

1. 中药治疗

（1）湿热瘀阻　关节疼痛剧烈，红肿明显，扪之发热，痛不可触，屈伸不利，得冷则舒，遇热加剧，伴胸脘烦闷、身重，肿痛以下肢为甚，舌暗红，苔黄腻，脉滑数。治宜清热解毒，活血止痛。方选四妙散加减。

（2）痰浊阻滞　关节肿胀，甚则关节周围水肿，屈伸受限，局部酸麻疼痛，并见块垒硬结，伴有目眩、面浮足肿、胸脘痞满，舌胖，质紫暗，苔白腻，脉弦或弦滑。治宜涤痰祛浊，通络止痛。

方选涤痰汤加减。

表 9-5-1 痛风性关节炎的积分诊断

受累关节	累及踝关节或足中段的单关节炎或寡关节炎	1
	累及第一跖趾关节的单关节炎或寡关节炎	2
发作时关节特点：	符合 1 个发作特点	1
①患者自述或医师观察发现受累关节红肿	符合 2 个发作特点	2
②受累关节明显触痛或压痛	符合 3 个发作特点	3
③受累关节活动受限或行走困难		
发作时间特点：	有 1 次典型发作	1
（符合以下三点中的两点，且无论是否进行抗炎治疗，则为反复典型发作）	反复典型发作	2
①24 小时内疼痛达到峰值		
②14 天内疼痛缓解		
③两次发作间期疼痛完全缓解		
痛风石的临床证据：	有	4
皮下结节在皮肤变薄破溃后可向外排出粉笔屑样的尿酸盐结晶，常见于耳郭、关节、双肘鹰突滑囊、指腹、肌腱，结节表面皮肤菲薄，常覆有较多血管		
血尿酸水平（尿酸酶法）：	<4mg/dl（<240mol/L）	−4
应在发作 4 周后（即发作间期）且还未行降尿酸治疗的情况下进行检测，有条件者可重复检测。取检测的最高值进行评分	6～8mg/dl（360～480mol/L），不包含 8mg/dl（480mol/L）	2
发作关节或者滑囊的滑液分析（应由受过培训者进行评估）	8～10mg/dl（480～600mol/L），不包含 10mg/dl（600mol/L）	3
	≥10mg/dl（≥600mol/L）	4
影像学表现：	有任意一种表现	4
发作关节或滑囊尿酸盐沉积的影像学表现		
超声表现有双边征；		
双光能 CT 检查证实有尿酸盐沉积		
痛风关节损害的影像学表现：	有	4
普通 X 线检查显示手和（或）足至少 1 处骨侵蚀		

（3）**肝肾阴虚** 病久屡发，关节痛如虎咬，局部关节变形，昼轻夜甚，肌肤麻木不仁，步履艰难，筋脉拘急，屈伸不利，伴头晕耳鸣，颧红口干，腰膝酸软，夜尿频繁，舌质红，少苔，脉弦细或细数。治宜滋补肝肾。方选六味地黄丸加减。

尚可用中药外治，将中药按照不同的方法直接作用于机体部位，经患处皮肤、黏膜吸收后，达到活血通络、消肿止痛的治疗方法。可用如意金黄散、四黄消肿软膏、双柏膏等外敷，亦可用舒筋活络、止痛、消炎的药水外擦；或者选配适宜的中药组成熏蒸方剂，借助热力将药性渗入皮肤达到改善机体局部微循环，促进新陈代谢的同时减少炎症产物堆积的目的。

2. 西药治疗

（1）急性期的药物治疗

1）非甾体抗炎药：痛风急性发作期，推荐首先使用非甾体抗炎药缓解症状，是治疗痛风性关节炎的一线用药。如吲哚美辛、双氯芬酸、萘普生、布洛芬、保泰松等。为减少胃肠道损伤，可使用选择性环氧化酶 2 抑制剂（COX-2），如塞来昔布、依托考昔等。症状完全缓解后再维持 24 小时，然后逐渐减量，治疗持续 1～2 周。

2）秋水仙碱：对非甾体抗炎药有禁忌的患者，建议单独使用低剂量秋水仙碱，一般经验为使用至痛风消退为止。用药期间监测不良反应。对于严重及顽固的病例，可以与非甾体抗炎药或糖皮质激素联合使用。

3）糖皮质激素：短期单用糖皮质激素，其疗效和安全性与非甾体抗炎药类似。多关节可选用口服糖皮质激素，如泼尼松或者甲泼尼松龙。如果是1～2个大关节受累，可以选择糖皮质激素关节腔注射，剂量根据受累关节大小决定，临床常用的是曲安奈德或者倍他米松。

（2）降尿酸的药物治疗　对急性痛风关节炎频繁发作（＞2 次/年），有慢性痛风关节炎或痛风石的患者，推荐进行降尿酸治疗。

1）抑制尿酸生成药物：黄嘌呤氧化酶抑制剂（XOI）别嘌醇和非布司他同时被推荐为一线药物，每个患者的剂量根据个体原则确定。

2）促进尿酸排泄药物：苯溴马隆或丙磺舒。对合并慢性肾脏病的痛风患者，建议先评估肾功能，再根据患者具体情况使用对肾功能影响小的降尿酸药物，并在治疗过程中密切监测不良反应。

3. 手术治疗

手术治疗包括痛风石的引流和痛风石切除术（图 9-5-15）。切除痛风石时，应尽量清除痛风石，并避免损伤韧带、神经和血管等。切忌过早切开痛风石，大关节可以考虑关节镜下切除，小关节行局部切除。关节破坏明显者可做融合术或人工关节置换术。

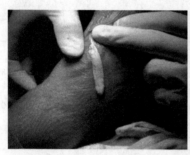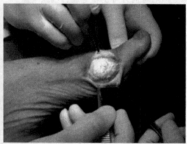

图 9-5-15　痛风石的引流和切除术

（四）预防与调护

调整生活方式有助于痛风的预防和治疗。如限酒，减少高嘌呤食物的摄入，防止剧烈运动或突然受凉，减少富含果糖饮料的摄入，大量饮水（每日 2000ml 以上），控制体重，增加新鲜蔬菜的摄入，规律饮食和作息，规律运动，禁烟。

四、银屑病关节炎

银屑病关节炎是一种与银屑病相关的炎性关节病，有银屑病皮疹并伴有关节和周围软组织疼痛、肿胀、压痛、僵硬和运动障碍，以牛皮癣与关节炎并见为主要症状，又称牛皮癣性关节炎、牛皮癣风湿病等。据统计，约 5%以下的牛皮癣患者伴有关节炎，大多数患者牛皮癣发生在关节炎之前。本病可发生于任何年龄，高峰年龄为 30～50 岁，无性别差异，但脊柱受累型以男性居多。中医文献中并无银屑病关节炎相应的描述，但根据银屑病关节炎的临床表现，当属中医"痹证"范畴。

（一）病因病理

本病发生的病因及病理机制尚不完全清楚，目前多数认为银屑病关节炎的发生与遗传、免疫、感染、内分泌功能障碍、神经精神障碍等因素有关。

（1）遗传因素　本病常有家庭聚集倾向，一级亲属患病率高达 30%，单卵双生子患病危险性为 72%。国内报道有家族史者为 10%～23.8%，国外报道为 10%～80%。本病是常染色体显性遗传，伴有不完全外显率，但也有人认为是常染色体隐性遗传或性联遗传。

（2）免疫因素　银屑病关节炎原因不明，但有免疫学表现，如血清 IgG、IgA、IgE 增加；抗 IgG 抗体（RF）见于 45%的患者，因而认为本病可能是自身免疫性疾病。研究发现，血清免疫复合物增加，这种免疫复合物可能是葡萄膜炎、膜周边部浸润的发病机制。免疫复合物可以激活补体而引起炎症。

（3）感染因素

1）病毒感染：有人曾对银屑病伴有病毒感染的患者进行抗病毒治疗，银屑病关节炎病情也随之缓解。

2）链球菌感染：据报道，约 6%的患者有咽部感染史及上呼吸道症状，而且其抗链球菌溶血素 O 滴定度亦增高。

（4）内分泌功能障碍　银屑病与内分泌腺功能状态的相关作用早已引起人们的重视。

（5）神经精神障碍　以往文献经常报道精神因素与本病有关，如精神创伤可引起本病发作或使病情加重，并认为这是由于精神受刺激后血管运动神经张力升高所致。

（6）其他　患者冬季复发、加重，夏季缓解或自然消退，但久病者季节规律性消失。也有的妇女患者经期前后加重，妊娠期皮疹消退，分娩后复发。

银屑病关节炎的基本病理变化是一种慢性炎症，首先是滑膜炎，受累关节滑膜有炎性细胞浸润和绒毛形成，并出现纤维变性。炎性组织溶蚀骨皮质和骨端软骨，并向中心发展，使关节破坏，关节松质骨裸露于关节腔内，肌腱附着处骨质增生，关节间隙由纤维组织充塞。

（二）临床表现与诊断

1. 症状体征

银屑病病变好发于头皮及四肢伸侧，尤其肘、膝部位，部分皮损在隐藏部位，如头发、会阴、臀、脐等，表现为丘疹或斑块，圆形或不规则形，表面有丰富的银白色鳞屑，去除鳞屑后为发亮的薄膜，除去薄膜可见点状出血，该特征对银屑病具有诊断意义。关节炎往往发生于银屑病病史已有数年之后，目前临床已明确的关节炎类型有五种，具体如下。

（1）单关节炎或少关节炎型　最常见，约占 70%，以手、足远侧或近侧指（趾）骨间关节及跖趾关节多见，膝关节、踝关节、腕关节、髋关节亦可受累，分布不对称，因伴发滑膜炎和腱鞘炎，受损指（趾）可呈现典型的腊肠指（趾），常伴有指（趾）甲病变。此型部分患者可演变为比较对称的多关节炎类型。

（2）对称性多关节炎型　占 15%，主要累及手、足小关节，亦可累及腕关节、膝关节、踝关节、肘关节等，多呈对称性分布，需与类风湿关节炎相鉴别。

（3）残毁性关节炎型　占 5%，为银屑病关节炎的最严重类型，好发年龄为 20～30 岁，女性多见。受累关节可有骨溶解，指节为望远镜式的套叠状，病变关节可发生强直，常伴有骶髂关节炎。常见于病程迁延的患者，为疾病晚期的表现。

（4）远侧指（趾）骨间关节型　占 5%，为典型的银屑病关节炎，常与指（趾）炎和指（趾）甲病变相伴随。

（5）脊柱受累型　占 5%，患者以脊柱关节病为主要表现，20%～40%的患者有脊柱等中轴关节受累，骶髂关节病变常为单侧。个别患者颈椎受累，可引起寰枢关节半脱位。

除了皮肤以及关节的病变，尚可表现为其他部位的症状，如结膜炎、葡萄膜炎、虹膜炎和干燥性角膜炎等，以及主动脉瓣关闭不全，常见于疾病晚期，另有心脏肥大和传导阻滞等，肺部可见上肺纤维化，胃肠道可有炎性肠病，罕见淀粉样变。少数可有发热、体重减轻和贫血等。

2. 辅助检查

（1）实验室检查　无特异性检查。病情活动时血沉加快，CRP 增加，IgA、IgE 增高，补体水平增高等。有时可见尿酸水平增高、RF 阳性及 HLA-B27 阳性，但 RF 阳性率不超过正常人群，HLA-B27 阳性则提示与骶髂关节和脊柱受累相关。

（2）**X 线检查** ①骨的侵蚀、关节间隙的增宽、远端指（趾）关节的指（趾）骨基板的膨胀；②远端指（趾）骨的溶解；③骨溶解，尤其是趾骨的溶解可以造成"杯中铅笔"的外观或"鱼尾状"畸形；④骶髂关节炎和脊椎炎（与强直性脊柱炎的表现相同）。这些发现对银屑病关节炎的诊断有很大帮助。

3. 诊断

结合患者病史、临床表现以及影像学，可以明确诊断。

4. 鉴别诊断

银屑病关节炎当与类风湿关节炎、强直性脊柱炎、骨性关节炎等疾病相鉴别，鉴别要点在于前者有银屑病病史，皮肤多见有银屑病病损。

（三）辨证论治

1. 中药治疗

（1）**风寒湿** 肢体关节疼痛，屈伸不利，局部皮色不红，触之不热，皮损色淡，多呈点滴状，表面鳞屑少，舌质淡，苔白或白腻，脉沉缓。治宜祛风散寒，除湿通痹。方选蠲痹汤加减。

（2）**风湿热** 关节红肿热痛，屈伸不利，得冷则舒，遇热则剧，剥脱性皮损，揩之则出现露滴现象，皮色鲜红，口渴，小便色黄，便秘，舌质红，苔黄厚腻，脉滑。治宜清热利湿解毒，活血通络。方选五味消毒饮加减。

（3）**瘀血阻滞** 关节肿大畸形，屈伸不利，皮损减小，剩余皮损黯红，鳞屑较厚，舌质黯红，可见瘀斑瘀点，脉沉细涩。治宜补益肝肾气血，通络止痛。方选独活寄生汤合血府逐瘀汤加减。中成药选雷公藤多苷、益肾蠲痹丸。

2. 西药治疗

（1）**非甾体抗炎药** 适用于轻、中度活动性关节炎者，具有抗炎、止痛、退热和消肿作用，但对皮损和关节破坏无效。目前常用的有吲哚美辛、氨糖美辛、双氯芬酸、布洛芬、萘丁美酮、塞来昔布、美洛昔康等。

（2）**慢作用抗风湿药** 具有防止病情恶化及延缓关节组织破坏的作用，如单用一种慢作用抗风湿药无效时也可联合用药，如甲氨蝶呤作为基本药物，加柳氮磺吡啶。临床应用较多的有甲氨蝶呤、柳氮磺砒啶、硫唑嘌呤、环孢素、来氟米特、青霉胺等。甲氨蝶呤是最常用的慢作用抗风湿药，对皮损和关节炎均有效，一般作为首选药。开始甲氨蝶呤 7.5mg 每周 1 次，可逐渐增加剂量至每周 15～25mg，病情控制后逐渐减量，维持量每周 5～7.5mg，疗程 3～6 个月或更长。

（3）**糖皮质激素** 用于病情严重和一般药物治疗不能控制者。因不良反应多，突然停用可诱发严重的银屑病和疾病复发，因此一般不宜选用，更不应长期使用。但也有学者认为小剂量糖皮质激素可缓解患者症状，可作为慢作用抗风湿药起效前的"桥梁"作用。

（4）**生物制剂** 近年来，生物制剂的应用大大改善了银屑病关节炎的预后。肿瘤坏死因子 α 抑制剂依那西普和英利西单抗已被大量临床试验证实能够改善银屑病皮疹、指（趾）甲和关节的损害，甚至能够改善关节的影像学变化。

3. 手术治疗

对部分已出现髋关节、膝关节畸形和功能障碍的患者可采用人工关节置换术，以恢复关节功能。

4. 其他治疗

（1）**物理治疗** 光化学疗法又称补骨脂素长波紫外线疗法，对周围型银屑病关节炎有效，但对中轴型银屑病关节炎无效。光化学法治疗后血沉、疼痛、晨僵持续时间、握力、关节肿胀等均有不同程度改善。

（2）**关节腔注射治疗** 外周关节炎可以在关节腔局部注射糖皮质激素，急性单关节或少关节炎型可考虑用，但不应反复使用。

（四）预防与调护

在日常生活中，患者要注意居住条件要干爽、通风，要根据季节的变化适时增减衣物，特别是对关节部位的保护。避免过于疲劳，注意休息，消除精神紧张，多食含维生素丰富的食品。适度进行体育运动，增强手脚的灵活性。坚持规律用药。

五、血友病性关节炎

血友病性关节炎是由于遗传性血浆凝血因子缺乏而致关节腔频繁出血引起软骨退行性变和滑膜炎症，继而关节出现纤维化损害，导致关节挛缩、关节变形及关节炎，并依次出现肌肉萎缩、运动受限、骨质疏松和残疾。本病是一种遗传性疾病，多发生在男性，而由女性遗传给男性后代。膝关节最多见，其次为肘、踝等关节。根据血浆凝血因子缺乏的不同，分为 A、B、C 三型，血友病性关节炎主要见于血友病 A 型和 B 型，其中以血友病 A 型最多见，约占 90%，血友病 C 型少见。本病属于中医"痹证"范畴。

（一）病因病理

血友病是一种与性别相关的遗传性凝血机制障碍疾病，这种遗传性疾病主要是由于凝血因子Ⅷ、Ⅸ、Ⅺ缺乏所致。

1. 按缺乏凝血因子的特点分型

（1）**血友病 A 型** 是典型的血友病，由缺乏凝血因子Ⅷ所致。该型都发生于男性，有关基因在 X 染色体内，由健康女性携带。此类型血友病患病比例最大。

（2）**血友病 B 型** 是由于缺乏凝血因子Ⅸ所致。遗传方式与临床症状类似于血友病 A 型。

（3）**血友病 C 型** 是轻型血友病，由缺乏凝血因子Ⅺ所致。本型属常染色体显性遗传，男、女均可发病。此型病例少见，出血较轻，发生血友病性关节炎率较少。

血友病 A 型和 B 型由于缺乏凝血因子Ⅷ和Ⅸ，会影响内源性凝血系统中的凝血酶原转化为凝血酶，使纤维蛋白原无法形成纤维蛋白而致出血。

2. 根据病理过程分期

（1）**早期（单纯关节积血）** 关节内充盈血液，引起滑膜增厚和关节囊肿胀。

（2）**中期（全关节炎期）** 关节内反复出血，引起滑膜增厚，进而软骨侵蚀、吸收血液干扰软骨营养，均可引起关节间隙狭窄。骨及骨膜下出血可引起软骨下囊肿及血友病假肿瘤。

（3）**晚期（修复期）** 关节内积血吸收，炎症逐渐消退，轻者关节功能慢慢恢复，重者出现继发性骨性关节病或遗留关节屈曲挛缩畸形。

（二）临床表现与诊断

1. 症状体征

血友病性关节炎根据关节血肿的进程可以分为三期。

（1）**急性关节炎期** 关节出血早期，出血关节局部发红、肿胀、热感，关节保持屈曲位，活动受限，检查关节局部出现波动感或浮髌试验阳性。如果处理及时而又不再发生出血，则关节症状消失，关节功能恢复，可不留痕迹。

（2）**慢性关节炎期** 由于关节内反复出血，滑膜增厚，造成关节持续性肿胀，活动受限，活动时伴有摩擦音，但疼痛并不明显，临床表现可迁延数月或数年，可出现失用性肌萎缩、关节邻近骨质退变和骨质疏松。

（3）**关节畸形期** 由于出血时间长，陈旧性关节积血、血块机化、滑膜逐渐增厚，关节出现进行性破坏，直至全部损毁，关节纤维化、挛缩和半脱位，但很少有骨性强直。

2. 辅助检查

（1）**实验室检查**　急性关节出血引起炎症时，白细胞计数可增多，但本病的特征性实验室指标是活化或白陶土部分凝血活酶时间延长、凝血时间延长，出血时间、血小板计数、凝血酶原时间、血块收缩时间及毛细血管脆性试验均属正常。活化部分凝血活酶时间延长，能被正常新鲜血浆或硫酸钡吸附血浆纠正者为血友病 A 型；能被正常血清纠正、但不被硫酸钡吸附血浆纠正者为血友病 B 型。凝血因子活性测定因子Ⅷ促凝活性（ⅧC）测定明显减少，为血友病 A 型（分型：重型＜1%，中型2%～5%，轻型6%～25%，亚临床型26%～49%）；因子Ⅸ促凝活性（ⅨC）测定减少，为血友病 B 型。

（2）**X 线检查**　早期可见关节囊膨隆，关节间隙加宽和不规则，以及骨膜下血肿钙化。晚期可见关节间隙狭窄，软骨下骨板致密，骨组织呈现粗线条状或软骨下骨质内囊肿形成，骨质疏松，儿童可见骨髓增大或骨骺板提前闭合。

Arnold（1977 年）根据临床及 X 线检查平片表现，将血友病性关节炎分为五期：

Ⅰ期，X 线检查片显示骨正常，可见关节积血或关节周围软组织出血的软组织肿胀阴影。

Ⅱ期，与亚急性关节炎相似，骨质疏松，尤以骨骺部显著，关节间隙正常，无骨囊肿改变。

Ⅲ期，关节破坏明显，关节软骨仍保留完整，软骨间隙无明显狭窄，偶可见到与关节相通的软骨下囊腔，膝关节髁间窝和尺骨滑车切迹多变宽。

Ⅳ期，关节软骨破坏，间隙变窄，较第Ⅲ期变化更为显著。

Ⅴ期，关节间隙消失，骨骺扩大，关节结构破坏。

3. 诊断

结合患者临床表现以及辅助检查，可以明确诊断。

4. 鉴别诊断

本病应与膝关节骨性关节炎、急性化脓性关节炎、类风湿关节炎等疾病相鉴别，鉴别要点在于后者无出血倾向，凝血时间、活化部分凝血活酶时间均正常。

（三）辨证论治

1. 中医治疗

（1）**气不摄血**　肢体关节疼痛，屈伸不利，面色萎黄，四肢倦怠，纳少脘胀，舌质淡嫩，苔薄白或白滑，脉细缓弱。治宜补气健脾，固摄止血。方选归脾汤加减。

（2）**火盛动血**　关节局部红肿热痛，屈伸不利，目眩，耳鸣，烦躁易怒，口苦咽干，目睛干涩，夜寐多梦，舌体红瘦，舌苔薄微黄，脉弦数。治宜清热泻火，凉血止血。肝火动血者，可用龙胆泻肝汤加减；肺火伤络者，可用泻白散加减；胃火迫血者，可用玉女煎加减。

（3）**心肾阴虚**　形体消瘦，腰膝酸软，眩晕耳鸣，健忘，少寐，咽干舌燥，五心烦热，舌质红，苔少而干，脉细数。治宜补益肝肾，滋阴止血。方选左归丸加减。

2. 西药治疗

（1）**非甾体抗炎药**　双氯芬酸、芬必得及舒林酸等非甾体抗炎药一般不影响血小板功能，使用安全，关节疼痛或肿胀者可选用。

（2）**青霉胺**　具有一定的免疫抑制及抗炎作用，还可以减少单核细胞的滑膜浸润，使滑膜增厚减轻，关节再次出血的机会减少。尽管本品对血友病本身不起治疗作用，但对血友病关节炎的治疗有一定疗效。本品起效慢，每日剂量不宜＞0.375g，安全性大及疗效好。

（3）**补充疗法**　急性关节内出血或大的组织出血应立即给予凝血因子替代治疗以控制出血，主要制剂有血浆、冷沉淀剂、浓缩剂等。补充缺失的凝血因子是治疗血友病最主要的措施。一般凝血因子Ⅷ应补充到正常值的25%～50%，凝血因子Ⅸ也应补充到正常值的15%～25%。

（4）**去氨加压素（DDAVP）**　是人工合成的抗利尿激素类似物，可动员体内储存的因子Ⅷ的作用。主要用于血友病甲型患者。

（5）**抗纤溶制剂** 6-氨基己酸、对氨基苯甲酸等可与补充疗法共用，阻止已形成的血凝块溶解。

3. 手术治疗

血友病性关节炎在考虑手术治疗时应小心慎重，术前应补充凝血因子，纠正凝血时间，而且术后仍需维持直至伤口愈合。

（1）**关节镜** 对于滑膜增厚的关节肿胀者可在关节镜下行滑膜切除术。切除滑膜后可控制症状并减少出血次数。

（2）**人工关节置换** 关节强直、畸形及功能丧失者可考虑人工关节置换，但必须在积极补充凝血因子的前提下，以确保手术安全。

4. 外治法

血友病性关节炎出现急性关节血肿，应当予以固定制动，可采用石膏托、夹板等固定关节，弹力绷带加压包扎或用冰袋冷敷，抬高患肢以利于消肿，局部可予外敷双柏膏以活血消肿。关节积血严重者，需在补充缺失的凝血因子前提下，行穿刺抽出关节腔内积血，并用弹力绷带加压包扎。

（四）预防与调护

让患者了解血友病知识，避免外伤和过度活动，预防出血。禁服使血小板聚集受抑制的药物，如阿司匹林、保泰松、双嘧达莫和前列腺素 E 等。经常服用维生素 C 及路丁。出现关节急性血肿时，患者应卧床休息，限制关节活动。

六、夏科特关节病

夏科特关节病是由于某些神经系统疾病引起的关节病损，也被称为神经性关节炎或神经病理性关节炎。本病由夏科特（Charcot）于 1868 年首先描述，常见于 40～60 岁，临床上比较少见。

（一）病因病理

本病常见的病因有脊髓空洞症、脑脊膜膨出、脊髓损伤后遗症、糖尿病、脊髓炎、中枢神经系统梅毒、周围神经损伤和先天性痛觉缺如等，有报道反复关节内注射激素也可能导致本病。目前糖尿病引起的夏科特关节病最常见。上述疾病可造成关节感觉障碍，尤其是本体感觉和痛觉，对于关节的震荡、磨损、挤压、劳倦不能察觉，因而也不能自主地保护和避免，加上关节局部神经营养障碍，导致病变周围骨代谢紊乱，关节囊和韧带松弛无力，修复能力低下，使患者在无感觉状态下造成了关节软骨的磨损和破坏，形成关节脱位和连枷关节，关节面破坏和骨赘脱落变成关节内游离体。

（二）临床表现与诊断

1. 症状体征

本病可发生于任何关节和脊柱，以四肢大关节多见，起病隐匿，多无明确外伤史。受累关节多无疼痛或疼痛轻微，但会出现关节进行性肿胀、乏力、积液，行关节穿刺可穿出血样液体；继而出现关节动摇不稳，活动范围异常增大；晚期关节进一步破坏，可出现病理性骨折或病理性关节脱位。关节严重破坏、患者无痛或者较轻的疼痛，与其形成的功能障碍极不相符是本病的临床特点。

不同的神经疾患有其特殊的临床表现。如颈髓的脊髓空洞症是累及上肢关节常见的神经病性疾患，肩、肘、颈椎和腕为多发部位，脊髓空洞症伴发上肢关节破坏者约占 25%，除关节病变外尚有单侧或双侧温度觉丧失，其上肢皮肤可见烫伤瘢痕；脊髓梅毒常累及膝关节、髋关节、踝关节和腰椎，除骨、关节改变之外，还伴有运动性共济失调、下肢深感觉障碍以及阿-罗（Argyll Robertson）瞳孔（表现为双侧瞳孔缩小，直接、间接对光反射消失或迟钝，而调节反射及视力正常），约 50%

的患者血清华-康反应阳性；脊髓膨出，踝和足小关节受累多见，足底有无痛性溃疡，腰骶部见软组织肿块，皮肤凹陷或多毛，下肢肌萎缩感消失及括约肌功能障碍；糖尿病性神经病，可发生足小关节（跗跖、跖趾、趾间等）无痛性肿胀，软组织溃疡合并感染等。

2. 辅助检查

（1）**X线检查**　本病早期X线检查与创伤性关节炎相似，表现为关节的退行性改变，关节面轻度硬化、侵蚀及破坏；晚期可见关节肿胀，关节间隙不规则，骨端广泛破坏、硬化或呈奇异形态，骨赘形成，关节内可见游离体、骨碎片等，受累关节半脱位或者全脱位；关节周围软组织钙化（图9-5-16）。

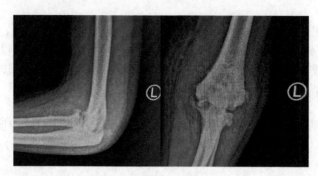

图 9-5-16　肘关节夏科特关节病

（2）**CT检查**　有助于确定关节腔积液的具体范围和积液量，区分关节积液和软组织肿胀引起的软组织密度增高，区分游离骨块是在关节腔还是在关节周围软组织内，对于平片不能诊断或难以确定病变范围的病例，CT检查可作为重要的检查手段。

（3）**MRI检查**　有助于确定病变的范围和程度，是对X线检查和CT检查的必要补充。

3. 诊断

结合患者临床表现以及辅助检查，可以明确诊断。

4. 鉴别诊断

本病应与骨关节病、创伤性关节炎等相鉴别。本病以夏科特关节有无疼痛或者疼痛轻微，关节损害严重为特点，应不难鉴别。

（三）辨证论治

1. 中药治疗

（1）**气血亏虚**　关节酸软乏力，全身倦怠，少气懒言，自汗出，活动后症状加重，舌淡，苔薄白，脉虚无力。治宜补益气血。代表方剂八珍汤加减。

（2）**肾阴亏虚**　关节肿胀，肌肤干瘪，腰膝酸软，口干，舌红，脉沉细数。治宜滋补肾阴。代表方剂六味地黄汤加减。

（3）**肾阳亏虚**　关节肿胀，肌肉瘦削，面色黧黑或苍白，畏寒，夜尿频多清长，舌淡红，苔薄白，脉沉细无力。治宜温肾补骨。代表方剂金匮肾气丸加减。

2. 手术治疗

由于关节周围神经功能差，手术疗效较差，应严格掌握手术指征。对于一定需要患肢运动或负重的青壮年患者经过保守治疗效果不好，可考虑进行关节加压融合手术，术后初期需进行稳妥外固定，使骨端顺利融合。对于糖尿病引起的足部病变，溃疡或者感染经久不愈，可考虑截肢。近来有报道夏科特关节进行关节置换手术，认为夏科特关节不是人工关节的绝对禁忌证，但随访疗效不佳，约50%近期出现关节不稳，采用此类手术应慎重。

（四）预防与调理

应当积极治疗本病原发疾病，一旦确诊，尽早保护受累关节，避免受累关节活动。对于不稳定的关节，需要使用支具保护，避免出现病理性骨折、骨质破坏及关节畸形。必要时可行关节穿刺术，抽出关节内积液。严格关节封闭、关节内注射激素指征，避免多次频繁注射。并对患者进行健康教育，使之了解本病的危害性，能积极配合进行关节保护及原发病的治疗。